慢性肾脏病蛋白质能量消耗

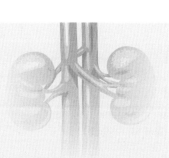

基础与临床

主 编 丁 巍

上海科学技术出版社

图书在版编目（CIP）数据

慢性肾脏病蛋白质能量消耗基础与临床 / 丁巍主编
. -- 上海 ：上海科学技术出版社，2024.5
ISBN 978-7-5478-6564-4

Ⅰ．①慢… Ⅱ．①丁… Ⅲ．①慢性病－肾疾病－诊疗
Ⅳ．①R692

中国国家版本馆CIP数据核字(2024)第051015号

慢性肾脏病蛋白质能量消耗基础与临床

主编　丁　巍

上海世纪出版（集团）有限公司
上 海 科 学 技 术 出 版 社　出版、发行
（上海市闵行区号景路159弄A座9F-10F）
邮政编码201101　　　www.sstp.cn
浙江新华印刷技术有限公司印刷
开本 889×1194　1/16　印张 17.25
字数 450千字
2024年5月第1版　2024年5月第1次印刷
ISBN 978-7-5478-6564-4 / R·2977
定价：138.00元

本书如有缺页、错装或坏损等严重质量问题，请向印刷厂联系调换

内容提要

慢性肾脏病（CKD）是一种常见且严重的全球性健康问题，其中CKD相关的蛋白质能量消耗（CKD PEW）问题一直没有得到足够的关注和深入研究。本书系统地阐述了CKD PEW的原因、病理生理机制、前沿研究进展，以及临床评估和管理等相关知识，提出并强调肾脏康复新的理念、技术和方法，论述改善蛋白质能量消耗与肾脏康复的关系。本书对从事CKD相关临床和基础研究工作者都有所裨益，为临床医师对CKD PEW患者的管理提供了指导性建议，有助于进一步提高我国CKD PEW管理水平，改善CKD患者生活质量和预后。

主编简介

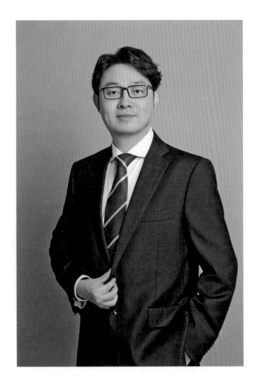

丁巍，医学博士，上海交通大学医学院附属第九人民医院肾脏科副主任医师，硕士研究生导师，美国加利福尼亚大学圣地亚哥分校博士后，上海市浦江人才，上海市医学会"肾科青年学者奖"及上海市医师协会"肾科优秀青年医师奖"获得者。兼任中国康复医学会肾脏病康复专业委员会委员、中国非公立医疗机构协会肾脏病透析专业委员会委员、中国医学救援协会生命支持技术分会委员、中国康复医学会慢病康复专业委员会科普组副组长、上海市康复医学会肾脏康复专业委员会委员等职。

主要从事慢性肾脏病的临床、教学和科研工作。擅长各种急、慢性肾脏病及其并发症（心肾综合征、蛋白质能量消耗、肌骨共病）的诊疗，以及慢病（肾脏病）的康复治疗。作为负责人先后主持国家自然科学基金面上项目、国家自然科学基金青年科学基金项目、上海市浦江人才计划项目、上海市"科技创新行动计划"项目、上海市科学技术委员会"一带一路"青年科学家国际合作项目、中华国际医学交流基金会"肾性贫血科研基金"项目等多项国家级和省部级课题。近年来发表SCI收录论文近50篇，申请发明专利2项，授权外观设计专利1项。主编学术专著1部，作为专家组共同组长和执笔人编写《慢性肾脏病肌少症诊断、治疗与预防专家共识》。

编委会名单

主　编

丁　巍　　　上海交通大学医学院附属第九人民医院

学术顾问

丁　峰　　　上海交通大学医学院附属第九人民医院
余　晨　　　同济大学附属同济医院

副 主 编

谢丹庶　　　上海交通大学医学院附属第九人民医院
卢建新　　　上海交通大学医学院附属第九人民医院
毕　逍　　　上海交通大学医学院附属第九人民医院

编　　委（以姓氏笔画为序）

Wai Wilson Cheung　美国加利福尼亚大学圣地亚哥分校
丁　巍　　　上海交通大学医学院附属第九人民医院
马　帅　　　上海交通大学医学院附属第九人民医院
王　彬　　　东南大学附属中大医院
王梦婧　　　复旦大学附属华山医院
王博成　　　上海交通大学医学院附属第九人民医院
尹蒙蒙　　　上海交通大学医学院附属第九人民医院
卢建新　　　上海交通大学医学院附属第九人民医院
兰　天　　　哈尔滨医科大学药学院
毕　逍　　　上海交通大学医学院附属第九人民医院

朱　琴	上海交通大学医学院附属第九人民医院
朱　琳	四川省妇幼保健院
朱春华	南京医科大学附属儿童医院
刘卉芳	上海交通大学医学院附属第九人民医院
刘雨晴	同济大学附属同济医院
孙莉静	上海交通大学医学院附属新华医院
李雪竹	上海交通大学医学院附属第九人民医院
肖　婧	复旦大学附属华东医院
吴超伦	上海交通大学医学院附属第九人民医院
谷立杰	上海交通大学医学院附属第一人民医院
张　昆	同济大学附属同济医院
张　倩	复旦大学附属华山医院
张　琪	上海交通大学医学院附属第九人民医院
张家瑛	复旦大学附属华山医院
张敏敏	复旦大学附属华山医院
张颖莹	同济大学附属同济医院
陈　瑜	复旦大学附属上海市第五人民医院
陈孜瑾	上海交通大学医学院附属瑞金医院
陈洁文	上海交通大学医学院附属第九人民医院
周　萍	四川省妇幼保健院
周悦玲	上海交通大学医学院附属第九人民医院
郑　璇	海军军医大学第一附属医院
袁杨刚	江苏省人民医院（南京医科大学第一附属医院）
凌莉璐	上海交通大学医学院附属第九人民医院
郭红磊	江苏省人民医院（南京医科大学第一附属医院）
黄新忠	南通大学附属医院
梅淑钦	海军军医大学第二附属医院（上海长征医院）
韩佩佩	上海健康医学院
程东生	上海交通大学医学院附属第六人民医院
谢丹庶	上海交通大学医学院附属第九人民医院

主编助理

| 尹蒙蒙 | 上海交通大学医学院附属第九人民医院 |
| 姚　璐 | 上海交通大学医学院附属第九人民医院 |

序

慢性肾脏病是一种常见病，我国患病率为 8.2%～10.8%。该病起病隐匿，晚期并发症多，致残率和致死率高，已成为继心脑血管疾病、糖尿病、肿瘤之后又一威胁人类健康的重要疾病。防治慢性肾脏病已成为我国政府、公共卫生和肾脏科医务人员共同面临的重大挑战。

蛋白质能量消耗是慢性肾脏病常见并发症，多与患者热量摄入不足、存在慢性炎症状态及进行性骨骼肌消耗等因素相关。一旦出现蛋白质能量消耗，可显著增加感染、心血管疾病等并发症，严重影响患者生活质量，增加不良预后甚至死亡风险。迄今，国内外已开展多种慢性肾脏病并发症（如肾性贫血、肾性骨病等）的临床研究，制定了相关指南或专家共识，推动了临床规范化诊断及治疗。然而，针对慢性肾脏病蛋白质能量消耗的临床研究较少、起步较晚，肾脏科医师对该并发症认识不足，大量患者未得到规范诊治，存在未被满足的临床需求。为提高我国肾脏科医师对慢性肾脏病蛋白质能量消耗的认识和诊治水平，丁巍博士组织专家团队精心编写了《慢性肾脏病蛋白质能量消耗基础与临床》一书，以供大家参考。

该书内容丰富，纳入国内外最新进展，系统阐述慢性肾脏病蛋白质能量消耗的病因、病理生理、临床评估方法及治疗。重点介绍了运动功能障碍的评估方法、运动康复治疗的作用及运动康复处方的制定，还特别针对血液透析和腹膜透析患者的运动康复治疗给出建议。

主编丁巍博士从事肾脏病临床及科研工作十余年，谦逊好学，年轻有为，在慢性肾脏病蛋白质能量消耗、肌少症等方面颇有研究。难能可贵的是他和他的团队在繁忙工作之余，笔耕不辍，及时总结基础及临床研究结果。我有幸先读书稿，很有收益。因此，在该书正式出版之际，我推荐给各位读者，希望对大家有所裨益。

梅长林

海军军医大学第二附属医院教授

前　言

　　慢性肾脏病（chronic kidney disease，CKD）是一种常见且严重的全球性健康问题，呈现患病率高、并发症多、致残率和致死率高的特点。CKD 患者随着肾脏功能减退，可出现多种并发症，包括肾脏专科医师熟知的贫血、高血压、心血管疾病、骨代谢和矿物质紊乱等，累及人体各个器官系统，而其中 CKD 相关的蛋白质能量消耗（CKD PEW）问题一直没有得到足够的关注和深入研究。CKD PEW 是一种人体内蛋白质和能量代谢异常的状况，其中骨骼肌消耗尤为明显，表现为肌肉蛋白质合成与分解的不平衡，约 31% 的 CKD 患者普遍存在 PEW。如何推动肾脏病临床工作者提高对 CKD PEW 的认识，并进行规范化管理，以延长患者的寿命、提高其生活质量，是临床工作中亟须解决的问题。国际上，肾脏病学专家对于 CKD PEW 的管理非常重视，但截至目前，尚缺乏有效的干预靶点和治疗策略。

　　我的个人经历和执业背景使我深刻地认识到 CKD PEW 的重要性。2011 年在美国加州大学圣地亚哥分校攻读博士后期间，我的主要研究方向就是 CKD PEW。10 余年的慢性肾脏病的临床、教学和科研工作中，我看到很多患者因为 PEW 问题而遭受痛苦和困扰。这驱使我深入研究这一领域，并最终决定编写这本书，以分享该领域的知识和经验。

　　我期望本书能够对从事 CKD 相关临床和基础研究工作者都有所裨益，为临床工作者对 CKD PEW 患者管理提供指导性建议。这有助于进一步提高我国 CKD PEW 管理水平，改善 CKD 患者生活质量和预后。该书将与肾脏科同行分享以下几个方面的内容。第一，新观念：本书将不同于以往针对 CKD 患者蛋白质和能量摄入不足的讨论，而是更加专注于 CKD 患者进行性骨骼肌消耗和微炎症问题，为读者带来新的视角。第二，肾脏康复的概念：本书将强调肾脏康复与 PEW 之间的关系，提升对肾脏康复的认识，有助于患者更好地管理他们的健康问题。第三，学术前沿：在编写过程中，我们尽力涵盖最新发表的研究内容，阐述新的研究热点，以及它们与 PEW 的关系，使本书能展示学术前沿成果。

　　总而言之，本书的目标是改变人们对于肾性营养不良的传统认知，强调 CKD 骨骼肌消耗的问题，引发对这一重要问题的更深刻理解和关注，从而为肾脏科医生、患者和研究者提供有价值的知识和信息。

最后，我衷心感谢参与《慢性肾脏病蛋白质能量消耗基础与临床》编写的各位专家、教授，本书离不开他们卓越的学术造诣、高尚的敬业精神和作为医者的责任与奉献。临床服务水平的提高，需要大量的实践和积累，离不开对科学问题的关注和探索，更需要在此基础上达成共识以指导临床实践。让我们继续共同努力，为健康中国做贡献，为广大肾脏病患者谋福祉。期待本书能够对 CKD PEW 专业领域的发展产生积极的影响。

本人的学术水平有限，本书难免会有不足和错误，因此，真诚地希望同道和读者朋友们能够批评指正，以便不断改进和完善本书。

丁巍

2023 年 9 月 24 日

目　录

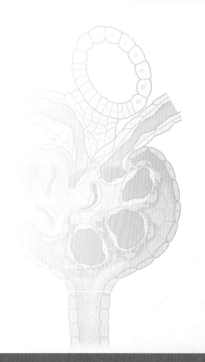

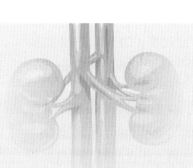

第一章

慢性肾脏病概况

第一节　定义、分期及肾功能检测

一、慢性肾脏病定义

据 2012 年肾脏疾病改善全球结局（Kidney Disease Improving Global Outcomes，KDIGO）的临床实践指南建议，对健康产生影响的肾脏结构或功能异常持续 3 个月及以上，包括以下几种情况之一即诊断为 CKD：① 具有肾损害的标志物，白蛋白尿［AER ≥ 30 mg/24 h，ACR ≥ 30 mg/g（或 3 mg/mmol）］，尿沉渣异常（如血尿、红细胞管型等），肾小管功能障碍引发的电解质异常，肾脏组织病理学检查异常，有肾移植病史；② 肾小球滤过率（glomerular filtration rate，GFR）的降低，即 GFR<60 mL/(min·1.73 m²)。

二、慢性肾脏病分期

目前国际公认的 CKD 分期标准根据 GFR 的不同，分为 1～5 期，其中 3 期又分为 3a 期和 3b 期，具体分期见表 1-1。该分期方法把 GFR 正常［ ≥ 90 mL/(min·1.73 m²)］的 CKD 称为 CKD1 期，其目的是早期识别和防治 CKD；将终末期肾病（end stage renal disease，ESRD）的诊断放宽到 GFR<15 mL/(min·1.73 m²)，有助于晚期慢性肾衰竭

表 1-1　CKD 分期标准

CKD 分期	GFR［mL/(min·1.73 m²)］	肾脏损伤描述
1	≥ 90	正常或升高
2	60～89	轻度下降
3a	45～59	轻度到中度下降
3b	30～44	中度到重度下降
4	15～29	严重降低
5	<15	肾衰竭（透析）

（chronic renal failure，CRF）的及时诊治。

三、GFR 测定和意义

肾小球滤过功能是肾脏最主要的功能，其最直接的评估参数是肾小球滤过率（GFR）。GFR 是指单位时间（min）内经肾小球滤出的血浆量（mL），是评价分肾和总肾功能的重要指标。在目前实际工作中无法直接测定 GFR，只能通过测定血浆中某种内源性或外源性标志物的清除率而间接估算。GFR 受很多因素（如年龄、性别、体表面积、蛋白质和盐摄入量、水潴留状态、体位等）的影响，使用性别、年龄及体表面积校正后，正常人群中变异度仍可达 15% 左右。

（一）根据内源性标志物测定 GFR

根据内源性标志物测定 GFR 是传统测定 GFR 较常用的方法之一。理想的内源性标志物应具备：① 体内生成率恒定；② 不结合血浆蛋白质；③ 不受其他病理变化影响；④ 经肾小球自由滤过，肾小管不重吸收、不分泌、不代谢；⑤ 不被肾外途径清除；⑥ 测定方法简便、易行，且准确性高。

1. 肌酐（creatinine，Cr） 是目前临床上最常使用的内源性标志物，作为内源性标志物，Cr 具有以下优点：① 严格控制饮食后，受检者血液中内生 Cr 浓度比较稳定；② 经肾小球滤过后不被肾小管重吸收；③ 测定方法简便、易行。但该标志物亦存在不足之处：① 生成受很多肾外因素影响，如性别、年龄、种族、饮食、体内肌肉总量、慢性疾病、糖皮质激素药物等；② 存在肾小管分泌现象，当受检者肾功能正常时，血清肌酐（serum creatinine，Scr）即有一部分经肾小管分泌入尿液；③ 存在肾外途径清除现象，晚期肾衰竭患者 Scr 可

以经胃肠道途径清除。

2. 内生肌酐清除率 避免了肌肉容积及肌酐肾外清除的影响，但仍受肾小管对肌酐的重吸收、计算方法、血尿肌酐测量的误差、尿液标本收集和测量不准确等因素的影响。为最大可能地保证内生肌酐清除率（endogenous creatinine clearance rate，CCr）的准确性，在测量 CCr 时应做到：在检测前禁食肉类，不饮用茶、咖啡；停止使用利尿剂；检测前避免剧烈运动并饮用足量的水，保证尿量 ≥ 1 mL/min。

3. 血清尿素及尿素清除率 尿素分子量 60，是人体蛋白质代谢的终末产物。现已证明其评价 GFR 的敏感性及特异性均欠佳，当 GFR 下降到正常值的 1/2 以上时血中尿素浓度才会升高，血清尿素的浓度受很多肾外因素的影响，包括高蛋白质饮食、消化道出血、感染、有效血容量不足及充血性心力衰竭等因素可使其升高。而低蛋白质饮食、大量饮水、慢性肝脏疾病均可导致血中尿素浓度下降。另外，氨基水杨酸、胆红素、右旋糖酐、磺胺类药物、硫脲及尿酸等物质也会影响尿素水平的测定。因此，不推荐单独使用血清尿素来判断 GFR。

4. 血清胱抑素 C 血清胱抑素 C（cystatin C）的分子量为 13 000，在所有有核细胞中恒定持续表达，机体产生量恒定，不受肿瘤或炎症、肌肉容量、性别等影响。肾是清除血清胱抑素 C 的唯一脏器，可经肾小球自由滤过，在近曲小管被重吸收并降解，不被肾小管排泄。所以血清胱抑素 C 浓度主要由 GFR 决定，是较理想的评价 GFR 的内源性物质。与多种小分子物质相比，血清胱抑素 C 是与 GFR 相关性最好的内源性标志物。特别是在肾功能受损的早期，是比血清肌酐更敏感地反映 GFR 下降的指标。多数研究发现，CystC 清除率较 CG 公式、MDRD 公式的准确性更高。

（二）根据外源性标志物测定 GFR

由于测定 CCr 的操作复杂，外源性标志物已逐步应用于临床。目前临床上较常用的外源性标志物有菊粉、碘海醇、^{51}Cr-EDTA（铬 -51 - 乙二胺四乙酸）、^{99m}Tc-DTPA（锝 -99m - 二乙烯三胺五醋

酸）；^{125}I（碘 -125）或 ^{131}I（碘 -131）标记泛影酸盐（diatrizoate）或脑影酸盐（iothalamate）等。

1. 菊粉 作为判断肾小球滤过功能的重要指标，测定 GFR 的金标准方法为菊粉清除率（inulin clearance），菊粉是不带电荷的果糖聚合物，当其从静脉入血后，既不分解，也不与蛋白质结合，肾小管不分泌也不吸收，肾小球滤过是菊粉排出体外的唯一途径，因此菊粉清除率能准确反映肾小球滤过功能，但其方法烦琐，尤其需要静脉输注，检测时需对血、尿标本进行去蛋白质处理，加入盐酸液恒温孵育，通过 Seliwanoff 反应使菊粉释放果糖后，检测果糖并计算样品内菊粉浓度。所以一般只用于科学研究。

2. ^{99m}Tc-DTPA 为非脂溶性小分子，摄入机体后分布于细胞外液。正常情况下，24 小时内 >90% 的 DTPA 经肾小球滤过排泄，无肾小管重吸收或分泌，几乎满足理想滤过标志物的要求。^{99m}Tc-DPTA 是目前核医学科常用的肾脏显像剂之一，其成像计数效率高，制备方便，半衰期短，辐射暴露小，安全性较高。但 Tc 可能从 DTPA 解离并与血浆蛋白结合，从而导致 mGFR 的低偏倚。

3. ^{51}Cr-EDTA 与 DTPA 同为亲水惰性化合物。它可经肾小球自由滤过，可能存在肾小管重吸收或血浆蛋白结合，运用 ^{51}Cr-EDTA 测量 mGFR 在国内较为少用。随着核医学成像技术的发展，逐渐被 ^{99m}Tc-DTPA 所取代。

4. 碘海醇 自 20 世纪 90 年代以来，有报道研究非放射性的碘造影剂 - 碘海醇（iohexol）清除率，其准确性与同位素无异。碘海醇（iohexol，又名为碘苯六醇、三碘三酰胺六醇苯）是一种非离子性水溶性造影剂，相对分子质量为 821（碘含量 46.4%），入人体后不经代谢，无甲状腺摄取或吸收，完全分布于细胞外液，几乎不与血浆蛋白结合（<2%），完全由肾脏排泄，可以自由经肾小球滤过，不被肾小管分泌，可能存在少量重吸收，是良好的外源性标志物。相应药品（碘海醇注射液）廉价易得，无放射性污染，不良反应在严重性及频率上显著低于离子造影剂；iohexol 单时间点 Bubeck 法检测 GFR 受试者依从性好；碘海醇用于临床测

定 GFR 精确度高，与传统造影剂相比，具有低过敏性、低肾毒性，其血浆清除率是测定 GFR 新的金标准，故碘海醇测定 GFR 法（iGFR）是一个值得在我国推广的肾功能评估方法之一。当然，使用碘海醇估算 GFR 时，由于血尿标本中的标志物浓度低，故需依赖特殊仪器检测，包括 X 射线荧光光谱分析、毛细血管电泳法及高效液相色谱法（high performance liquid chromatography，HPLC）等。近来有报道，可用毛细管电泳法测量碘海醇的浓度，这种技术较 HPLC 快捷、经济，有着较广泛的应用前景。

5. **碘酞酸**　碘酞酸盐其可经肾小球自由滤过，无血浆蛋白结合，可能存在少量肾小管分泌及重吸收。在美国等西方国家开展已有相当长的一段时间，其具有操作简便、安全可靠的特点，是一种更为准确测量肝肾移植患者肾脏 GFR 的方法。但由于检查过程中需要阻断甲状腺对其摄取，需要一定剂量的"冷碘"，从而限制了其在碘过敏人群中的应用。

（三）基于血肌酐的公式法

由于测定 CCr 需要留取尿液，操作烦琐而容易出现错误，因此自 20 世纪 70 年代起，人们总结了多个基于血清肌酐而不用留取 24 小时尿液的经验公式，希望能通过 Scr 水平，同时结合年龄、性别、种族、体重等因素，能简便、准确地计算 CCr 或 GFR。常用的公式主要有：Cockcroft-Gault 方程、MDRD、简化的 MDRD、改良 MDRD 公式、Jellife、Mawer、Bjornsson、Salazar-Corcoran 公式等。

（1）Cockcroft 公式考虑了性别、年龄和体重对肌酐的影响，其敏感性高于 Scr。但是其使用的参考标准为 CCr，而且创建公式所用人群小，与真实 GFR 仍有一定差异。其表达公式为：

$$\frac{(140-年龄)\times 体重（kg）}{72\times Scr}\times 0.85（女性）$$

（2）1999 年公布的肾脏病饮食和调整研究系列方程（简称 MDRD 方程）以核素为参考标准开发，计算出估算肾小球滤过率（eGFR），其精确性

高于 CCr 和 Cockcroft 公式。受到开发人群的影响，目前认为，该方程用于 GFR ≤ 90 mL/(min·1.73 m²) 的患者可以较准确地估测 GFR，但在肾功能正常人群、年龄 >70 岁的老年人及水肿患者中的使用尚不满意。包含变量最少的简化 MDRD 方程表达为：

eGFR [mL/(min·1.73 m²)] =186×(Scr, mg/dL)$^{-1.154}$×（年龄，岁）$^{-0.203}$×0.742（女性）×1.210（黑种人）。

（3）由于 MDRD 方程开发源自白种人及黑种人，在我国患者中的表现并不尽如人意。因此，我国 eGFR 协作组于 2006 年发表了适合我国人群的 GFR 估测公式：eGFR [mL/(min·1.73 m²)] = 175×Scr(mg/dL)$^{-1.234}$×年龄（岁）$^{-0.179}$×0.79（女性）。

（4）2009 年慢性肾脏疾病流行病学合作研究（CKD-EPI），从 8 254 名西方人群的基线数据中开发了新的估算 GFR 的方程，即 CKD-EPI 方程，与改良的 MDRD 方程相比，精确度更高，用此公式估计的 GFR 与真实值 GFR 间差距进一步缩小，是目前 KDIGO 推荐的 eGFR 公式。其表达形式参见表 1-2。

表 1-2　CKD-EPI 公式

性别	血肌酐范围（mg/dL）	应采用的公式
女性	$Cr_{标准}≤0.7$	$144×(Cr_{标准}/0.7)^{-0.329}×(0.993)^{年龄}$
	$Cr_{标准}>0.7$	$144×(Cr_{标准}/0.7)^{-1.209}×(0.993)^{年龄}$
男性	$Cr_{标准}≤0.9$	$144×(Cr_{标准}/0.9)^{-0.411}×(0.993)^{年龄}$
	$Cr_{标准}>0.9$	$144×(Cr_{标准}/0.9)^{-1.209}×(0.993)^{年龄}$

四、肾小管功能测定

肾小管功能包括肾脏近端小管和远端小管各自的重吸收和分泌功能。随着对肾脏生理、生化和病理知识的认识逐渐深入，许多以肾小管受损为主要表现的疾病越来越为临床所重视，各种肾小管功能的检测也随之发展起来。

（一）近端肾小管功能

主要指近端肾小管的重吸收功能。原尿中的

水、钠、钾、钙、氯化物、重碳酸盐、磷酸盐、以及葡萄糖、氨基酸等有机物均在近端肾小管重吸收。

1. 肾小管最大重吸收量的测定 常用肾小管葡萄糖最大重吸收量（TmG）来表示。在血糖正常的情况下，尿糖阳性可视为肾小管重吸收葡萄糖的能力下降，或称为肾性糖尿。因为此种方法较为烦琐，临床上不易实行，故多用于实验研究范畴。

2. 尿 α_1 微球蛋白、尿 β_2 微球蛋白及视黄醇结合蛋白检测 ① β_2 微球蛋白分子量为 11.8 000，正常人 β_2 微球蛋白的合成速度较为恒定，由肾小球自由滤过，99% 在近段小管重吸收，尿液排泄甚微。其浓度升高反映合成增加（多种血液系统和实体肿瘤）或肾小球滤过减少。排除合成增加的因素，则尿 β_2 微球蛋白的增加是近端肾小管重吸收障碍引起的。如药物导致的肾小管损伤、重金属中毒性肾病、子痫等。但尿 β_2 微球蛋白在尿中容易降解，需留取新鲜尿液尽快检测。② α_1 微球蛋白尿分子量为 33 000，尿中 α_1 微球蛋白增高的意义与尿 β_2 微球蛋白相似，且尿中稳定性更高，尿中排出量更大，是反映近端肾小管损伤的更理想指标。③ 视黄醇结合蛋白，分子量为 21 000，经肾小球滤过后大部分在近曲小管吸收。在近曲小管损伤时，尿中视黄醇结合蛋白增加。特别是在酸性尿中，较 β_2 微球蛋白稳定。

（二）远端肾小管功能

远端肾小管的主要功能是对钾、钠、氯化物的代谢及调节酸碱平衡。在各种神经-内分泌因素的影响调节下决定尿液最终的质与量。

1. 肾浓缩和稀释功能检查 从肾小球滤过的水分在近端肾小管、细支降段和集合管重吸收。尿比重代表了单位体积尿液中所含溶质的量，是反映远端肾小管浓缩功能的最简便的指标，但受尿蛋白及尿糖浓度、尿 pH、温度等多种因素影响。尿渗透压较少受到尿蛋白的影响。正常情况下，禁水 12 小时至次日晨，尿渗透压至少达 600 mOsm/(kg·H_2O)，而血渗透压正常。排除利尿剂等药物的影响，尿渗透压的降低反映浓缩功能降低。通过皮下注射血管加压素后检测尿渗透压还有助于鉴别尿崩症类型。稀释试验反映远端小管的稀释功能，但需要在短时间内大量饮水，对于有肾脏及心血管疾病的患者可引起不良反应，甚至引发水中毒，而且影响因素较多，故临床上少采用。肾稀释功能下降可见于血管加压素部分抑制、肾上腺功能下降、甲状腺功能减退、低钾血症或某些肝脏疾病。

2. 尿酸化功能检查 肾对酸碱平衡调节的实现是通过重吸收被肾小球滤出的碳酸氢根、再生碳酸氢根、分泌氢离子并产生缓冲物质结合氢离子排出体外。尿酸化试验结合血气分析，可用于鉴别肾小管酸中毒的类型。

（三）其他判断肾小管功能的指标

1. 肾衰竭指数（RFI） RFI= 尿钠 /（尿肌酐 / 血肌酐），其意义也在于鉴别急性肾小管坏死和肾前性氮质血症，前者 RFI>1，而后者 RFI<1。

2. 尿酶测定 N-乙酰-BD 氨基葡萄糖苷酶（NAG）是分子量为 130 000 的溶酶体酶，存在于肾小管上皮细胞中。正常情况下，尿中排泄率甚低。当肾小管损伤时，溶酶体活性增强，尿 NAG 增加。

3. 24 小时尿钾 正常情况下，尿钾的排泄在低钾血症时减少，而高钾血症时钾排泄增高。肾外原因所致低钾血症，24 小时尿钾应 <15 mmol。如低钾血症时，24 小时尿钾 >20 mmol，存在肾性失钾。此外，还包括抗 THP（Tam-Horsfall 蛋白）抗体及滤过钠排泄分数（FeNa）的检测都可以反映肾小管功能。

（凌莉璐）

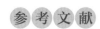参考文献

［1］ Kidney Disease: Improving Global Outcomes (KDIGO) CKD Work Group.KDIGO 2012 clinical practice guideline for the evaluation and management of chronic kidney disease[J]. Kidney Int Suppl, 2013, 3: 1–150.

［2］ Traynor J, Mactlerr, Geddes C C, et al. How to measure renal function in clinical practice[J].BMJ, 2006, 333(7571): 733–737.

［3］ Torsten A. Use of iohexol clearance to determine glomerular filtration rate[J]. Invest Radiol, 1994, 29(Suppl 2): S2-S6.

［4］ Effersoe H, Rosenkilde P, Croth S, et al. Measurement of renal function with iohexol[J]. Invest Radiol, 1990, 25: 778–782.

［5］ Ma Y C, Zou L, Chen J H, et al. Modified glomerular filtration rate estimating equation for Chinese patients with chronic kidney disease[J]. J Am Soc Nephrol, 2006, 17(10): 2937–2944.

［6］ Levey A S, Stevens L A, Schmid C H, et al. A new equation to estimate glomerular filtration rate[J]. Ann Intern Med, 2009, 150(9): 604–612.

第二节 流行病学和预后

一、CKD 流行病学特点

自 21 世纪以来，对于 CKD 的流行病学研究成为全球肾病研究的热点。人类社会的疾病谱，已经逐渐从传染性疾病肆虐转变到以慢性退行性疾病为主。以糖尿病、高血压、慢性肾脏病为代表的慢性疾病患病率逐年增高。特别是需接受透析治疗的终末期肾病，近年来患病率不断增高，据估算，全世界目前有数百万尿毒症患者接受透析治疗。USRDS—2014 统计结果显示，目前尿毒症患病率最高的地区分别为中国台湾地区（2 902/百万）、日本（2 365/百万）、美国（1 435/百万）、新加坡（1 374/百万）和韩国（1 081/百万），其中东亚地区尿毒症患病率明显偏高。

中国大陆地区的肾衰竭患病现状不容乐观。近年来，中国大陆地区 CKD 流行病学调查结果提示，我国 CKD 患者患病率达到 8.2%～10.8%，估计人数超过 1 亿。我国人口数量位居世界第一，因此在可以预见的短期内，ESRD 患者绝对数量可能快速增加。USRDS—2009 统计数据（数据取自 2007年）显示，上海地区透析患者患病率（prevalence）仅约为高发国家和地区（美国、日本及中国台湾地区）的 1/3。但上海地区透析患者发病率（incidence）仍位居世界前列。据此推断，上海地区透析患者数量可能进入快速增长期。自 2007—2014 年，上海地区透析患者自 6 000 余例增长至 12 000 余例，年均增长约 13%。

我国已完成北京、上海、广州、郑州等大型城市，以及浙江东阳、云南西双版纳傣族、新疆维吾尔族群等 CKD 患病率、知晓率、高危人群的调查报告，研究表明，我国沿海地区的 CKD 患病率为 11%～13%，而知晓率不论城乡均低于 10%。2008年，北京一项针对 13 925 名成年人 CKD 流行病学调查显示，CKD 患病率为 13.0%，较 2006 年增加。相关危险因素包括年龄、肾毒性药物、经济状况、心血管疾病、低/高密度脂蛋白、高血压。同时，我国 CKD 的构成谱正发生着明显变化；2016年，张路霞教授等研究进一步证实，在中国普通人群及住院的城镇居民中，与糖尿病相关的 CKD 比肾小球肾炎相关的 CKD 发生率更高。高血压 10年以上，服用肾毒性药物也与 CKD 的发病密切相关，显示了我国 CKD 患病与西方发达国家的不同之处。

尽管 CKD 的发病率及花费逐年提高，但在人群的知晓率显然滞后于其惊人的增长速度，导致很多患者延误病情，发展为 ESRD，不得不依靠肾脏替代治疗（kidney replacement therapy，KRT）维系生命。目前 KRT 的主要治疗措施有血液透析（haemodialysis，HD）、腹膜透析（peritoneal dialysis，PD）和肾移植（kidney transplantation，KT）。

血液透析作为治疗不可逆肾衰竭的方法源于 Willem Kolff 和 Belding Scribner 的开创性努力，1943 年，Kolff 用人工肾治疗了他的第一位患者，随后血液透析技术不断发展至今。据统计，在全球范围内，大约 89% 的透析患者接受了血液透析；大多数（>90%）接受血液透析的患者生活在高收入国家或巴西和南非等所谓的中上收入国家。中国血液净化病例信息登记系统（CNRDS）显示，MHD 患者的数量从 2011 年的 234 632 万已增长至 2016 年的 447 435 万，患病率也从 2011 年的 174/百万至 2016 年的近 298/百万。

Popovich 及其同事在 1976 年首次描述了连续非卧床腹膜透析（CAPD）的原理。继 1978 年对使用塑料袋的 CAPD 简化技术的描述之后，腹膜透析被接受为家庭肾脏替代疗法。在全球范围内，PD 的普及程度不如血液透析。2018 年，全世界有超过 272 000 名接受腹膜透析的患者，占接受长期透析患者的 11%。在中国大陆，腹膜透析的使用在过去 10 年中急剧上升（超过 10 倍），尤其是在 2012—2014 年。中国腹膜透析患者人数从 2012 年的 37 942 人增加到 2013 年的 46 644 人和 2014 年的 55 373 人。在亚洲低收入或中低收入国家中，接受腹膜透析治疗的透析患者比例仍然很低，2011 年接受透析的所有患者中只有不到 10% 接受了腹膜透析。中国 ESRD 的规范登记始于 1999 年，对象主要为血液透析、腹膜透析患者，据统计共有 41 755 人，点患病率为 33.6/百万；新增患者数为 19 268 人，年发病率为 15.3/百万。2008 年中国医师协会再次进行全国调查，结果显示，至 2007 年，中国 ESRD 患者接受 HD 或 PD 治疗者已增至 65 074 人，点患病率增至 51.7/百万，且 2014 年年底接受 HD 或 PD 治疗者已超过 30 万人。

自 1954 年一对孪生姐妹完成世界首例活体供肾肾移植手术以来，肾移植（KT）已成为治疗终末期肾病最有效的途径，不仅可以延续患者生命，同时极大地提高了患者的生活质量。早在 20 世纪 90 年代，人们就认识到肾移植为终末期肾病患者提供了优于维持透析的生存优势。尽管移植后立即死亡的风险较高，但在随后的几个月内，死亡风险远低于透析患者。存活率因患者的健康状况和移植器官的质量而异。一般来说，就获得的生命年数而言，从移植中获得最大收益的患者是糖尿病患者，尤其是那些更年轻的患者。报告的（功能性）肾移植的普遍率从每百万人口 23 例（俄罗斯）到 398 例（比利时）到西班牙某些地区的每百万人口 584 例不等。

在过去的几十年里，等待接受肾移植名单上的患者数量迅速增加，而每年进行的移植数量基本保持不变。2016 年，约有 100 000 名患者在名单上，但仅进行了约 19 000 例移植。等待时间，尤其是已故供体器官的等待时间已增加到平均 6 年，并且因血型和地理区域而异。肾移植的进展提高了终末期肾脏病患者的生存率，同时带来了挑战。符合移植条件的患者数量正在不断增加，但器官供应仍然不足。同时还必须考虑等候名单、充分的移植前评估、使用有效的免疫疗法及感染管理等问题。

二、CKD 与心脑血管疾病、微炎症感染等的关系

（一）CKD 与心血管疾病及微炎症状态的关系

心血管疾病（cardiovascular disease，CVD）是 CKD 常见的并发症和致死原因之一，并且心血管风险在 CKD 早期就有升高趋势，有研究提示，可能在 eGFR 低于 90 mL/(min·1.73 m^2) 时，CKD 患者心血管疾病死亡率即可升高。北加利福尼亚 Kaiser Permanente 肾脏注册研究发现：随访 5 年心血管病死率在 CKD 3～5 期分别为 3.6%、11.3%、22%，透析患者中则是 23%。在透析治疗患者中，左心室肥厚的患病率高达 75%，冠心病、充血性心力衰竭的患病率有为 40%，CVD 死亡率是普通人群的 30 倍，年死亡率高达 9%。同时，2012 年加拿大的一项纳入 1 268 029 例的巨大样本并随访 48 个月的队列研究将 CKD 与传统意义上冠心病最强的危险因素——糖尿病（diabetes mellitus，DM）进行比较；与不合并 DM 及 CKD 的患者相比，合并 DM 者因心肌梗死死亡的风险为前者的 2 倍，而伴 CKD［eGFR<60 mL/(min·1.73 m^2)］者则为 4.7 倍，结果提示，CKD 作为 CVD 发生发展的危险因素，其作用甚至超越了 DM。

传统的心血管危险因素（如年龄、家族史、吸烟、肥胖、高血压等）不能完全解释其发病机制，而一些非传统危险因素，如贫血、钙磷代谢紊乱、高同型半胱氨酸血症、氧化应激、慢性微炎症状态等，可能是慢性肾脏病患者并发心血管疾病的另一重要原因。其中特别需要重视的是 CKD 微炎症状态对心血管系统的影响。慢性炎症反应在 CKD 患者中普遍存在，尽管患者无局部或全身显性感染证据，但会有 CRP 及某些炎症介质轻度升高，Schoming 等称之为"微炎症状态"。近年来，国内外众多研究表明，CKD 患者体内普遍存在"微炎症状态"，主要表现为白细胞介素-1（interleukin-1，IL-1）、白细胞介素-6（interleukin-6，IL-6）和肿瘤坏死因子-α（tumor necrosis factor，TNF-α）等细胞因子水平增高及 C 反应蛋白（C-reactive protein，CRP）等正性急性时相反应物增多；这种病理状态可贯穿 CKD 始终，加快 CKD 进程及死亡率。CKD 患者体内广泛存在的微炎症状态是并发营养不良、动脉粥样硬化、贫血等的重要原因，也是 ESRD 及 MHD 患者心脑血管事件及病死率居高不下的原因之一。炎症可导致营养不良和动脉粥样硬化，营养不良和动脉粥样硬化又可加重炎症反应，三者相互影响，与患者的预后和生活质量密切相关。

微炎症状态的发生机制是多方面的，包括糖基化终末产物及晚期氧化蛋白等代谢产物蓄积、氧化应激反应增强、慢性肾衰竭时体内产生多种病理变化、透析相关因素、酸中毒、心力衰竭、容量负荷及脂代谢紊乱等因素都可致 CRP、IL-6 等炎性因子持续分泌，从而使患者处于微炎症状态。目前对微炎症状态并无十分统一的"金标准"作为其诊断依据，但是可以检测患者微炎症因子（包括 CRP、IL-6 等）水平作为诊断依据。高敏 C 反应蛋白（high sensitive C-reactive protein，hs-CRP）是微炎症状态最有价值的标志物，是心血管事件发生的预测因子之一。一项大样本临床随访研究通过检测 3 430 例慢性肾衰竭患者 IL-1、IL-6、TNF-α、转化生长因子 -β$_1$（transforming growth factor-β$_1$，TGF-β$_1$）、高敏 C 反应蛋白纤维蛋白原水平及 eGFR，发现 eGFR 下降与纤维蛋白原、IL-6 及 TNF-α 水平增高相关，提示炎症反应与 ESRD 关系密切。与正常人群比较，随着肾功能损害加重，hs-CRP 逐渐升高，血红蛋白及血白蛋白反映营养状态的指标降低，CVD 的发生率逐渐升高。提示随着 CKD 的进展，患者微炎症越高、营养状况越差，其心血管风险也越高。CVD 作为 CKD 患者常见而致命的并发症，为改善 CKD 患者的长期生活质量，除传统危险因素外，还应尽早识别贫血、营养不良、钙磷代谢紊乱、微炎症状态等非传统的 CVD 危险因素，早期予以综合的防治措施。

CKD 微炎症反应发生和持续存在的多因素性、致病机制的复杂性，决定了不能依靠单一治疗方式来解决，需要包括药物和血液净化治疗控制炎症源头、促进炎症介质去除，以及使用新的抗炎疗法的综合措施。应以积极治疗共病、改进治疗措施、食用含有天然抗氧化剂和益生菌的饮食、增加体育锻炼为基础，另辅以新型药物治疗手段，才能让广大 CKD 患者获益。目前靶向抗炎因子药物是较具吸引力的研究方向。

（二）CKD 与脑血管疾病的关系

脑血管疾病发病率、致死率高，是全球主要的健康问题之一。各种慢性肾小球疾病均可引起不同程度脑血管疾病，临床表现以肾病综合征者脑梗死最多见。研究发现，20%～30% 的急性脑缺血患者和 20%～46% 急性颅内出血的患者均伴有不同程度的 CKD。

在与肾脏病有关的脑血管事件中，以 ESRD 脑血管疾病最为常见。日本有研究数据显示，在透析患者中，脑血管事件有关的死亡率占 12.7%。美国通过比较肾脏病数据系统（USRDS）中 404 226 名成年血液透析和腹膜透析患者及 5 503 名美国出院患者调查系统（NHDS）收录的普通人群缺血性及出血性脑血管疾病的住院率，结果表明透析患者脑卒中的住院率是普通人群的 5～10 倍，值得一提的是，缺血性脑血管疾病比出血性脑血管疾病发生率更高。中国的"开滦研究（Kailuan study）"对 92 013 例成年人进行了为期 4 年的随访，结果显示，与蛋白尿阴性人群比较，蛋白尿阳性人群中缺血性及出血性脑卒中发生率的风险比（HR）分别为 1.53（95% CI 1.24～1.89）及 1.90（95% CI 1.35～2.67），CKD 作为独立风险因素与脑卒中的发生和预后之间存在着显著的相关性。

在对 403 名肾移植患者进行的随访观察中发现，移植后 10 年内脑卒中的患病率是 7.97%，从接受肾移植到发生卒中的平均时间是 49.3 个月，肾移植后脑出血比一般人群发生率高，且卒中后死亡率高。CKD 脑血管疾病的发病机制与危险因素可能与以下情况密切相关：① 血压控制不良，高血压致脑血流动力学和脑血管结构异常；② 动脉粥样硬化；③ 贫血；④ 凝血功能异常；⑤ 炎症状态和氧化应激；⑥ 代谢异常；⑦ 遗传因素；

⑧肾移植术后；⑨激素的使用情况。正确降压、促红细胞生成素、叶酸、抗凝和抗血小板、盐皮质激素拮抗剂和钠通道阻滞剂的使用可以有效预防CKD脑血管事件的发生。目前新兴的血管内微创介入法可用于治疗脑血管疾病，包括急性缺血性脑卒中、颈动脉狭窄、颅内血管狭窄、颅内动脉瘤等。

尽管控制高血压、高血脂、高血糖等经典的风险因素在CKD患者脑卒中防治中仍十分必要，但CKD合并心脑血管疾病新干预靶点的找寻非常必要。CKD合并心脑血管疾病的一些小分子活性物质，如我们熟悉的同型半胱氨酸、一氧化氮、一氧化碳、硫化氢、脑型钠尿肽、肾上腺髓质素、血管紧张素Ⅱ、生长素、脂联素、瘦素等，也有抵抗素（resistin）、爱帕琳（apelin）及肌肉因子鸢尾素（irisin）等，这些小分子活性物质在心血管疾病、糖尿病、肥胖、高血压及动脉粥样硬化中均起重要作用，具有多种生物学效应。这些小分子活性物质与CKD及预后密切相关，其水平的升高和降低与患者全因死亡和心血管死亡密切相关，有些能有效拮抗肾脏纤维化，这些小分子活性物质可能是CKD合并慢性冠状动脉疾病治疗的新靶点和新途径，值得进一步关注和深入的研究。

（凌莉璐）

参 考 文 献

[1] Foley R N, Collins A J. End-stage renal disease in the United States: an update from the United States Renal Data System[J]. J Am Soc Nephrol, 2007, 18(20): 2644-2646.

[2] Coresh J, Astor B C, Green T, et al. Prevalence of chronic kidney disease and decreased kidney function in the adult US population: Third National Health and Nutrition Examination Survey[J]. Am J Kidney Dis, 2003, 41(1): 8-12.

[3] Yu X, Yang X. Peritoneal dialysis in China: meeting the challenge of chronic kidney failure[J]. Am J Kidney Dis, 2015, 65: 147-151.

[4] Matsushita K, van der Velde M, Astor B C, et al. Association of estimated glomerular filtration rate and albuminuria with all-cause and cardiovascular mortality in general population cohorts: a collaborative meta-analysis[J]. Lancet, 2010, 375: 2073-2081.

[5] Marcello T, Paul M, Anita L, et al. Risk of coronary events in people with chronic kidney disease compared with those with diabetes: a population-level cohort study[J]. Lancet, 2012, 380(9844): 807-814.

[6] Toyoda K, Ninomiya T. Stroke and cerebrovascular diseases in patients with chronic kidney disease[J]. Lancet Neurol, 2014, 13(8): 823-833.

第三节　最新进展及新型预测生物标志物

一、肾脏结构与功能改变

CKD 的发生包括一系列与肾功能异常和肾小球滤过率进行性下降相关的病理生理过程，主要涉及 CKD 启动和进展两大方面。潜在病因学特有的启动机制包括遗传决定的肾脏发育异常、某些类型肾小球肾炎中免疫复合物沉积与炎症、某些肾小管间质疾病中的毒素暴露等。CKD 进展主要涉及残余存活肾单位的高滤过及肥大，这是长期肾组织质量减少的常见后果，与潜在病因学无关。肾单位内压力和流量增加，最终造成肾小球结构扭曲、足细胞功能异常和滤过屏障破坏，导致残余肾单位硬化和丢失，肥大和高滤过等短期适应性变化不复存在。其中，肾脏中肾素-血管紧张素-醛固酮系统（RAAS）活性增加在早期的适应性高滤过，以及随后的肾小球肥大和硬化中均起到了一定作用。肾脏在经历慢性持续性损伤后，出现肾组织损伤愈合不良，进而逐渐进展为肾纤维化，这是 CKD 最终的共同病理表现，其特征包括肾小球硬化、肾小管萎缩和间质纤维化。

（一）肾小球结构改变

人体的肾单位不能再生，由疾病或手术导致的肾脏功能单位的丧失会导致剩余肾单位的解剖和功能发生变化。随着时间的推移，流向剩余肾小球的血流增加，可能会导致剩余肾小球体积增大和高滤过，此外还有小管肥大。高滤过与肾血流量的增加有关，肾血流量的增加可能是由于一氧化氮产生的增加而继发于入球小动脉的扩张。随着流向肾脏的血流增加，出现肾小球球内压增高，即肾小球毛细血管压力增加。增加的壁张力和作用于毛细血管壁上的力被内皮的收缩特性和肾小球基底膜的弹性特性所抵消。该力被传递到足细胞，足细胞通过加强

细胞周期停滞和增加细胞黏附以适应性地保持相互交叉的足突的精细结构。然而，随着时间的推移，这些由于肾小球内压力增高而增加的力会导致足细胞损伤和肾小球硬化（图 1-1）。

另外，内皮损伤及功能障碍、平滑肌细胞和肾小球系膜细胞增殖、肾小球基底膜足细胞破坏均促使肾小球硬化发生。内皮细胞对压力增高出现响应而被激活，引发了肾小球微炎症，炎症细胞（包括巨噬细胞和泡沫细胞）进一步激活肾小球系膜细胞，导致系膜细胞增生。转化生长因子-β_1（TGF-β_1）及其他生长因子，如血小板衍生生长因子（PDGF）、成纤维细胞生长因子（FGF）、肿瘤坏死因子（TNF）和 γ 干扰素（INF-γ）等，刺激肾小球系膜细胞退化为成系膜细胞，即未成熟的肾小球系膜细胞。这些成系膜细胞能够产生过量的细胞外基质，导致系膜扩张，这是肾小球硬化的早期迹象。足细胞伸展使肾小球基底膜暴露于鲍曼氏囊，并与之形成粘连，从而导致肾小球硬化。

（二）肾小管间质病变

肾小管萎缩、间质纤维化和瘢痕形成与肾小球滤过率下降和蛋白尿形成密切相关。补体、细胞因子和白蛋白等多种物质异常滤出至尿液中，刺激肾小管上皮细胞合成炎症产物，包括活性氧及趋化因子。这些物质将炎症细胞吸引到肾间质中，并启动与肾间质肌成纤维细胞的相互作用。随着纤维化进展，受损的肾小管上皮丧失了再生能力并经历凋亡，导致肾小管萎缩并产生无功能的肾小球。组织学上，肾小管细胞面积与肾小球滤过率密切相关。

肾脏代谢非常活跃，需要大量氧气。在 CKD 早期，间质毛细血管变得越来越具有渗透性（即毛细血管渗漏综合征），这意味着通常从不到达肾间质的血浆蛋白能够到达肾间质并引发一系列炎症反

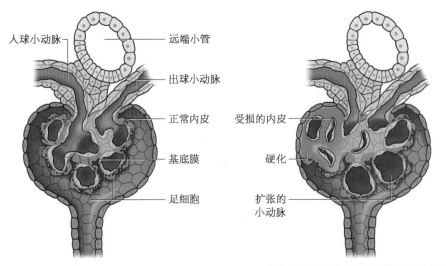

入球小动脉　　　　　　　　远端小管

出球小动脉

正常内皮　　　受损的内皮

基底膜　　　　硬化

足细胞　　　　扩张的
　　　　　　　小动脉

正常肾小球示意

与肾单位数量减少相关的继发性肾小球改变，包括毛细血管腔扩大和病灶粘连，被认为是剩余肾单位代偿性高滤过和肥大的结果

图 1-1　A. 正常肾小球结构示意图；B. 与肾单位数量减少相关的继发性肾小球改变，包括毛细血管腔扩大和病灶粘连，被认为是剩余肾单位代偿性高滤过和肥大的结果

应。间质毛细血管表面积进行性下降导致肾脏内缺氧，并影响参与胶原降解的细胞的功能。胶原在健康肾脏中合成，并被基质金属蛋白酶、丝氨酸蛋白酶、去整合素-金属蛋白酶家族（ADAMTS）和溶酶体酶所降解。胶原尤其是纤维状胶原 I 和纤维状胶原 II，以及基底膜蛋白、蛋白聚糖和糖蛋白在慢性损伤的肾组织中更加容易沉积，受纤维化影响的肾间质面积与肾功能和长期肾脏预后都存在密切关联。

（三）肾脏功能的改变

肾脏参与了机体功能的多种调节网络，当肾脏功能出现障碍时，这些调节网络就会受到压力，因此会出现许多其他的系统性适应来保护内环境稳定。随着功能肾单位数量的减少，每个剩余的肾单位必须适应承担更大的运输、合成和调节功能。

1. 钾代谢紊乱　高钾血症是 CKD 患者的常见特征，钾的排泄一方面由远端肾单位的醛固酮依赖性分泌所介导，另一方面则通过增加胃肠道中钾的排泄以减轻钾潴留。尽管有这两种稳态反应，在某些情况下仍然可能增加高钾血症风险，包括膳食钾摄入增加、蛋白质分解代谢、溶血、出血、贮存红细胞输血和代谢性酸中毒，此外，许多药物可以抑制肾钾排泄。CKD 的某些原因可能与远端肾单位钾分泌机制的破坏有关，与 GFR 的下降不成比例。低

钾血症在 CKD 中并不常见，通常反映出膳食钾摄入显著减少，尤其是与过度利尿剂治疗或并发胃肠功能丧失相关。CKD 患者应用补钾剂和保钾利尿剂可能存在风险，随着 GFR 下降应不断重新评估。

2. 水钠平衡紊乱　在肾功能正常情况下，肾小管对滤过的钠和水的重吸收得到调节，从而使尿排泄与摄入相匹配。而各种原因导致的肾病破坏了这种平衡，使得钠摄入超过尿钠排泄，导致钠潴留和细胞外液体积扩张，这种扩张可能导致高血压，而高血压本身又会加速肾单位的损伤。随着功能性肾单位的丢失，有更多的钠和水被过滤并输送到剩余的肾单位，全身钠和水的含量增加，晚期肾脏疾病患者通常会出现液体超负荷。

3. 酸碱平衡紊乱　在正常饮食条件下，肾脏每天排泄约 1 mEq/kg 的饮食酸负荷。随着肾功能下降，剩余功能性肾单位对增加 H^+ 排泄产生适应性反应，表现为肾单位氨化作用增强和远端小管泌氢增加。而在晚期 CKD 中，虽然大多数患者仍能酸化尿液，但是仅能产生较少的氨，无法排泄正常量的 H^+，导致代谢性酸中毒发生。高钾血症和高氯性代谢性酸中毒常同时出现，高钾血症会进一步抑制氨的产生。

4. 矿物质及骨代谢异常　CKD 患者肾脏排泄磷酸盐及产生 $1,25(OH)_2D_3$ 的能力下降，导致血磷升高、血钙降低，机体通过增加甲状旁腺激素

（PTH）和成纤维细胞生长因子-23（FGF-23）的产生以试图增加尿磷酸盐的排泄，进而容易造成继发性甲状旁腺功能亢进。虽然机体最初增加 PTH 和 FGF-23 的生成是为了维持体内磷酸盐水平稳定的一种适应性反应，但随着肾功能持续恶化，它们对心血管系统和骨骼产生一系列不良影响。PTH 和 FGF-23 与心血管疾病发生有关，FGF-23 也是慢性肾病、透析和肾移植患者左心室肥大和死亡的独立危险因素。一方面，升高的 PTH 作用于骨以增加骨吸收，并作用于骨细胞以增加 FGF-23 的表达，导致高骨转换相关疾病发生；另一方面，与低水平或正常水平 PTH 相关的低转换骨病发病率也在增加，其特征是骨体积和矿化减少，可能由 PTH 产生的过度抑制、慢性炎症引起。

二、CKD 进展机制

CKD 进展速度具有个体差异性，部分患者可以在数年内保持稳定的 eGFR 水平，甚至可以出现逆转，而在大多数 CKD 患者中仍可以观察到疾病进展。即使是具有相同原发病因的 CKD 患者，其 CKD 进展速度也存在显著差异，因此 CKD 的发病原因与导致 CKD 进展的原因并不相同。

CKD 进展可分为三个阶段，第一阶段，存在病因特异性损伤，机体对该损伤产生一系列急性反应；第二阶段，错误的修复会造成纤维化和功能障碍，尽管纤维化是一种病理性破坏事件，但其本质上是机体为了控制损伤的一种自我修复过程；第三阶段，残余肾单位相对稳定地进行性丢失，这会对每个肾单位或肾单位簇产生多次新损伤。近年来研究发现，血流动力学异常、蛋白尿、氧化应激、缺氧、炎症、RAAS 激活、尿毒症毒素、表观遗传调节等在 CKD 进展中发挥了重要作用。

1. 血流动力学异常　CKD 患者肾单位进行性丢失，造成残余肾小球出现高灌注和高滤过状态，进而导致残余肾小球代偿性肥大及肾小球毛细血管压力增加，最终加速肾小球硬化和肾脏进一步损伤。

2. 蛋白尿　各种原因导致的肾脏损伤均可造成病理性尿蛋白增多，致近端肾小管细胞损伤，激活近端肾小管细胞分泌促炎因子和促纤维化因子，造成炎细胞浸润，还可能造成补体活化，加速足细胞死亡并驱动肾小管上皮细胞-间充质细胞转分化（EMT）相关表型改变，最终导致肾小球硬化和肾间质纤维化。尿蛋白增多还可减少 Klotho 的表达，获得性 Klotho 缺陷被认为与人类 CKD 的衰老样特征和 CKD 进展有关。已在多种肾损伤实验模型中证明了 Klotho 具有肾脏保护作用，Klotho 通过调节 TGF-β_1 和 Wnt/β-catenin 信号通路可保护小鼠免受肾小管或肾小球损伤引发的肾纤维化。

3. 氧化应激　氧化应激作为肾脏损伤潜在机制的关键作用已得到诸多研究的证实。NADPH 氧化酶在肾脏中广泛表达，其作为活性氧（ROS）的主要来源可能在电子传递链驱动的线粒体超氧化物产生的下游发挥作用。电子传递链活性增加导致线粒体超氧化物增加，推动下游通路改变，如蛋白激酶 C 信号通路、细胞内晚期糖基化终产物形成增加、山梨醇通路上调等。NADPH 氧化酶的主要亚型中，NOX-1、NOX-2 和 NOX-4 在啮齿动物和人类肾脏中都有表达，可能通过促进血管功能障碍、炎症和纤维化介导 CKD 中的氧化应激。

4. 缺氧　肾小管上皮细胞代谢非常活跃，线粒体含量高，但极易受到缺氧等因素的损伤，慢性缺氧诱导的 EMT 是肾纤维化的重要原因之一。慢性缺氧可引发肾脏损伤反应，导致肾小管上皮细胞发生不可逆的病理改变，包括坏死、凋亡和表型转化，肾小管上皮细胞去分化为肌成纤维细胞，表现为间质标志物表达及细胞外基质（extracelluar matrix，ECM）过度沉积，导致肾间质纤维化。

5. 炎症　免疫系统激活引发的无菌性炎症是慢性肾病的一个重要驱动因素。内皮功能障碍、肾小球及肾小管上皮细胞激活，多种内源性介质（如脂蛋白、尿酸盐、胆固醇晶体或从死亡细胞释放的化合物等）与各种不同类型细胞上表达的模式识别受体相互作用，导致促炎因子（如细胞因子、趋化因子和黏附分子）释放，招募炎症细胞，引发慢性持续性炎症，最终导致肾纤维化。参与肾损害的主要炎症机制由 NF-κB 通路、ROS 和蛋白激酶的激活驱动，包括 MAPK 和 JAK-STAT 信号通路等。参与 CKD 慢性炎症的免疫细胞主要包括中性粒细胞、单核细胞、巨噬细胞、CD4+ 淋巴细胞、CD8+ 淋巴细胞和 NK 细胞，其中 M1 巨噬细胞可产生促炎细胞因子，包括 IL-1β、IL-6 和 TNF 等。NLRP3 可能通过诱导 SMAD3 的磷酸化在促进肾小管上皮细胞 EMT 中起直接作用。炎症小体激活时释放 IL-1β 直接与肾脏基质细胞相互作用，导致 MYC 依赖性糖酵解增加，促进基质细胞增殖和细胞外基质的产生。IL-1β 还可作用于周细胞，驱动肾脏纤维化，介导肾脏中 Th17 细胞的激活。IL-1α 还通过介导炎症组织中的白细胞-内皮黏附在 CKD 的发展中起着至关重要的作用。

6. RAAS 激活　基于组织的肾素-血管紧张素-醛固酮系统（RAAS）的存在已被充分证明，其被认为是心血管和肾脏疾病发病机制中的关键因素。肾脏包含 RAAS 的所有成分，血管紧张素 II 的肾内形成不依赖于循环中的 RAAS，血管紧张素 II 已经成为肾损伤的主要介质，其不仅控制肾小球血流动力学和肾小管钠转运，造成肾小球毛细血管高血压，导致肾小球上皮细胞、内皮细胞和系膜细胞的损伤，血管紧张素 II 和醛固酮还参与炎症、纤维化、细胞外基质积聚、活性氧和内皮功能障碍相关途径的激活，在 CKD 的发病和进展机制中起到重要作用，许多肾脏疾病都与肾内 RAAS 的激活有关。

7. 尿毒症毒素　尿毒症毒素被认为是 CKD 进展的重要因素之一。根据分子量和与蛋白质结合的能力可将尿毒症毒素分为三大类，包括水溶性的小分子毒素、肽和低分子量蛋白质的中分子毒素及蛋白结合毒素。目前尿毒症毒素逾 100 种，包括尿素、酚类衍生物、吲哚衍生物、晚期糖基化终产物（AGE）马尿酸盐、多胺、肽、同型半胱氨酸、3-羧基-4-甲基-5-丙基-2-呋喃丙酸（CMPF）、三甲胺-N-氧化物（TMAO）等。尿毒症毒素在循环和组织中的累积与 CKD 及其并发症的进展相关。多种尿毒症毒素可释放 ROS，尿毒症毒素和 ROS 通过刺激多形核淋巴细胞促进炎症和氧化应激，导致炎症细胞因子 IL-1β、IL-8 和 TNF-α 的释放，以及 CD8+ 细胞对固有免疫反应的刺激，尿毒症毒素和氧化应激还可导致蛋白质、脂质和 DNA 的修饰，

对 CKD 患者的细胞和组织及疾病的发展具有生物学效应。

8. 表观遗传调节　近年来研究发现，表观遗传调节在 AKI 发生、AKI 到 CKD 的转变，以及 CKD 进展中均发挥重要作用。表观遗传信号的改变，如 DNA 甲基化、组蛋白修饰和 miRNA 可促进 CKD 进展。DNA 甲基化可调节成纤维细胞激活因子和 ECM 相关基因，包括 *Rasal1*、*Col4a1*、*Mmp9*、*Smad3* 等，促进肾脏纤维化发生。

三、CKD 进展临床评估指标

KDIGO 指南建议 CKD 患者至少每年监测一次 eGFR 和蛋白尿，高风险患者至少每年应监测两次，高危患者至少每年应接受三次监测。中度至重度 CKD 患者可出现电解质异常、矿物质和骨代谢异常，以及贫血风险增加。实验室筛查和评估频率取决于 CKD 分期，包括全血细胞计数、基础代谢指标、血清白蛋白、磷酸盐、甲状旁腺激素、25-羟基维生素 D 和脂质指标的测量。对 CKD 患者进行定期监测有助于明确疾病进展及时干预，以及把握肾脏替代治疗时机。

1. 肾功能评价　临床实践中常用血清肌酐升高和 GFR 下降作为肾功能损害和 CKD 进展的评价指标。GFR 以外源性滤过标志物的肾清除率来间接测量，标准参考标志物是菊粉，但由于该方法检测不便且昂贵，因此菊粉在临床实践中很少使用。另一种更便捷易行的监测肾功能变化的方法是使用内源性滤过标志物通过算法估计 GFR，称为估算肾小球滤过率（eGFR），用于估算 GFR 的常见生物标志物是血清肌酐和胱抑素 C。血清肌酐是肌肉代谢的副产物，通常以相当恒定的速率产生，并被肾小球自由滤过。血清肌酐浓度随着 GFR 的降低而增加，但也随着肌肉质量的增加而增加。为了捕捉由肌肉质量变化引起的血清肌酐的可变性，eGFR 估算方程包括年龄、性别、种族和体型等变量，作为不同人群中肌肉质量变化的替代测量。同时，血清肌酐作为肾损害的间接标志物具有影响因素较多、损伤检测延迟等局限性，在没有肾小球或肾小管损伤的情

况下血清肌酐可能会升高，而在有明显肾小管损伤的情况下，尤其是当患者具有良好的基础肾功能和明显的肾储备时，血清肌酐可能会保持不变。胱抑素 C 是一种在所有有核细胞中产生的低分子量蛋白质，其受肌肉质量和饮食的影响较小，然而胱抑素 C 的浓度受年龄和性别影响，因此联合使用胱抑素 C 和血清肌酐进行 eGFR 估计可能会提高准确性。

2. 蛋白尿　蛋白尿是评估肾脏损害的重要指标之一，健康成年人每天尿液中流失的蛋白质不超过 150 mg，白蛋白不超过 30 mg。持续的蛋白尿可能意味着肾脏损伤，但同时需要排除经血污染、尿路感染、剧烈运动、直立性蛋白尿或其他可能增加血管通透性的因素。蛋白尿与 CKD 进展、ESRD 和早期死亡风险增加有关，蛋白尿的早期减少与 CKD 进展速度减慢呈现相关性。作为肾损害的早期标志物，微量白蛋白尿可用于对 CKD 进行早期干预。可以使用多种方法测量总尿蛋白或仅白蛋白部分，以计算总蛋白损失或总白蛋白损失，测量参考标准是定时收集 24 小时尿液中的蛋白，常规实践中还可使用更方便的方法如测定随机尿液（建议晨尿）的尿白蛋白 / 肌酐比值或尿总蛋白 / 肌酐比值。利用 GFR 和蛋白尿水平，可以对 CKD 进行分期管理。

3. 贫血　贫血是 CKD 一个常见特征，表现为典型的正细胞、正色素、低增殖性贫血，患病率随 GFR 下降而增加。肾脏是红细胞生成素（EPO）的主要来源，EPO 是一种分子量为 34 000 的糖蛋白激素，由小管周毛细血管和近曲小管周围的间质成纤维细胞产生，EPO 刺激骨髓中的红细胞生成，并参与维持血红蛋白的稳态。尿毒症诱导的红细胞生成抑制、红细胞存活时间缩短和铁缺乏也可导致 CKD 贫血。CKD 贫血与生活质量下降、心血管疾病发病率增加、住院率升高、认知障碍和死亡率等不良后果相关。铁剂和重组红细胞生成素及其合成衍生物已广泛应用于治疗 CKD 贫血，近年来新型药物低氧诱导因子脯氨酰羟化酶抑制剂（HIF-PHI）也成为 CKD 贫血治疗手段的强有力补充。

4. 电解质和酸碱平衡紊乱　3%～11% 的 CKD 患者存在电解质异常和酸碱平衡紊乱，如高钾血症、代谢性酸中毒等，初始治疗策略通常包括饮食限制和服用补充剂。建议高钾血症患者采用低钾饮食，血清碳酸氢盐水平持续低于 22 mmol/L 的患者应考虑口服碳酸氢盐补充剂，研究表明，慢性代谢性酸中毒与 CKD 进展加快有关。

5. 矿物质和骨代谢异常（CKD-MBD）　肾脏通过调节肠道吸收和肾小管排泄严密调节血清钙和磷酸盐的浓度，随着 GFR 下降，矿物质和骨代谢异常成为 CKD 患者的另一常见并发症。CKD-MBD 可表现为血清钙、磷酸盐、甲状旁腺激素（PTH）或维生素 D 代谢异常，如血清磷酸盐和 PTH 浓度升高，而血清钙含量可能降低、正常或升高；骨转换、矿化、生长或强度异常，可表现为骨痛、骨脆性增加或骨骼外钙化等。随着 CKD 进展，活性维生素 D 缺乏增加，导致低钙血症和继发性甲状旁腺功能亢进，进而刺激破骨细胞活性。在一项包括 42 985 名 CKD 患者的研究中，58% 患者完整甲状旁腺激素（iPTH）水平大于 65 pg/mL。目前研究认为需对伴随的高磷血症、低钙血症和维生素 D 缺乏症进行治疗，如低磷酸盐饮食、磷酸盐结合剂、充足的元素钙摄入和维生素 D 补充剂等。然而，骨代谢的亚临床变化发生在 CKD 早期阶段，部分患者在 CKD 早期阶段即出现严重紊乱，研究表明 FGF23 和 Klotho 也可能与 CKD 患者的骨异常有关。受损肾脏合成氨和排泄氢离子的能力降低，导致代谢性酸中毒成为 CKD 的另一个常见特征。骨病、骨骼肌消耗和进行性 GFR 丢失被认为是慢性代谢性酸中毒的后果，指南建议将血清碳酸氢盐浓度维持在 22 mmol/L 以减少这些并发症。迄今为止，没有随机试验证据表明碱治疗可改善非透析依赖性 CKD 患者的骨密度，然而在接受血液透析的 ESRD 患者中，口服碳酸氢钠补充剂可减少高骨转换患者的继发性甲状旁腺功能亢进的进展，并减少低骨形成患者的骨转换。

四、CKD 新型预测标志物

临床上，CKD 诊断最常用的评价指标是 GFR、血清肌酐和蛋白尿，但上述指标在 CKD 进展中存在早期变化不显著、影响因素较多等局限性。为了解决上述局限性，近年来，研究侧重于寻找尿液或体循环中肾小管损伤的结构标志物，这些标志物直接由肾脏产生或是肾脏损伤后肾小管细胞功能障碍的结果。与肾脏损伤的病理生理学相关联，这些肾小管健康的生物标志物可以实现肾脏疾病的早期检测、损伤位置的识别、病因学辨别和预后预测。肾脏由于受到各种长期损伤的累积而最终发生 CKD，因此 CKD 发生的时间和性质较难估计，导致 CKD 生物标志物的早期研究落后于 AKI 的研究。然而，由于 AKI 和 CKD 在功能和结构损伤方面具有相似的潜在机制，并连续存在于相同的病理生理学状态的个体中，AKI 的生物标志物也已应用于 CKD。生物标志物在确定 CKD 易感性和预测 CKD 发病方面具有一定前景，然而在校正血清肌酐后其在预测 CKD 进展方面的表现似乎并不稳健。此外，尚无一种生物标志物可改善 CKD 进展临床模型的风险分层，这表明肾小管损伤生物标志物在肾储备减少的患者中效用有限。对 CKD 患者的其他研究也表明，在考虑传统的肾功能标志物后，肾小管损伤标志物不会增加疾病进展的风险预测。

1. 成纤维细胞生长因子-23（FGF-23） 血浆 FGF-23 浓度升高是 CKD 进展的最大危险因素或标志物之一。FGF-23 通过与肠道、骨骼和肾脏的相互作用参与磷酸盐平衡。当肾脏发生损伤时，肾功能的下降伴随着 FGF-23、血清磷酸盐和 PTH 浓度的增加，CKD 晚期患者血清 FGF-23 水平明显升高。FGF-23 是 CKD 钙磷代谢紊乱及伴随血管钙化的矿物质代谢紊乱的重要预测指标。

2. 中性粒细胞明胶酶相关脂质运载蛋白（NGAL） NGAL 是研究非常广泛的肾脏生物标志物之一。NGAL 在体内的各种组织中表达，如肺、胃肠道、肝脏和肾脏，并且在响应损伤、炎症和肿瘤性转化的损伤上皮细胞中显著诱导表达。虽然血浆和尿 NGAL 都被认作肾损伤的生物标志物，但尿 NGAL 对于肾脏损伤的预测更具特异性。NGAL 作为造影剂应用、感染性休克、肾移植和心脏手术后 AKI 早期预测因子的作用已得到广泛研究，但研究表明 NGAL 不仅可以预测 AKI，还可以预测 CKD 的进展。CKD 患者的尿 NGAL 水平已被证明与 eGFR 呈负相关，与间质纤维化和肾小管萎缩呈正相关。一项研究发现，膜性肾病患者的尿 NGAL 水平明显高于对照组，尿 NGAL 基线水平高的患者比低水平的患者残余肾功能恶化风险明显升高。一项针对 78 名 CKD 患者的研究显示，尿 NGAL 基线水平与血清肌酐和 GFR 的变化密切相关，尿 NGAL 基线水平较低的患者其血清肌酐水平在平均 200 天的随访期内保持稳定。

3. 肾损伤分子-1（KIM-1） KIM-1 在各种肾脏疾病中表达增加，主要表达在去分化近端小管的管腔侧，以及纤维化和炎症区域，而在健康肾脏中几乎不存在或以低水平存在。KIM-1 通过识别凋亡细胞并将其引导至溶酶体，在细胞凋亡中发挥了重要作用。研究发现，肾病患者尿液 KIM-1 水平显著升高，较高水平的尿 KIM-1 与进展为 CKD 3 期或 eGFR 快速下降的概率增加相关，且其预测 CKD 进展的能力独立于蛋白尿存在。

4. 肝型脂肪酸结合蛋白（L-FABP） L-FABP 选择性地结合游离脂肪酸并将其转运到线粒体或过氧化物酶体，游离脂肪酸经 β 氧化并参与细胞内脂肪酸稳态。循环中的 L-FABP 经肾小球滤过，并被近端肾小管细胞重吸收。L-FABP 在近端肾小管细胞中表达，并且在肾病患者的尿液中浓度更高。研究显示，尿 L-FABP 与糖尿病肾病的严重程度相关，肾功能进一步恶化的患者尿 L-FABP 浓度增加。

5. 载脂蛋白 A-Ⅳ（ApoA-Ⅳ） ApoA-Ⅳ 是一种 46 000 的糖蛋白，在脂肪吸收过程中在肠上皮细胞中合成，并结合到新生乳糜微粒的表面，其经正常肾小球滤过，并且主要被近端肾小管细胞重吸收。ApoA-Ⅳ 也是肾脏损伤的标志，在 CKD 的早期开始增加，在 ESRD 中明显升高，高 ApoA-Ⅳ 与 CKD 进展相关。研究显示，基线 ApoA-Ⅳ 增加 10 mg/dL 与 CKD 进展风险增加约 60% 相关。在对 177 名患者进行的一项小型研究中，在随访 7 年以上的轻度至中度 CKD 患者中发现基线 ApoA-Ⅳ 水平升高，血清 ApoA-Ⅳ 增加 1 mg/dL，预测 GFR 减少 11 mL/min。

6. 表皮生长因子（EGF） EGF 参与调节肾

小管对损伤的反应，多项队列研究通过对肾活检组织进行转录组学分析发现 EGF 与肾功能下降有关，可作为 CKD 的生物标志物。除了肾内 EGF 的 mRNA，尿 EGF 与肾活检时的 eGFR 和 eGFR 的纵向变化密切相关，独立于传统的危险因素。尿 EGF 已被证明对肾脏具有高度特异性，并且通常在血浆中最低限度地存在。

7. 脂联素　脂联素是一种主要的脂肪细胞分泌蛋白，可提高胰岛素敏感性，并具有抗炎和抗动脉粥样硬化的特性。研究显示，高脂联素水平与 CKD 进展之间存在相关性，但脂联素对正常白蛋白尿或微量白蛋白尿患者进展为 ESRD 没有显著的预测作用。CKD 患者血浆脂联素水平升高可能是旨在抵消与肾小球系膜细胞病变相关的肾功能障碍的一种代偿作用。

8. 不对称二甲基精氨酸（ADMA）　ADMA 是一种天然存在的氨基酸，是一氧化氮合酶的抑制剂，ADMA 与精氨酸竞争 NO 合酶上的结合位点，导致 NO 生成减少。研究表明，局部 NO 生成减少可能与进行性肾脏损伤有关。由于二甲基精氨酸二甲胺水解酶（DDAH）和 NO 合酶共同定位于肾小球内皮细胞和肾小管细胞，即使轻微的肾功能损伤也会导致 ADMA 浓度增加。多项前瞻性研究发现，ADMA 水平与人类 CKD 进展之间存在关联。对 177 名原发性非糖尿病性 CKD 患者长达 7 年的 MMKD 研究表明，对基线血清肌酐水平进行校正后，ADMA 水平每增加 0.1 μmol/L，CKD 进展的可能性增加 47%。其他研究也表明，高 ADMA 水平与 ESRD 风险和死亡率增加有关，ADMA 水平高于中位数与 GFR 年下降速度有关。

9. 利钠肽　心脏和肾脏的相互作用近年来已得到越来越多的关注，衰竭的心脏可引起肾功能继发性损害，与此同时 CKD 患者在短期或长期内也可出现心脏症状。许多心功能障碍的标志物也是 CKD 进展的预测指标，主要包括利钠肽，如 A 型利钠肽（ANP）、肾上腺髓质素和 B 型利钠肽（BNP），研究发现高水平的肾上腺髓质素、ANP 和 NT-proBNP 均与 CKD 进展相关。

未来需要进一步对上述 CKD 生物标志物进行验证，通过大型多中心前瞻性研究确定预测 CKD 进展和不良事件的阈值和界限。除了仅与进展相关的 GFR 基线水平相关联，还需要进行其他研究来确定生物标志物是否继续纵向预测 CKD 进展。使用蛋白质组学、尿转录组学和 mi-RNA 分析等技术，进一步探究和验证 CKD 的新型生物标志物和治疗靶点。

（周悦玲）

参 考 文 献

［1］ Jameson J L, Loscalzo J. Harrison's nephrology and acid-base disorders[M]. 3rd Edition. New York: McGrawHill, 2017: 122-129.

［2］ Webster A C, Nagler E V, Morton R L, et al. Chronic kidney disease[J]. Lancet, 2017, 389(10075): 1238-1252.

［3］ Ruiz-Ortega M, Rayego-Mateos S, Lamas S, et al. Targeting the progression of chronic kidney disease[J]. Nat Rev Nephrol, 2020, 16(5): 269-288.

［4］ Zhong J, Yang H C, Fogo A B. A perspective on chronic kidney disease progression[J]. Am J Physiol Renal Physiol, 2017, 312(3): F375-F384.

［5］ Chen T K, Knicely D H, Grams M E. Chronic kidney disease diagnosis and management: a review[J]. JAMA, 2019, 322(13): 1294-1304.

［6］ Zhang W R, Parikh C R. Biomarkers of acute and chronic kidney disease[J]. Annu Rev Physiol, 2019, 81: 309-333.

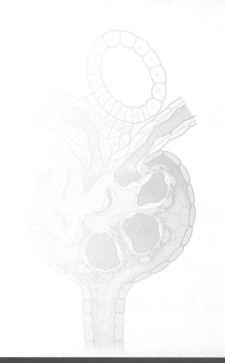

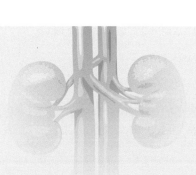

第二章

慢性肾脏病蛋白质能量消耗概述

第一节　定义与诊断

蛋白质能量消耗（protein energy wasting，PEW）被定义为一种机体的蛋白质与能量储存减少的状态。这种状态常常与代谢压力引起的功能减退相关。蛋白质与能量缺失能够由不恰当的饮食如神经性厌食引起；但是，在肾脏疾病中，除了营养摄入不足，存在其他因素能够引起骨骼肌含量减少，包括非特异性的炎症反应、持续的分解代谢异常、透析液中营养丢失、酸中毒、胰岛素抵抗，这是蛋白质能量消耗与营养不良的主要区别之一。对于部分健康人群如马拉松运动员，同样可能存在低体脂含量及正常或偏低的机体蛋白质含量，但是他们骨骼肌组织的代谢活性能够使他们适应长距离的奔跑。因此，蛋白质能量消耗的定义仍有一定的不足。

2008 年，国际肾脏营养代谢学会（International Society for Renal Nutrition and Metabolism，ISRNM）提出了蛋白质能量的诊断标准，需要满足以下 4 条标准中的 3 条（表 2-1）：① 血清白蛋白、前白蛋白或者胆固醇水平偏低；② 体重指数降低、非刻意减肥所致的体重下降、机体脂肪含量减少；③ 肌肉质量减少（中臂围周长或者面积降低、肌酐水平下降、近期肌肉质量减少）；④ 非刻意的能量或者蛋白质摄入减少。其他检测方法有助于发现或者确认蛋白质能量消耗，包括骨骼肌力量或者功能下降（握力或者步行速度降低）。

关于血液透析患者的流行病学调查研究发现，在众多能够用于诊断蛋白质能量消耗的生化指标中，血清白蛋白水平与患者的预后有较强的相关性。但是，只靠血清白蛋白水平诊断 PEW 是不够的。血清前白蛋白与胆固醇水平也是慢性肾脏病患者重要的营养学标志。ISRNM 专家组建议蛋白质能量消耗诊断需要包括至少一项生化指标。血清 C 反应蛋白或者其他炎症标志物，如循环中的促炎细胞因子白细胞介素 -6（interleukin 6，IL-6）常常在

表 2-1　CKD PEW 诊断标准

	标　准
血清生化指标	血清白蛋白 <38 g/L（溴甲酚绿法）
	血清前白蛋白 <0.3 g/L（适用于维持性透析患者，对于慢性肾脏病 2～5 期患者需要根据肾功能调整）
	血清胆固醇 <2.59 mmol/L
体重质量	体重指数 <23 kg/m^2
	非刻意的体重丢失：3 个月内体重丢失大于 5% 或者 6 个月内体重丢失大于 10%
	体脂含量 <10%
骨骼肌含量	骨骼肌消耗：3 个月内骨骼肌含量下降大于 5% 或者 6 个月内骨骼肌含量下降大于 10%
	中臂围面积较参考人群中位值下降大于 10%
饮食摄入	维持性透析患者饮食蛋白质摄入小于 0.8 g/(kg·d) 至少 2 个月或者慢性肾脏病 2～5 期患者饮食蛋白质摄入小于 0.6 g/(kg·d)
	饮食热量摄入小于 25 kcal/(kg·d) 至少 2 个月

注：四项诊断标准至少满足三项（每项标准至少满足其中一个条件）可诊断慢性肾脏病相关的蛋白质能量消耗。

蛋白质能量消耗患者中持续升高，反映了患者的微炎症状态。

在许多反映体重的指标中，体重指数常用于测量单位身高的相对体重，被用于评估患者的蛋白质能量消耗情况。在维持性血液透析患者中，低体重指数常与患者预后较差及高死亡风险相关。不过，体重指数易受到脂肪含量与脱水状态的影响。ISRNM 专家组建议体重指数小于 23 kg/m^2 是蛋白质能量消耗的标志之一。专家组同样发现诊断标准中体重指数的阈值有时需要进行调整；尤其是应用于东南亚人群时，低体重指数有时并不意味着发生蛋白质能量消耗。对于肾脏病患者，非刻意的体重减少或者体重指数下降同样可能意味着蛋白质能量

消耗的发生。因此，专家组建议，非刻意减肥时于体重 3 个月内减少超过 5% 或者 6 个月内减少超过 10% 应被认为是蛋白质能量消耗的表现之一。此外，由于体脂含量对于体重指数影响较大，专家组建议将体脂含量作为蛋白质能量消耗的额外诊断标准之一。流行病学研究也发现，维持性血液透析患者中体脂含量减少与死亡率增加密切相关。尽管大部分专家同意对于非肌肉发达的个体体脂含量小于 10% 是有害的，但是尚缺乏共识支持体脂含量小于 10% 是蛋白质能量消耗的表现。

肌肉含量减少是诊断蛋白质能量消耗的有效标准之一。但是，精确诊断低肌肉含量或者肌肉含量减少是较为困难的。既往研究提出根据接受血液透析治疗前患者血清肌酐浓度或者根据患者 24 小时尿的肌酐含量与透析液中肌酐含量总和估计患者肌肉含量变化。然而，将肌酐作为肌肉含量的间接测量方法缺乏准确性与可重复性，并不十分精确。生物电阻抗分析是目前评估患者含水量与肌肉含量的常用方法。研究发现，生物电阻抗相位角与维持性血液透析患者死亡率相关。矢量生物电阻抗分析是评估维持性透析患者水化状态更敏感、更准确的方法。多频率生物电阻抗用于评估肌肉含量可能更为敏感。近红外线交互作用测量法是较为简单的分析体脂含量的方法，通过近红外线光谱仪发射光于肱二头肌。体脂的近红外线测量方法与其他营养学测量方法显著相关，且能够预测维持性血液透析患者预后。

专家组认为食欲缺乏可能与蛋白质能量消耗相关，且预示着较差的临床预后。因此，非刻意的蛋白质摄入小于 0.8 g/(kg·d) 或者热量摄入小于 25 kcal/(kg·d) 可能与蛋白质能量消耗相关。但这条标准也有不足之处。大部分血液透析患者能量需求与饮食中蛋白质摄入需要均远高于标准中的数值，而尚未进行血液透析的慢性肾脏病 3～5 期患者蛋白质摄入限制低于该标准，因此不适用于该标准。近年来，部分指南提出了慢性肾脏病患者的营养评分体系如主观综合营养评价法（subjective global assessment of nutrition，SGA）与营养不良炎症评分（malnutrition-inflammation score，MIS）。目前这些评分未被纳入诊断标准，但在临床实践中可能作为提示患者是否存在蛋白质能量消耗的潜在工具。

尽管上述蛋白质能量消耗的诊断标准是实用的，但依然有所不足。例如，由于炎症患者的血清蛋白可能出现短暂的明显的下降，实验室检查的正常范围在不同实验室之间可能有所区别。目前评估患者蛋白质与能量储存情况的主要方法包括人体测量、SGA 评分、生物电阻抗、双能 X 射线吸收法，更精确的机体蛋白质评估方法，如总体氮、骨骼肌活检等目前并不常用。此外，慢性肾脏病患者与维持性透析患者常出现除蛋白质与热量之外的其他矿物质（如钙）、微量元素（如铁、锌）、维生素（如维生素 D、维生素 C、维生素 B_1、维生素 B_6）的不足。

（刘雨晴）

参 考 文 献

［1］ Fouque D, Kalantar-Zadeh K, Kopple J, et al. A proposed nomenclature and diagnostic criteria for protein-energy wasting in acute and chronic kidney disease[J]. Kidney Int, 2008, 73(4): 391-398.

［2］ Lodebo B T, Shah A, Kopple J D. Is it important to prevent and treat protein-energy wasting in chronic kidney disease and chronic dialysis patients?[J]. J Ren Nutr, 2018, 28(6): 369-379.

［3］ Pifer T B, McCullough K P, Portet F K, et al. Mortality risk in hemodialysis patients and changes in nutritional indicators: DOPPS[J]. Kidney Int, 2002, 62(6): 2238-2245.

［4］ Roshanravan B. Gait speed in patients with kidney failure treated with long-term dialysis[J]. Am J Kidney Dis, 2015, 66(2): 190-192.

［5］ Stenvinkel, P, Heimbürger O, Paultre F, et al. Strong association between malnutrition, inflammation, and atherosclerosis in chronic renal failure[J]. Kidney Int, 1999, 55(5): 1899-1911.

第二节　流行病学及危险因素

一、CKD 蛋白质能量消耗的流行病学特点

在慢性肾脏病 1 期与 2 期患者中，蛋白质能量消耗的患病率较低；但是，随着患者肾小球滤过率下降，蛋白质能量消耗患病率显著增加，在终末期肾脏病患者中患病率最高。Campbell 等使用 SGA 评分评估 CKD 患者蛋白质能量状态，发现 56 名非透析的 CKD 患者中 19.6% 的患者发生轻度至中度的蛋白质能量消耗，他们的肾小球滤过率平均值为 22.6 ± 6.8 mL/min；Cupisti 等报道 70 名肾小球滤过率小于 15 mL/min 且使用低蛋白质饮食治疗的非透析慢性肾脏病患者中，28.6% 存在轻度至中度蛋白质能量消耗；Stenvinkel 等发现 109 名肾小球滤过率平均值为 7 ± 1 的非透析患者中，44% 的患者存在蛋白质能量消耗。在一项 1 834 名非透析患者的横断面研究中，Hyun 等同样发现蛋白质能量消耗的发病率随着患者肾小球滤过率下降显著升高；该研究中慢性肾脏病 1 期、2 期、3a 期、3b 期、4 期、5 期患者的蛋白质能量消耗发病率分别为 2.2%、4.4%、8.3%、6.2%、15.6%、24.6%。

令人惊讶的是，蛋白质能量消耗常较早地发生在进展中的慢性肾脏病患者上。Ikizler 等发现当患者肾小球滤过率低于 50 mL/(min·1.73 m²) 时，饮食中蛋白质摄入及蛋白质能量状态相关的生化指标显著下降；另一项 1 785 名临床稳定的非透析慢性肾脏病患者的横断面研究发现，当患者肾小球滤过率下降至 30 ~ 40 mL/(min·1.73 m²) 时，反映患者蛋白质能量状态的各项检查常出现明显异常，提示了蛋白质能量消耗的发生。此外，两项纵向研究同样发现当慢性肾脏病患者 eGFR 小于 35 mL/(min·1.73 m²) 时，患者的 BMI 开始出现明显下降。值得注意的是，上述研究均提示，当慢性肾脏病患者肾小球滤过率下降至 30 ~ 40 mL/min 时，患者可能出现明显的蛋白质能量消耗的表现。但是在临床工作中，当患者处于慢性肾脏病 3b 期时，大部分患者并无明显的蛋白质能量消耗临床症状，且专科医生较少评估该类患者是否出现蛋白质能量消耗并进行治疗。

与非透析慢性肾脏病患者相比，维持性血液透析与维持性腹膜透析患者蛋白质能量消耗发病率更高。根据全世界各地透析中心的报道，维持性血液透析与维持性腹膜透析患者蛋白质能量消耗发病率波动于 28% ~ 60%。急诊透析患者的蛋白质能量消耗同样较为常见，其发生率与维持性透析患者相似。患者异常的蛋白质能量状态常在维持性血液透析治疗开始的前 12 个月得到改善；然而，在 6 ~ 24 个月的维持性透析治疗后，大部分患者的营养状态尽管有所改善，仍然是异常的。Gracia 等开展了纳入 122 名维持性血液透析患者的观察性前瞻性研究，发现基线时蛋白质能量消耗患病率为 37%，12 个月后为 40.5%，24 个月后为 50%；同时，蛋白质能量消耗状态是动态变化的，每年有 30% 的患者发生蛋白质能量消耗，而有 12% ~ 30% 的患者恢复。一系列研究表明，许多达到透析充分性要求的维持性透析患者依然表现出低白蛋白血症、BMI 降低、体重丢失及营养摄入减少。这些研究提示，降低维持性透析患者蛋白质能量消耗发病率最有效的方法可能是在患者进展至终末期肾脏病及开始透析治疗之前预防或者尽早开始治疗蛋白质能量消耗。

二、导致 CKD 蛋白质能量消耗的危险因素

蛋白质能量消耗常由多种因素共同引起，包括营养摄入不足、分解代谢状态、非特异性炎症状态、氧化应激、羰基应激、尿液及透析液中营养丢失、合成代谢激素浓度降低或者活性下降、分解代

谢激素浓度升高或者活性增加、代谢性酸中毒、衰老、生理状态不良等。

炎症能够引起各种程度的蛋白质能量消耗，且可能与维持性透析患者较严重的蛋白质能量消耗是相关的。血清白蛋白低于 30 g/L 通常不仅与营养摄入减少相关，也与炎症过程是有关的。炎症可能通过以下机制加速蛋白质能量消耗的发生发展：① 促炎症因子可能促进蛋白质分解，抑制蛋白质合成；② 一些促炎症因子如 TNF-α、IL-6 可能引起患者食欲减退甚至厌食。

一些发生于慢性肾脏病之前或者与慢性肾脏病不相关的伴随疾病可能引起蛋白质能量消耗，比如吸收不良综合征、创伤、节段性肠炎、手术引起的断肠综合征、慢性肝功能衰竭、其他疾病引起的骨骼肌萎缩。

由厌食或尿毒症毒素引起的不恰当的饮食摄入可能改变了慢性肾脏病患者血清的一些激素水平，如甲状旁腺素、瘦素等。瘦素能引起厌食，进展的慢性肾脏病患者血清瘦素水平常明显升高，这可能是由于它的清除减少、胰岛素抵抗及急性期炎症反应。其他引起摄入减少的因素包括经济原因、精神疾病、抑郁状态及一些影响食物摄入、消化、吸收的疾病如吸收不良综合征、消化道肿瘤、肝衰竭等。对于老年人，牙齿缺失是额外的可能引起营养摄入不足的因素。

蛋白质、多肽、氨基酸及水溶性维生素与矿物质在患者透析过程中会被清除，使患者营养需求增加。当患者食物中摄入的营养不能代偿他们丢失的营养时，将会促使患者出现蛋白质能量消耗。

酸中毒能增加蛋白质与氨基酸分解代谢，加重负氮平衡。当患者为血液透析时，透析间期易出现代谢性酸中毒；尤其当患者高蛋白质饮食时，可能产生更多的酸根。当维持性透析患者有较多的残肾功能且伴有 2 型肾小管酸中毒，有大量碳酸氢盐从尿中排出时，也易于出现酸中毒促进蛋白质能量消耗的发生。根据 Mehrotra 等的研究，动脉血 pH 为 7.43～7.45 的患者，与 pH 为 7.36～7.38 的患者相比更常出现正氮平衡。

慢性肾脏病患者的激素紊乱可能至少从三个方面引起蛋白质能量消耗：① 患者存在部分合成代谢的激素抵抗，包括胰岛素、生长激素、胰岛素样生长因子；② 患者血清中的部分分解代谢激素浓度增加，包括胰高血糖素、甲状旁腺激素等；③ 患者缺乏一些合成代谢的激素，如 $1,25(OH)_2D_3$。

终末期肾脏病患者由于自身疾病及体育锻炼明显减少常出现体力活动减少、体能下降，进而导致骨骼肌适应功能迅速下降，出现骨骼肌松弛、萎缩。

此外，蓄积的尿毒症毒素、氧化应激及羰基应激可能共同促进蛋白质能量消耗的发生，这需要进一步的研究证实。慢性肾脏病患者常出现维生素 E、维生素 C、硒、谷胱甘肽等抗氧化物质减少。部分高活性的含碳化合物同样蓄积于慢性肾脏病患者，它们能够与氨基酸、蛋白质及其他化合物结合，加重患者的高氧化应激水平。

（刘雨晴）

参 考 文 献

[1] Noori N, Kopple J D. Effect of diabetes mellitus on protein-energy wasting and protein wasting in end-stage renal disease[J]. Semin Dial, 2010, 23(2): 178-184.

[2] Gungor O, Ulu S, Hasbal N B, et al. Effects of hormonal changes on sarcopenia in chronic kidney disease: where are we now and what can we do?[J]. J Cachexia Sarcopenia Muscle, 2021, 12(6): 1380-1392.

[3] Oliveira E A, Cheung W W, Toma K G, et al. Muscle wasting in chronic kidney disease[J]. Pediatr Nephrol, 2018, 33(5): 789-798.

[4] Cheng T-C, Huang S-H, Kao C-L, et al. Muscle wasting in chronic kidney disease: mechanism and clinical implications-A narrative review[J]. Int J Mol Sci, 2022, 23(11): 6047.

[5] Noor H, Reid J, Slee A. Resistance exercise and nutritional interventions for augmenting sarcopenia outcomes in chronic kidney disease: a narrative review[J]. J Cachexia Sarcopenia Muscle, 2021, 12(6): 1621-1640.

第三节　不良预后

一、CKD 蛋白质能量消耗与慢性肾脏病进展

关于蛋白质能量消耗与慢性肾脏病进展的报道目前较少。Bryan 等应用改良法 SGA 评分评估患者蛋白质能量消耗状态，分析了蛋白质能量消耗与患者进展至终末期慢性肾脏病时间（2 年、5 年、10 年）的关系，发现在校正年龄、性别、肾小球滤过率、白蛋白肌酐比、白蛋白、蛋白质摄入量、伴随疾病等因素后，患者慢性肾脏病进展时间与患者是否存在蛋白质能量消耗状态有关。另一项研究中，Sung 等分析了饮食蛋白质摄入量与慢性肾脏病进展的相关性。该研究纳入了 1 572 名非透析慢性肾脏病患者，同时进行了横断面研究与队列研究，定义慢性肾脏病进展为肾小球滤过率下降超过 50%、血肌酐水平翻倍或者开始透析治疗，平均随访时间 41.6 个月，该研究有 296 名患者出现慢性肾脏病进展。横断面分析发现，患者肾小球滤过率下降与饮食蛋白质摄入减少显著相关；类似地，生存曲线分析同样发现饮食蛋白质摄入增加时，肾脏生存率随之升高。但是，在 Cox 多因素回归中，校正蛋白质能量消耗相关因素包括白蛋白、BMI、血胆固醇水平、骨骼肌含量后，饮食蛋白质摄入量与慢性肾脏病进展的相关性失去了统计学差异。由于饮食蛋白质摄入量下降时，发生蛋白质能量消耗的危险度显著升高，因此推测蛋白质能量消耗可能是慢性肾脏病进展更重要的危险因素。

关于蛋白质能量消耗与慢性肾脏病进展的关系仍需要前瞻性多中心临床研究进一步证实。由于营养不良、饮食蛋白质摄入减少等是蛋白质能量消耗重要的标志之一，因此蛋白质能量消耗可能参与促进慢性肾脏病进展。

二、CKD 蛋白质能量消耗与心血管疾病

心血管事件是慢性肾脏病患者，尤其是维持性透析患者死亡的重要原因之一。炎症可能是引起慢性肾脏病患者冠状动脉粥样硬化及蛋白质能量消耗的重要的共同原因。既往研究发现，患者存在蛋白质能量消耗或者心血管疾病时，死亡率显著提高；并且，当患者同时存在心血管疾病与蛋白质能量消耗时，预期死亡率高于两种疾病单独存在效应的叠加，提示蛋白质能量消耗与心血管疾病存在额外的交互作用。近来有研究探讨了维持性腹膜透析患者蛋白质能量消耗与血管钙化的相关性。研究发现，单因素分析中，血管钙化与蛋白质能量消耗具有相关性；但是，在校正年龄因素后，蛋白质能量消耗与血管钙化的相关性失去统计学差异。另有研究检测了血液透析与腹膜透析患者血清高敏肌钙蛋白浓度（肌钙蛋白 T 与肌钙蛋白 I），发现血液透析与腹膜透析患者肌钙蛋白 T 与肌钙蛋白 I 浓度接近，且均与患者蛋白质能量消耗状态存在相关性，提示了蛋白质能量消耗对于心肌缺血甚至心肌梗死的潜在作用。

另外，慢性心功能不全是维持性透析患者常见的合并症。心输出量不足可能引起与蛋白质能量消耗相关的神经体液反应，包括糖皮质激素、血管紧张素 II 产生增加、交感神经兴奋。右心室心力衰竭可引起肝淤血、消化道水肿，导致营养吸收不良、厌食、肠道菌群功能紊乱，进一步加重蛋白质能量消耗。因此，心血管疾病尤其是慢性心功能不全，能够促进蛋白质能量消耗的发生，从而形成恶性循环。

综上所述，慢性肾脏病患者蛋白质能量消耗可能与心血管疾病存在交互作用，相互促进，显著增加患者的死亡风险。

三、CKD 蛋白质能量消耗与死亡率

蛋白质能量消耗与慢性肾脏病患者，尤其是慢性肾脏病 3b 期、4 期、5 期，以及维持性透析患者的死亡率密切相关。终末期肾脏病患者常出现体重、肌肉含量、脂肪含量等人体营养参数的下降，同时伴随有 C 反应蛋白等炎性标志物及白细胞介素-6 等促炎症因子的升高。血清白蛋白浓度的下降常由营养摄入不足及炎症状态引起，与患者死亡率显著相关。上述与蛋白质能量消耗相关的改变是患者乏力、促红细胞生成素反应低下、生活质量降低、住院甚至死亡的重要危险因素。体重指数（BMI）作为蛋白质能量消耗的另一项重要指标，也被证实与死亡率相关。一项纳入美国老兵慢性肾脏病 3～5 期患者的队列研究表明，患者 BMI 与死亡率的关系呈 U 形曲线，超重与轻度肥胖的患者死亡率最低。在校正年龄、人种、伴随疾病、用药情况、基线肾小球滤过率等混杂因素后，BMI<25 kg/m^2 依然增加所有患者死亡风险，无论患者处于哪一期慢性肾脏病；当患者 BMI ≥ 35 kg/m^2 时，肾小球滤过率大于 30 mL/(min·1.73 m^2) 的患者死亡风险增加，而肾小球滤过率小于或等于 30 mL/(min·1.73 m^2) 的患者死亡风险无明显增加，差异无统计学意义。既往也有研究探讨了肾小球滤过率 30～59 mL/(min·1.73 m^2) 慢性肾脏病患者 BMI 对于心血管死亡的风险系数，在校正年龄、性别、胆固醇、尿酸、吸烟、血糖、伴随疾病等因素后，发现 BMI 为 30 kg/m^2 的患者较 BMI 为 25 kg/m^2 的患者心血管死亡风险降低 24%，BMI 为 35 kg/m^2 的患者较 BMI 为 25 kg/m^2 的患者心血管死亡风险降低 42%，而 BMI 为 20 kg/m^2 的患者较 BMI 为 25 kg/m^2 的患者心血管死亡风险增加 28%。在血液透析患者中，Park 等进行了纳入包括白种人、黑种人及黄种人的维持性血液透析患者并进行匹配的队列研究，发现 BMI 小于 18.5 kg/m^2 的白种人、黑种人及黄种人患者与 BMI 大于 25 kg/m^2 的患者相比，死亡风险分别增加 78%、79%、57%。上述研究均提示了患者的 BMI 与死亡风险的相关性。此外，饮食蛋白质摄入量也是蛋白质能量消耗的重要因素之一。Raven 等纳入了 98 489 名维持性血液透析患者，进行了 8 年的前瞻性队列研究，发现血液透析患者低饮食蛋白质摄入可能增加血液透析患者死亡风险。

综上所述，血清白蛋白浓度、BMI、饮食蛋白质摄入量等蛋白质能量消耗相关因素与患者死亡风险相关，尽早减轻患者蛋白质能量消耗状态可能对于改善患者预后有一定的意义。

（刘雨晴）

参 考 文 献

[1] Obi Y, Qader H, Kovesdyet C P, et al. Latest consensus and update on protein-energy wasting in chronic kidney disease[J]. Curr Opin Clin Nutr Metab Care, 2015, 18(3): 254-262.

[2] Snaedal S, Bárány P, Lund S H, et al. High-sensitivity troponins in dialysis patients: variation and prognostic value[J]. Clin Kidney J, 2021, 14(7): 1789-1797.

[3] Park J, Jin D C, Molnar M Z, et al. Mortality predictability of body size and muscle mass surrogates in Asian vs white and African American hemodialysis patients[J]. Mayo Clin Proc, 2013, 88(5): 479-486.

[4] Franco B B, Hopman W H, Lamarche M C, et al. Protein energy wasting and long-term outcomes in nondialysis dependent chronic kidney disease[J]. J Ren Care, 2022, 48(1): 14-23.

[5] Lee S W, Kim Y-S, Kim Y H, et al. Dietary protein intake, protein energy wasting, and the progression of chronic kidney disease: analysis from the KNOW-CKD study[J]. Nutrients, 2019, 11(1): 121.

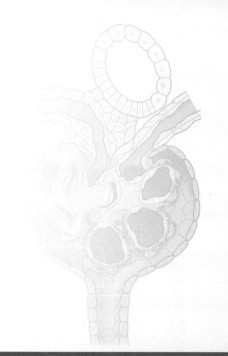

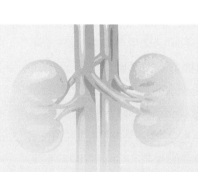

第三章

慢性肾脏病蛋白质能量消耗病因学

第一节 营养物质、能量摄入不足

一、正常人群营养素需要量

营养素根据化学性质及生理作用可分为七大类：蛋白质、脂肪、糖类、维生素、矿物质、膳食纤维和水。营养素的基本作用是提供满足人体需要的能量、构成人体组织和器官、维持正常生长发育、新陈代谢和各种生命活动、维持机体水和电解质平衡。

正常人体所需的各类营养素都来自膳食。科学的平衡膳食是健康的物质基础。若某种或某几种营养素长期摄入不足或摄入过高，就可能导致相应的营养不足或营养过剩。为此，营养学家依据有关营养素需要量的理论和研究成果，提出了适宜于各类健康人群的膳食营养素参考摄入量（dietary reference intakes，DRI）。DRI 将被及时修订以适应新的认识水平和应用需要。

（一）能量

能量是维持人体生命活动和生产劳动的保证，人体每日所需要的能量都是由食物或肠内/肠外营养制剂供给的。能量的传统单位为千卡（kcal），其定义是 1 000 g 的水温度升高 1℃所需要的能量为 1 kcal。能量的国际单位为焦耳（J），其定义是用 1 N 的力推动物质移动 1 m 所需要的能量为 1 J，焦耳的 1 000 倍为千焦耳（kJ）。卡和焦耳的换算关系：1 kcal=4.184 kJ。能够产生能量的营养素叫作生热营养素，共有 3 种：蛋白质、脂肪和糖类，在人体代谢过程中所产生的生理有效能量分别为 4 kcal、9 kcal 和 4 kcal。另外，酒类含有的乙醇也是产生能量的物质，1 g 乙醇可供给 7 kcal。

计算成年人能量需要的预测公式：能量需要 = 基础能量消耗（basal energy expenditure，BEE）× 活动系数 × 体温系数 × 应激系数。BEE 可采用

Harris-Benedict 公式计算：男性 BEE（kcal/24 h）= 66+13.7W+5.0H-6.8A；女性 BEE（kcal/24 h）= 65.5+9.5W+1.8H-4.7A。其中 W 表示体重（kg），H 表示身高（cm），A 表示年龄（岁）。活动系数：卧床 1.20，下床少量活动 1.25，正常活动 1.3。体温系数和应激系数根据不同的体温和疾病而有所不同，用来纠正不同疾病状态下的基础代谢率。

除了上述公式，也可使用基于体重计算能量需要的简易公式：能量需要（kcal）= 能量供给量（kcal/kg）× 标准体重（kg）。其中标准体重（kg）=［身高（cm）-100］× 0.9 或身高（cm）-105。根据活动强度及其体重状况，可确定每日能量供给量标准（表 3-1）。

表 3-1 成人每日能量供给量（kcal/kg 标准体重）

活 动 强 度	消瘦	正常	肥胖
重体力活动（如搬运工）	45～50	40	35
中体力活动（如电工安装）	40	35	30
轻体力活动（如坐着工作）	35	30	20～25
休息状态（如卧床）	25～30	20～25	15～20

（二）蛋白质

蛋白质是建造机体的重要物质基础，主要功用是构成人体组织和器官，参与多种生命活性物质的构成，如酶、激素、抗体、遗传物质等，调整渗透压。蛋白质亦可供给能量，但这不是其主要的功用。正常成人每日蛋白质的基础需要量为 0.8～1.0 g/kg，每日膳食中蛋白质占总能量的 10%～15%。在某些疾病状态下，需调整蛋白质摄入量。

蛋白质的基本构成单位是氨基酸，通过肽键（酰胺键）相连而成。组成这些蛋白质的氨基酸共有 20 种，这 20 种氨基酸以不同数量和不同排列方

式链接起来构成了成千上万种蛋白质。在构成人体蛋白质的 20 种氨基酸中有 8 种是人体不能自己合成或合成速度不能满足机体需要而必须从食物中得到的，称之为必需氨基酸（essential amino acid，EAA）。其他氨基酸能在体内合成，称为非必需氨基酸（non-essential amino acid，NEAA）（表 3-2）。

表 3-2　必需氨基酸和非必需氨基酸

必需氨基酸	非必需氨基酸
组氨酸[b]（histidine，His）	丙氨酸（alanine，Ala）
异亮氨酸（isoleucine，Ile）	精氨酸（arginine，Arg）
亮氨酸（leucine，Leu）	天门冬氨酸（aspartic acid，Asp）
赖氨酸（lysine，Lys）	羟脯氨酸（hydroxyproline，Hyp）
蛋氨酸（methionine，Met）	半胱氨酸[a]（Cystine，Cys-Cys）
苯丙氨酸（phenylalanine，Phe）	谷氨酸（glutamic acid，Glu）
苏氨酸（threonine，Thr）	谷氨酰胺[a]（glutamine，Gln）
色氨酸（tryptophan，Trp）	甘氨酸[a]（glycine，Gly）
缬氨酸（valine，Val）	脯氨酸（proline，Pro）
	丝氨酸（serine，Ser）
	酪氨酸（tyrosine，Tyr）

注：[a] 在一定的代谢状态下称为条件必需氨基酸；[b] 组氨酸对于婴幼儿来说是必需氨基酸。

蛋白质在体内总的代谢可用氮平衡表示，氮平衡指标体现出摄入氮和排出氮之差。膳食蛋白质的平均含氮量为 16%。氮平衡公式：氮平衡 = 摄入氮 -（尿氮 + 粪氮 + 皮肤丢失氮）。该差值若为正值，代表正氮平衡，说明氮在体内潴留或用作机体蛋白质增长；相反，负氮平衡代表氮丢失；也可以是零氮平衡。

（三）脂肪

营养支持上的脂肪主要指中性脂肪，是由三分子脂肪酸和一分子甘油组成的三酰甘油，贮存于脂肪组织中，如皮下组织、腹腔大网膜、肠系膜等处，是体内能量贮存的主要场所。主要生理功能有氧化释放能量，提供机体需要的必需脂肪酸，携带脂溶性维生素并协助其吸收利用，皮下脂肪隔热保暖作用，内脏脂肪缓冲震动和摩擦等支持和保护作用，改善食物感官性状促进食欲，延迟胃排空时间，增加饱腹感等。机体生理需要而体内不能自行合成，必须由食物供给的多不饱和脂肪酸称为必需脂肪酸，种类包括：亚油酸（十八碳二烯酸）、亚麻酸（十八碳三烯酸）、花生四烯酸（二十碳四烯酸）。花生四烯酸可由亚油酸和醋酸盐作用后转变而来。正常成人每日脂肪供能占总能量的 20%～30%，其中亚油酸（ω6）和 α-亚麻酸（ω3）提供的能量分别占总能量的 4% 和 0.6%。

（四）糖类

糖类也称为碳水化合物，可分为单糖、双糖、寡糖和多糖四大类。主要生理功能是提供能量，增加肝糖原储存以保护肝脏少受化学药品的毒害，以及参与体内一些重要物质的构成，如单糖、核糖和脱氧核糖是遗传物质 RNA 和 DNA 的主要组成成分；糖脂是神经细胞膜的结构成分；糖蛋白在细胞识别中起重要作用。同时，糖类还参与构成在人体代谢过程中起重要作用的分子，如 ATP 和辅酶等。正常成人每日糖类供能占总能量的 50%～65%，和脂肪提供的能量并称为非蛋白能量。

（五）维生素

维生素是维持人体正常功能的一类小分子有机化合物，它们在体内不能合成或合成量不足以满足人体需要，故维生素需要外源性（食物）供给。维生素不参与机体组成，也不能提供能量，但参与机体能量代谢。维生素缺乏和不足时即会出现营养缺乏病。维生素可分为脂溶性及水溶性两大类：

1. **脂溶性维生素**　包括维生素 A、维生素 D、维生素 E、维生素 K。脂溶性维生素不溶于水，而溶于脂肪及脂溶剂中，在食物中与脂类共存，在肠道吸收与脂类吸收密切相关。当脂类吸收不良时，如胆道梗阻或长期腹泻，脂溶性维生素的吸收大为减少，甚至会引起缺乏症。

2. **水溶性维生素**　包括 B 族维生素（维生素 B_1、维生素 B_2、维生素 B_6、维生素 B_{12}、烟酸、叶酸、泛酸及生物素）和维生素 C 等。

脂溶性维生素大部分贮存于脂肪组织和肝脏，经胆汁排出体外，故摄入过量可积蓄中毒。水溶性维生素在体内仅有少量贮存，易通过尿液排出体外，因此必须每天从饮食中补充，长期供给不足，易出现维生素缺乏症。

3. 维生素的推荐营养素摄入量（RNI） 维生素 A：男 800 μg、女 700 μg RAE（视黄醇活性当量）；维生素 D 10 μg；维生素 E 14 mg α-TE（α 生育酚当量）；维生素 K 80 μg；维生素 B_1：男 1.4 mg、女 1.2 mg；维生素 B_2：男 1.4 mg、女 1.2 mg；维生素 B_6 1.4 mg；维生素 B_{12} 2.4 μg；泛酸 5.0 mg；叶酸 400 μg DFE（膳食叶酸当量）；烟酸 15 mg NE（烟酸当量）；胆碱 500 mg；生物素 40 μg；维生素 C 100 mg。

（六）矿物质

矿物质包括常量元素和微量元素两大类。

1. 常量元素 在人体中含量大于 0.01% 的无机盐称为常量元素，其中含量较多（>5 g）的为钙、磷、钾、钠、氯、镁、硫 7 种，每天膳食需要量都在 100 mg 以上。

2. 微量元素 在人体中含量小于 0.01% 的无机盐称为微量元素。目前已确认的必需微量元素包括铁、铜、锌、碘、锰、钼、钴、铬、镍、锡、钒、硅、氟和硒 14 种。

矿物质对组织和细胞的结构很重要，如骨骼和牙齿，大部分是由钙、磷和镁组成。体液中的无机盐离子调节细胞膜的通透性，控制水分，维持正常渗透压和酸碱平衡，参与神经活动和肌肉收缩等。有些参与构成酶的辅基、激素、维生素、蛋白质和核酸，或作为多种酶系统的激活剂，参与许多重要的生理功能。每天都有一定数量的矿物质经各种途径排出体外，因而必须通过膳食予以补充。在合适的浓度范围有益于人和动植物的健康，缺乏或过多都能致病。

3. 常量元素的推荐营养素摄入量（RNI） 钙 800 mg，磷 720 mg，钾 2 000 mg，钠 1 500 mg，氯 2 300 mg，镁 330 mg。

4. 微量元素的推荐营养素摄入量（RNI） 铁：男 12 mg，女 20 mg；锌：男 12.5 mg，女 7.5 mg；硒 60 μg；铜 0.8 mg；氟 1.5 mg；铬 30 μg；锰 4.5 mg；钼 100 μg。

（七）膳食纤维

膳食纤维是指不能被消化的可食糖类及其类似物，这些物质不能被人小肠消化吸收，但在大肠中可全部或部分发酵。膳食纤维分为可溶性（包括果胶、树胶和植物多糖等）和不可溶性（包括纤维素、木质素和半纤维素）。可溶性膳食纤维可减缓葡萄糖在小肠的吸收；降低血胆固醇水平；延缓胃排空等。不可溶性膳食纤维可增加粪便的重量；刺激肠蠕动。我国营养学会提出的中国居民摄入的食物纤维量及范围为 25～30 g/d。

二、CKD 患者的营养素需要量

肾脏是机体代谢平衡的重要器官之一，CKD 患者由于肾功能受损，多种营养素代谢出现异常，因此为了尽量保持内环境稳态，需要调整 CKD 患者的营养素需要量。CKD 患者的营养素需要量与正常人群的不同主要涉及以下几个方面。

（一）蛋白质

对于 CKD 3～5 期非透析患者，指南推荐适当控制每天的蛋白质摄入量。目前证据表明低蛋白质饮食可缓解蛋白尿，其改善可能与降低肾小球内压力有关，且这种效应不依赖于肾素血管紧张素系统。对于任何范围的蛋白尿，包括肾脏疾病处于相对早期或肾功能不全发生之前，尤其是既往长期高蛋白质饮食的患者，低蛋白质饮食对肾小球内压力降低的效应均存在。

除了缓解蛋白尿，限制膳食蛋白质还可减少尿毒症毒素的生成。蛋白质分解后，单个氨基酸通过脱氨基而留下酮酸的碳骨架，可循环形成其他氨基酸和蛋白质，或通过三羧酸循环用于能量生成，而尿素则通过尿素循环生成。持续的高尿素氮血症，称为氮质血症，是尿毒症的常见标志，可能会增强蛋白氨甲酰化并产生活性氧，导致氧化应激、炎症、内皮功能障碍，最终导致心血管疾病。通过减少蛋白质摄入可改善氮质血症，同时减少其他尿毒症毒素。但是尽管尿毒症症状会因摄入较少的蛋白质而减轻，关于低蛋白质饮食是否可以延缓透析治疗的研究证据仍有限。

在各种低蛋白质摄入量范围中，对中晚期成年患者［eGFR<45 mL/(min·1.73 m²)］最常推荐的蛋白质摄入目标量为每天 0.6～0.8 g/kg。另外，也有补充必需氨基酸或其酮酸的极低蛋白质饮食（每天蛋白质 <0.6 g/kg）。那些肾脏疾病风险增加的人，如肾脏捐献者或单肾切除术后的患者，或患有糖尿病、高血压或多囊肾的人，可从适度限制蛋白质摄入中获益（每天 <1 g/kg），以保持较低的肾小球内压力。

低蛋白质摄入的安全性和可行性，以及是否会增加 PEW 的风险是低蛋白质饮食需要考虑的主要问题。对于健康人，推荐的蛋白质摄入量为 0.8 g/(kg·d)，而慢性肾脏病成年患者的估计平均蛋白质需要量为 0.66 g/(kg·d)。因此，饮食蛋白质摄入量 0.6～0.8 g/(kg·d) 完全可以满足 CKD 患者机体需求，特别是如果一半蛋白质为具有"高生物价值"的优质蛋白质（如动物蛋白、大豆蛋白）。在低蛋白质饮食的临床试验中［蛋白质摄入量为 0.6 g/(kg·d)］，很少有营养状况恶化的报道。然而，对于大多数儿童及营养不良风险增加的成年 CKD 患者，每天摄入接近 0.8 g/(kg·d) 的蛋白质对于确保适当的生长和发育，以及防止或纠正 PEW 可能是必要的。另外，低蛋白质饮食的安全性和依从性可以通过提供充足的能量［30～35 kcal/(kg·d)］来提高。

（二）钠

膳食钠摄入量与血压之间的关系在高钠饮食（钠每天摄入 >4 g）患有高血压或 55 岁以上的人群中最为明显。对于已确诊的 CKD 患者，始终建议限制饮食钠以控制水钠潴留和高血压，并改善心血管状况。有研究证实，减少钠摄入量可增强低蛋白质饮食和血管紧张素抑制剂在降低肾小球内压力方面的作用，也可减少蛋白尿。然而，目前尚不清楚限制饮食中的氯化钠是否能减缓肾脏疾病的进展。由于涉及限制饮食钠的心血管试验通常排除肾脏病患者，因此关于此类患者的相关干预数据有限。

使用尿钠作为氯化钠摄入替代指标的一些观察性研究产生了不一致的结果，一些研究表明，饮食钠摄入与肾脏疾病进展之间没有关联，其他研究表明呈正相关。2016 年发表的一项纵向研究涉及 3 939 名慢性肾脏病患者的连续 24 小时尿液收集，提示尿钠排泄的最高四分位组（≥ 4.5 g/d）与最低四分位组（<2.7 g/d）相比，死亡率增高 45%，肾脏病进展风险增高 54%。对普通人群的观察表明，膳食钠摄入量与心血管疾病和死亡风险呈 U 形关联，每天膳食钠摄入量高于 5 g 和低于 3 g 都与心血管疾病和死亡风险增加相关。对于慢性肾脏病及其相关风险的总体管理，建议每天膳食钠摄入量低于 2.3 g。对于肾功能不全的患者，缺乏支持每天摄入钠少于 1.5 g 的研究证据，而且考虑到低钠血症等不良后果的风险，以及患有某些疾病的患者，如失盐肾病，不应受到如此严格的钠限制。

（三）钾

许多富含钾的食物，如新鲜水果和蔬菜，被认为是大多数人的健康选择，因为这些食物的膳食纤维和维生素含量高，产酸性低。在一些心血管疾病或糖尿病高危人群中，尿钾排泄增加与除高钾血症外的所有肾脏并发症的风险降低有关。鉴于高钾饮食与低钠摄入及高血压、卒中、肾结石和肾脏疾病的发病率较低之间的密切联系，建议健康成年人包括肾脏病高危人群每天摄入相对较高的钾。然而，有研究显示较高的饮食钾摄入量可能与肾脏病进展的风险较高有关。在晚期进展性慢性肾脏病患者中，饮食钾摄入量的最高四分位组与最低四分位组相比，与死亡风险增加 2.4 倍相关，而且这种关联与血钾水平和其他营养指标无关。在流行病学研究中，血钾水平较低（<4.0 mmol/L）和高（>5.5 mmol/L）都与肾脏病进展更快有关。

高钾血症患者，尤其是肾病晚期患者，通常建议限制饮食中的钾。然而，过度的饮食钾限制会使患者接触到更多使心脏健康状况变差、致动脉粥样硬化的食物，并导致便秘恶化，这反而可能导致肠道钾吸收增加。

尽管随着肾脏病的发展，高钾血症的风险更高，但很少有研究探讨食物制备和烹饪过程中去除钾的方法。目前还不清楚钾结合剂是否能使饮食中钾的摄入自由化，从而摄入更多更健康的富含钾的食物。对于有高钾血症倾向的患者（血钾 >5.5 mmol/L），建议每天摄入少于 2 g 的膳食钾，同时不应影响高纤维新鲜水果和蔬菜的均衡摄入。

（四）磷

在普通人群中，较高的血磷水平与肾脏疾病发病风险增加相关。鉴于肾功能不全时甲状旁腺激素和成纤维细胞生长因子 23（FGF-23）的高循环和组织水平能促进尿磷排泄，CKD 1～3 期患者很少出现明显的高磷血症。但甲状旁腺激素和 FGF-23 水平升高会导致肾性骨病、左心室肥大、血管钙化，并加速血管和肾小管间质损伤，导致肾病进展，因此饮食磷管理非常重要。虽然低蛋白质饮食也会减少磷的摄入量，但磷的数量和生物利用度因蛋白质类型而异。例如，蛋清和蛋黄的磷/蛋白质值分别为 1～2 mg/g 和 20～30 mg/g。植物蛋白质中的磷（主要以植酸盐的形式）在肠道的吸收率（30%～50%）低于肉类（50%～70%）。由于食品添加剂包括易吸收的无机磷，加工食品的摄入会导致更高的磷负荷。对于中晚期肾病患者，建议将膳食磷摄入量限制在每天 800～1 000 mg，并且应尽量减少高磷/蛋白质值的加工食品。然而，在接受透析治疗的 CKD 5 期患者或 PEW 风险增加的患者中，过度严格限制蛋白质摄入以控制高磷血症可能会导致不良结果。因此，可以考虑联合使用磷结合剂。

（五）钙和维生素 D

肾功能不全时，1,25(OH)$_2$D 生成下降，减少了胃肠道对钙的主动吸收。然而，游离钙在胃肠道的被动吸收仍在继续，并由继发性甲状旁腺功能亢进导致尿钙排泄减少而可能导致正钙平衡。另外，高动力型肾性骨病患者的骨钙释放增

加，也会增强正钙平衡，这些都可能导致和加重血管钙化。既往有两项钙平衡试验表明，每天摄入 800～1 000 mg 的元素钙可使 CKD 3～4 期患者的钙平衡稳定。因此，尽管无肾病患者的钙摄入推荐量为每天 1 000～1 300 mg，中晚期 CKD 患者每天 800～1 000 mg 元素钙已经足够了。

血循环中维生素 D 水平低下的慢性肾脏病患者可补充天然维生素 D（胆钙化醇或麦角钙化醇）。在一些研究中，维生素 D 类似物与蛋白尿减少及肾性骨营养不良缓解有关。尽管在某些慢性肾脏病患者亚群（包括黑种人）中对维生素 D 的需求和影响数据不一致，但他们的维生素 D 总水平低于白种人，甲状旁腺激素水平高于白种人。除了天然维生素 D，对于继发性甲状旁腺功能亢进的患者可能还需要活性维生素 D 制剂来控制。

三、CKD 患者在营养代谢方面的改变

（一）蛋白质代谢的改变

身体蛋白质处于恒定的周转状态，这与饮食摄入密切相关，但可能受到许多其他因素的影响。膳食蛋白质提供了支持身体蛋白质合成所必需的原材料，而从膳食蛋白质摄入的氨基酸，特别是必需氨基酸的流入，是蛋白质合成的重要刺激因素。

氨基酸代谢的主要产物包括尿素、肌酐及胍类等，它们的血浆水平与膳食中蛋白质摄入量有密切关系。正常状态下，摄入高蛋白质膳食可使含氮代谢物的生成增多。CKD 患者肾小球滤过率降低，导致氮代谢产物排泄减少，体内潴留增加。由于 CKD 患者常伴随能量及蛋白质摄入不足，加之感染、出血，以及某些激素和酶的异常，导致蛋白质分解增加而合成减少，患者瘦体群减少，血清白蛋白、前白蛋白和转铁蛋白浓度下降（表 3-3）。对氨基酸的分析发现，CKD 患者的必需氨基酸（EAA）中的缬氨酸、亮氨酸、异亮氨酸、赖氨酸和色氨酸血浆水平降低，总量可下降达 30%，苯丙氨酸转化为酪氨酸的能力亦降低。非必需氨基酸（NEAA）相对升高 15%，两者比例（EAA/NEAA）

失调。应注意的是，对正常人而言属于 NEAA 的组氨酸和酪氨酸，在 CKD 患者则成为 EAA。这是由于 CKD 患者体内组氨酸的前体生成减少及苯丙氨酸羟化酶活性降低，上述两种氨基酸体内合成不足，而必须由外界补充。

表 3-3　CKD 患者蛋白质状况改变的原因

原　因	结　果
厌食	蛋白质摄入不足
恶心、呕吐	蛋白质摄入不足
甲基胍浓度增高	加速蛋白质分解
促甲状腺激素水平升高	加速蛋白质分解
胰高血糖素水平升高	加速蛋白质分解
并发出血、感染	蛋白质分解及丢失增加
尿中丢失蛋白质	蛋白质丢失增加
透析治疗	蛋白质丢失增加

　　透析患者蛋白质丢失量很大，据统计，每次血液透析丢失氨基酸 6 g，腹膜透析患者每天损失 9～12 g 总蛋白和 6～8 g 白蛋白，腹膜炎发作期间蛋白质的损失更多。与此同时，还存在蛋白质分解代谢加强及其利用减少。蛋白质代谢的关键调节因子之一是胰岛素，它刺激蛋白质合成并抑制蛋白质分解。在透析患者（包括非糖尿病患者）中，胰岛素介导的蛋白质合成代谢已显示减少。在尿毒症环境中，代谢性酸中毒和炎症被认为是导致胰岛素抵抗的关键因素，它们可直接激活蛋白质降解途径。代谢性酸中毒可导致蛋白质的氧化增加，合成减少，并导致支链氨基酸分解代谢增强。新的研究发现，代谢性酸中毒还可诱导肌肉蛋白溶解酶的基因转录。透析患者若并发腹膜炎及败血症，可导致机体蛋白的大量分解。以上均表明代谢性酸中毒和炎症可能是降低透析患者合成代谢抵抗的显著靶点。

　　透析患者内分泌代谢方面可发生一系列变化，总的效应是分解代谢亢进。患者体重减轻，瘦体组织减少，产生并加重 PEW。各类激素变化及其后果见表 3-4。

表 3-4　透析患者激素变化及其后果

激　素	血浆水平	后　果
胰岛素	↓，胰岛素抵抗	分解代谢↑
		糖耐量↓
胰高血糖素	↑	糖原异生作用↑
		蛋白质分解代谢↑
醛固酮	↓，－	血钾↓
去甲肾上腺素	↑，－	分解代谢↑
肾上腺素	↑，－	分解代谢↑
甲状旁腺素	↑	甲状旁腺功能亢进
		肾性骨病
$1,23(OH)_2D_3$	↓	低钙血症、骨病、肌病

注：↓降低，↑升高，－正常。

（二）脂肪和糖代谢改变

　　CKD 患者常常合并有高脂血症和葡萄糖耐量降低，血糖曲线出现类糖尿病变化，空腹血糖一般正常，这些变化的可能原因包括：① 高胰岛素血症促进肝脏对三酰甘油的合成增加；② 组织清除脂蛋白脂酶的能力降低；③ 膳食中脂肪和糖含量过高；④ 血浆胰高血糖素浓度升高等。

四、CKD 患者营养物质、能量摄入不足

　　在 CKD 患者中，营养摄入不足是非常常见的。有文献表明，ESRD 患者的平均蛋白质摄入量通常较低［约 50% 的受试者低于 1.0 g/(kg·d)］，并与能量摄入减少相关。摄入不足是由味觉异常、食欲不振（厌食）、尿毒症毒素积聚、胃肠道稳态机制失调、食欲调节因子水平改变和下丘脑输出紊乱引起的。虚弱、贫困、高龄、情绪抑郁（这在晚期 CKD 和 ESRD 患者中非常常见）和多种急性或慢性合并症（糖尿病、代谢综合征、心力衰竭、液体过载、肝病、感染、胃肠道紊乱等）的存在也可能导致 ESRD 患者营养摄入不足。例如，一些 ESRD 患者由贫困或在获取或准备食物方面有身体困难（如严重不适、肌肉无力或精神障碍）而可能导致营养摄入减少。

除了直接引起食欲下降（食欲下降具体机制见下一节），尿毒症环境还可能通过引起胃肠道功能障碍和感觉改变而减少饮食摄入（表3-5）。例如，许多维持性血液透析患者的胃排空减慢及一些胃肠道症状与营养不良有关。有研究发现，尽管胃轻瘫通常继发于血糖异常，但没有糖尿病的血液透析患者也发现胃排空率降低，且与炎症相关的生物标志物有关。

表3-5　透析患者常见的消化道症状及可能原因

消化道症状	可　能　原　因
食欲降低、厌食	尿毒症、透析不充分
恶心、呕吐	透析中大量饮水、低血压、失衡综合征早期表现、透析不充分
腹胀	腹膜透析中腹膜透析液注入腹腔
腹泻	腹膜炎先兆、肠坏死、吸收不良、肠道菌群失调
便秘	饮食及活动减少、服用含铝的磷酸盐结合剂、水果及蔬菜等摄取减少

许多透析患者还经历了嗅觉和味觉改变（包括金属味、苦味和酸性味）和味觉减退/衰老，这与尿毒症环境的成分、胃肠道症状、食欲差和营养不良有关。尽管其他与疾病相关的因素，如药物、液体和电解质紊乱也可能导致透析患者的胃肠道紊乱，但在透析普及之前，Giordano Giovannetti 极低蛋白质饮食的主要益处之一就是减少尿毒症毒素，从而改善胃肠道症状。

综上所述，透析患者营养物质、能量摄入不足的原因总结如下：

（1）尿毒症本身导致的严重的食欲不振。

（2）透析不充分，使食欲缺乏加重。

（3）腹膜透析过程中，因吸收透析液中的葡萄糖而引起食欲下降。

（4）透析造成多种消化道反应，严重影响摄食量。

（5）因各种心理问题（如抑郁症等）及行为能力低下、生活规律及环境的改变等严重影响了摄食能力。

（6）透析中使用的药物的各类毒副作用造成患者食欲降低。

此外，大多数透析患者都有长期限制某些营养素（蛋白质、磷、钠和钾）的饮食史，这些限制旨在预防和纠正一些代谢并发症，并延缓并发症的进展。当患者开始进行血液透析时，与 CKD 患者在保守治疗中控制蛋白质摄入（低蛋白质饮食）的典型情况相比，蛋白质需求增加，但仍建议限制磷、钠和钾的摄入，同时保证摄入足够的能量。因此，这些患者需要进行仔细的营养评估，以重新定义旨在预防 PEW 的特定饮食目标。

另外，有最新证据表明，肠道微生物群的改变及肠道屏障通透性的增加可能在 CKD 患者营养物质摄入不足的发病机制中起到关键作用。CKD 特有的"内部环境"可能会使胃肠道功能及肠道微生物群失调，导致"肠道紊乱"。首先，肠道内积累的尿素被微生物脲酶水解，形成大量氨，氨被转化为氢氧化铵。这些副产物会破坏肠道上皮屏障的完整性，从而增加肠道通透性，促进毒素、活细菌和（或）其结构成分（如脂质多糖）从肠道转移到循环中。此外，尿毒症毒素也会损害肠道微生物组环境，引起肠道菌群丰度和结构的改变。这些均会导致 ESRD 慢性炎症环境，进一步引起营养物质摄入不足。

（张家瑛）

参 考 文 献

［1］ 杜寿玢，陈伟 . Krause 营养诊疗学 [M]. 13 版 . 北京：人民卫生出版社，2017：17-120.

［2］ 中国营养学会 . 中国居民膳食营养素参考摄入量（2013版）[M]. 北京：科学出版社，2013：77-472.

［3］ Kalantar-Zadeh K, Fouque D. Nutritional management of chronic kidney disease[J]. N Engl J Med, 2017, 377(18): 1765-1776.

［4］ St-Jules D E, Fouque D. A novel approach for managing protein-energy wasting in people with kidney failure undergoing maintenance hemodialysis: rationale and call for trials[J]. Am J Kidney Dis, 2022, 80(2): 277-284.

［5］ Sabatino A, Regolisti G, Karupaiah T, et al. Protein-energy wasting and nutritional supplementation in patients with end-stage renal disease on hemodialysis[J]. Clin Nutr, 2017, 36(3): 663-671.

第二节　中枢和外周食欲调节障碍

在稳态条件下，所有摄入的能量都被用以维持基础代谢、产热和肌肉活动，多余的能量以脂肪的形式储存。而外周代谢信号与中枢代谢系统共同调节食物摄入及能量消耗，两者密切相关。外周营养情况如循环葡萄糖浓度可调节特定下丘脑神经元的活动；其他营养素：脂肪酸、氨基酸、胃肠肽激素等也可参与食物摄入的短期调节，他们与长期调节因子（胰岛素、瘦素、促食欲胃肽生长素等）共同对进食行为与体重管理进行调节。CKD 患者的恶病质综合征，存在肌肉萎缩、厌食、能量消耗增加等问题，接下来我们针对性地讨论瘦素、胃促生长素、下丘脑黑素皮质素系统及尿毒症的毒素在 CKD PEW 中的作用，为 CKD PEW 提供新的治疗策略。

一、瘦　素

1994 年的一项研究通过肥胖小鼠的定位克隆确定了肥胖基因，它编码一种 16 000 的循环激素，以希腊语 "leptos" 命名，意为瘦，即我们讨论的瘦素，瘦素是一种脂肪细胞分泌的激素，是食物摄入和能量稳态的主要调节因子。

（一）瘦素对食欲和能量稳态的作用

瘦素与机体的脂肪成比例共同释放到血液中，并对食物摄入产生持续的抑制作用，同时增加能量消耗；研究提示，黑素皮质素系统在介导瘦素对代谢的影响方面至关重要。进食过程中，胃肠道会释放出持续时间短、与膳食相关的"饱腹感"信号，如胆囊收缩素、肽 YY；进食后，循环中的瘦素水平会迅速升高，刺激前阿片黑素细胞皮质激素（pro-opiomelanocortin，POMC）细胞的表达，抑制 POMC 不同对应物刺鼠相关蛋白（agouti-related protein，AgRP）和神经肽 Y（neuropeptide Y，NPY）的表达，产生黑素细胞刺激激素，进而激活 4 型黑素皮质素受体（the type 4 melanocortin receptor，MC4R），从而减少食物摄入，增加能量消耗。NPY/AgRP 和 POMC 神经元系统都是瘦素直接作用，同时也受到如葡萄糖、胰岛素、肽 YY 等外周假定饱腹感代谢信号的影响。

（二）瘦素拮抗剂可减弱 CKD 相关恶病质对食欲和能量稳态的作用

聚乙二醇化瘦素受体拮抗剂可以结合但不激活瘦素受体，研究表明，在 5/6 肾切除手术诱导的 CKD 小鼠模型中，用聚乙二醇化瘦素受体拮抗剂治疗后可刺激食欲和体重增加，改善体重和肌肉功能，减少能量消耗。这种治疗方式降低了介导产热的解偶联蛋白（UCP）的转录和蛋白质丰度，并使 CKD 患者中与肌肉萎缩相关病理生理过程正常化，如蛋白质水解、肌生成、肌肉再生、促炎细胞因子的表达等。

胱氨酸病是一种罕见的常染色体隐性遗传溶酶体贮积病，是由溶酶体转运胱氨酸的障碍所致。这种疾病会导致结晶沉积在全身，如果不治疗，会导致无法正常成长发育，从而引发严重的代谢失衡和进展到终末期肾脏疾病。缺乏功能性胱氨酸蛋白酶基因的（$Ctns^{-/-}$）小鼠是婴儿胱氨酸病的遗传小鼠模型，为恶病质表型，可伴有严重的肌肉萎缩和脂肪组织褐变。最近，一研究小组报道了聚乙二醇化的瘦素受体拮抗剂能够改善 $Ctns^{-/-}$ 小鼠的肌肉萎缩和脂肪组织褐变。

（三）瘦素与 CKD 的进展

由于肾小球内皮细胞和系膜细胞表达丰富的瘦素受体，故瘦素能调节肾脏内不同的信号通路，如诱导促纤维化基因转化生长因子-β_1（TGF-β_1）和促炎症细胞因子的表达增加。一项大型包括 5 000 名 CKD 患者的横断面研究结果显示，随着血瘦素水平的升高，CKD 发展的风险显著增加。同时体外和动物研究表明，瘦素和脂联素因子可能介导肾实质的病理和功能改变。在糖尿病和肥胖的非糖尿病性 CKD 患者中也检测到了瘦素水平的升高。所以我们考虑，瘦素水平的升高似乎是 CKD 发展的一个危险因素。

二、胃促生长素

胃促生长素是一种肠肽，是著名的"饥饿激素"，它可以刺激垂体分泌生长激素（growth hormone，GH），主要从胃和小肠分泌到血液。同时也是 GH 促分泌素受体 1a（GH secretagogue receptor 1a，GHS-R1a）的天然配体。它被认为是瘦素的反向调节激素，主要由肾脏降解，可以增加进食量和进餐量，可能是厌食 CKD 患者的有效治疗方法。

（一）胃促生长素与人体成分

超过 12 个月的临床研究中，健康老年人口服胃促生长素，模拟 MK-667 促进生长激素的分泌，显示机体的无脂成分质量显著增加。在另一项同样持续 12 个月的纵向研究中，成人终末期肾病患者体内成分与血胃促生长素水平相关，晚期肾衰竭患者血浆胃促生长素水平明显升高，并与脂肪质量有关。

（二）胃促生长素与 CKD

近期的研究发现，CKD 患者的胃促生长素水平存在着相互矛盾的结果，这可能由多种混杂因素导致。胃促生长素在循环中有两种主要存在形式：酰化和去酰化，酰化形式促进食物摄入，而去酰化的胃促生长素能引起能量负平衡。CKD 患者的肾功能下降导致胃促生长素降解减少，循环总胃促生长素水平增加，去酰化也增加，最终导致 CKD 患者食欲减退。

（三）胃促生长素与肌肉萎缩

同时，胃促生长素可以通过增加恶病质小

鼠的食物摄入量和激活 GH/ 胰岛素样生长因子 1（insulin-like growth factor-1，IGF-1）轴间接增加肌肉质量，这种保护性作用主要通过 mTOR 和 Akt 信号介导。当然也有直接的细胞效应证据，如促进 C2C12 成肌细胞的分化与融合。

（四）胃促生长素及其类似物可能作为 CKD 等疾病的潜在治疗剂

胃促生长素在啮齿类动物和人类机体注射后可以迅速提高食物消耗。单次皮下注射（3.6 nmol/kg）明显增加 9 名成年 CKD 患者的短期（3 天）食物摄入量。这提示我们胃促生长素治疗 CKD 患者的营养障碍、刺激其食欲可能比其他任何因子更有效。但这也存在一些缺点和待解决的问题：第一，这些相关研究的持续时间很短，尤其对 CKD 的长期效应尚不清楚；第二，长期的胃促生长素治疗会导致抵抗；第三，它在恶性肿瘤中的作用也需要注意；第四，有报告显示输注胃促生长素会诱导脂肪分解并产生胰岛素抵抗。总之，小规模的临床试验中，慢性肾脏病患者皮下注射胃促生长素有短期的促食欲作用，但是其在长期主要终点如肌肉质量和功能的改善、患者的死亡率等中的临床效用仍不明确。

三、中枢黑素皮质激素系统及其调节食欲的神经肽

黑素皮质素系统通过瘦素、胃促生长素和刺鼠相关蛋白等神经肽刺激食欲和能量消耗，从而调节体重。黑素皮质激素是一组小蛋白质激素，来源于翻译后切割的 POMC 基因产物。已知的黑素皮质激素包括 α 黑色素细胞刺激素（melanocyte stimulating hormone，MSH）、β-MSH、γ-MSH 和促肾上腺皮质激素（adenocorticotropic hormone，ACTH），这些激素与受体结合后发挥其生物学功能。目前已鉴定出 5 种黑素皮质素受体（melanocortin receptor，MC1R-MC5R），其中大部分呈组织特异性表达。

（一）下丘脑与恶病质

恶病质相关的慢性疾病的共同特点之一是促炎

细胞因子的产生增加。先天免疫系统中的细胞，巨噬细胞和树突状细胞等，通过识别常见的分子模式，充当检测微生物感染和组织损伤的前哨兵；随后这些细胞通过旁分泌和内分泌的方式释放促炎细胞因子，从而诱发共同免疫和机体行为反应。最近的资料指向下丘脑是中枢神经系统内唯一的炎症放大部位，提示炎症相关的细胞因子可能通过影响控制能量平衡的下丘脑的活动而导致恶病质。

（二）CKD 恶病质与控制能量稳态的中枢黑素皮质素系统的关系

目前有研究提出 CKD 相关的恶病质是通过下丘脑 MC4R 的瘦素信号而引起的假说。研究中，野生型 CKD 小鼠表现出典型的恶病质综合征，其特点是摄食量减少，代谢率增加，体质量减少，而 *db/db* 小鼠（瘦素受体耗竭）和 *MC4R* 基因敲除小鼠能够对抗 CKD 恶病质对体重、身体成分和代谢率的影响。此外，给野生型小鼠颅内注射 MC3 和 MC4R 的拮抗剂 AgRP 后，可预防 CKD 相关恶病质。这些结果提示，血清瘦素等因子水平的升高可能是 CKD 相关恶病质的重要原因之一，其机制可能是通过中枢黑素皮质激素系统传递信号。临床研究中，MC4R 拮抗剂正在研发，一些分子已经被证明会影响食欲，如 TCMCB 07，经腹腔、皮下和口服治疗可增加癌症小鼠和 CKD 小鼠的摄食量和体重，并保留脂肪，这提示 TCMCB 07 是治疗恶病质的一种有前景的药物。

（三）神经肽 Y

神经肽 Y（neuropeptide Y，NPY）神经元位于下丘脑弓状核，参与代谢稳态和能量平衡的中枢调节，可表达胰岛素受体和瘦素受体，感受葡萄糖浓度信号，投射到其他代谢调节相关的核团，进而通过自主神经和内分泌系统进行中枢性的能量稳态调节，同时 NPY 神经元也可以通过增加食物摄入和减少能量消耗来响应外周代谢变化。

NPY 是一种广泛存在于各种器官系统的交感神经递质，调节钠、钾的肾转运机制及炎症反应和免疫功能。循环中的 NPY 主要来源于肠道循环，它在肠道微生物和大脑相互作用的过程中至关重要。不仅与神经退行性疾病、胃肠道疾病、肥胖和心血管疾病有密切关系，而且也有神经内分泌递质的作用，也能在先天性免疫和炎症反应中起着既定的作用，促进 CKD 的进展。但是 NPY 参与 CKD 进展各种实验模型中很难实现，在临床中有观察到 NPY 前体分子的遗传多态性与 2 型糖尿病患者蛋白尿和肾病发生风险相关。此外，在晚期 CKD 患者中，同样看到循环 NPY 的水平与左心室肥厚、心血管事件发生及各种骨病发展有关。在一项欧洲队列研究中，血浆 NPY 水平升高与蛋白尿和 CKD 进展有关，故考虑血清 NPY 水平升高可能是成人 CKD 发生心血管并发症的危险因素之一。

对 NPY 神经元活性的干预可能调节能量代谢及其他如肥胖、葡萄糖不耐受、高血压和动脉粥样硬化等代谢紊乱。但到目前为止，仅得到大量相关的动物模型和基因工程动物的实验研究结果，还未在临床研究中得到验证，主要研究阻力在于疾病的复杂性，其次对能量动态平衡系统的单个组成部分（NPY 系统）的干预反而可能会引起反调节反应，从而抵消干预的主要作用，加上 NPY 的一些多样的作用如心血管系统中的不良影响及中枢神经系统中潜在的效应、药物制剂的有效给药和成本问题等，可能限制了临床研究人员的研究进展及行业投资。这在一定程度上解释了在临床研究中对 NPY 系统的认识进展缓慢的原因。

（四）尿毒症毒素

尿毒综合征是由大量的混合物在体内逐渐蓄积造成的，这些物质对人体产生不利影响，在正常情况下是由肾脏排泄，称为尿毒症毒素。他们是根据透析过程中不同去除方式及一些生物学特性（即分子量和亲脂性／亲水性等特点）来分类的。目前代谢组学和蛋白质组学的最新研究进一步扩大了潜在的尿毒症毒素的清单。最近的一项研究描述了一些有机溶脂的毒素的病理学机制。进一步的分析表明，这些毒素与 PEW、CKD 相关的常见并发症如炎症、心血管疾病、神经毒性和感染等密切相关。

人类居住的微生物环境是复杂、多样且具有生化活性的。其中结肠细菌有 400～500 个不同的种类，通常每个人的结肠菌群组成是相对稳定的，不同细菌种类之间的动态平衡可以通过诱导酶或改变其组成的微生物的数量或比例帮助机体适应微环境中的变化。Niwa 等的研究表明，结肠的细菌代谢产物会影响 CKD 的进展，他们给 CKD 大鼠施用结肠细菌代谢产物"硫酸吲哚酚"和它的前体"吲哚"，增加残肾的肾小球硬化，发现在此过程中硫酸吲哚酚诱导肾小管细胞产生自由基，激活 NF-κB，进而上调纤溶酶原激活物抑制剂-1 的表达；同时增加系膜细胞产生细胞外超氧化物歧化酶敏感的 O_2 和细胞内羟自由基促进 CKD 的进展。另外一些较小的研究表明，降低血清硫酸吲哚酚浓度可以减缓 CKD 的进展。

在 CKD 患者中针对肠道菌群主要有两种治疗方法：① 调节细菌生长，如益生菌、益生素；② 使用肠道细菌毒素的吸附剂以减少对毒素的吸收。其中益生菌和益生素已被证明可以调节肠道微生物群，从而为健康人带来益处，但在肾脏疾病的患者中还没有进行充分的研究。第二种吸附剂疗法，如活性炭成分为主的口服吸附剂 AST-120 可以延缓 CKD 的进展，磷结合剂司维拉姆减少磷的吸收纠正 CKD 患者电解质紊乱。还有一些其他治疗方法通过抑制葡萄糖苷酶的活性，阻断小肠对糖类的吸收，从而减少 CKD 患者结肠中毒性蛋白的发酵。以上这些结果均为我们提供了治疗新策略。

（Wai Wilson Cheung，尹蒙蒙 译）

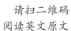

请扫二维码
阅读英文原文

参 考 文 献

［1］ Lenard N R, Berthoud H R. Central and peripheral regulation of food intake and physical activity: pathways and genes[J]. Obesity (Silver Spring), 2008, 16(Suppl 3): S11-S22.

［2］ Cheung W, Ding W, Gunta S S, et al. A pegylated leptin antagonist ameliorates CKD-associated cachexia in mice[J]. J Am Soc Nephrol, 2014, 25(1): 119-128.

［3］ Gonzalez A, Cheung W W, Perens E A, et al. A leptin receptor antagonist attenuates adipose tissue browning and muscle wasting in infantile nephrotic cystinosis-associated cachexia[J]. Cells, 2021, 10(8): 1954.

［4］ Ayala E R, Pecoits-Filho R, Heimburger O, et al. Associations between plasma ghrelin levels and body composition in end-stage renal disease: a longitudinal study[J]. Nephrology Dialysis Transplantation, 2004, 19(2): 421-426.

［5］ Pérez-Fontán M, Cordido F, Rodríguez-Carmona A, et al. Acute plasma ghrelin and leptin responses to oral feeding or intraperitoneal hypertonic glucose-based dialysate in patients with chronic renal failure[J]. Kidney International, 2005, 68(6): 2877-2885.

［6］ Cheung W, Yu P X, Little B M, et al. Role of leptin and melanocortin signaling in uremia-associated cachexia[J]. J Clin Invest, 2005, 115(6): 1659-1665.

［7］ Lu L, Zou Y C, Wang M, et al. Neuropeptide Y levels are associated with nutritional status and cardiovascular events in adults with chronic kidney disease[J]. Eur J Clin Nutr, 2015, 69(6): 717-721.

［8］ De Smet R, Thermote F, Lamiere N. Sevelamer hydrochloride adsorbs the uremic compound indoxyl sulfate[J]. J Am Soc Nephrol, 2003, 14: 206A.

第三节 代谢性酸中毒

代谢性酸中毒是导致慢性肾脏病肌肉质量减少的重要因素，并诱发蛋白质营养不良和低蛋白血症，增加死亡率。酸潴留导致肌肉间质室酸度（肌肉 pH）的增加，导致系统 pH 下降，从而增加糖皮质激素的分泌。这两种因素的结合导致胰岛素信号受损，泛素－蛋白酶体途径的激活和半胱氨酸－3 蛋白水解的激活。系统 pH 的下降也可能刺激巨噬细胞分泌促炎细胞因子，从而导致肌肉萎缩。酸中毒加速 CKD 肌萎缩进展的机制还包括激素激活（如内皮素、血管紧张素Ⅱ和醛固酮）、促炎细胞因子的增加等，最终导致慢性肾脏病肌肉萎缩和蛋白质能量消耗。

酸性环境降低胰岛素与其同源受体的结合，以及通过抑制肌肉中 PI3K 活性干扰胰岛素诱导的细胞内信号传递。CKD 患者肾脏胰岛素代谢降低，胰岛素血清浓度可能升高，因此代谢性酸中毒可损害糖耐量。在晚期 CKD 和代谢性酸中毒患者中，与 eGFR 正常和无代谢性酸中毒患者的对照组相比，胰岛素敏感性减弱。在 CKD 不同阶段的非糖尿病患者中，存在与代谢性酸中毒严重程度相关的胰岛素抵抗，与无 CKD 或代谢性酸中毒的对照组相比，患有代谢性酸中毒的透析患者在持续输注胰岛素时表现出更强的胰岛素抵抗，在持续高血糖时胰岛素分泌更低，碳酸氢盐治疗酸中毒可改善胰岛素抵抗和葡萄糖耐量抵抗。代谢性酸中毒导致严重炎症，并影响胰岛素敏感性的调节分子（如血管紧张素Ⅱ、酪氨酸磷酸酶信号调节蛋白 a），导致胰岛素抵抗。对大鼠骨骼肌的研究发现，在酸性环境中抑制 IRS-1 活性和 IRS-1 相关的 PI3K 活性是酸中毒中蛋白水解的重要机制。IRS-1 和 PI3K 活性降低导致胰岛素活性中的效应分子蛋白激酶 B 活性降低，胱天蛋白酶 / UPS 活性和自噬增加。这些破坏最终通过抑制叉头盒蛋白 O 刺激蛋白质降解，并通过胱天蛋白酶 /UPS

介导的机制增加分解代谢。代谢性酸中毒导致的胰岛素抵抗，即胰岛素反应缺陷，与肌肉质量损失相关，其主要机制是 IGF-1、胰岛素、PI3K/Akt 在肌肉细胞内信号传导受损进展。肌肉中胰岛素受体底物 1（IRS-1）的下游损失导致胰岛素－IGF-1 信号受损，在成人中，这种激素抵抗表现为蛋白质分解代谢加速和蛋白质营养不良。PI3k/Akt 活性改变生长因子（胰岛素和 IGF-1）的下游信号传导，激活 caspase-3 并增强肌动球蛋白复合物和肌原纤维的裂解，是肌肉蛋白质降解的关键步骤。

导致肌肉蛋白质的分解代谢途径还包括泛素－蛋白酶体系统（UPS）、caspase-3 溶酶体和肌肉抑制素（骨骼肌生长的负调节因子）的激活。这些途径可由 CKD 相关的并发症引发，如代谢性酸中毒、胰岛素信号传导缺陷、炎症、血管紧张素Ⅱ水平升高、食欲调节异常和 microRNA 反应受损。酸中毒通过激活泛素－蛋白酶体系统（UPS）和胱天蛋白酶－3 激活蛋白水解。胱天蛋白酶－3 切割肌动球蛋白和肌原纤维，为 UPS 介导的降解提供合适的底物。胱天蛋白酶－3 还切割 19S 蛋白体颗粒的亚单位（Rpt2 和 Rpt6）以激活 26S 蛋白体介导的蛋白质降解。因此，CKD 中的酸中毒更容易导致肌肉蛋白质分解。目前已经证明酸中毒激活 ATP 依赖泛素－蛋白酶体系统（UPS），导致蛋白质水解，而代谢性酸中毒的逆转减少了过量的蛋白质水解。

代谢性酸中毒影响基础代谢率、能量消耗、体重和营养状况的关键激素，如生长激素、IGF-1、瘦素和甲状腺激素等。代谢性酸中毒的雄性动物生长激素分泌延迟，且血清 IGF-1 浓度降低，IGF-1 对药物剂量生长激素的反应减弱。酸中毒患者丧失了对垂体生长激素分泌的正常反馈抑制，这可能部分是由于 IGF-1 水平的降低。在透析患者中，纠正代谢性酸中毒后，改善了 IGF-1 对生长激素的反应性。这些发现表明，代谢性酸中毒通过对生长激素-IGF-1轴的影响，导致CKD的营养异常。

脂肪细胞分泌的瘦素将身体的营养状况传达给大脑中的调节中心，以抑制食欲，增加能量消耗，减少脂肪储存。在CKD中观察到的瘦素水平升高与能量消耗增加、食欲下降和心血管风险增加有关，瘦素的水平受代谢性酸中毒的影响。暴露于酸性pH时，培养的脂肪细胞中的瘦素分泌减少，与酸中毒得到纠正的大鼠相比，CKD酸中毒大鼠的血清瘦素水平降低。在CKD患者中，纠正代谢性酸中毒可导致血清瘦素水平的升高，相反，纠正透析患者代谢性酸中毒可导致血清瘦素水平的降低，这种矛盾的研究结果需要更大规模的前瞻性研究来阐明代谢性酸中毒和瘦素之间的相互作用，以及这些变化对CKD患者在血液透析开始前、后营养状况的影响。

细胞培养研究表明，将肾小管细胞暴露在酸性环境中24小时可刺激肾脏产生促炎细胞因子和趋化因子，这是代谢性酸中毒可引起肾损伤的另一种机制。酸性环境导致巨噬细胞和肾小管细胞释放更多的促炎细胞因子，较低的细胞外pH似乎也能增加中性粒细胞的产生并延缓中性粒细胞凋亡，这些体外研究结果表明代谢性酸中毒可能与炎症增强有关。研究表明，较低的细胞外pH可激活免疫系统的其他组成部分，包括树突细胞和补体系统。在伴有代谢性酸中毒的血液透析患者中，外周血单核细胞中抗炎细胞因子IL-10的分泌减少，而促炎细胞因子IL-6或其他细胞因子的分泌则没有减少。

CKD的代谢性酸中毒通过改变多种信号转导途径促进肌肉消耗。在酸性环境中，上皮细胞和成纤维细胞增加TNF-α的表达，这可能会降低MyoD的活性，MyoD是肌肉分化的驱动因素。

慢性代谢性酸中毒与CKD患者运动性肌肉疲劳的快速发展相关。CKD大鼠代谢性酸中毒的发展导致肌肉蛋白质储存的损失，这主要是因为蛋白质分解受到刺激，而蛋白质合成受到最低限度的抑制。当CKD引起的酸中毒得到纠正时，肌肉蛋白质降解显著降低；同时蛋白质合成增加程度较小，这表明酸化对肌肉蛋白质代谢的主要影响是刺激蛋白质降解。CKD的代谢性酸中毒刺激肾内产生激素，如血管紧张素Ⅱ、醛固酮和内皮素-1，从而增加肾酸排泄。这些激素增强近端小管中氢离子的转运和质子转运ATP酶（H^+-ATP酶），诱导残余肾功能快速下降，也能通过促进局部炎症和纤维化过程对肾实质造成直接损害。具体而言，血管紧张素Ⅰ在远端小管中转化为血管紧张素Ⅱ，血管紧张素Ⅰ通过增强钠氢交换体的表达促进肾小管酸化和肾小管酸分泌。这可能引发间质炎症、纤维化和肾小管萎缩，加速慢性肾脏病的进展。CKD患者中的肾内内皮素-1产生增加，诱导远端小管H^+分泌，可能与局部炎症和肾小管间质损伤相关。

以上机制导致肾小球通透性增加，从而导致残余肾功能下降。综上所述，由于酸潴留增加，肾内RAAS刺激可导致醛固酮生成上调，从而导致远端肾单位酸化增加，并加剧肾损害。

（郭红磊）

参 考 文 献

[1] Kraut J A, Madias N E. Adverse effects of the metabolic acidosis of chronic kidney disease[J]. Adv Chronic Kidney Dis, 2017, 24(5): 289-297.

[2] Garibotto G, Sofia A, Russo R, et al. Insulin sensitivity of muscle protein metabolism is altered in patients with chronic kidney disease and metabolic acidosis[J]. Kidney Int, 2015, 88(6): 1419-1426.

[3] Kobayashi S, Maesato K, Moriya H, et al. Insulin resistance in patients with chronic kidney disease[J]. Am J Kidney Dis, 2005, 45(2): 275-280.

[4] Wiederkehr M R, Kalogiros J, Krapf R. Correction of metabolic acidosis improves thyroid and growth hormone axes in haemodialysis patients[J]. Nephrol Dial Transpl, 2004, 19(5): 1190-1197.

[5] Bales A M, Moyses R M, dos Reis L M, et al. Correction of metabolic acidosis in hemodialysis: consequences on serum leptin and mineral metabolism[J]. Int Urol Nephrol, 2015, 47(1): 177-182.

[6] Bailey J, Zheng B, Hu Z, et al. Chronic kidney disease causes defects in signaling through the insulin receptor substrate/phosphatidylinositol 3-kinase/Akt pathway: implications for muscle atrophy[J]. J Am Soc Nephrol, 2006, 17: 1388-1394.

第四节　氧化应激

氧化和抗氧化之间的不平衡产生过量的活性氧（reactive oxygen species，ROS），最终引起氧化应激。过量的 ROS 会导致生物分子的氧化，如脂质、蛋白质和 DNA，对细胞造成一定的伤害。线粒体是体内正常代谢产生的 ROS 的重要来源，线粒体功能障碍和抗氧化酶水平降低导致 ROS 产生增多。同样 NADPH 氧化酶的激活也参与了 ROS 的产生，尿毒症毒素如硫酸吲哚酚等通过 NADPH 氧化酶 / ROS 途径促进肾纤维化；NADPH 氧化酶过度活化通过 ROS 介导的 MAPK 信号通路导致组织损伤。ROS 产生增加和线粒体功能障碍在 CKD 疾病进展中扮演重要角色，包括引起晚期 CKD 患者肌肉萎缩。氧化应激抑制 Akt/mTOR 通路及其下游靶点，进而抑制蛋白质合成，导致 CKD 患者肌肉萎缩。此外，ROS 的局部累积能够激活自噬途径，诱导肌肉萎缩。随着 CKD 的进展，ROS 产生增多及氧化应激增强，诱导促炎细胞因子的合成和释放，这些细胞因子与炎症介导的肌肉萎缩密切相关，进一步加剧了骨骼肌萎缩的程度。

肾脏具有高代谢需求，高度依赖线粒体能量生产，从而容易产生过量的 ROS。事实上，eGFR 降低的患者肾脏组织可能存在氧化应激，这可能会损伤不断修复的线粒体。此外，动物 CKD 模型中氧化应激抑制了骨骼肌分解和修复，导致肌肉含量降低，氧化应激是衰老和 CKD 肌萎缩的一个共同介导因素。

长时间的久坐不动、卧床或疾病（如恶病质）都会导致肌肉收缩功能和肌纤维横截面的降低。骨骼肌萎缩的重要病变特征一般都伴随着肌蛋白分解增加和蛋白质合成减少。但是目前调控肌肉蛋白质代谢平衡的相关机制尚不明确。其中活性氧的过度产生是一个常见的触发因素。肌纤维长时间不收缩会使 ROS 产生增加，进一步提示 ROS 可能是促进肌肉萎缩的重要信号分子。

线粒体功能受损可表现为氧化应激、线粒体效率降低（解偶联）、线粒体氧化生成 ATP 的能力降低。电子传递链（ETC）通过氧化磷酸化过程，以脂肪、糖类和氨基酸为底物，利用氧气产生 ATP。从 ETC 泄漏的电子可能与氧气结合形成活性氧（ROS）。线粒体自噬受损导致的线粒体 ROS 积累与 NLRP3 炎症小体激活触发炎症和分解代谢相关。通过体内 31P-MRS 和光谱（MRS/OS）发现 CKD 患者表现出线粒体效率降低，这与氧化应激对氧化磷酸化线粒体偶联减少的影响一致。CKD 患者表现出静息肌耗氧量增加，而 ATP 生成并没有相应升高，导致肌肉线粒体耦合效率降低，这可能是由于 ROS 产生过多，上调解偶联蛋白表达。CKD 的氧化应激和炎症的升高与肌肉线粒体氧化能力降低有关，31P-MRS 检查显示 CKD 患者血清炎症标志物 TNF-α、IL-6 和 IL-1β 的升高与体内肌肉线粒体氧化能力呈负相关。此外，辅酶 Q10 氧化还原比值作为一种有效的氧化应激测量指标，与线粒体功能障碍相关，在 ESRD 患者中降低。这表明炎症、氧化应激和线粒体功能相关联，导致身体功能下降。

骨骼肌的高代谢能力使其容易受到氧化应激损伤，氧化应激抑制 Akt/mTOR 通路及其下游靶点，进而抑制蛋白质合成，促进肌肉萎缩。此外，胰岛 β 细胞内低水平的抗氧化酶导致其对 ROS 特别敏感。ROS 可直接损伤 β 细胞，促进细胞凋亡。此外，它们还可间接调节胰岛素信号通路，抑制 β 细胞的功能导致糖尿病。ROS 是激活促炎信号通路的重要介质，慢性炎症也有利于自由基的产生，进而加重 β 细胞损伤，引起一个正反馈回路分泌有害细胞因子。氧化应激可引起胰岛素缺乏，并可产生大量活性氧阻碍胰岛素信号转导，从而引发胰岛素抵抗，最终导致骨骼肌萎缩。由此可见，氧化应激损伤在骨骼肌萎缩过程中起着关键作用，但是氧化应激是肌肉萎缩的原因还是结果仍存在一些争议。

（袁杨刚）

参考文献

[1] Ábrigo J, Elorza A A, Riedel C A, et al. Role of oxidative stress as key regulator of muscle wasting during cachexia[J]. Oxid Med Cell Longev, 2018, 2018: 2063179.

[2] Avin K G, Chen N X, Organ J M, et al. Skeletal muscle regeneration and oxidative stress are altered in chronic kidney disease[J]. PLoS One, 2016, 11(8): e0159411.

[3] Powers S K, Smuder A J, Criswell D S. Mechanistic links between oxidative stress and disuse muscle atrophy[J]. Antioxid Redox Signal, 2011, 15(9): 2519-2528.

[4] Gamboa J L, Roshanravan B, Towse T, et al. Skeletal muscle mitochondrial dysfunction is present in patients with CKD before initiation of maintenance hemodialysis[J]. Clin J Am Soc Nephrol, 2020, 15: 926-936.

[5] Kestenbaum B, Gamboa J, Liu S, et al. Impaired skeletal muscle mitochondrial bioenergetics and physical performance in chronic kidney disease[J]. JCI Insight, 2020, 5: e133289.

[6] Brocca L, Pellegrino M A, Desaphy J F, et al. Is oxidative stress a cause or consequence of disuse muscle atrophy in mice? A proteomic approach in hindlimb-unloaded mice[J]. Exp Physiol, 2010, 95(1): 331-350.

第五节　胰岛素抵抗

　　生物进化使得机体在面对营养物质缺乏时拥有了高效应对手段，包括合成复杂分子和储存能量。胰岛素是从营养物质合成到能量储存过程中的关键调节因子：当机体摄入营养素后，血糖升高刺激胰腺 β 细胞分泌胰岛素，其促进脂肪组织和骨骼肌摄取糖类和蛋白质并作为脂质储存。胰岛素有多种生理作用，包括抑制肝糖异生、促进糖原和脂质合成、增加肌肉和脂肪组织摄取葡萄糖、刺激器官细胞增生等。胰岛素抵抗（insulin resistance，IR）被定义为靶器官（即肝脏、骨骼肌和脂肪组织）对胰岛素作用的敏感性降低，或胰岛素作用的生物性下降，是 2 型糖尿病（type 2 diabetes mellitus，T2DM）、非酒精性脂肪性肝病（nonalcoholic fatty liver disease，NAFLD）、多囊卵巢综合征（polycystic ovarian syndrome，PCOS）、动脉粥样硬化性心血管疾病（atherosclerotic cardiovascular disease，ASCVD）等慢性代谢相关性疾病的"共同土壤"。更重要的是，IR 是早期慢性肾脏病（CKD）患者（肾小球滤过率仍在正常范围内）常见的病理生理改变，且在终末期肾衰竭（ESKD）患者中几乎是普遍易见，其在 CKD 患者肌少症（sarcopenia）的发生和发展中起着举足轻重的作用。因此，本节就 CKD 患者中 IR 的流行病学、患病率、测量方法及肌少症发生的机制进行阐明。

一、CKD 胰岛素抵抗的流行病学研究

　　早年一项在非糖尿病老年高加索人群中的调查显示，通过口服葡萄糖测试（OGTT）测量的胰岛素敏感性（IS）与估计的肾小球滤过率（eGFR）成反比。与该调查结果相似，在非糖尿病的美国中年人群体中〔基于第三次全国健康与营养检查调查（NHANES Ⅲ）〕，随着胰岛素抵抗指数（HOMA-IR）越高，人群中 CKD 患病的风险逐渐增加。同样，在健康、衰老和身体成分（Health，Aging，and Body Composition，HABC）的研究中发现，基线水平不存在糖尿病的 CKD 患者其 HOMA-IR 与 eGFR 呈负相关，因此有学者提出 HOMA-IR 可能是预测 CKD 的独立预测指标。此外，近年来一项关于肾脏疾病葡萄糖和胰岛素的研究通过比较 59 名中度至重度肾脏病的非糖尿病患者与 39 名健康受试者，发现葡萄糖不耐受和高胰岛素血症在 CKD 患者中普遍常见，且这些患者的胰岛素分泌没有改变。且在该项研究中，运用正常血糖钳夹技术证实胰岛素敏感性和胰岛素清除率与 eGFR 无关。总之，人口统计学因素、体育活动、饮食、吸烟、肥胖和瘦的体重指数在一定程度上解释了 CKD 患者胰岛素敏感性降低的原因。这些数据表明，CKD 的 IR 主要由身体成分决定，而不是由 eGFR 本身决定。

　　迄今为止，已经有众多研究报道了 CKD 患者中 IR 的患病率。如在 Fliser 等病例-对照研究中基于静脉葡萄糖负荷试验证实 IR 在 29 名 IgA 肾病患者和 21 名常染色体显性遗传性多囊肾病（ADPKD）患者中的患病率为 50%。两项针对日本人群中重度 CKD 患者 IR 患病率的研究，研究中均使用 HOMA-IR 指数统计，患病率分别为 30% 和 44%。而在另外一项包含 18 名轻度肾功能不全的年轻、苗条、非糖尿病的日本男性患者研究中，通过正常血糖钳夹技确定 IR 的患病率则高达 50%。此外，早在 20 世纪 70 年代 DeFronzo 等的经典研究中表明长期血液透析对胰岛素抵抗改善有积极作用。两项关于土耳其人群透析患者 IR 患病率的研究：一项基于 HOMA-IR 指数估计患病率约为 31.6%；而另一项透析患者中患病率则为 19.4%，这种差异可能归因于

两个研究中 IR 定义的阈值不同。

二、CKD 患者胰岛素抵抗的测量和试验方法

（一）动态试验

主要反映机体外周胰岛素抵抗水平即骨骼肌利用葡萄糖的能力，高胰岛素–正糖葡萄糖钳夹（HEGC）技术是动态测量胰岛素敏感性（IS）的金标准。在此过程中，通过持续输注胰岛素将血浆胰岛素浓度稳定在 100 U/mL，同时滴定葡萄糖以维持血糖正常。稳定状态下葡萄糖输注速率直接反映机体对胰岛素的敏感性。IS 指数通过 M/I 比率计算，M 是胰岛素输注 2 小时内葡萄糖的平均输注速率，I 则是相同时间段内钳夹的平均胰岛素浓度。M/I 主要是骨骼肌胰岛素敏感性的测量指标。此外，基于多次取样静脉糖耐量试验的微小模型（FSIVGTT）是临床研究中用于评估外周 IS 的另一种方法。通过持续输注葡萄糖，然后在 4 小时内连续测量血浆葡萄糖和胰岛素浓度。使用血浆葡萄糖的变化率与主要胰岛素水平相关的算法来计算 IS 指数。最后，基于口服葡萄糖耐量试验的指数（如 Matsuda 指数、Stumvoll 指数、Gutt 指数）及胰岛素抑制试验（insulin suppression test，IST）均是基于动态试验的有效筛查手段。

（二）静态试验

主要评估空腹状态下的胰岛素抵抗水平，即主要反映胰岛素调节肝脏糖异生的能力（即肝 IR）。主要通过空腹血糖和胰岛素浓度来估计 IS。其中，稳态模型评估–胰岛素抵抗指数（HOMA-IR）是最常用的。HOMA-IR 通过数学方程估计胰岛素敏感性，包括空腹胰岛素–葡萄糖产物除以常数。另一种则是定量胰岛素敏感性检查指数（QUICKI），即空腹血糖和胰岛素的对数之和的倒数。胰岛素敏感性的其他估计值还包括使用空腹血糖、胰岛素和其他生物化学（即三酰甘油、瘦素和脂联素）和临床变量［即体重指数（BMI）和年龄］，但到目前为止，它们在临床实践中的应用相当有限。

（三）胰岛素敏感性测试的有效性

在健康受试者中，超过一半的血浆胰岛素将被肾脏清除。由于肾清除率缺陷，CKD 患者的胰岛素浓度升高，从而阻碍了对这些患者胰岛素敏感性（IS）研究的解释。因此，那些基于空腹胰岛素浓度的静态指标，如 HOMA-IR 和 QUICKI，并不能完全估计 CKD 患者胰岛素抵抗的水平。空腹胰岛素在很大程度上反映了肝脏 IS 而不是肌肉的 IS，因为 DeFronzo 等的经典正常血糖钳夹研究清楚地表明，CKD 的胰岛素抵抗是由骨骼肌的葡萄糖摄取受损而非肝脏的葡萄糖摄取缺陷引起的。因此，测量肌肉葡萄糖处理的动态测试不能用静态测试来代替评估 CKD 患者的胰岛素敏感性。

三、CKD 患者胰岛素抵抗的发生机制

（一）胰岛素远端信号传导异常

IR 是由受体或受体后水平的胰岛素信号改变导致葡萄糖在靶组织器官（肌肉、肝脏和脂肪组织）中的摄取、代谢或储存缺陷。肌肉是葡萄糖处理的主要部位，尿毒症患者的 IR 取决于外周对受体后胰岛素作用的抵抗。在肌肉细胞中，胰岛素与其受体结合并激活激酶，该激酶通过自磷酸化并诱导胰岛素受体底物–1（IRS-1）的酪氨酸磷酸化，产生磷脂酰肌醇–3–激酶（PI3K）并诱导磷脂酰肌醇三磷酸（PIP3）产生。PIP3 触发磷酸肌醇依赖性蛋白激酶 1（PDK-1）的激活，PDK-1 磷酸化下游蛋白激酶 B（PKB），也称为 Akt。PKB/Akt 磷酸化底物 AS160，促进葡萄糖转运蛋白 4（GLUT-4）向质膜的易位，并最终促进葡萄糖摄取。慢性尿毒症大鼠肝脏和肌肉中的胰岛素受体激酶活性正常，这表明胰岛素抵抗是由该模型中胰岛素受体激酶远端的缺陷引起的。在切除肾脏的大鼠中，由于 PI3K 级联的改变效应蛋白 PKB/Akt 的磷酸化水平大大降低。DeFronzo 和 Friedman 等的研究记录了慢性肾衰竭患者的肝脏葡萄糖生成和摄取功能均正常，但骨骼

肌葡萄糖摄取存在缺陷。

（二）缺乏运动

与年龄匹配的健康人相比，CKD 患者的活动明显减少，且与身体受损程度表现平行。研究表明，肾脏质量降低的大鼠通过体育训练可以增强肌肉葡萄糖摄取和葡萄糖利用，从而提高胰岛素敏感性。事实上，在接受适度体能训练的血液透析患者中，血浆胰岛素减少了 40%，而当运动停止时，这种效应就会减弱。

（三）维生素 D 缺乏

VD 参与维持细胞内游离 Ca^{2+} 的正常水平，通过结合 $1,25\text{-}(OH)_2D_3$ 抑制肾素-血管紧张素-醛固酮系统来改善胰岛素敏感性，并激活过氧化物酶体增殖物激活受体（PPAR）-δ，是改善胰岛素分泌的潜在调节剂。$1,25\text{-}(OH)_2D_3$ 在 CKD 患者中缺乏很常见，而在 CKD 3～4 期患者中使用活性维生素 D 或胆钙化醇治疗也并不会改善患者的 IS，这表明维生素 D 对提高患者对胰岛素反应没有重大影响。而另外一项针对接受透析 131 名 CKD 患者的荟萃数据分析显示经维生素 D 短期治疗（4～12 周）后可改善胰岛素分泌和胰岛素敏感性，这表明缺乏和（或）对活性维生素 D 的抵抗可能导致 CKD 5 期患者的 IS 下降。此外，维生素 D 缺乏也会引发继发性甲状旁腺功能亢进，而高甲状旁腺激素（PTH）本身也会抑制胰岛素分泌。

（四）代谢性酸中毒

维持稳定的酸碱状态对细胞功能至关重要，确保稳定的 pH 内环境也是生物体赖以生存的基础。可接受范围（7.38～7.42）的 pH 微小偏差可能会改变蛋白质的三级结构，导致蛋白质变性和降解，从而降低酶的催化活性最终影响大多数激素的释放或作用。代谢性酸中毒是肾炎的常见并发症，常常诱发 IR，甚至非常轻微程度的酸中毒也会导致 IR。研究表明，用不含碳酸氢盐的培养基灌注的大鼠胰岛经葡萄糖刺激后释放出非常低量的胰岛素。同样，细胞外 pH 的降低也会抑制胰腺对葡萄糖的

分泌反应。大量临床研究证实了 CKD 患者在透析前和透析阶段代谢性酸中毒与 IR 相关。此外，两项慢性肾衰竭患者的临床试验也证实了酸中毒在 CKD 患者 IR 中的因果作用，通过碳酸氢盐给药可显著改善患者 IR 水平。

（五）炎症、氧化应激

促炎细胞因子和活性氧（ROS）减少胰岛素靶器官组织对葡萄糖的摄取。人类骨骼肌的研究表明，肿瘤坏死因子-α（TNF-α）通过增强 IRS-1 的磷酸化来诱导 IR。此外，TNF-α 通过激活脂肪组织的脂解促进游离脂肪酸（FFA）的产生。反之，FFA 诱导二酰基甘油（DAG）和长链酰基辅酶 A（LCA-CoA）在细胞内的积累，从而抑制 IRS-1。白细胞介素-6（IL-6）诱导细胞因子信号抑制因子-3（SOCS-3）的表达，其通过抑制 Janus 活化激酶-信号转导、激活转录信号 JAK-STAT 的传导来阻止 IRS-1 与胰岛素受体结合，并增强泛素介导的 IRS-1 降解。针对透析患者的横断面研究证实了 HOMA-IR 与外周血液中 C 反应蛋白（CRP）、TNF-α、纤维蛋白原及 IL-6 水平呈正相关。血管紧张素 Ⅱ 引发的氧化应激可能在 CKD 的 IR 中发挥作用，临床试验证实在 3～4 期 CKD 患者中使用血管紧张素 Ⅱ 阻滞剂可以降低这些患者的 IR 和炎症生物标志物。

（六）脂肪因子紊乱

慢性肾衰竭是脂肪组织减少的疾病模型，矛盾的是 CKD 患者脂肪代谢障碍与肥胖引起的脂肪代谢紊乱有很多相似之处。事实上，尿毒症患者的循环 FFA 通常升高，此外还伴随着高水平的促炎细胞因子、高水平的主要脂肪因子包括瘦素和脂联素，以及高抵抗素。瘦素是一种由 167 个氨基酸组成的小肽，与 IL-6 家族的细胞因子有很强的相似性，作为调节能量代谢的重要脂肪因子作用于下丘脑的代谢调节中枢，从而抑制摄食并增加能量消耗，在脂肪组织与胰岛 β 细胞之间建立一个负反馈调节机制，瘦素缺乏会导致肥胖、循环中胰岛素和 IR 水平过高。另一种突出的脂肪因子（脂联素）是脂肪细胞分泌的最丰富的蛋白质，具有中枢和外周

作用，与在肝脏和骨骼肌中特异性表达的两个受体（脂联素受体 1 和脂联素受体 2）结合，通过激活单磷酸腺苷蛋白激酶（adenosine monophosphate-activated protein kinase，AMPK）来调节胰岛素敏感性，并通过增强线粒体脂质氧化来调节神经酰胺，逆转或防止 IR。

（七）贫血

贫血是肾脏疾病的标志，考虑到红细胞质量与组织氧合及功能相关，因此这种改变也与 CKD 的 IR 有关。临床证实红细胞生成素（EPO）的治疗除了改善贫血，还能改善透析患者的 IR，这可能取决于营养不良的改善或 EPO 的直接作用。一方面，EPO 治疗 2 个月可显著降低 IR 患者抑制胰岛素信号传导的分子即浆细胞分化抗原 1（PC-1）的血浆活性；另一方面，EPO 治疗可改善 IS 且降低患者三酰甘油水平，因此对 IR 具有有利作用。

（八）肠道菌群失调

CKD 患者显著改变了肠道微生物组的组成，并常伴随细菌产物的积累，如硫酸吲哚酚和对甲酚，这两种尿毒症毒素具有促炎和促氧化作用。同时这些化合物在 CKD 患者体液中积聚，破坏肠道屏障功能、影响肠 - 脑轴的正常功能，从而影响胰岛素的敏感性，改变脂质代谢，引起 IR 和高胰岛素血症。肠道生态失调还可以改变与饱腹感相关的胃肠道肽的产生，导致食物摄入量增加，加重 IR。

四、胰岛素抵抗在 CKD 肌少症中的重要作用机制

肌少症（sarcopenia）即骨骼肌减少症，由 Irwin Rosenberg 于 1988 年首次引入，用于描述年龄相关的肌肉减少症。此后，2010 年，欧洲老年人肌少症工作组（European Working Group on Sarcopenia in Older People，EWGSOP）定义：肌少症是一种进行性、广泛性的骨骼肌质量及力量下降，以及由此导致的体能下降、生活质量下降和死亡等不良后果的综合征。2019 年，亚洲肌少症工作小组（Asian

Working Group for Sarcopenia，AWGS）发布肌少症共识认为：肌力或功能下降，合并肌肉质量下降即可诊断为肌少症；若肌力和功能同时下降，则为严重肌少症。诊断标准包括：① 肌肉力量下降（握力，男性 <28 kg，女性 <18 kg）；② 躯体功能下降（5 次起坐时间 >12 秒或 6 m 徒步速度 <1 m/s）；③ 骨骼肌含量（DXA，男性 <7 kg/m^2，女性 <5.4 kg/m^2）。诊断：①或②＋③＝肌少症；①＋②＋③＝严重肌少症。评估骨骼肌质量的方法包括磁共振成像（MRI）、计算机体层成像（CT）、双能 X 线吸收测定法（DXA）及多频生物电阻抗分析（BIA），目前最常用的仍然是 DXA 和 BIA 法。

近年来，人们对骨骼肌质量在慢性肝病（CLD）、肝硬化、终末期肝病、非酒精性脂肪肝（NAFLD）等疾病中的临床意义越来越感兴趣。与此同时，许多慢性肾脏病（CKD）患者的研究表明，肌少症是一种主要发生在接受血液透析（HD）的终末期肾脏病（ESKD）患者中的普遍疾病。CKD 患者出现肌肉损失的原因多种多样，可能与多种疾病有关，包括肾病本身、透析过程和 CKD 患者典型的慢性低度炎症，这些疾病共同增加了蛋白质降解，减少了蛋白质合成并导致蛋白质负平衡，这种状态被称为蛋白质能量消耗（protein energy wasting，PEW）的营养紊乱。骨骼肌的丢失和肌内脂肪的沉积是肌肉收缩功能受损和代谢异常的主要原因，并与多种病理过程密切相关，包括氧化应激、炎性细胞因子、线粒体功能障碍、IR 和不活动等。肌肉组织减少会引起胰岛素抵抗。一方面，进餐后约 70% 的膳食葡萄糖由骨骼肌摄取，如果骨骼肌量减少则影响骨骼肌对膳食葡萄糖的摄取，导致胰岛素抵抗；另一方面，胰岛素抵抗也会造成骨骼肌的减少。因此，胰岛素抵抗和肌肉萎缩是"同一枚硬币的两面"。

多项体外和体内研究表明，胰岛素的合成代谢作用超出了简单的糖类代谢。在人类最早观察到的胰岛素缺乏症，即未控制的 1 型糖尿病的特征是负氮平衡、瘦组织萎缩和高氨基酸血症，通过提供胰岛素后很容易逆转。反之，胰岛素抵抗将促进蛋白质分解代谢增强。胰岛素抵抗一方面通过阻断磷脂酰肌醇 3 - 激酶（phosphatidylinositol 3-kinase，

PI3K）/蛋白激酶B（protein kinase B，Akt）通路信号转导，使蛋白质合成过程受抑制，肌蛋白合成下降，肌肉萎缩；另一方面抑制葡萄糖转运体4（GLUT-4）从储存囊泡向质膜移动，使肌糖原合成减少，肌肉供能不足，导致肌力下降。此外，胰岛素抵抗还能诱导细胞自噬、线粒体功能退化造成肌力下降。线粒体缩小，线粒体电子转运链功能减弱，导致能量生成障碍，进一步引起骨骼肌功能异常。

（刘卉芳）

参考文献

［1］ Chen J, Muntner P, Hamm L L, et al. Insulin resistance and risk of chronic kidney disease in nondiabetic US adults[J]. J Am Soc Nephrol, 2003, 14(2): 469−477.

［2］ DeFronzo R A, Tobin J D, Rowe J W, et al. Glucose intolerance inuremia: quantification of pancreatic beta cell sensitivity to glucose and tissue sensitivity to insulin[J]. J Clin Invest, 1978, 62(2): 425−435.

［3］ Friedman J E, Dohm G L, Elton C W, et al. Muscle insulin resistance in uremic humans: glucose transport, glucose transporters, and insulin receptors[J]. Am J Physiol Endocrinol Metab, 1991, 261(1): E87-E94.

［4］ Chen L K, Woo J, Assantachai P, et al. Asian Working Group for Sarcopenia: 2019 consensus update on sarcopenia diagnosis and treatment[J]. J Am Med Dir Assoc, 2020, 21(3): 300−307.

［5］ Raj D S, Sun Y, Tzamaloukas A H. Hypercatabolism in dialysis patients[J]. Curr Opin Nephrol Hypertens, 2008, 17(6): 589−594.

［6］ Semple R K, Savage D B, Cochran E K, et al. Genetic syndromes of severe insulin resistance[J]. Endocr Rev, 2011, 32(4): 498−514.

第六节 慢性炎症、细胞因子

在 CKD 患者中，炎症和蛋白质能量消耗（PEW）普遍存在相互关联，共同介导 CKD 特异性病理过程并最终对患者产生有害影响。炎症通过直接和间接途径对 PEW 起作用。炎症可直接改变氨基酸的利用，导致肌肉组织分解代谢的增加和合成代谢的减少。间接方面，炎症可通过改变生长素释放肽和脂肪因子代谢、脂肪组织分布和病理性神经内分泌信号及共存的抑郁状态导致厌食和 PEW。

CKD 患者普遍处于慢性炎症状态，事实上，ESRD 患者血清炎症细胞因子的水平通常比健康对照组高几倍。HYUN 等对 1 834 例韩国 CKD 成年患者的研究显示，CKD 1～2 期患者的炎症患病率为 9.6%，CKD 4～5 期患者的炎症患病率为 17.9%。慢性炎症的存在不仅与心血管疾病（CVD）发病率和死亡率相关，还可能导致厌食，营养需求的增加，是引起和加重肌肉消耗的重要因素，C 反应蛋白（CRP）、白细胞介素-6（IL-6）、白细胞介素-18（IL-18）、干扰素-γ、白细胞介素-1（IL-1）、肿瘤坏死因子-α（TNF-α）等炎症因子可诱导蛋白质分解代谢增加，进而发生 PEW，且随着 CKD 患者病情的进展恶化，慢性炎症也逐渐加重。

一、IL-6 和肿瘤坏死因子-α

炎症和 PEW 之间密切联系且互为因果。事实上，输注促炎细胞因子，如 TNF-α 和 IL-6，可以通过 NF-κB 途径增加肌肉蛋白降解。此外，正如 ESRD 患者不能有效利用外源性氨基酸合成肌肉蛋白，骨骼肌肉中 IL-6 表达的增加会促进肌肉蛋白的分解。IL-6 诱导的分解代谢能够激活泛素-蛋白酶体系统。另外，肌肉分解的增加并没有被相应增加的合成代谢所补偿，并且在炎症条件下存在对

合成代谢激素的抑制和（或）抵抗，如生长激素、IGF-1 和睾酮。

由于促炎细胞因子作用于中枢神经系统以改变食欲、情绪和能量代谢，它们也可能间接促进 PEW。此外，越来越多的证据表明，持续性炎症与抑郁症密切相关。在许多临床情况下，这是食欲不振的公认原因。由于炎症是 CKD 中遇到的生理系统病理性失调的中间参与者，胰岛素信号的抑制、糖皮质激素产生的增加，以及肌生长抑制素和卵泡抑素信号的干扰也可能是肌肉萎缩的重要发病机制（图 3-1）。

Snaedal 等进行了两项为期 3 个月的前瞻性队列研究，纳入 228 名维持性血液透析患者和 80 名维持性腹膜透析患者，分别在每月和每周抽取的血样中检测 IL-6 和高敏 C 反应蛋白（hsCRP）。基线时收集有关共病、PEW 和药物治疗的信息。研究发现，血液透析患者与腹膜透析患者相比，其 IL-6 和 CRP 水平更高，且血液透析患者 IL-6 水平的变异性更大。血液透析患者 IL-6 中位数为 8.3（IQR，5.3～14.5）*vs.* 腹膜透析 6.7（IQR，4.2～10.0）pg/mL，$P<0.001$，血液透析 CRP 中位数为 6.1（IQR，2.5～14.0）*vs.* 腹膜透析 5.4（IQR，1.6～9.0）mg/L，$P<0.001$。在校正年龄、性别、透析年限、模式和合并症后，PEW 与 IL-6 和 CRP 水平的变异性密切相关。

研究也证实，IL-6 通过刺激信号转导和转录激活因子 3 表达，进一步促进肌肉生长抑制素（MSTN）的表达，导致肌肉萎缩。IL-6 还可以协同血清淀粉样蛋白 A，降低胰岛素受体底物-1 的浓度，抑制 PI3K/Akt 信号通路，促进肌肉蛋白降解。

肿瘤坏死因子-α（TNF-α）也是介导急性和慢性炎症的关键细胞因子，与普通人群、透析前

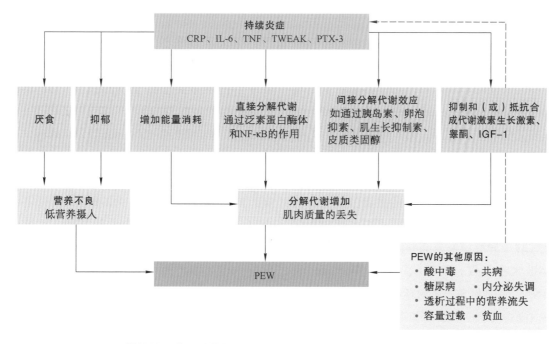

图 3-1　持续性炎症通过营养不良和分解代谢增加促进 ESRD 患者 PEW 的机制

患者及透析患者中的 CVD 发病率和死亡率相关。Upadhyay 等发现，在 Framingham 后代的 CKD 患者中，多变量校正后 TNF-α 和 IL-6 水平的平均值仍显著升高。研究证实，TNF-α 和 IL-6 与 CKD 的患病率和严重程度相关，并且独立于已确定的 CKD 危险因素、CVD 病史、使用降压、降糖药物和降脂药物及阿司匹林的病史。

二、白细胞介素-18

白细胞介素-18（IL-18）是一种重要的促炎细胞因子，在包括 CKD 在内的多种疾病中起重要作用。它的成熟分泌形式由 pro-IL-18 产生，pro-IL-18 被核苷酸结合寡聚化结构域样受体 3（NLRP3）炎性小体激活后裂解，随后被胱天蛋白酶-1 募集，被剪接成具有活性的 IL-18。丁等比较了 56 例伴 PEW 血液透析患者和 44 例非 PEW 血液透析患者血液中炎症指标的差异，发现 PEW 患者的 CRP、IL-6、TNF-α 和 IL-18 水平明显高于非 PEW 患者。多因素 logistic 回归分析显示，IL-18 每增加 1 pg/mL，PEW 的危险性增加 4.7%（95% CI 1.020～1.074；P=0.001）。在调整可能的混杂因

素后，IL-18 与前白蛋白呈负相关关系。

三、C 反应蛋白

C 反应蛋白（CRP）是一种急性期反应物，与 ESRD 患者的全因死亡率和 CVD 死亡率相关。CRP 与其他生物标志物如肌钙蛋白和利钠肽联合应用可对透析患者进行常规临床风险评估。对维持性血液透析患者的研究表明，IL-6 和高敏 CRP（hsCRP）的个体间变异较大。研究已证明，除了临床因素，共病、年龄和性别与血液透析患者 hsCRP 个体间和个体自身变异性相关。

为评估营养状况和评估营养不良的各种参数之间的关系，有学者对 128 例未经筛选的血液透析患者进行了横断面研究，这些患者每周进行 3 次血液透析，至少持续 2 周。总体营养状况通过主观总体营养评估（SGNA）进行评估。记录体重、换算成体脂质量百分比的皮褶厚度（BFM）、上臂肌围、握力和几个实验室数值，包括血清白蛋白（SAlb）、血浆胰岛素样生长因子 1（p-IGF-1）、血清 C 反应蛋白（SCRP）和血浆游离氨基酸。通过尿素动力学模型评估透析剂量和氮出现的蛋白质当

量（nPNA）。根据 SGNA 将患者分为三组：第一组为正常营养状态（36%）；第二组为轻度营养不良（51%）；第三组为中度或重度营养不良（13%）。与营养不良相关的临床因素有高龄、心血管疾病和糖尿病。nPNA 和 Kt/V（尿素）在三组中相似。然而，当标准化为理想体重时，第二组和第三组的体重均低于第一组。与营养不良相关的人体测量因素有低体重、皮褶厚度、上臂肌围（MAMC）和握力。与营养不良相关的危险因素是血清白蛋白和血肌酐水平下降，血浆胰岛素样生长因子 1（IGF-1）和支链氨基酸（异亮氨酸、亮氨酸和缬氨酸）水平降低。SAlb 水平不仅是营养状况的预测指标，而且不受年龄、性别和 SCRP 的影响。血浆 IGF-1 水平也反映了营养不良的存在和严重程度，并且比 SAlb 与人体蛋白质质量和生化指标更密切相关。SCRP 升高（>20 mg/L），主要反映了感染/炎症的存在，并与低白蛋白血症相关，在营养不良患者中比正常营养状态的患者中更常见，在老年患者中也比在年轻患者中更常见。

四、白细胞介素-1β

IL-1 细胞因子系统包括两种亚型（IL-1α 和 IL-1β）和一种天然产生的 IL-1 组成受体拮抗型细胞因子（IL-1Ra）。IL-1α 和 IL-1β 是有效的促炎症细胞因子，而 IL-1Ra 是一种重要的抗炎症细胞因子。IL-1β 是一种全身的激素样介质，而 IL-1α 主要调节细胞内和局部炎症反应。尽管许多类型的细胞能够在体外生产 IL-1，但主要由单核细胞产生。

在血液透析患者中，血液和透析器相关作用导致单核细胞的激活，产生 IL-1β。与血液透析前分离的外周血单个核细胞（PBMC）相比，在离开透析器的外周血单个核细胞中 IL-1β mRNA 明显增加，但在来自体循环再次回到透析器的外周血单个核细胞中 IL-1β mRNA 没有增加。刚启动透析 5 分钟时 PBMC 中 IL-1β mRNA 产生量最大。IL-1β mRNA 的增加和激活的补体 C5a 的增加有显著的相关性。另外，Uchino 等发现，如使用大孔径膜，IL-1β 和白蛋白的峰值清除率分别为 33 mL/min 和

1.2 mL/min。此外，众所周知，传统的腹膜透析液使得腹膜透析患者的腹膜间皮细胞产生大量的 IL-1β。此外，在未透析的 ESRD、CAPD 或血液透析患者中，内毒素刺激的 PBMC 产生的 IL-1Ra 明显多于对照组产生的 IL-1β。在体内需要产生 1 000 倍的 IL-1Ra 才能阻断 IL-1 的血流动力学效应。

IL-1β，这一主要的促炎症细胞因子可进一步放大炎症，并通过诱导厌食、蛋白质分解引起肌肉消耗，从而导致营养不良。几项临床研究表明，循环中 IL-1β 的水平可能影响营养状况，尤其是身体成分。IL-1 基因簇多态性可影响细胞因子介导的疾病发生，促炎细胞因子 IL-1β 在终末期肾病的营养不良和消耗中发挥重要作用。

五、五聚蛋白-3 和 TNF 样凋亡弱诱导剂

两种相对较新的炎症标志物五聚蛋白-3（pentraxin-3，PTX-3）和 TNF 样凋亡弱诱导剂（TWEAK）在 PEW 中的作用也受到关注。五聚蛋白是一个进化上保守的蛋白质超家族，以环状多聚体结构为特征。五聚蛋白根据亚单位一级结构分为两组：短五聚蛋白（如 CRP、血清淀粉样蛋白 P）和长五聚蛋白。长五聚蛋白的前蛋白就是五聚蛋白-3（PTX-3）。而 CRP 和血清淀粉样蛋白 p 主要在 IL-6 的诱导下在肝脏中产生，PTX-3 是在促炎信号的作用下由内皮细胞和先天免疫细胞产生。CKD 患者的横断面研究显示，PTX-3 水平随着肾功能丧失而增加，并与内皮功能障碍和蛋白尿有显著的独立相关性。CKD 患者的 PTX-3 浓度明显高于正常对照人群。CKD 患者中，PTX-3 与 GFR 呈负相关，与炎症标志物呈正相关。有 PEW、炎症和心血管疾病的 CKD 患者的 PTX-3 浓度明显高于无 PEW、炎症和心血管疾病的 CKD 患者。PTX-3 浓度高的患者全因死亡率和心血管死亡率更高。在校正年龄、性别、CRP 和心血管疾病等传统的危险因素后，PTX-3 高的患者的全因死亡率仍显著升高。在治疗上，伴蛋白尿的 2 型糖尿病患者短期使用 ACE 抑制剂可显著改善内皮依赖性舒张功能，同时可使 PTX-3 和尿蛋白水平恢复正常。

此外，TWEAK 是 TNF 超家族的一员，通过与其受体成纤维细胞生长因子诱导蛋白 14（Fn14）结合，介导不同的生物效应，包括通过泛素－蛋白酶体和 NF-κB 途径加剧炎症反应和肌肉萎缩。因为 IL-6 诱导 Fn14 的产生，持续性炎症可通过增加受体合成而加剧 TWEAK 的作用。事实上，IL-6 和 TWEAK 水平对透析患者的死亡率有叠加效应，并伴随着握力和 IGF-1 水平的下降，这两者都是肌肉萎缩的标志。

（陈　瑜）

参 考 文 献

［1］ Meuwese C L, Carrero J J, Stenvinkel P. Recent insights in inflammation-associated wasting in patients with chronic kidney disease[J]. Contrib Nephrol, 2011, 171: 120−126.

［2］ Snaedal S, Qureshi A R, Lund S H, et al. Dialysis modality and nutritional status are associated with variability of inflammatory markers[J]. Nephrol Dial Transplant, 2016, 31(8): 1320−1327.

［3］ Lee B T, Ahmed F A, Hamm L L, et al. Association of C-reactive protein, tumor necrosis factor-alpha, and interleukin-6 with chronic kidney disease[J]. BMC Nephrol, 2015, 16: 77.

［4］ Bi X, Chu M, Ai H, et al. Association of serum IL-18 with protein-energy wasting in end-stage renal disease patients on haemodialysis[J]. Int Urol Nephrol, 2019, 51(7): 1271−1278.

第七节　激素内分泌代谢紊乱

蛋白质能量消耗（PEW）是慢性肾脏病（CKD）的常见并发症，尤其多见于维持性透析患者中，主要表现为机体各种营养和代谢异常，与CKD患者不良预后密切相关。其发病因素包括营养摄入不足、炎症状态、代谢性酸中毒、内分泌代谢紊乱等。目前认为血管紧张素Ⅱ、糖皮质激素、血清睾丸激素及维生素D水平紊乱在PEW发病机制中起重要作用。

一、高血管紧张素Ⅱ

肾实质病变时缺血可激活肾素-血管紧张素-醛固酮系统（renin-angiotensin-aldosterone system，RAAS），造成循环RAAS活化，肾脏局部RAAS及醛固酮活化。活化的血管紧张素Ⅱ（angiotensin Ⅱ，Ang Ⅱ）不仅能使全身小动脉收缩而升高血压，还能与近端、远端肾小管及集合管上血管紧张素受体结合，起保钠、保水、排钾的作用，引起血量增加。值得重视的是，近年来有研究指出Ang Ⅱ通过调控磷脂酰肌醇3激酶（phosphatidylinositol 3-kinas，PI3k）/Akt信号通路：① 诱导叉形头转录因子O（forkhead box O，FoxO）家族激活泛素蛋白酶和自噬蛋白水解系统中促萎缩相关基因（*TRIM63*、*MAFbx*）的表达，从而导致肌肉降解增加和合成障碍；② 激活凋亡相关基因caspase-3的表达，降解肌球蛋白复合物中肌动蛋白，抑制胰岛素/胰岛素样生长因子1（insulin-like growth factor，IGF-1）和激活泛素蛋白酶信号通路表达，增加肌肉蛋白质分解代谢，导致肌肉萎缩，最终促进PEW的发生。

另外，有研究者利用肌肉特异性敲除IGF-1转基因小鼠证实Ang Ⅱ可通过介导Akt/mTOR/p70S6K通路抑制IGF-1，导致caspase-3表达和泛

素化水平增加。并且这一作用与RAAS激活导致的低钾无关，而是依赖于中间因子糖皮质激素的作用。利用糖皮质激素受体拮抗剂可明显抑制Ang Ⅱ所导致的肌肉含量降低。

二、高糖皮质激素

糖皮质激素是由肾上腺皮质中层束状带分泌的一类甾体激素，具有调节糖类、脂肪和蛋白质生物合成和代谢的作用。此外，还有抗炎作用、免疫抑制作用、抗毒素作用和中枢兴奋作用等。体内糖皮质激素水平过高会导致一系列症状，比如肌肉萎缩、皮肤变薄、向心性肥胖、痤疮、体毛增多、高血压、骨质疏松等。1986年，美国学者May等就提出代谢性酸中毒可诱导肾上腺糖皮质激素合成增多，且两者是激活机体泛素蛋白酶体途径的必要因素，缺一不可。

研究发现，肾上腺切除的大鼠模型提示在代谢性酸中毒时其肌肉含量减少明显受到抑制，但补充糖皮质激素后，大鼠肌肉降解增加，合成受阻。无论是代谢性酸中毒，还是糖皮质激素，均通过调控胰岛素/IGF-1信号通路发挥作用，但是其具体调控的信号分子有所差异。值得注意的是，越来越多的证据表明，CKD所导致的其他并发症（如Ang Ⅱ和炎症）也可通过增加糖皮质激素表达抑制胰岛素/IGF-1信号通路，导致肌肉蛋白合成减少。

三、低血清睾丸激素

睾丸激素又称睾酮，是一类类固醇激素，可通过促进氮的吸收，诱导肌细胞分化，增加肌肉含量。同时，睾酮还可以抑制肌肉生长抑素的表达，减少细胞凋亡，诱导肌肉IGF-1 mRNA的表

达，调控间充质来源的多能干细胞向肌细胞分化。在 CKD 患者中，高催乳素水平会严重影响患者体内正常激素的表达，无论是男性还是女性，其血清睾丸激素水平均低于正常标准。

对于已透析和尚未透析的终末期肾衰竭患者来说，低血清睾丸激素水平与死亡风险呈正相关。处于 CKD 2～4 期的患者，通过生物电阻抗法测得的内源性睾酮水平是评估肌肉含量和力量的独立因素。一项针对 CKD 患者进行雄激素治疗的随机干预研究发现，无论是否联合抗阻训练，睾酮治疗均可以明显改善 CKD 患者的肌肉含量和营养状况。一项针对老年人的短期研究证实，睾酮替代治疗可以改善胰岛素抵抗、腹部肥胖、血脂异常和炎症反应，从而降低心血管事件的风险。

在维持性血液透析（maintenance hemodialysis，MHD）人群中低血清睾丸激素水平非常常见，尤其是男性患者。一些针对 MHD 患者的随机对照研究证实，给予合成代谢类固醇癸酸诺龙治疗，可明显增加患者体重指数、皮褶厚度、中臂肌肉周长、血清总蛋白、前白蛋白、转铁蛋白等指标。多数 MHD 患者在接受为期 3 个月的癸酸诺龙治疗后，体重平均增加 3.1 ± 2.2 kg。虽然目前没有研究证实癸酸诺龙治疗对透析人群的影响，但是大剂量（每周 100 mg）癸酸诺龙治疗在女性患者中仍有一定的不良反应，主要表现为女性男性化。

此外，针对非 CKD 人群的队列的研究发现，使用癸酸诺龙治疗可导致心肌病、肝细胞癌、高密度脂蛋白水平降低、高凝、月经不规律、女性男性化和多毛、睾丸萎缩、男性不育和偶尔的突然死亡等并发症的发生。因此，合成代谢类固醇的使用应限制在 6 个月。

四、维生素 D 缺乏

维生素 D 是一种脂溶性维生素，是固醇类衍生物，可由维生素 D 原经紫外线激活而成。皮肤内的 7-脱氢胆固醇经光照紫外线作用后进行光化学反应，转变为维生素 D_3，但其活性并不高。体内生成或摄入的维生素 D_3 经过肝脏 25-羟化酶催化形成 $25(OH)D_3$。后者再经肾脏 1-羟化酶催化形成具有生物活性的 $1,25(OH)_2D_3$，这是维生素 D 的主要生物活性。维生素 D 主要用于构成和维持骨骼的强壮，可用来防治儿童的佝偻病和成人的软骨症、关节痛等。此外，维生素 D 还可改善神经肌肉功能、减轻炎症反应、影响某些控制细胞增殖分化凋亡的基因活动。

慢性肾脏病矿物质与骨代谢异常（CKD-MBD）与 PEW 常常共存于 CKD 患者中。PEW 出现体重减轻、炎症反应和缺乏运动导致骨质流失而促进矿物质与骨代谢异常。而慢性肾脏病出现蛋白质损耗及厌食导致的营养摄入不足又会进一步加重 PEW。CKD 患者中普遍存在 $25(OH)D_3$ 和 $1,25(OH)_2D_3$ 缺乏，同时伴有 klotho 表达降低和成纤维细胞生长因子-23 表达量增加，最终导致甲状旁腺激素的合成增多，促进机体发生继发性甲状旁腺功能亢进。早在 1985 年就有学者提出，维生素 D 缺乏和（或）甲状旁腺功能亢进是促进 PEW 发生的重要因素，但是具体作用机制仍不清楚。

动物模型发现，维生素 D 受体（vitamin D receptor，VDR）广泛表达于小鼠骨骼肌中，活化的维生素 D 可与其作用快速调节肌肉功能。此外，$25(OH)D_3$ 也可以通过旁分泌或自分泌作用对肌肉进行调控。近年来，越来越多的证据表明，维生素 D 缺乏不仅可以影响肌肉的合成和功能，还会导致肌肉含量和力量降低。

无论是肾衰竭的动物模型还是终末期患者的临床研究均发现，补充 $1,25(OH)_2D_3$ 后可明显改善肌肉含量、肌肉力量、肌肉代谢标志物和（或）血清白蛋白水平。此外，有学者指出，$25(OH)D$ 和睾酮水平呈正相关，表明补充维生素 D 可通过促进睾酮的分泌而改善肌肉代谢水平。

（梅淑钦）

参 考 文 献

[1] Wang X H, Mitch W E. Mechanisms of muscle wasting in chronic kidney disease[J]. Nat Rev Nephrol, 2014, 10(9): 504－516.

[2] Song Y H, Li Y, Du J, et al. Muscle-specific expression of IGF-1 blocks angiotensin Ⅱ -induced skeletal muscle wasting[J]. Journal of Clinical Investigation, 2005, 115(2): 451－458.

[3] Zheng B, Ohkawa S, Li H, et al. FOXO3a mediates signaling crosstalk that coordinates ubiquitin and atrogin-1/MAFbx expression during glucocorticoid-induced skeletal muscle atrophy[J]. FASEB J, 2010, 24(8): 2660－2669.

[4] Johansen K L, Painter P L, Sakkas G K, et al. Effects of resistance exercise training and nandrolone decanoate on body composition and muscle function among patients who receive hemodialysis: a randomized, controlled trial[J]. J Am Soc Nephrol, 2006, 17(8): 2307－2314.

[5] Ikizler T A, Cano N J, Franch H, et al. Prevention and treatment of protein energy wasting in chronic kidney disease patients: a consensus statement by the International Society of Renal Nutrition and Metabolism[J]. Kidney Int, 2013, 84(6): 1096－1107.

[6] Cheung W W, Ding W, Hoffman H M, et al. Vitamin D ameliorates adipose browning in chronic kidney disease cachexia[J]. Sci Rep, 2020, 10(1): 14175.

第八节 贫血与缺氧诱导因子

贫血作为慢性肾脏病（CKD）患者常见的并发症之一，与蛋白质能量消耗（PEW）之间存在密不可分的关系。早在 2004 年，在意大利一项前瞻性研究中已经发现，女性血红蛋白低于 12 g/dL、男性血红蛋白低于 13 g/dL 会显著降低社区老年人的膝伸肌强度和握力，在校正白细胞介素-6、C 反应蛋白等炎症因子后，贫血仍与肌肉力量下降有关。随后韩国报道，在低肌肉量人群中，贫血发生率为 27.3%，贫血显著降低了老年男性人群的肌肉量，也与脑卒中患者发生肌少症有关。相反，血红蛋白的增加明显降低肌少症的发生率，同时改善了老年男性的行走速度和握力，减少了残疾的风险。然而，PEW 与贫血的关系也存在争议。有研究同时发现调节肌肉卫星细胞产生和分化的肝细胞生长因子是血红蛋白浓度与肌肉力量的中间者，在肝细胞生长因子较低的老年男性中，未观察到贫血与握力间的明显关系。

CKD 患者中贫血与 PEW 的密切相关可能是由于两者具有相同的病理生理背景，并涉及了多种共同的生物学机制。除维生素 B_{12} 及叶酸缺乏、继发性甲状旁腺功能亢进影响、失血溶血、骨髓疾病外，促红细胞生成素（EPO）缺乏抵抗和铁缺乏是肾性贫血的主要原因，此两者亦与 PEW 密不可分。

一、EPO 抵抗和 PEW

炎症是 CKD 患者发生 EPO 抵抗和 PEW 的共同原因之一。随着肾小球滤过率的降低，CKD 患者的促炎细胞因子清除减少，氧化应激和羰基应激随之发生。接受透析治疗的患者长期暴露于生物相容性较低的透析膜和腹膜透析溶液，血液透析患者存在透析水和透析液中的杂质反滤或污染物反扩散风险，腹膜透析患者则易出现透析相关性腹膜炎。

上述条件均可激活单核细胞和 T 淋巴细胞诱导免疫效应，产生肿瘤坏死因子-α、白细胞介素-1、白细胞介素-6 等炎症因子，不仅通过刺激肝脏产生铁调素，抑制胃肠道对铁的吸收，影响铁的转运；还干扰 EPO 介导的信号通路，抑制特定转录因子表达，从而抑制骨髓红系祖细胞的增殖和分化，拮抗 EPO 的作用，降低 EPO 的敏感性，从而出现EPO 抵抗。尿毒症毒素、饮食限制、内分泌紊乱等造成的营养摄入不足，透析治疗造成的营养流失和负氮平衡，其他并发症如高血压、糖尿病引起的高分解代谢状态加重了 CKD 患者慢性炎症的发生，进一步造成 PEW 发生。

EPO 抵抗和 PEW 的密切关系得到了临床研究的证实。近期的横断面观察性研究发现，存在 PEW 的血液透析患者血红蛋白明显降低，伴有 EPO 抵抗指数显著升高。针对透析患者的小型研究提出骨骼肌质量是 EPO 低反应性的独立危险因素。

二、铁缺乏和 PEW

人体的铁代谢是复杂且被调控的过程。铁被肠道吸收后与可溶性转铁蛋白结合，随后铁转移到骨髓中储存，用于红细胞生成。巨噬细胞从破坏的红细胞中摄取铁进行额外补充。EPO 诱导红细胞产生时动员骨髓中的存储铁，而肝脏产生的铁调素则造成肠道铁摄取减少和铁储存的动员减少。铁缺乏加重了 CKD 患者的贫血并发症。除此之外，铁对骨骼肌的功能也至关重要，其在能量代谢的许多过程中都是必需的。骨骼肌中的铁大部分存在于有氧代谢的发生场所——富含肌红蛋白的收缩肌纤维中，铁是充足的氧气供应的基础。氧化还原反应中的电子传递链酶复合物也具有铁依赖性，足够的铁供应对于能量代谢必不可少。

多项研究证实铁状态与骨骼肌健康密切相关。国外研究发现，低水平的铁蛋白影响男女性在穿梭跑测试和跳远测试中的表现。在韩国60岁以上的老年人中，存在肌少症的女性患者铁蛋白浓度更高，四肢骨骼肌与铁蛋白浓度呈负相关。PEW患者存在较高的铁蛋白水平，推测PEW可能与CKD患者的慢性炎症状态有关。不论口服还是静脉补铁，都可以改善缺铁长跑运动员的运动表现，提高最大摄氧量。与此结果类似，静脉补铁也可以提高女排运动员的卧推和挺举力量。

三、HIF 和 PEW

除去上述原因，骨骼肌缺氧是肌肉萎缩和收缩力下降的重要因素。缺氧损害了肌肉的氧气输送能力，在CKD相关的肾性贫血中尤为明显。缺氧应激可激活各种代偿机制，影响肌肉中葡萄糖代谢、氧化应激，也调节肌肉纤维类型分布、肌肉生成和再生，从而导致能量储存和蛋白质合成减少，削弱了肌肉的收缩强度。低氧反应的中心效应器是转录因子缺氧诱导因子α（HIF-α）。在常氧条件下，HIF-α在被HIF-脯氨酰羟化酶（PHD）羟基化后，通过泛素蛋白酶体途径组成性表达并持续降解。相反，在缺氧时，低氧抑制PHD，HIF-α稳定存在并易位到细胞核，促进缺氧条件下细胞生存和适应所必需的靶基因表达，如有利于糖酵解厌氧代谢的葡萄糖转运蛋白1；促进血管生成的血管内皮生长因子；促进红细胞的产生并增加血液中的氧气运输的促红细胞生成素等。因此，HIF-α可以调节体内红细胞含量，在CKD肾性贫血中的重要角色也已众所周知。

近期HIF-α的研究热点也从贫血逐渐转向其他领域，如HIF在骨骼肌生理及PEW疾病状态中的重要作用。首先，缺氧时肌肉细胞在收缩期间的代谢氧消耗超过毛细血管的氧供应，此时HIF-α稳定，HIF-1α和HIF-2α的过表达诱导体内血管内皮生长因子表达，触发运动肌肉中的血管生成，骨骼肌收缩本身也通过一氧化氮依赖性的机制诱导微血管舒张，以尝试恢复氧气供应满足代谢需求，维持肌肉稳态。

其次，HIF介导的缺氧信号传导与肌再生有关。HIF-1α通路激活对维持骨骼肌卫星细胞静止至关重要。它与肌源性因子激活、表达配对盒蛋白7（PAX7）的肌细胞数量增加、肌肉创伤后巨噬细胞快速募集有关，并可通过Wnt途径增加MyoD表达促进肌肉生成。也有学者认为，HIF-1α缺乏刺激了人体脂肪细胞的胰高血糖素样肽1，导致缺氧时肌细胞减少。缺氧通过激活HIF-1α和NF-κB代谢途径，抑制了雷帕霉素途径导致肌肉废用。局部蛋白质降解和水解途径也能调控相关细胞因子激活，从而影响肌肉。然而，HIF-1α在肌肉发生中的信号传导是复杂的，其激活在肌肉再生和肌肉纤维化中的作用仍存在争论。

再次，HIF-1α是缺氧状态下肌肉代谢改变的重要媒介。HIF-1α激活上调了11种编码糖酵解转运蛋白和酶的基因（如 *GLUT1*、*ALDA*、*ENO1* 等）来促进糖酵解代谢，还诱导丙酮酸脱氢酶激酶1减少氧化磷酸化，通过限制丙酮酸进入三羧酸循环来抑制氧化代谢。HIF-1通过抑制PPAR/PGC-1α轴影响脂肪酸氧化，缺乏骨骼肌HIF-1α的小鼠显示出脂质氧化增加。HIF-1α还参与了线粒体重塑，协同调节肌肉代谢。HIF-1α介导骨骼肌缺氧暴露期间BNIP3的表达增加，促进了Beclin1的释放和线粒体自噬发生，导致线粒体含量降低，增加了糖酵解途径在能量供应中的参与。而骨骼肌特异性HIF-1α缺失导致氧化能力和线粒体密度增加，血清乳酸浓度降低，耐力锻炼期间表现增强。

除此之外，活性氧是维持肌肉功能和适应运动过程中的关键信号分子，过量的活性氧生成导致氧化损伤甚至细胞死亡。HIF-1α可以上调细胞中细胞色素C氧化酶亚基和线粒体蛋白酶的表达，促进电子转移，减少活性氧的产生。

鉴于HIF通路在CKD多领域的重要作用，对应的药物开发层出不穷，最具代表性的如首个于中国上市的HIF-PHD抑制剂（HIF-PHI）罗沙司他，其后的伐度司他、达普司他等也纷纷获批。该类药物通过抑制HIF-PHD，使HIF不被降解，刺激内源性EPO产生，同时增加铁的吸收和利用，有效改善了 CKD 贫血状态。也有学者在体外研究中证实罗沙司他可以减少骨骼肌细胞中 *MURF1* 基因表达减少，*PAX7* 基因表达增加，有效维持肌卫星细胞稳态，改善肌少症。在 CKD 模型中，另一种口服 HIF-PHI MK-8617 使用后小鼠骨骼肌毛细血管密度和面积增加，可能与 CKD 小鼠骨骼肌中 VEGF 反应的改善有关。这些结果表明，HIF-PHI 为改善 PEW 提供了一种潜在的治疗策略，有待临床研究进一步证实。

综上所述，从发病机制到临床表现，贫血与 PEW 之间存在千丝万缕的联系，也均关乎 CKD 患者的生活质量和健康。目前的研究仅仅是冰山一角，有待更多基础和临床研究去探寻两者深层次的关联，我们也期待出现更多新型的、可及的治疗手段为 CKD 患者带来福音。

（张　琪）

参 考 文 献

［1］ Yoshimura Y, Wakabayashi H, Nagano F, et al. Low hemoglobin levels are associated with sarcopenia, dysphagia, and adverse rehabilitation outcomes after stroke[J]. J Stroke Cerebrovasc Dis, 2020, 29(12): 105405.

［2］ Chavez-Mendoza C A, Martinez-Rueda A J, Ortega-Vargas J L, et al. Anemia, overhydration, and lower muscle strength in hemodialysis patients with protein-energy wasting[J]. Hemodial Int, 2022, 26(3): 415−423.

［3］ Takata T, Mae Y, Yamada K, et al. Skeletal muscle mass is associated with erythropoietin response in hemodialysis patients[J]. BMC Nephrol, 2021, 22(1): 134.

［4］ Nguyen T H, Conotte S, Belayew A, et al. Hypoxia and hypoxia-inducible factor signaling in muscular dystrophies: cause and consequences[J]. Int J Mol Sci, 2021, 22(13): 7220.

［5］ Cirillo F, Mangiavini L, La Rocca P, et al. Human sarcopenic myoblasts can be rescued by pharmacological reactivation of HIF-1α[J]. Int J Mol Sci, 2022, 23(13): 7114.

［6］ Qian F Y, Li Z L, Guo Y D, et al. Hypoxia-inducible factor-prolyl hydroxylase inhibitor ameliorates myopathy in a mouse model of chronic kidney disease[J]. Am J Physiol Renal Physiol, 2019, 317(5): F1265-F1273.

第九节　透析相关因素

蛋白质能量消耗（PEW）常见于透析患者（包括血液透析和腹膜透析），一项基于来自34个国家的90项研究（包括16 434名患者）的荟萃分析发现透析患者PEW患病率为28%～54%。PEW可明显增加透析患者心脑血管并发症及感染风险，出现严重不良反应和并发症，引起患者生活质量下降、住院时间延长、发病率和死亡率增加。

一、透析患者发生PEW的原因

透析患者发生PEW的原因很多，通常包括饮食限制、厌食、炎症、分解代谢增加、代谢性酸中毒、内分泌失调、急慢性合并症等。另外，透析虽然可以改善代谢紊乱、降低尿毒症毒素、减少炎症和并发症发生，但其本身也会恶化PEW，如透析加重蛋白质分解代谢、透析过程中营养物质丢失

（腹膜透析尤其明显）、透析中血液接触各种物质引起过敏或炎症反应等。运动量过低和肠道菌群紊乱也可能是透析患者发生PEW的原因。CKD相关的异常状态，如代谢性酸中毒、胰岛素信号缺陷、炎症和食欲异常等，也会激活泛素-蛋白酶体系统、溶酶体、胃饥饿素和肌肉生长抑制素等分解代谢相关通路，最终导致PEW。国际肾脏营养与代谢学会（The International Society of Renal Nutrition and Metabolism，ISRNM）归纳提出了PEW的病因学模型（图3-2）。下面着重介绍一些引起透析患者PEW的特殊原因。

（一）CKD-MBD

CKD-MBD是透析患者的常见并发症之一，常表现为高磷血症、继发性甲状旁腺功能亢进、骨质疏松、血管钙化等，严重影响透析患者生活质量和

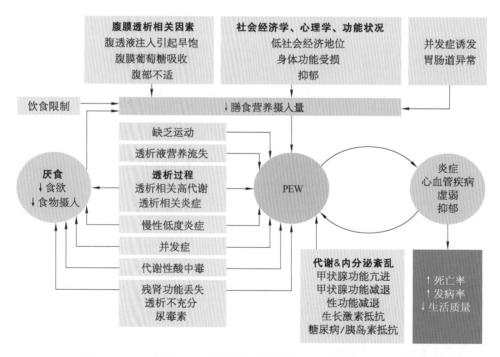

图3-2　CKD患者PEW的病因和临床意义（↑，增加；↓，减少）

预后。研究发现，在透析患者中，CKD-MBD 可以直接引起炎症反应和 PEW，CKD-MBD 对炎症和 PEW 的影响机制见图 3-3。继发性甲状旁腺功能亢进症是一种常见的 CKD-MBD 的发病机制和临床表现，基础和临床研究已经表明过高的甲状旁腺激素可以促进白色脂肪组织转化变成棕色脂肪组织并减少骨骼肌肉质量。而透析患者的维生素 D 缺乏症也与肌肉减少症和骨骼肌疾病密切相关。另外，横断面研究表明高磷血症与骨骼肌质量和手握力降低都相关。鉴于骨骼肌可以储存大量无机磷酸盐，肌肉减少症患者更容易出现高磷血症，这又可以通过炎症或其他机制引起肌肉减少症，形成恶性循环。CKD-MBD 容易引起血管钙化，骨骼肌运动时血管钙化可以抑制外周动脉血液流动反应性增加，导致骨骼肌缺血，从而产生血管钙化和 PEW 之间的恶性循环。虽然限制饮食磷酸盐摄入是一种有效的方法，但它可能减少蛋白质和能量摄入，导致营养不良，加重 PEW。总的来说，这些研究表明 CKD-MBD 参与了透析患者 PEW 的发生和进展。

考虑到骨骼、心血管器官和骨骼肌都来源于间充质细胞谱系，它们共享潜力可塑性并相互依存地发展和成长，有研究认为将这些器官整合到一个系统中是合理的，并应该对整个系统进行干预，因此现在提出一个"骨-心血管-骨骼肌"轴概念（图

3-4）。最近的研究表明，这个轴共享体液介质和受体如骨因子、肌因子、心脏因子和血管因子，它们也都通过机械压力和机械感受器相互影响。减少运动通常会刺激骨吸收和减少骨骼肌质量和力量，而营养缺乏会加剧骨质疏松症、肌肉减少症和血管病变，而运动疗法可以打破骨-心血管-骨骼肌轴，防止骨强度恶化和心血管进展，因此对整个系统采取综合方法可能有效预防这些疾病。

（二）感染和炎症

感染一直是透析患者的第二大死因，透析患者由于免疫力下降、创伤操作多而容易继发各种感染，常见肺炎、血管通路感染和腹膜炎等。同时即便没有明显感染症状，透析患者仍然经常存在微炎症状态，常表现为 C 反应蛋白持续升高，这些炎症因子的升高与患者肌肉体积、肌肉力量下降及运动功能障碍密切相关。感染后患者经常会出现食欲下降、活动力减弱、肌肉萎缩和体重减轻等，感染、炎症、营养不良和 PEW 常同时存在，形成恶性循环。比较明显的例子发生在 COVID-19 新冠肺炎流行期间，透析患者感染 COVID-19 后会出现无法耐受常规透析、体重减轻、脂肪萎缩和恶病质等情况，导致生活质量下降和死亡率上升。究其原因，有研究表明，COVID-19 病毒感染会增加白色脂肪

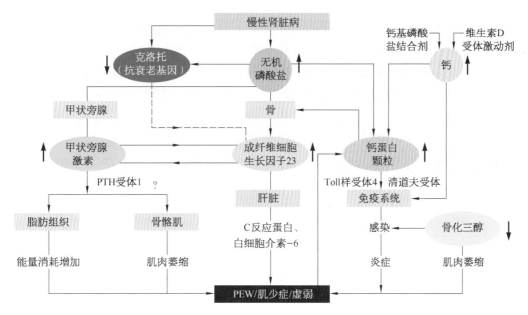

图 3-3　CKD-MBD 对 PEW、肌肉减少症和虚弱的影响

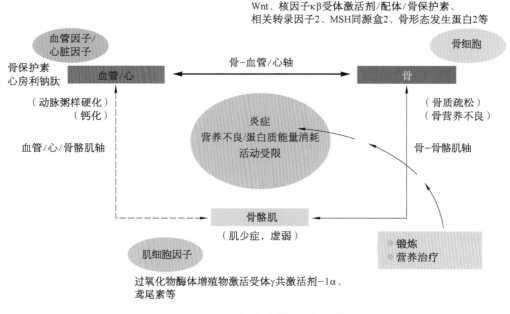

图 3-4　骨-心血管-骨骼肌轴

组织褐变，这些脂肪组织还出现微血管增加，容易出现非寒战产热，从而导致脂肪萎缩。

（三）贫血

贫血是透析患者一个常见并发症，虽然目前已经得到医生和患者的充分重视，重组红细胞生成素、铁剂和新型缺氧诱导因子抑制剂等药物也广泛应用，但它仍然具有发病率高、达标率低的临床特点。除了常见 CKD 肾性贫血病因（红细胞生成素不足、毒素抑制造血功能、营养不良铁缺乏、红细胞寿命缩短等），血液透析患者还有一些特殊病因，如长期透析慢性失血（据估计每次血液透析丢失血液 20～40 mL 以上）、定期抽血化验监测失血等。贫血会显著降低透析患者心肺功能，减弱活动能力，加重 PEW，反之 PEW 也会加重贫血，形成恶性循环。积极改善贫血，尽早达标则可以有效改善透析患者 PEW 情况。

（四）透析充分性

透析患者的透析质量是决定患者生活质量和长期生存的重要因素，透析充分性是评估患者透析质量的重要手段之一。透析充分性主要取决于透析时间、透析通路、血流速度、透析液速度、透析器性质、透析模式、透析水质等，长期透析充分性不达标，会引起食欲下降、乏力、酸中毒、活动力下降、营养不良、贫血等各种并发症，明显促进 PEW 进展。采取多种措施提高透析充分性，可以明显改善患者症状，控制急慢性并发症，提高生活质量，改善 PEW。

（五）尿毒症毒素

透析患者属于 CKD 5 期，尿毒症毒素持续蓄积。目前透析技术主要部分替代肾小球功能，而替代肾小管功能比较少。因此只能够部分清除尿毒症毒素，而蛋白质结合毒素、内分泌激素、脂溶性毒素等仍然会大量蓄积。当患者残余肾功能逐渐下降或透析充分性不佳时，尿毒症毒素蓄积情况会更加明显。这些毒素可以明显抑制患者食欲，引起皮肤瘙痒、睡眠障碍，出现 CKD-MBD、感染、贫血等各种急慢性并发症。显而易见，这些因素会互相影响，共同促进 PEW 进展。

（六）NT-proBNP 的变化和影响

体内 NT-proBNP 通常从肾脏清除，因此经常观察到 CKD 患者特别是透析患者中 NT-proBNP 水平出现明显升高。它的变化通常认为和心力衰竭有关，也可能受到透析清除特性的影响。但近期有研究发现，透析患者 NT-proBNP 升高也和非心脏问题如液体超负荷、炎症或 PEW 有关。例如，在一项纳入 222 名 HD 患者的研究中，发现即使调整年龄、透析龄、炎症和戴维斯评分（Davies score）之后，高于 9 761 pg/mL 的 NT-proBNP 水平也与 PEW 明显相关。

关于高水平 NTproBNP 和 PEW 之间的关联机制有多种解释：① PEW 通过影响 HD 患者的心室重塑直接影响 NT-proBNP 水平；② 在 HD 患者中已有研究报道患者 NT-proBNP 水平与营养不良、炎症和液体超负荷相关。另外，受液体超负荷影响的生物阻抗结果也可能受到营养不良的影响；③ 根据 ISRNM 的 PEW 定义中的 4 个参数（体重和成分、肌肉质量、生化标准和膳食摄入量）都分别与 NT-proBNP 相关，这些参数之间的相互作用也会影响 NT-proBNP 与营养不良的关系；④ 有研究表明，利钠肽在脂肪组织中有脂解作用，也可以增强人体骨骼肌氧化能力。心脏脂肪组织就参与了 NT-proBNP、PEW 和食欲调节激素之间的调节，例如，酰基胃促生长素水平与 HD 患者的营养标志物相关，在男性 HD 患者中也发现酰基胃促生长素水平与高 NT-proBNP 水平相关。

二、透析患者 PEW 的评估方法

关于透析患者的营养状况评估、蛋白质和能量摄入的评估是一个复杂而棘手的难题。理想的评估工具应该具有客观、便宜、简单、直观、床边随时可用、无须特殊机器即可执行等特点，遗憾的是目前还没有理想的评估工具可以满足所有要求。由于缺乏相关金标准，目前一般推荐使用多种主观和客观方法，前者如主观整体评估（subjective global assessment，SGA）、透析营养不良评分（dialysis malnutrition score，DMS）、营养不良炎症评分（malnutrition inflammation score，MIS）、营养不良通用筛查工具（malnutrition universal screening tool，MUST）和饮食摄入量评估等，后者包括血清白蛋白、胆固醇、前白蛋白、转铁蛋白和肌酐水平、老年营养风险指数、肌酐指数、体重指数、标准化蛋白分解代谢率（nPCR）、握力试验和骨骼肌质量测量（通过生物电阻抗分析或双能 X 射线吸收测定法）等。

三、透析患者 PEW 的治疗

（一）营养治疗

中国慢性肾脏病营养治疗临床实践指南（2021版）推荐 MHD 患者能量摄入量 35 kcal/(kg·d)，60岁以上可减少至 30～35 kcal/(kg·d)。美国《KDOQI 慢性肾脏病营养临床实践指南（2020 版）》推荐的能量摄入量则为 25～35 kcal/(kg·d)。《血液净化标准操作规程（SOP 2020 版）》提出 MHD 患者蛋白质摄入量的指南推荐值为 1.0～1.2 g/(kg·d)，50%以上为高生物价蛋白质。同时应注意补充水溶性维生素和不饱和脂肪酸，磷摄入量 600～1 000 mg/d，膳食钠盐摄入 <5 g/d，控制高钾饮食。

透析患者的 PEW 可以通过不同的营养支持方法得到改善。其中由营养师指导的膳食咨询是预防和管理 PEW 的关键。如果膳食咨询本身未能达到推荐的能量和蛋白质要求，那么可以通过添加口服营养补充剂（oral nutrition supplements，ONS）肠内营养和肠外营养（parenteral nutrition，PN）等来补充身体需求。对于需要腹膜透析和血液透析的 PEW 患者，也可以分别使用腹腔内 PN（IPPN）和透析 PN（IDPN）作为营养补充。

IPPN 一般可以通过在常规腹膜透析期间的腹膜内途径输注含有氨基酸透析液，目前临床上主要有两种含氨基酸透析液：基于氨基酸而不含葡萄糖的腹膜透析液、氨基酸和葡萄糖混合腹膜透析液。IPPN 的目标是补偿不可避免的腹膜丢失蛋白质和氨基酸，维持正常血浆氨基酸浓度，保持腹膜透析超滤和小溶质清除。有研究认为，通过 1 次基于氨基酸的透析交换而提供的氨基酸量就已经可以超过每日透析所丢失的氨基酸量。

IDPN 一般通过常规血液透析期间补充必需营养，每周 3 次，每次 3～4 小时，通常使用氨基酸、脂质乳液和葡萄糖的混合物，也可以根据需要添加电解质、微量元素和维生素等。这些营养物质通过透析体外循环静脉滴注，不必额外置管。目前存在两种类型的 IDPN 解决方案：商业生产的预混营养剂溶液和临时配置的个体化复合营养剂溶液。应用 IDPN 过程中需要注意选择合适血液透析患者、循序渐进、避免容量超负荷、定期评估监测、避免长期使用。

（二）运动和锻炼

透析患者由于各种原因缺乏运动和锻炼，这是直接加剧 PEW 的主要病理生理原因之一。有氧运动和无氧运动都可促进 MHD 患者骨骼肌生长和肌肉力量增强，并提高其生活质量。血液透析过程中进行适当的运动也可改善身体功能、人体成分及营养相关指标，并能有效减少低血压、抽筋等透析并发症。研究发现，与仅口服 ONS 相比，运动结合 ONS 可更好地改善 MHD 患者的营养状态和身体功能。仅运动而不结合 ONS 则不会在长时间内持续改善肌肉量，对瘦体重的增加或肌肉结构的改善效果有限。运动和锻炼是一种有效而廉价的改善营养状态的方法，可作为 PEW 的潜在治疗手段，值得

建议和推广。

（三）潜在药物

研究发现部分药物也可能对 MHD 患者营养状态有一定改善作用。如 MHD 患者服用癸酸诺龙后，其 BMI、上臂肌围、皮褶厚度、血清总蛋白、转铁蛋白和前白蛋白等营养指标显著改善。重组人生长激素也有明显和持续的合成代谢效应，有助于改善 MHD 患者的氮平衡、肌肉量等指标。另外，一些研究发现泛素-蛋白酶体抑制剂、调控转化生长因子家族药物和刺激线粒体生物合成药物也可能通过改善 MHD 患者肌肉质量来改善 PEW。

（四）持续改善透析充分性

前面已经说过透析充分性不足是引起和加重 PEW 的重要因素之一，通过采取多种综合性手段，如使用超纯透析水、高生物相容性透析器、高通量透析器、中截留量透析器、在线血液透析滤过（on-line HDF）杂合透析模式等，可以提高透析充分性，有效清除大中小分子尿毒症毒素，减少炎症反应，改善 PEW。

（朱　琴　卢建新）

参考文献

［1］ 陈香美. 血液净化标准操作规程 [M]. 北京：人民卫生出版社，2021.

［2］ Chan W. Chronic kidney disease and nutrition support[J]. Nutr Clin Pract, 2021, 36(2): 312–330.

［3］ Yamada S, Tsuruya K, Kitazono T, et al. Emerging cross-talks between chronic kidney disease-mineral and bone disorder (CKD-MBD) and malnutrition-inflammation complex syndrome (MICS) in patients receiving dialysis[J]. Clin Exp Nephrol, 2022, 26(7): 613–629.

［4］ Ducros J, Larifla L, Merault H, et al. N-terminal Pro-B-Type natriuretic peptide and malnutrition in patients on hemodialysis[J]. Int J Nephrol, 2020, 2020: 9528014.

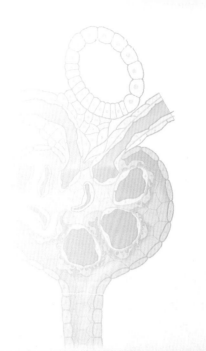

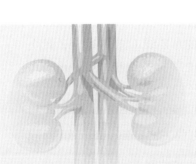

第四章

慢性肾脏病蛋白质能量消耗病理生理机制

第一节　肌肉解剖结构与生理

肌肉骨骼系统是人体重要的中心器官系统之一。它由肌肉、肌腱、软骨、韧带、结缔组织和神经等构成。其中，肌肉质量约占全身重量的40%。肌肉对人类生活至关重要，肌肉骨骼系统不仅能够维持人体解剖结构的完整性，保持姿势和平衡，还有助于维持我们日常的体力活动。同时，骨骼肌肉还在呼吸系统力学中发挥着重要作用，一方面提供内脏保护；另一方面以糖原的形式储存矿物质、脂肪和糖类，促进体内物质的代谢和产生热量。

全身共有600多块肌肉，它们共同协助完成机体的生活和工作。肌肉受到并感知冲击后，随即分配负载，使骨骼能够在关节处正常运动并有助于维持身体姿势。它们可以在各种神经介导的刺激下进行收缩（缩短），从而在躯体运动的同时，保持身体各部位姿势稳定。根据结构和收缩特征的不同，人体的肌肉组织主要分为三种类型：骨骼肌、心肌和平滑肌。其中骨骼肌和心肌在光学显微镜下显现出明暗交替的横纹，故称为横纹肌。另外，依据所受神经支配和控制的差异，肌肉组织又可分为随意肌（骨骼肌）和非随意肌（心肌和平滑肌），前者受到躯体运动神经的调控，而后者则受到自主神经的支配和控制。

骨骼肌的基本结构单位是肌纤维（muscle fiber），肌纤维被包裹成束，称为肌束（muscle bundle 或 fasciculus）。肌纤维是包含多个细胞核的细长细胞，其由肌原纤维（myofibrils）组成，而肌原纤维又由相互重叠的粗（肌球蛋白）和细（肌动蛋白）肌丝构成，肌丝高度组织成为肌节单位。粗肌丝长约1.6 μm，主要由数百个肌球蛋白或称为肌凝蛋白（myosin）分子聚合而成，单个肌球蛋白分子呈豆芽状，由6条肽链组成；细肌丝长约1.0 μm，主要由肌动蛋白或称为肌纤蛋白（actin）原肌球蛋白（tropomyosin）和肌钙蛋白（troponin）

3种蛋白质构成。骨骼肌细胞内一般含有上千条直径1～2 μm、纵向平行排列的肌原纤维，在光镜下沿长轴可见明暗交替的横纹，分别称为明带和暗带。在暗带的中央有一条横向的线，称为M线，M线两侧有相对较亮的区域称为H带；在明带中央也存在一条横线，称为Z线（立体看为Z盘）。相邻两Z线之间的区段即称为肌节（sarcomere）。肌节是肌肉收缩和舒张的基本单位，包裹肌原纤维束、肌纤维和肌肉外侧的结缔组织形成的纤维鞘又被分别称为肌内膜（endomysium）肌束膜（perimysium）和肌外膜（epimysium）（图4-1）。

骨骼肌通过来自中枢神经的电刺激产生收缩，脉冲沿着运动神经元进行传导，运动神经元插入肌肉细胞并随血管分支一起进入肌外膜和肌束膜。随后，神经元的轴突穿过肌束膜进入肌内膜以支配单个神经纤维。神经肌肉接头促进了电信号从运动神经元到肌纤维的传导，进而使后者发生收缩。神经肌肉接头是运动神经元和肌纤维之间的化学突触。在神经冲动的刺激下，终末神经从突触小泡中释放出化学神经递质乙酰胆碱，然后乙酰胆碱与位于肌纤维区域的烟碱受体结合，该区域称为运动终板。这种结合方式打开了烟碱受体通道，促使钠离子流入肌纤维使其发生去极化，最终产生的动作电位沿整个膜扩散以启动激发收缩偶联机制。

值得注意的是，并非所有的骨骼肌纤维都是相同的。骨骼肌根据其代谢活动和生物力学功能的不同也被划分为具有不同功能的纤维类型。骨骼肌纤维大致包括两种类型，慢缩型肌纤维（又称Ⅰ型肌纤维）和快缩型肌纤维（又称为Ⅱ型肌纤维）。慢缩型肌纤维具有收缩速度慢、收缩力强的特点，可进行持续、长时间和频次的（有氧）运动并维持姿势。它们富含大量线粒体和肌红蛋白，与快缩型肌纤维相比，它们的需氧性很高。由于周围有更多的

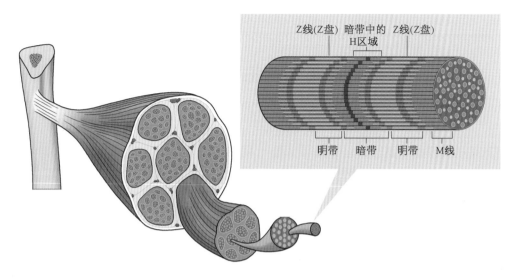

图 4-1　肌肉组成

毛细血管，它们的血液供应相对充足。这些纤维具有良好的有氧功能和抗疲劳能力。快缩型肌纤维可以产生较慢缩型肌纤维更多的张力和更强的力量，但持续时间更短，并且易于疲劳。快缩型肌纤维含有厌氧糖酵解酶，肌红蛋白较少，线粒体较大。上述肌纤维类型的分类可以通过探测纤维类型特异性分子标记来实现，如肌球重链蛋白异构体。一般可以通过观察骨骼肌组织中肌球蛋白 ATP 酶活性（低或高）或用探针对肌球重链蛋白的抗体进行免疫化学鉴定来进行检测。

　　尽管骨骼肌中包含两种类型的纤维，但纤维之间的比例可能会因各种因素而异，包括肌肉功能、基因遗传、年龄和训练。一般人群中的大多数年轻及成年人这两种肌纤维类型的分布接近一致。然而，位于下肢背部的比目鱼肌和参与保持姿势的背部肌群慢缩型肌纤维占比较多；相反，股外侧肌是大腿的主要肌肉组成部分，其中快缩型肌纤维占比较为丰富。耐力运动表现良好的马拉松运动员和自行车运动员肌肉中可以发现与正常肌纤维分布的不同，他们的肌肉组织中可以识别出高比例的慢缩型肌纤维。与此相反，力量及爆发力要求较高的举重运动员和短跑运动员的肌肉中显示出高比例的快缩型肌纤维。

（兰　天　丁　巍）

参 考 文 献

［1］　Dave H, Shook D, Varacallo M, et al. Skeletal muscle[M]. Treasure Island: Stat Pearls, 2021.

［2］　Staron R S, Hagerman F C, Hikida R S, et al. Fiber type composition of the vastus lateralis muscle of young men and women[J]. J Histochem Cytochem, 2000, 48(5), 623−629.

［3］　Bonetto A, Bonewald L F. Bone and muscle[M]//Basic and applied bone biology. Cambridge: Academic Press, 2019: 317−332.

［4］　Schiaffino S. Muscle fiber type diversity revealed by anti-myosin heavy chain antibodies[J]. FEBS J, 2018, 285(20): 3688−3694.

［5］　Constantin-Teodosiu D, Constantin D. Molecular mechanisms of muscle fatigue[J]. International Journal of Molecular Sciences, 2021, 22(21): 11587.

［6］　王庭槐 . 生理学 [M]. 9 版 . 北京：人民卫生出版社，2018.

第二节　骨骼肌卫星细胞生物学特性及其调控机制

　　骨骼肌是人体的重要组成器官，主要分布于四肢和躯干，在呼吸、运动、循环等多系统方面发挥着重要作用。同时，骨骼肌还能够作为分泌组织，其能够分泌各种肌肉因子、脂肪因子和细胞因子等，介导着多种疾病的发生和进展。骨骼肌组织功能的发挥和维持依赖于其解剖结构的完整性。其中损伤是骨骼肌结构破坏、功能丧失的主要因素。骨骼肌由高度分化的、已失去有丝分裂功能的肌管融合形成的肌纤维构成。因此，过去的观点认为骨骼肌损伤是不可逆的，并且其修复主要以瘢痕修复为主。近年来，随着骨骼肌卫星细胞的发现及对其成肌化机制研究的深入，部分陈旧的观点已经被更新和颠覆。本节将对肌卫星细胞的静止、活化、分化和增殖及其调控机制进行概述和探讨。

一、骨骼肌卫星细胞的组织学起源和分化潜能

　　1961 年，Mauro 首次利用电子显微镜在青蛙胫前肌中发现卫星细胞，并且根据其形态学特点和与成熟肌细胞的位置，提出骨骼肌卫星细胞可能对骨骼肌的正常发育、再生修复等具有重要意义。骨骼肌细胞起源是由胚胎的生肌节和各处的间充质细胞分化而成，而在肌膜和基膜之间有一种较小的扁平或者立方形细胞，即被称为卫星细胞，其被认为是保留在成年骨骼肌内具有增殖分化能力的肌源性干细胞。近年来，研究观点提示，卫星细胞不仅仅是单潜能干细胞（即只具有分化成为成肌细胞系的能力），其可能具有多潜能干细胞特征。例如，从肌肉中分离得到的肌源性干细胞经过培养可形成表达 Desmin 的成肌细胞。但惊人的是，当把肌源性干细胞注入经致死剂量放射线照射的小鼠体内后，发现其能够重建造血干细胞系统的所有成分，再次说明肌肉组织中包含多潜能干细胞，其可能就是卫星细胞具有多潜能干细胞特征，只是在特定的微环境和调节因子的作用下分化形成定向成肌细胞。

二、肌卫星细胞的发生、形态学和鉴定

　　动物出生后，骨骼肌细胞数量基本保持恒定，肌肉的生长主要依靠肌纤维自身体积的增加。骨骼肌卫星细胞是一种静止的、无活性的单核肌细胞，它附着在终末分化的肌纤维底部，类似肌纤维的卫星，在肌肉组织生长、损伤和修复过程中起着重要作用。活化的骨骼肌卫星细胞主要有两种功能：一是分化、增殖并且彼此融合成肌管细胞，最后成熟形成肌纤维；二是具有自我更新能力，产生新的卫星细胞（图 4-2）。从形态特征上分析，静息状态下肌卫星细胞的细胞器较少，核质比率较高，细胞核比相邻的肌管细胞小，未见核仁；而且与肌细胞核比较，其异染色质的量较高，胞浆一端含少量细胞器。当肌卫星细胞被激活后，细胞一极或两极形成细胞质突起或延伸，同时伴随着有丝分裂活动增强、异染色质量下降、质核比率增高、细胞内细胞器数量也一定程度增加。骨骼肌特异性蛋白的表达可以作为肌卫星细胞的鉴定标志。CD34 是高度糖基化的 I 型跨膜蛋白，在所有造血干细胞、祖细胞中均有表达。CD34 在发育的肌卫星细胞中也有一定的表达，因此可以作为肌卫星细胞分化的标志。Pax3 是肌祖细胞的标志物，Pax7 仅仅在单核细胞即成肌细胞或卫星细胞中表达，也可以作为肌卫星细胞分化的标志。结蛋白 Desmin 是肌细胞内细胞骨架中间丝的构成成分之一，也是较早表达的肌源性标志蛋白，融合较成熟的多核肌管内 Actin 及 Desmin 均为强阳性。认识分子标记是对各阶段细胞进行鉴定的依据，它们不仅标志着独特的细胞类

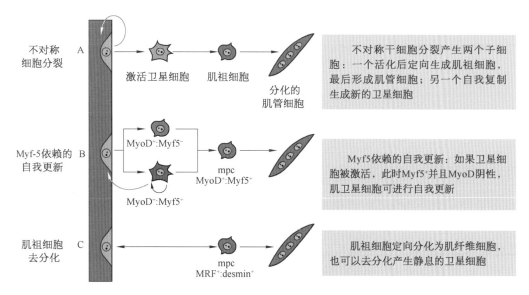

图 4-2 骨骼肌卫星细胞自我更新模式

型，同时可能参与某些损伤修复的调控进程。

三、肌卫星细胞状态

当各种原因引起肌肉组织损伤时，骨骼肌卫星细胞呈现不对称的有丝分裂，活化的卫星细胞迁移至损伤部位并进行分化、增殖、融合成肌纤维；而对称分裂产生的细胞则维持卫星细胞池的数量。不同状态的肌卫星细胞虽然仍有许多共同的行为特征，但是其转录水平和功能已有较大差异。

（一）静止状态

大多数的卫星细胞是处于静态的，当肌肉发生损伤时，这些卫星细胞才会活化并迁移至损伤部分参与修复，这一过程对于保持卫星细胞增殖和分化极其重要。目前用于识别或者鉴定静止卫星细胞比较可靠的指标分别是 CD34 和 Pax7。研究文献表明，成年小鼠机体内，诱导 Pax7 失活后导致绝大多数卫星细胞失去活性，体内表达 Pax7 的卫星细胞中 10% 左右从不表达 Myf5，Pax7$^+$/Myf5$^-$卫星细胞较 Pax7$^+$/Myf5$^+$表现出更高的静止性。

（二）活化状态

当外界各种因素或环境刺激引起肌肉组织损伤修复时，静止状态的卫星细胞开始活化并进入细胞周期，通过非对称分裂方式产生活化的卫星细胞即成肌细胞。MyoD 蛋白是卫星细胞活化的标志，其常规表达于活化细胞，不会出现在细胞静止期。MyoD 激动剂是一种具有抗氧化作用的天然化合物，其能够通过增加 MyoD 基因转录表达进而促进肌细胞的分化。生肌调节因子 Myf5 在卫星细胞活化的早期阶段表达显著上调；其也可以作为 RNA 结合蛋白结合 CCND1 基因的 3′ 非翻译区和编码区进而促进卫星细胞的活化和增殖。

（三）分化状态

卫星细胞活化后继续受到成肌化因素的作用而发生细胞分化，可以表现为成肌细胞相互融合形成多核的肌管，进而最终融合为肌纤维。其中肌球蛋白重链是肌管的一个重要标志；另一个晚期分化的标志物为肌钙蛋白 T，其将原肌球蛋白及肌钙蛋白连接成原肌球蛋白复合体，这些原肌球蛋白复合体相互作用导致骨骼肌收缩。

（四）休眠状态

作为生理状态的补充，肌卫星细胞休眠状态的发现和研究最早起源于动物尸体。既往研究发现，在死亡 17 天的尸体中取样观察显示：尽管肌肉已经坏死，但是卫星细胞仍然保持在一种比较好的状态。这些细胞经过体外培养，仍然具有分裂能力并且能够融合成为新的肌纤维，移植后仍具有活力。后续研究证实这种特殊的状态是死亡后处于静止状态的卫星细胞转化而来的。

四、影响肌卫星细胞活性的信号通路

（一）Notch 信号通路

Notch 信号通路可能是调控胚胎期和成人期肌卫星细胞激活和增殖的主要信号途径。Notch 信号通路的下降被认为是成熟肌卫星细胞再生能力下降的重要原因。既往研究发现，bHLH 转录因子 Stra13 可以拮抗小鼠卫星细胞 Notch1 信号通路，并且调控处于增生期细胞的分化和增殖；多配体聚糖 3（Sdc3）是调节 Notch 途径的新基因，小鼠 Sdc3 缺失会产生定型和分化未成熟的祖细胞。Sdc3 作用于 Notch1 信号通路的影响对于调控肌卫星细胞活性具有重要意义。

（二）Myostatin 途径

Myostatin 是 TGF 家族成员之一，既往研究显示它们可以通过限制肌卫星细胞的增殖和分化来抑制肌肉再生。近期有研究表明，Myostatin 拮抗剂 Mstn-ant1 能够缓解体外或小鼠体内肌肉的抑制状态；另外，增强 Mstn-ant1 表达可以增加活化肌卫星细胞的数量、提高它们的迁徙能力；同时可以调节 Pax7 的表达。因此，Myostatin 及其拮抗剂作为调控肌卫星细胞活性的靶点，为各种肌萎缩和肌肉损伤修复的治疗提供了新的方法。

（三）Wnt 信号通路

研究表明，在受损伤的肌肉组织中，Wnt 信号通路发生较大差异变化。但是截至目前，关于 Wnt 在骨骼肌损伤修复中的具体作用和功能，其机制尚未阐述清楚。有学者报道，因衰老而导致的损伤肌肉再生修复机制中，成年小鼠肌肉功能的丧失与 Wnt 信号通路增强密切相关。相反，应用 Sfrp3 或 dickkopf1 抑制 Wnt 信号通路，能够显著促使年长小鼠肌肉再生。因此，Wnt 信号通路可能在肌卫星细胞活化机制中扮演的抑制作用。

五、肌卫星细胞增殖和分化的调控因子

（一）生长激素/胰岛素样生长因子 1 轴

生长激素（GH）/胰岛素样生长因子 1（IGF-1）轴在肌肉组织生长发育过程中扮演着重要作用。IGF-1 的激活主要是两条通路：一条是激活了磷脂酰肌醇 3 激酶（PI3K）信号通路，另一条是激活促分裂原活化蛋白激酶（MAPK）级联途径。在成肌细胞增殖期间 MAPK 占主导，由 ras 活化 raf，此蛋白活化后具有丝氨酸/苏氨酸蛋白激酶活性，可激活 MAPK 系统促进细胞增殖；在细胞融合阶段，PI3K 信号通路占主导，细胞内的 Akt 被激活且表达水平显著上升。因此，当肌肉损伤时，主要通过 MAPK 活化介导 IGF-1 信号通路进而引起肌卫星细胞增殖；而在成熟的肌细胞中，主要通过 PI3K 信号通路促使 IGF-1 发挥肌肉蛋白质合成作用。

（二）MyoD 与肌卫星细胞增殖分化

MyoD 生肌因子是 MRF 家族成员，在肌卫星细胞静息时不表达，当受到外界刺激激活卫星细胞时 MyoD 开始表达。有研究表明，骨骼肌受到损伤或外界刺激时，MyoD 先表达，激活卫星细胞并诱导分化。同样有学者研究发现，用延胡索块茎的去氢柴董碱（DHC）处理骨骼肌卫星细胞后 MyoD 活性增加，DHC 激活 p38 MAPK 加速 MyoD 激活和肌卫星细胞分化。MyoD 可激活下游肌源性物质，如 Myogenin 等诱导肌卫星细胞分化。

（三）肌肉生长抑制素

肌肉生长抑制素是肌肉生长的负性调控因子，也称为生长与分化因子 8（GDF8），属于 TGF 家族。肌肉生长抑制素由 376 个氨基酸前体蛋白组成，其序列包括一个信号序列、N 末端前肽区和 C 末端活化区。有学者研究发现，肌肉生长抑制素缺失后可促进小鼠骨骼肌的生长。目前的研究观点认为，其主要通过影响肌卫星细胞，控制细胞循环而抑制其增殖。目前肌

肉生长抑制素的结构和调控途径已有部分报道，但由于肌肉组织中肌卫星细胞数量有限，其对肌细胞谱系及干细胞的定向作用还有待进一步深入研究。

（四）HGF 与肌卫星细胞增殖分化

近期研究表明，在体外培养的肌原细胞、单根肌纤维及骨骼肌中发现，HGF 能够与细胞膜上的 c-MET 结合进而激活肌卫星细胞。当骨骼肌受损时，HGF 可从细胞外基质释放出来与 c-MET 结合发挥功能。HGF 可调节肌肉再生过程中卫星细胞活性，肌肉损伤或再生阶段其转录因子表达水平与肌肉损伤严重程度成正相关。同样有研究报道，HGF 与内皮细胞上 c-MET 结合加速肌细胞分离，诱导细胞分化；HGF 经过有丝分裂和趋化作用，促使肌细胞达到一定浓度后融合、再生形成肌纤维。但是 HGF 释放与肌肉损伤修复的机制仍需更深入的探讨。

（五）其他调节因子

除上述几个比较重要的、研究得比较清楚的调节因子外，还有一些调控因子在肌卫星细胞增殖、分化、融合、成熟等阶段发挥着重要作用。其中包括脑源性神经营养因子（BDNF）、果糖磷酸酶（FBPase）等。目前随着研究的进展，对控制成肌细胞融合的调节机制也逐渐加深，其中包括激活 T 细胞的核因子 2（NFATC2）（其是成肌细胞与肌管细胞融合所必需的）和层连接蛋白 43（Cx43）等（其是细胞融合至分化之前，完成间隙通道的连接蛋白）。

六、小　结

卫星细胞的成肌化是同时受到体内外多种因素调控的结果，目前对于卫星细胞成肌化的调控机制缺乏足够的认识。在当前已有的研究基础上，进一步加深其调控机制的探讨，将有助于更全面、更深刻地认识成肌化过程，从而为临床肌肉损伤、骨骼肌消耗等疾病提供新的治疗思路。

（谢丹庶）

参 考 文 献

［1］ Seale P, Rudnicki M A. A new look at the origin, function, and "stem-cell" status of muscle satellite cells[J]. Dev Biol, 2000, 218(2): 115.

［2］ Kuang S, Kuroda K, Le Grand F, et al. asymmetric self-renewal and commitment of satellite stem cells in muscle[J]. Cell, 2007, 129(5): 999−1010.

［3］ Latil M, Rocheteau P, Chatre L, et al. Skeletal muscle stem cells adopt a dormant cell state post mortem and retain regenerative capacity[J]. Nat Commun, 2012, 3: 903.

［4］ Kim H J, Güth R, Jonsson C B, et al. S. macrurus myogenic regulatory factors (MRFs) induce mammalian skeletal muscle differentiation; evidence for functional conservation of MRFs[J]. Int J Dev Biol, 2009, 53(7): 993−1002.

［5］ Tatsumi R, Sheehan S M, Iwasaki H, et al. Mechanical stretch induces activation of skeletal muscle satellite cells in vitro[J]. Exp Cell Res, 2001, 267(1): 107−114.

［6］ Chen I H, Huber M, Guan T, et al. Nuclear envelope transmembrane proteins (NETs) that are up-regulated during myogenesis[J]. BMC Cell Biol, 2006, 24(7): 38.

第三节 骨骼肌蛋白质合成不足

一、胰岛素样生长因子1信号通路

胰岛素样生长因子家族包括两种配体（胰岛素样生长因子1、胰岛素样生长因子2）、胰岛素样生长因子细胞表面受体（IGFR）及6种高亲和力的胰岛素样生长因子结合蛋白。胰岛素样生长因子1（insulin-like growth factor，IGF-1）以自分泌与旁分泌的方式，通过直接刺激肌肉纤维的蛋白质合成与促进肌卫星细胞增生，调控肌肉大小。多项研究采用IGF-1敲除或者过表达小鼠，探讨IGF-1对于骨骼肌组织的生理作用。研究发现，IGF-1或者IGF-1受体的敲除引起了幼鼠包括呼吸肌在内的肌肉组织发育不良，丧失功能；IGF-1过表达能够使小鼠肌肉与骨组织的生长速度增加约30%，且脾脏、胰腺、大脑等器官组织的重量与DNA含量也有所增加。这些研究表明，IGF-1对于肌肉等组织的正常生长发育具有相当重要的作用。IGF-1对于骨骼肌生长的调控作用可能通过以下机制实现。首先，IGF-1能够通过提高骨骼肌细胞的合成代谢促进多种骨骼肌细胞系增殖，该作用需要局部存在有丝分裂因子共同参与。不同细胞系对于外源性IGF-1的敏感性有所区别，这与该细胞系自分泌IGF-1的表达量有关。自分泌IGF-1表达量较高的细胞系对于外源性IGF-1的敏感性相对较低。IGF-1促进合成代谢的作用可能与抑制蛋白质分解有关。Ballard与Francis的研究最早发现IGF-1能够抑制肌成纤维细胞蛋白质降解，随后的多项研究进一步验证了该作用，并发现IGF-1通过与IGF-1受体结合并激活下游PI3K/Akt信号通路发挥作用。同时，IGF-1能够增加氨基酸与葡萄糖的摄入，有助于促进骨骼肌细胞的蛋白质合成代谢。其次，IGF-1能够促进骨骼肌细胞分化。骨骼肌细胞分化是骨骼肌生成的重要生理过程。Allen等研究发现

IGF-1能促进肌卫星细胞分化；Schmid等研究表明，IGF-1能促进肌成纤维细胞的分化并融合生成肌管。IGF-1的促增殖作用与促分化作用是互相独立的，并与IGF-1的作用时长相关。研究发现，在常规骨骼肌细胞培养条件下，IGF-1干预之后大部分细胞先产生增殖反应，此反应一般持续24～36小时，随后IGF-1促进细胞出现成肌分化。同时，IGF-1的促分化作用也与IGF-1浓度相关。当肌肉细胞周围的IGF-1浓度相对较低时，对于肌肉细胞的促分化作用较为显著；但当IGF-1浓度相对较高（>100 ng/mL）时，分化活动显著减少甚至消失。这可能是由于高浓度IGF-1促进了一些细胞内促进细胞增殖的信号分子如c-Fos、c-Jun、c-Myc等的表达，并抑制了肌肉生成；另一种解释是一个IGF-1分子可能需要结合两个IGF-1受体的α亚基才能促进肌肉细胞分化。IGF-1促进肌肉细胞分化的机制可能与促进肌细胞生成素（myogenin）表达相关。肌细胞生成素是肌肉生成调节因子家族（myogenesis regulation family，MRF）重要的成员之一，其他成员包括MyoD、MYF-5、MRF4等。Florini等研究发现，肌细胞生成素是IGF-1促进肌成纤维细胞分化生成肌管所必不可少的调节因子；且IGF-1干预时，肌细胞生成素表达水平与细胞分化程度相平行。此外，MRF家族其他成员也可能参与了IGF-1促进肌肉生成的作用。敲除MyoD、MRF4等基因可产生不同的肌肉生成不良的表型；Myf5可能通过促进肌细胞生成素表达，间接参与IGF-1诱导肌成纤维细胞分化。此外，骨骼肌损伤时组织修复需要卫星细胞激活分化以修复组织损伤，而部分病理状态下骨骼肌卫星细胞常出现数量下降及自我修复能力减弱，此时循环中的干细胞可定向募集至受损组织并分化成肌肉细胞。Musaro等研究发现，肌肉组织局部过表达IGF-1后，受伤

肌肉组织处的干细胞募集增加，且干细胞能够加速分化成为肌肉细胞，表明骨骼肌局部 IGF-1 可能促进定向迁移至损伤肌肉的干细胞向成肌细胞系分化，从而促进骨骼肌修复。

肌肉组织 IGF-1 的局部表达主要受两种机制调节。血液循环中的生长激素（growth hormone，GH）通过与肌肉组织局部的生长激素受体结合，能够促进组织局部 IGF-1 的表达，这一调节机制常常在消耗性疾病中部分受损。另外，肌肉收缩时局部 IGF-1 的表达水平会产生反应性变化。当肌肉工作负担较重或者被动牵拉时，IGF-1 表达水平将明显升高。动物研究表明，肌肉牵拉 12 小时后组织 IGF-1 mRNA 表达即开始明显升高。锻炼作为一种肌肉牵拉的自然形式，具有与被动牵拉类似的作用。Eliakim 等研究发现，使用跑步机训练年轻大鼠，其骨骼肌 IGF-1 蛋白表达水平 6 天后明显升高，且血液循环中的 IGF-1 含量无明显变化。此外，炎症状态也能影响肌肉组织 IGF-1 表达水平，尤其是促炎性细胞因子如 TNF-α 等。Thomas 等研究表明，这些细胞因子可以特异性影响转录因子 cAMP 反应元件结合蛋白（CREB）的转录活性，而 CREB 能够促进 IGF-1 转录。Bishop 等研究发现，病理状态下细胞内低水平的 cAMP 能够通过减少 CREB 激活明显影响 IGF-1 转录及局部表达。IGF-1 与酪氨酸激酶 IGF-1 受体（IGF1R）结合，这种结合受到 IGF-1 结合蛋白的调控。配体受体结合后 IGF-1R 发生构象改变，引起一些重要的酪氨酸残基发生自磷酸化，从而募集细胞质中特定的包含 SH2 区域的蛋白质，如 Src 同源蛋白（Src homology domain 2 containing protein，Shc）等。胰岛素受体底物 1（insulin receptor substrate 1，IRS1）是受体与下游信号分子之间的媒介，直接与 IGF-1 及其受体相互作用。IRS1 包含 21 个能够被磷酸化的酪氨酸残基，这些磷酸化位点序列能够与多种包含 SH2 区域的蛋白相结合。在骨骼肌中，IGF-1 与其受体结合后，使募集的 IRS1 酪氨酸残基发生磷酸化，磷酸化的 IRS1 能与 Grb2、PI3K 相互作用，并分别激活 Ras-Raf-MEK-ERK 信号通路与 PI3K/Akt 信号通路。这两条信号通路对于肌细胞

的增殖分化起到相互拮抗的作用。在分化的肌管中，PI3K/Akt 通路能够抑制 Ras-Raf-MEK-ERK 信号传导，表明骨骼肌中 PI3K/Akt 通路占据主导地位。IGF-1 使 Akt 磷酸化后，激活 PI3K/Akt 信号通路，调节 GSK 与 mTOR 激酶促进蛋白质翻译合成，从而促进骨骼肌生成。降低 IGF-1/PI3K/Akt 信号通路活性能够引起骨骼肌萎缩。缺乏 Akt 的小鼠肌肉体积明显缩小；相对地，激活 Akt 能预防大鼠肌肉的去神经性萎缩。同时，Akt 的磷酸化也能抑制细胞核中 MAFbX 与 MurF-1 的增加，减少蛋白质降解。MAFbX 与 MurF-1 是引起骨骼肌细胞蛋白质降解的重要细胞因子。此外，肌管给予 IGF-1 干预后 IGF-1 通过 PI3K 信号通路能够抑制 caspase-3 活性，减少肌动蛋白降解。

慢性肾脏病 1～4 期患者血清 IGF-1 水平大多是正常的，进展至终末期肾脏病时有小幅下降。但是，慢性肾脏病常引起 IGF-1 抵抗，并影响其信号通路活性，进而使 IGF-1 无法完全发挥其生物学作用。Kopple 等发现慢性肾脏病大鼠骨骼肌 IGF-1 的 mRNA 与蛋白质表达均较对照组显著下降；外源性给予 IGF-1 能够剂量依赖性地促进对照组骨骼肌蛋白质合成并抑制蛋白质降解，但是在慢性肾脏病大鼠骨骼肌中 IGF-1 对蛋白质代谢的作用显著减弱，研究者推测这可能与慢性肾脏病骨骼肌中 IGF-1 受体酪氨酸激酶活性下降及 β 亚基自磷酸化减少相关。Mitch 等同样发现在慢性肾脏病小鼠骨骼肌组织 IGF-1 表达下降，局部 IGF-1 信号通路受到明显影响，这不仅破坏了肌肉蛋白质代谢平衡，也引起了肌肉卫星细胞活性下降，增殖与分化活动均明显减少，从而导致肌小管生成减少及肌肉纤维化明显增加，外源性注射 IGF-1 后无法显著改善肌肉卫星细胞损伤，提示骨骼肌组织 IGF-1 抵抗也是慢性肾脏病骨骼肌消耗中肌肉卫星细胞损伤的重要原因。Watson 等进一步发现，从慢性肾脏病患者获得的原代肌肉细胞给予不同浓度 IGF-1 刺激均不能促进细胞蛋白质合成，而健康捐献者的肌肉细胞给予 IGF-1 刺激后呈剂量依赖性地促进细胞蛋白质合成。上述研究表明，慢性肾脏病骨骼肌组织 IGF-1 表达下降及局部 IGF-1 抵抗可能是引起慢性肾脏病

骨骼肌肌成纤维细胞与肌卫星细胞损伤，进而导致骨骼肌肌管生成减少，产生骨骼肌消耗的重要原因之一；外源性给予 IGF-1 无法发挥其调控蛋白质代谢的生物学作用。多项既往研究表明，小鼠骨骼肌特异性过表达 IGF-1 能够减少肌肉组织炎症因子表达与抑制肌肉蛋白质降解，从而促进损伤的骨骼肌组织再生修复，减轻血管紧张素 Ⅱ、衰老、环磷酰胺等多种因素引起的骨骼肌消耗，提示骨骼肌消耗发生时肌肉组织 IGF-1 抵抗可能与局部自分泌系统失活相关，针对该病理生理机制的治疗措施值得进一步的研究。

二、PI3K/Akt/mTOR 信号通路

PI3K 通常被 IRS-1 募集并发生磷酸化，随后 Akt 发生磷酸化并被激活。研究表明，PI3K/Akt 信号通路在促进肌管肥大中发挥重要作用，Akt 激活能够阻止大鼠骨骼肌失神经性萎缩。哺乳动物雷帕霉素受体（mammalian target of rapamycin, mTOR）是 Akt 下游的靶目标之一。哺乳动物细胞 mTOR 活性主要受细胞对于氨基酸摄取量的调控。由于氨基酸是机体产生蛋白质、核酸、葡萄糖及 ATP 的必要原料，因此 mTOR 活性与机体合成代谢、分解代谢的平衡密切相关。PI3K/Akt/mTOR 信号通路对于促进骨骼肌肥大是必不可少的。Akt 磷酸化后抑制了 TSC1 与 TSC2 的活性，使 Rheb 与 GTP 结合并激活 Rheb。GTP 结合的 Rheb 激活 mTOR 复合物 1（mTORC1），引起下游 p70 的丝氨酸残基磷酸化，随后进一步激活核糖体 40S 的亚基核糖体蛋白 S6，从而促进蛋白质合成。此外，mTORC1 也参与了 4EBP1 的磷酸化，使后者与翻译驱动因子 eIF4E 解离。当蛋白质合成不活跃时，eIF4E 通常与 4EBP1 结合形成复合物抑制蛋白质翻译；当蛋白质合成活跃时，mTORC1 激活并促进 eIF4E 与 4EBP1 解离，随后 eIF4E 与 eIF4G 结合形成重要的转录驱动复合物。当动物给予 mTOR 抑制剂雷帕霉素干预时，p70 的磷酸化与 4EBP1 的解离活动均受到抑制，减轻了超负荷诱导的骨骼肌肥大。对应地，废用性骨骼肌萎缩时 Akt/mTOR 信号通路被显著抑制。除

了 mTOR，PI3K/Akt 下游的另一条重要信号通路是 Akt 介导的糖原合酶激酶 - 3β（GSK-3β）磷酸化。GSK-3β 磷酸化后其活性被抑制，激活 eIF2B 及转录辅助因子 β-catenin。相反地，在地塞米松诱导的骨骼肌萎缩模型中，GSK-3β 活性增加并抑制蛋白质合成。同时，PI3K/Akt/mTOR 信号通路也与其他骨骼肌蛋白质合成相关的信号通路存在相互作用。肌肉生成抑制素（myostatin）主要由骨骼肌分泌，能够抑制 Akt 磷酸化，减少蛋白质合成，使骨骼肌细胞体积缩小。肌肉生成抑制素敲除的小鼠骨骼肌 Akt 表达与 p70 磷酸化水平均明显升高，表明 PI3K/Akt 信号通路可能与肌肉生成抑素的信号通路存在相互作用，影响骨骼肌蛋白质合成。AMPK 是细胞内重要的 ATP 感受器，参与调解骨骼肌代谢。当组织 ATP 水平较低时，AMPK 被激活并抑制需要消耗 ATP 的蛋白质合成活动。激活后的 AMPK 也能够促进一些产生 ATP 的分解代谢活动如糖酵解、脂质氧化、蛋白质降解。AMPK 作用的靶目标主要是 PI3K/Akt 信号通路下游的 mTOR 与 FoxO。AMPK 通过激活 mTORC1 减少蛋白质翻译，激活 FoxO1 与 FoxO3 增加蛋白质降解途径基因表达。骨骼肌特异性 AMPK 敲除后小鼠肌肉质量显著增加，而通过外源性给予药物或者内源性基因激活 AMPK 均能改善过负荷引起的骨骼肌肥大。因此，AMPK 可能通过与 PI3K/Akt 下游信号通路相互作用影响骨骼肌蛋白质合成。此外，PI3K/Akt 信号通路也能够直接抑制 Foxos 与 E3 连接酶的转录，从而抑制 UPS 途径的蛋白质降解。

慢性肾脏病中，骨骼肌 PI3K/Akt 信号通路受到抑制，减少了骨骼肌蛋白质合成。Bailey 等发现，慢性肾脏病大鼠骨骼肌 IRS-1 表达下降，IRS-2 表达升高，PI3K 活性下降，同时 Akt 磷酸化水平降低，表明 IRS-2 表达升高并不能代偿 IRS-1 表达下降引起的 PI3K/Akt 激活减少；PI3K 活性下降可能是由于 p85 亚基含量升高，p110 催化亚基无同时升高；改善酸中毒能够部分纠正 PI3K 活性下降。因此作者推测，慢性肾脏病、酸中毒、p85 亚基含量升高可能共同参与抑制了骨骼肌 PI3K 活性。Zhang 等报道，在炎症引起的慢性肾脏病骨骼肌胰

岛素抵抗中，转录因子 Stat3 通过激活一种肌肉特异性 E3 泛素连接酶 FBXO40，降解 IRS-1，抑制 Akt 磷酸化，从而促进胰岛素抵抗及骨骼肌萎缩。近来多项研究表明，给予外源性药物调控 PI3K/Akt 药物有助于改善慢性肾脏病引起的骨骼肌萎缩。Wang 等研究发现抗氧化剂白术内酯Ⅲ（白术的主要活性成分）能够通过降低骨骼肌氧化应激水平，激活 PI3K/Akt/mTOR 信号通路，改善慢性肾衰竭大鼠骨骼肌萎缩；Liu 等研究发现黄芪的生物活性成分甲氧异黄酮显著提高慢性肾脏病大鼠骨骼肌 PI3K/Akt/FoxO3a 信号通路磷酸化水平，促进肌卫星细胞分化形成肌管，改善肌卫星细胞功能；Xia 等研究发现益气健脾消瘀泄浊方通过增加 Akt 的磷酸化水平，调控 PI3K/Akt 信号通路，从而减少 UPS 途径的蛋白质降解，阻止慢性肾衰竭大鼠的体重丢失与肌纤维横截面积的缩小，改善慢性肾脏病引起的骨骼肌萎缩。上述研究表明，PI3K/Akt 信号通路被抑制是慢性肾脏病引起骨骼肌萎缩的重要信号通路，通过药物调控 PI3K/Akt 信号通路改善蛋白质代谢可能是慢性肾脏病引起的骨骼肌萎缩潜在的治疗手段。

三、肌抑素与激活素 A 信号通路

肌肉生长抑制素（MSTN）是一种细胞分泌的信号分子，属于 TGF-β 超家族成员。与其他 TGF-β 家族成员类似，MSTN 前体蛋白被弗林蛋白酶剪切，产生 N 端前肽与 C 端多肽，形成二硫键连接的二聚体，此二聚体是发挥主要生物学作用的信号分子。MSTN 的 C 端氨基酸序列与其他 TGF-β 家族成员类似，同时 MSTN 的一段亚家族序列与生长分化因子 11 序列接近。后者起初也是研究人员使用 MSTN 引物作为探针发现的。MSTN 的序列是高度保守的，成熟的 MSTN 氨基酸序列在不同物种之间差别较大。在成年小鼠中，MSTN 基因几乎专一地表达于骨骼肌，它在各类骨骼肌组织中均易于检测，而在其他非肌肉组织中表达相对较低。在骨骼肌中，肌纤维是 MSTN 表达的主要来源，卫星细胞相对较少。正常情况下，MSTN 的功能是负向调

控肌肉质量。MSTN 敲除小鼠骨骼肌质量约为对照组的 2 倍；且在兔、大鼠、山羊等哺乳动物及斑马鱼、鹌鹑等非哺乳动物中，编辑 MSTN 基因突变均能引起动物肌肉含量增加。通过对 MSTN 敲除的转基因小鼠表型进行研究，研究人员发现 MSTN 对于骨骼肌质量的调节作用可能通过以下三个途径：一是 MSTN 敲除后骨骼肌纤维数量显著增加，提示 MSTN 可能调节肌纤维形成的数量。多项研究也证实，MSTN 能够直接调节体外培养的肌成纤维细胞的增殖与分化，这与体内研究发现的 MSTN 调节骨骼肌生成的作用是一致的；二是 MSTN 能够调节骨骼肌纤维种类成分，MSTN 敲除后骨骼肌Ⅱb 型纤维显著增加，因而糖酵解纤维比例明显升高；三是 MSTN 也能够调节骨骼肌纤维生长，表现为 MSTN 敲除后骨骼肌纤维体积增大。以上作用共同促进了 MSTN 敲除小鼠骨骼肌质量的增加。特异性敲除小鼠骨骼肌纤维 MSTN 基因后，小鼠表现为骨骼肌肥大，表明肌纤维敲除 MSTN 对于肌肉增加，或者至少对于骨骼肌纤维肥大是有重要作用的。也有研究给予成年野生型小鼠或骨骼肌萎缩小鼠一种针对 MSTN 的单克隆抗体干预，两种小鼠均出现骨骼肌质量增加与握力提升。以上研究表明，MSTN 对于骨骼肌纤维的质量、体积、数量、种类等方面均存在调节作用。关于 MSTN 对于肌卫星细胞是否存在作用目前尚存争议。给予药物干预抑制 MSTN 信号通路 8 周对于肌纤维卫星细胞数量无明显影响；也有研究报道，MSTN 可能抑制肌卫星细胞 G1 期向 S 期转化，通过调控细胞周期维持卫星细胞静息状态。因此，在正常生理条件下，MSTN 对于骨骼肌纤维存在直接负性调控作用，抑制 MSTN 所诱导的骨骼肌肥大可能并不依赖于肌卫星细胞的激活分化。在病理条件下尤其是骨骼肌损伤后的再生过程中，MSTN 对肌卫星细胞的影响是否参与了它对骨骼肌的负性调控需要进一步的研究探讨。

与其他 TGF-β 家族成员类似，MSTN 通过与Ⅰ型受体、Ⅱ型受体结合发挥生物学作用。起初的交联实验表明，MSTN 能够直接与激活素Ⅱ型受体（ActRⅡA 和 ActRⅡB）结合。进一步的转基因动物

实验发现，当小鼠骨骼肌纤维特异性过表达缺乏胞浆激酶区域的激活素ⅡB受体，即MSTN与其受体结合后无法传递下游信号时，小鼠呈现出骨骼肌肥大的表现型，主要特点为肌纤维数量及体积均增大。全身敲除或者肌纤维特异性敲除激活素ⅡA受体的小鼠同样表现出骨骼肌生成增加。MSTN与激活素Ⅱ型受体结合后进一步接合Ⅰ型受体（ALK4与ALK5）。ALK4与ALK5使下游SMAD蛋白（SMAD2与SMAD3）磷酸化并激活，SMAD2、SMAD3与SMAD4形成复合物抑制骨骼肌生长。SMAD3的激活也能够抑制IGF-1介导的Akt磷酸化，从而抑制IGF-1介导的蛋白质合成途径。同时，SMAD3也能够增加E3连接酶1的表达，通过泛素-蛋白酶系统增加蛋白质降解。尽管SMAD2、SMAD3是MSTN影响骨骼肌蛋白质代谢的主要下游信号通路，但是MSTN也能诱导SMAD3敲除的小鼠发生骨骼肌萎缩，并且MSTN过表达能通过MAPK信号通路抑制成肌分化抗原基因（MyoD）表达，从而减少肌成纤维细胞的分化。因此，MSTN也存在非SMAD途径的作用机制。Huang等研究发现MSTN通过激活JNK/ERK1/2下调分化相关基因（MyoD、MyoG）的表达，抑制C2C12细胞系的增殖与分化；Philip等报道MSTN通过TAK1-MKK6级联反应激活P38 MAPK信号通路，继而抑制细胞系A204与C2C12增殖；Steelman等则发现MSTN是Wnt信号通路的上游，MSTN通过抑制Wnt4表达减少肌卫星细胞增生。上述研究表明，SMAD3依赖途径与SMAD3非依赖途径的信号通路均参与了MSTN调控骨骼肌生长。

除了MSTN，ActRⅡB受体也能与其他TGF-β家族成员结合限制骨骼肌生长。激活素A，一种由二硫键链接的抑制素βA亚基的二聚体，也是ActRⅡB受体重要的配体。它最早从卵泡液中分离纯化获得，被认为参与调节动物的生殖活动。后续研究发现，它同样存在于血液循环中，并且与MSTN共同维持骨骼肌稳态。Lee等发现敲除编码抑制素βA亚基的基因Inhba的杂合子小鼠表现出骨骼肌质量增加；Liu等报道联合特异性敲除小鼠尾部的MSTN与Inhba基因与单独敲除MSTN基因相比，小鼠局部骨

骼肌质量增加更为明显。Chen等向小鼠胫骨前肌注射腺相关病毒装载一种修饰过的激活素A多肽，用于特异性抑制局部激活素A作用，小鼠表现出胫骨前肌肥大，这种作用在同时给予装载MSTN特异性多肽抑制剂的腺相关病毒后被进一步增强。Latres等发现联合给予小鼠或猴子激活素A与MSTN特异性抗体，与单独给予激活素A或MSTN抗体相比，能更好地提高握力，增加肌肉含量，减轻骨骼肌萎缩，且该方法与给予ActRⅡB受体抑制剂相比不良反应更小。以上研究表明，激活素A与MSTN存在协同作用共同调节骨骼肌生长。

在慢性肾脏病中，多种因素可能参与促进骨骼肌MSTN表达升高，包括低活动量、氧化应激、炎症、尿毒症毒素蓄积、血管紧张素Ⅱ、糖皮质激素、代谢性酸中毒等。已有相关研究对于部分慢性肾脏病动物模型骨骼肌MSTN表达进行探讨。Sun等报道在大鼠部分肾脏切除的模型中，骨骼肌MSTN基因表达较对照组显著升高，在给予2～7天锻炼后下降至正常水平。Enoki等报道5/6肾脏切除的小鼠腓肠肌MSTN表达升高，Akt磷酸化水平下降。该团队进一步在体外研究发现，尿毒症毒素硫酸吲哚酚（IS）可能参与升高肌管MSTN表达；体内研究中长期给予单侧肾脏切除小鼠IS干预，小鼠腓肠肌MSTN表达同样显著升高，提示IS可能是慢性肾脏病骨骼肌MSTN表达升高的重要因素之一，该结果需要在慢性肾脏病患者中进一步验证。部分学者也在慢性肾脏病患者血液与肌肉组织中检测了MSTN表达。Widajanti等报道维持性血液透析患者血清MSTN水平与肌少症的发生呈正相关；Han等发现CKD患者血清高浓度MSTN水平显著增加患者低握力的发生率。Verzola等报道22名拟进行维持性腹膜透析的慢性肾脏病5期患者腹直肌MSTN基因表达较年龄匹配的健康对照组显著升高。上述结果提示CKD患者合成分解代谢失衡可能激活MSTN信号通路，至少部分慢性肾脏病患者骨骼肌局部存在MSTN表达升高。Verzola等也发现慢性肾脏病5期患者肌肉组织IL-6等炎症因子表达也是显著升高，且与MSTN表达是平行的。同时Zhang等在18名慢性肾脏病患者肌肉活检中同样发现包

括 IL-6 在内的炎症因子显著升高，并激活了转录因子 Stat3。Stat3 已被证实能上调 MSTN 表达，并且在慢性肾脏病中表达升高。以上结果提示了炎症可能是慢性肾脏病激活骨骼肌 MSTN 高表达的原因之一。此外，Kopple 等也报道了维持性血液透析患者接受 9 周耐力训练后，股外侧肌 MSTN 表达较前下降 50%，提示慢性肾脏病患者的低活动量对于骨骼肌 MSTN 表达的潜在作用。

慢性肾脏病中 MSTN 诱导骨骼肌萎缩的机制包括增加蛋白质降解、减少蛋白质合成与抑制骨骼肌再生。一方面，MSTN 能够激活泛素蛋白酶体系统、自噬溶酶体系统，促进蛋白质降解。MSTN 与其受体结合后激活转录因子 SMAD2/SMAD3，增加萎缩相关基因的转录并下调肌生成相关基因的表达。同时，MSTN 与受体结合及 SMAD2/SMAD3 激活均能促进肌细胞 Akt 磷酸化，降低 Akt 活性，减少 FoxO 磷酸化，增加 MAFbx 与 MuRF-1 转录，从而激活泛素蛋白酶系统相关的蛋白质降解。MSTN 抑制 Akt/FoxO 信号通路也能激活自噬溶酶体系统。Wang 等报道在 CKD 小鼠模型骨骼肌 MSTN 表达显著上调，且与自噬小体增加、泛素连接酶表达升高相关。另一方面，MSTN 可能通过抑制 mTOR 信号通路减少蛋白质合成。此外，MSTN 可能通过影响 SMAD2/SMAD3 与 MAPK 信号通路下调肌生成相关基因表达，抑制骨骼肌再生。Thoma 等与 Langley 等分别报道了 MSTN 对于肌成纤维细胞增殖与分化的抑制作用；McCroskery 等发现 MSTN 能够负性调控肌卫星细胞增殖与自我更新，上述机制可能共同参与了慢性肾脏病中 MSTN 对于骨骼肌再生的抑制作用。

关于激活素 A 对于慢性肾脏病骨骼肌萎缩的作用目前研究较少。近来 Solagna 等通过单细胞测序技术发现小鼠肾脏纤维化时，骨骼肌局部激活素 A 表达无明显增加，但肾脏的成纤维细胞与球旁器会特异性地分泌激活素 A，激活素 A 蓄积于血浆中，使得血液循环中的激活素 A 浓度升高。循环中的激活素 A 进一步作用于骨骼肌，形成肾脏肌肉循环，参与引起骨骼肌萎缩，给予激活素 A 特异性诱捕抗体干预后能够显著改善骨骼肌萎缩。

综上所述，MSTN 与激活素 A 是骨骼肌重要的负性调控因子，在慢性肾脏病骨骼肌萎缩的发生发展中可能也发挥了重要作用，目前已被认为是潜在的治疗靶点。

（毕 逍）

参考文献

［1］ Baker L A, O'Sullivan T F, Robinson K A, et al. Primary skeletal muscle cells from chronic kidney disease patients retain hallmarks of cachexia in vitro[J]. J Cachexia Sarcopenia Muscle, 2022, 13(2): 1238-1249.

［2］ Zhang L, Wang X H, Wang H, et al. Satellite cell dysfunction and impaired IGF-1 signaling cause CKD-induced muscle atrophy[J]. J Am Soc Nephrol, 2010, 21(3): 419-427.

［3］ Gruner S, Peter D, Weber R, et al. The structures of eIF4E-eIF4G complexes reveal an extended interface to regulate translation initiation[J]. Mol Cell, 2016, 64(3): 467-479.

［4］ Bodine S C, Stitt T N, Gonzalez M, et al. Akt/mTOR pathway is a crucial regulator of skeletal muscle hypertrophy and can prevent muscle atrophy in vivo[J]. Nat Cell Biol, 2001, 3(11): 1014-1019.

［5］ Solagna F, Tezze C, Lindenmeyer M T, et al. Pro-cachectic factors link experimental and human chronic kidney disease to skeletal muscle wasting programs[J]. J Clin Invest, 2021, 131(11): e135821.

［6］ Elkina Y, von Haehling S, Anker S D, et al. The role of myostatin in muscle wasting: an overview[J]. J Cachexia Sarcopenia Muscle, 2011, 2(3): 143-151.

第四节　能量稳态与蛋白质能量消耗

能量稳态是一个涉及食物摄入（能量流入）和能量消耗（能量流出）调节的生物过程，主要依赖于人类的大脑，尤其是下丘脑，通过整合传递能量状态信息的大量生物化学信号来调节并产生饥饿感。

能量稳态是生物能量学的重要组成，个体的能量状态代表着能量摄入及能量消耗的平衡。能量摄入主要通过摄入食物和液体的热量来计算，能量消耗则是机体内部能量的消耗和外功的总和；内部能量消耗主要是静息状态下的代谢和食物的热效应，而外部的能量消耗一般通过个体的体力活动水平来估计。

相较于能量平衡，失衡也是普遍存在的，并且与许多疾病的发病机制相关。正平衡是能量摄入高于能量消耗的总和，导致能量以脂肪和（或）肌肉的形式储存，造成体重增加与肥胖。相反，负平衡是能量摄入低于消耗。这种不平衡，可以导致能量、蛋白质、微量营养素的不足，从而对生长、发育及其他相关的生理过程产生负面影响。

在 CKD 患者中，能量负平衡是普遍存在的一个重要风险因素，它有着复杂的病理生理学机制，接下来，我们将一起讨论 CKD PEW 中静息状态代谢情况及解偶联蛋白与脂联素的代谢紊乱。

一、静息能量消耗

能量消耗由体型、身体成分、食物摄入及体力活动决定，体型和身体成分是静息能量消耗的重要决定因素；其中，大体型需要更高的休息需求，导致更多的能量需求。并且大体型的能量消耗与体重不成比例，所以小体型通常能量消耗相对更多。总能量消耗主要分为三部分，分别为维持或静息能量消耗（resting energy expenditure，REE）、食物消化或饮食诱导的能量消耗（diet-induced energy expenditure，DEE）、活动引起的能量消耗（activity-induced energy expenditure，AEE），其中体力活动引起的能量消耗是总能量消耗中变化最大的部分。

PEW、超重 / 肥胖等营养代谢紊乱在 CKD 患者中十分常见，据报道，PEW 的患病率在 18%～80%，其差异取决于 CKD 的分期（3～5 期）和用于诊断 PEW 的工具，这一患病率高是多因素造成的，能量失衡是主要矛盾。

对于 CKD 患者，准确评估 REE 对于实现能量平衡及预防营养障碍至关重要。间接量热法是确定个人能量需求的黄金标准，它可以通过测量吸入和呼出的气体交换来估计细胞的代谢水平。但在临床中，间接量热法很少使用，在未透析和透析的 CKD 患者中使用间接量热法得到的结果不够准确。而基于人群预测能量的方程，如 Harris-Benedict 方程、Mifflin St Jeor 方程，因为无法解释不同的临床特征，所以计算 REE 方面也不够准确。近期的临床研究开发并验证了几个用于计算 CKD 患者 REE 的方程，都具有相对合理的准确度，并指出了潜在的临床意义。

先前已经有研究评估 CKD 患者的能量消耗，大多数关于这一主题的研究主要集中于静息能量消耗的评估；结论是未透析的 CKD 患者 REE 与健康人相似或偏低，透析患者（血液透析或腹膜透析）的 REE 与健康对照组相似。但在特定代谢条件下，对于 REE 的研究，如控制不佳的糖尿病、甲状旁腺功能亢进及存在炎症的患者，我们得到 REE 有所增加。体力活动造成的能量消耗在 CKD 患者中研究较少，为数不多的调查显示，CKD 患者的 AEE 低于健康的久坐者，这提示我们 CKD 患者可能有久坐的生活方式。不同的 CKD 分期患者，能量代谢也有差异，这可能与年龄、身体成分及体力活动等混杂因素相关，其他的因素如炎症（C 反应蛋白、IL-6）、血清脂肪因子（瘦素、脂联素）水平等也有报道。总之，CKD患者的能量消耗问题还有待研究。

二、解偶联蛋白与PEW

线粒体是细胞能量代谢中重要的调节因子，它的功能紊乱与代谢紊乱相关，包括CKD患者的肥胖、2型糖尿病和PEW。线粒体主要功能是通过氧化磷酸化产生ATP，但线粒体的氧化磷酸化并不能完全产生ATP，饮食中的基础能量（糖类、蛋白质、脂肪）氧化释放的一部分能量会以热量损失，而不是转化成ATP。也有一些能量通过ATP合成之外的途径以热量的形式消散。

质子漏占静息能量消耗的20%～30%，主要被解偶联蛋白（uncoupling proteins，UCP）调节，它对生物体有重大的影响，可导致肥胖或体重减轻，故针对这一过程通过调节REE来治疗肥胖或恶病质的研究也越来越多。解偶联蛋白是线粒体阴离子载体家族的成员之一，在哺乳动物中，共有5种同源物，本章主要讨论UCP与CKD PEW的相关性，特别是在棕色脂肪组织（brown adipose tissue，BAT）中表达较多的UCP1。

（一）UCP1在能量代谢中的作用

人类的脂肪组织是调节全身能量代谢的关键和重要的内分泌器官，主要由脂肪细胞组成，它包括白色脂肪组织（white adipose tissue，WAT）中的白色脂肪细胞和BAT中的棕色脂肪细胞。WAT和BAT有不同的结构和生物学作用，也具有不同的起源和祖细胞。WAT分布于全身，主要在内脏和皮下组织中；而BAT存在与啮齿类动物或人类的颈部、锁骨上、椎旁、纵隔及肾周组织中。WAT是人体的主要能量库，而BAT是通过产热消耗能量。浅褐色脂肪细胞是WAT中的一种，它与棕色脂肪细胞表型相似，静息状态时可以充当白色脂肪细胞，当WAT被刺激时，一部分浅褐色脂肪细胞也可能获得不共享BAT遗传标记的产热表型（即棕色脂肪样表型），这一过程称为褐变。浅褐色脂肪细胞具

有不同于WAT、BAT的基因表达模式，过去人们认为人类的棕色脂肪组织出生之后即迅速消失，但最近的放射诊断技术和组织学方法已经明确成年人体中存在表达UCP1的脂肪组织，这个组织不存在于传统定义的区域，而是分散在白色脂肪组织中。有证据支持UCP1在能量代谢中有重要作用，在白色脂肪库中表达UCP1的转基因小鼠表现出消瘦的表型。此外，UCP1肌肉特异性表达导致能量消耗增加和脂质代谢增加，这与在骨骼肌中UCP1诱导导致全身能量消耗增加及肥胖减少的证据一致。

（二）与褐变及产热相关的分子机制

研究确定UCP1和PRDM16在脂肪组织中有异常表达，UCP1是机体自身进行产热的蛋白质，而PRDM16是为了维持浅褐色脂肪细胞表型的刺激应答，有趣的是，在PRDM16表达较低时，浅褐色脂肪细胞可再次转变为白色脂肪细胞，由此可见褐变是可逆的，PRDM16是其中关键分子。实验室和临床证据表明，肾上腺素能刺激会引发脂肪组织褐变，之后p38丝裂原激活蛋白激酶激活各种转录因子，并刺激过氧化物酶体增殖物激活受体γ共激活因子（proliferator-activated receptor gamma coactivator，PGC）1-α的表达。PGC1-α是驱动褐变的关键因素，它可以刺激线粒体生物合成和UCP1转录。所有PPAR亚型（α、β和γ）都与促进UCP1转录有关。PPAR-α激活与脂质氧化相关的基因转录，触发β氧化，使单房脂肪细胞转变为多房脂肪细胞。如前所述，PRDM16影响褐变过程。PPAR-α刺激PRDM16基因的转录，进而与PGC1-α相互作用，促进脂肪组织褐变。鸢尾素是一种新鉴定到的脂肪因子，也能通过PGC1-α发出信号，增强UCP1的表达刺激脂肪组织褐变，最大限度地提高产热。

（三）疾病相关恶病质中脂肪组织褐变

CKD相关的恶病质是涉及复杂的病理学机制，它能导致脂肪组织和肌肉质量的严重损失。最近的研究表明，在几种恶病质疾病模型中，WAT的褐变先于骨骼肌萎缩，褐变过程可能预示骨骼肌萎缩，

并与癌症小鼠 UCP1 表达增强有关；相应地，在胃肠道癌症患者的皮下脂肪组织中也观察到 UCP1（褐变的标志物）的基因表达增加。这些结果揭示了 WAT 褐变在疾病相关恶病质中的不利影响。因此，抑制 WAT 褐变可能对疾病相关恶病质患者表现出一定的治疗潜力。

甲状旁腺激素相关蛋白（parathyroid-hormone-related protein，PTHrP）能够有效诱导脂肪细胞中 WAT 褐变和能量代谢标志物的基因表达，注射 PTHrP 中和抗体可减轻恶病质和癌症小鼠的骨骼肌萎缩。因此，PTHrP 的中和抗体可能是 CKD 相关恶病质的潜在可行治疗方法。再者，阻断肾上腺素信号传导和中和抗体可能是减少 CKD 患者脂肪组织褐变的合乎逻辑的药理学方法。此外，几种试验试剂（如维生素 D 补充剂、IL-1 受体拮抗剂）也已被证明可以减少 CKD 小鼠的脂肪组织褐变和肌肉萎缩。瘦素是一种脂肪因子，可以直接影响脂肪细胞代谢。此前，Cheung 等报道，瘦素对中枢黑皮质素信号传导的调节是导致 CKD 相关恶病质的重要原因。因此，阻断瘦素活性可能为 CKD 的恶病质提供一种新的治疗策略。最近，同一组研究人员报道说，瘦素受体拮抗剂在 CKD 的遗传模型中减轻了 WAT 褐变和肌肉萎缩。

三、脂联素

脂肪组织被认为是一种生物活性组织，可以通过内分泌、旁分泌和自分泌机制参与信号传导。脂肪因子是由脂肪组织分泌的细胞因子。第一个被发现的脂肪因子是 1994 年的瘦素。从那时起，许多脂肪因子，包括脂联素，逐渐被发现。脂联素是其中最丰富的脂肪因子，它以三种复合物（低分子量三聚体、中等分子量六聚体和高分子量亚型）的形式在血液中循环，也存在于肾脏中，主要分布在动脉内皮和平滑肌细胞及毛细血管内皮。与大多数脂肪因子的促炎特性相反，在健康人群中，脂联素表现出胰岛素增敏、抗炎、抗动脉粥样硬化、心脏保护和抗氧化应激作用。它可以激活 AMP 活化蛋白激酶（AMPK）和 PPAR-α 途径，通过两种主要受体（AdipoR1 和 AdipoR2）增加胰岛素敏感性的作用。同时通过抑制巨噬细胞功能、抑制 NF-κB 途径、干扰内皮黏附分子、诱导抗炎细胞因子的表达达到抗炎的作用。

研究还发现，脂联素的水平与人群的体重指数呈负相关，肥胖受试者的脂联素血浆水平低于消瘦的受试者。此外，体重减轻能够显著增加循环中脂联素的浓度，而且在动物和人类的热量限制期间，循环中脂联素浓度增加，如神经性厌食患者。下面我们将讨论脂联素在 CKD 中的作用。

在过去的 20 年中，许多研究证实脂联素在 CKD 中的作用。尽管终末期肾脏病患者为负代谢状态，但他们的血清脂联素水平也明显高于肾功能正常的受试者。腹膜透析或血液透析患者的血清脂联素比一般人群高约 3 倍，两种透析方式均不能显著去除脂联素。脂联素在 CKD 人群中的代谢失调可能是由于脂肪组织分泌增加、肾脏排泄减少、慢性炎症及 PEW 的影响。而且脂联素水平随着肾功能下降而显著升高。事实上，因为不同的疾病环境和 CKD 患者多样的代谢途径，脂联素的临床作用要更为复杂。与脂联素在一般人群中的有益作用相反，脂联素水平的升高与肾脏疾病的进展有关。这个关联有几种可能的解释，第一，肾功能下降引起尿脂联素的排泄减少，导致血脂联素水平升高，同时高分子量脂联素亚型，一种更具生物活性的成分，更易在 ESRD 中蓄积。第二，脂联素 mRNA 和 AdipoR1 在 ESRD 患者的内脏和皮下脂肪组织中的表达上调造成循环中脂联素水平升高。此外，脂联素受体信号传导中还存在受体后阻滞，表明当肾功能恶化时脂联素的增加可能归因于脂联素的抵抗作用，而不仅仅是肾功能下降的作用。第三，脂联素水平升高可能是一种代偿反应，以抵消慢性炎症和动脉粥样硬化，这两者都是 CKD 患者的临床特征。同时，在早期 CKD 阶段，也同样存在胰岛素抵抗，可能导致脂联素的适应性反应。第四，CKD 中脂联素的增加也可能是机体为减轻肾损伤的生理反应，在人肾小管细胞中，发现脂联素通过抑制 NADPH 氧化酶、NF-κB 活性和粘连蛋白表达来减轻血管紧张素 II 带来的不良影响。同时尽管临床研究表明脂联素与蛋白尿之间的关系具有双相模式，但在进展期的蛋白尿患者中存在正相关。因此，脂联素升高可能是机体预防肾损伤的有益代偿机制。

除此之外，有相互矛盾的证据表明脂联素与肾脏的终点有关。几项研究表明，高脂联素水平可预测 CKD 的心血管不良事件和全因死亡率。而这种关联性在 ESRD 中有所减弱，Dreschler 等在大量血液透析人群中发现脂联素与全因死亡率无关联。也有一部分研究支持高脂联素与血液透析患者的死亡率有关。

总之，最近的研究表明，较高的脂联素水平与较高的 ESRD 风险相关，独立于其他相关变量，包括体重指数和代谢综合征成分。未来的研究还需要阐明脂联素的确切预测效应，特别是在不同的 CKD 个体中。

（Wai Wilson Cheung，尹蒙蒙 译）

请扫二维码
阅读英文原文

参 考 文 献

［ 1 ］ Mifflin M D, St Jeor S T, Hill L A, et al. A new predictive equation for resting energy expenditure in healthy individuals[J]. Am J Clin Nutr, 1990, 51(2): 241−247.

［ 2 ］ Byham-Gary L, Parrott J S, Ho W Y, et al. Development pf a predictive energy equation for maintenance hemodialysis patients: a pilot study[J]. J Ren Nutr, 2014, 24(1): 32−41.

［ 3 ］ Adjeitey C N, Mailloux R J, Dekemp R A, et al. Mitochondrial uncoupling in skeletal muscle by UCP1 augments energy expenditure and glutathione content while mitigating ROS production[J]. Am J Physiol Endocrinol Metab, 2013, 305(3): E405-E415.

［ 4 ］ Bargut T C L, Souza-Mello V, Aguila M B, et al. Browning of white adiose tissue: lessons from experimental models[J]. Horm Mol Biol Clin Invest, 2017, 31(1): 20160051.

［ 5 ］ Petruzzelli M, Schweiger M, Schreiber R, et al. A switch from white to brown fat increases energy expenditure in cancer-associated cachexia[J]. Cell Metab, 2014, 20(3): 433−447.

［ 6 ］ Cheung W W, Cherqui S, Ding W, et al. Muscle wasting and adipose tissue browning in infantile nephropathic cystinosis[J]. J Cachexia Sarcopenia Muscle, 2016, 7(2): 152−164.

［ 7 ］ Cheung W W, Ding W, Hoffman H M, et al. Vitamin D ameliorates adipose browning in chronic kidney disease cachexia[J]. Sci Reports, 2020, 10(1): 14175.

［ 8 ］ Kir S, Komaba H, Garcia A P, et al. PTH/PTHrP receptor mediates cachexia in models of kidney failure and cancer[J]. Cell Metab, 2016, 23(2): 315−323.

［ 9 ］ Jorsal A, Tarnow L, Frystyk J, et al. Serum adiponectin predicts all-cause mortality and end stage renal disease in patients with type I diabetes and diabetic nephropathy[J]. Kidney International, 2008, 74(5): 649−654.

［10］ Zoccali C, Mallamaci F, Tripepi G, et al. Adiponectin, metabolic risk factors, and cardiovascular events among patients with end-stage renal disease[J]. Journal of the American Society of Nephrology: JASN, 2002, 13(1): 134−141.

第五节　蛋白质降解通路异常活化与蛋白质代谢调控

一、泛素蛋白酶系统与半胱氨酸蛋白酶 3

泛素蛋白酶系统（ubiquitin-proteasome system，UPS）是骨骼肌蛋白质降解的主要途径之一，参与调控信号通路、细胞结构、能量代谢、蛋白质翻译等，从而维持骨骼肌稳态。UPS 系统由上百个蛋白质组成，通过泛素激活酶（E1）、泛素结合酶（E2）、泛素连接酶（E3）介导的蛋白质翻译后泛素化控制蛋白质降解。泛素激活酶 E1 以 ATP 依赖方式激活泛素，并将泛素转移给泛素结合酶 E2。泛素通过泛素结合酶 E2、泛素连接酶 E3 相互作用以异肽键形式与目的蛋白连接。该过程会重复数次，使底物蛋白串联至少 4 个泛素序列，这些泛素序列连接部位通常为赖氨酸 48（K48）。泛素标记的蛋白质底物最终被蛋白酶体 26S 识别并降解。E3 泛素连接酶目前被认为在骨骼肌萎缩的蛋白质代谢过程中发挥核心作用，根据结构与功能被分为三个家族。第一个家族包含 28 个成员，它们的 C 端与 E6 相关的蛋白质 C 端区域同源（HECT），该序列对于 HECT E3 连接酶接受 E2 结合酶的泛素并转移给底物蛋白是必需的，且与 HECT E3 连接酶的降解活性相关。HECT E3 连接酶的 N 端区域则负责识别底物蛋白。第二个家族包含了约 90% 的 E3 连接酶，被称为环指形蛋白。环区域定义为含有 8 个半胱氨酸和（或）组氨酸残基及 4 个锌原子，使得该类 E3 泛素连接酶能够与 E2 泛素结合酶相互作用。含有环结构域的 E3 泛素连接酶不与泛素结合，但能够作为平台使 E2 泛素结合酶将泛素转移给底物蛋白。在多蛋白 E3 泛素连接酶复合物，也称为包含 cullin 的 E3 泛素连接酶（cullin-containing RING Ligase E3，CRL）中，多种蛋白含有参与蛋白相互作用的序列如 F-box 结构域，这些序列对于 CRLs 识别底物是必不可少的。第三个家族是兼有 HECT 结构域和环结构域的 E3 连接酶。它含有两个环结构域，一个结构域结合 E2 泛素结合酶，另一个与泛素结合并把它转移给底物蛋白。多种 E3 连接酶参与调节肌肉质量及功能。肌肉特异性环指蛋白 1（muscle-specific RING finger protein 1，MuRF1），也被称为 TRIM63，属于环类 E3 连接酶，是肌萎缩基因的主要成员之一。在分解代谢条件下，MuRF1 负责调控肌肉萎缩的发生发展；多种肌萎缩条件下 MuRF1 基因表达显著上调。MuRF1 敲除能够改善小鼠失神经、后肢悬吊、糖皮质激素、氨基酸剥夺、急性肾损伤等引起的骨骼肌萎缩，维持肌肉质量与结构。当骨骼肌处于分解代谢时，MuRF1 负责使粗细肌丝协同分离，从而降解其中的主要蛋白质如肌球重链蛋白、α 肌动蛋白、肌钙蛋白 I、肌联蛋白等。多聚 E3 连接酶 MAFbx 是肌萎缩基因家族另一主要成员，在肌肉萎缩的发生发展过程中发挥关键作用。在几乎所有的分解代谢条件下，MAFbx 与 MuRF1 表达均显著升高，不过不同于 MuRF1 降解的目标直接为粗细肌丝蛋白，MAFbx 作用的靶目标是促进合成代谢的细胞因子，如肌分化因子（MyoD）、肌细胞生成素（myogenin）或者真核翻译起始因子 3F（eIF3f）。三元基序蛋白（tripartite motif containing 32，Trim 32）是一种多组织表达、多功能的 E3 泛素连接酶，参与细胞分化、肿瘤抑制、肌肉再生等多种生理过程。Trim32 能够直接作用于细胞骨架及肌原纤维。下调 Trim32 表达能够减少禁食引起的细胞骨架蛋白降解，减轻小鼠后肢肌肉萎缩。下调骨骼肌 Trim32 也能够使 PI3K/Akt/FoxO 信号通路上调，增加葡萄糖摄取，促进肌纤维生长。在贝克肌营养不良与杜氏肌营养不良患者中也同样发现肌肉 Trim32 表达升高。近来有研究报道，Trim32 与骨骼肌自噬激活相关。ULK1、p62 均是 Trim32 的底物蛋白，Trim32 通过泛素化调节 ULK1、p62 活性，从而促进自噬的发生。Trim32 在其他疾病引起的骨骼肌萎缩中的作用有待进一步研究。神经元表达下调基因 9（neural precursor cell expressed developmentally down-regulated protein，NEDD4）是含 HECT 结构域的 E3 连接酶。在失神经性骨骼肌萎缩与去负荷骨骼肌萎缩中，肌肉 NEDD4 表达显著增加。骨骼肌特异性敲除 NEED4 能够改善小鼠失神经性骨骼肌萎缩。但是，禁食或者糖尿病引起的骨骼肌萎缩中肌肉 NEDD4 表达无显著变化。在慢性肾脏病引起的骨骼肌萎缩中 NEDD4 所起作用目前尚不清楚，有待进一步探讨。肿瘤坏死因子受体相关因子 6（TNF receptor-associated factor 6，TRAF6）是接头蛋白 TRAF 家族的一员，具有 E3 泛素连接酶活性，主要促进泛素序列的相互连接。在失神经性、饥饿及肿瘤恶病质引起的骨骼肌萎缩中显著升高。骨骼肌特异性敲除 TRAF6 能够减轻小鼠失神经性骨骼肌萎缩，这可能是由于 TRAF6 敲除后 MAFbx、MuRF1 表达下调，以及 NF-κB、JNK、p38 信号通路受到抑制。此外，抑制 TRAF6 能够改善肿瘤恶病质引起的骨骼肌萎缩。因此，TRAF6 在其他疾病引起的骨骼肌萎缩中的作用值得进一步研究。WWP1 是一种含 HECT 结构域的 E3 泛素连接酶，它的错义突变能够引起骨骼肌萎缩。WWP1 也能够以转录因子 *KLF15* 为底物蛋白，通过泛素化促进其降解。糖皮质激素干预骨骼肌细胞后细胞 KLF15 基因表达升高，并引起 E3 泛素连接酶 MuRF1 与 MAFbx 表达升高。外源性升高肌管及胫骨前肌 KLF15 表达能够引起肌纤维萎缩。在糖尿病小鼠中，骨骼肌 KLF15 蛋白质表达同样升高，且与肌肉组织 MAFbx、MuRF1 表达升高是平行的；骨骼肌特异性敲除 KLF15 改善了糖尿病引起的骨骼肌萎缩。该研究中同样证实 WWP1 是目标 KLF15 的重要 E3 泛素连接酶。体内体外研究敲除 WWP1 均引起 MAFbx、MuRF1 表达升高及肌肉萎缩。因此，WWP1 可能存在对于骨骼肌萎缩蛋白质降解途径潜在的调控作用。此外，部分 E3 泛素连接酶参与调控蛋白质合成途径。不同组织中存在不同的 E3 连接酶以 IRS1 作为底物蛋

白。在骨骼肌中，Casitas B 系淋巴瘤原癌基因-b（Casitas B-lineage lymphoma-b，CBL-B）是一种含环状结构域的 E3 连接酶。它能降解 IRS-1，抑制 IGF-1 下游信号通路，抑制去负荷条件下骨骼肌增生的信号通路。敲除 CBL-B 能够部分改善去负荷引起的小鼠骨骼肌萎缩。上述结果提示了 CBL-B 在骨骼肌萎缩过程中的潜在作用。FBXO40 是含有 F-box 结构域的骨骼肌特异性 E3 泛素连接酶。体外研究及体内研究均发现，IRS1 激活后，IGF1 受体使 IRS1 磷酸化，随后 FBXO40 使 IRS1 泛素化并最终被 26S 蛋白酶体降解。肢带型肌营养不良患者肌肉 FBXO40 表达下调，而失神经性骨骼肌萎缩及慢性肾脏病骨骼肌萎缩小鼠模型中骨骼肌 FBXO40 表达均显著上调。但在饥饿引起的骨骼肌萎缩中骨骼肌 FBXO40 表达无明显变化。同时，体外敲减 FBXO40 后肌管直径增加 20%～50%；小鼠敲除 FBXO40 引起生长阶段骨骼肌肥大，生长阶段骨骼肌生长与 IGF-1 信号通路高度激活相关。上述结果提示了 FBXO40 可能存在通过抑制 IGF-1 信号通路减少蛋白质合成引起骨骼肌萎缩的潜在作用。

氧化应激、炎症因子、糖皮质激素等多种因素能够激活骨骼肌的蛋白质降解途径，尤其是 MuRF1 与 MAFbx 上调。由于骨骼肌是由有丝分裂期后的细胞组成，这些细胞易受蓄积的活性氧影响，且骨骼肌耗氧量占机体耗氧量的大部分，因此骨骼肌对于氧化应激损伤尤为敏感。氧化应激与 TNF-α、IL-1 等炎症因子主要通过激活 p38 MPAK 与 NF-κB 信号通路调控 MuRF1 与 MAFbx 表达。P38 MAPK 信号通路参与调控细胞周期、重塑细胞骨架等细胞生理过程；同时，p38 MAPK 信号通路也被证实能够触发骨骼肌分解代谢及萎缩。TNF-α、IL-1、过氧化氢引起的骨骼肌肌管萎缩通过激活 p38 MAPK 信号通路上调 MuRF1 与 MAFbx 表达，抑制 p38 MAPK 信号通路能够抑制 MAFbx 表达，提示 p38 MAPK 能够特异性调节 MAFbx 表达。NF-κB 是与 B 细胞免疫球蛋白 κ 链启动子结合的核转录因子。它在骨骼肌萎缩中的作用与其调控 MuRF1 表达相关。骨骼肌 NF-κB 信号通路被激活后通过上调 MuRF1 表达加速蛋白质降解，从而

引起骨骼肌萎缩。通过药物干预或者基因编辑抑制NF-κB与MuRF1信号通路能够显著改善骨骼肌萎缩。而且，骨骼肌特异性敲除MuRF1能够显著减轻NF-κB激活引起的肌肉丢失。上述结果提示了NF-κB通过转录途径激活MuRF1是NF-κB引起骨骼肌萎缩的关键步骤。

在慢性肾脏病中，骨骼肌蛋白质代谢主要受蛋白质降解增加影响。泛素蛋白酶体的不同组成成分，包括骨骼肌特异性E3泛素连接酶，已被证明参与了慢性肾脏病引起的骨骼肌萎缩。慢性肾衰竭大鼠骨骼肌蛋白酶体的亚基C3、C9与泛素表达较对照组显著增加，抑制蛋白酶体活性能够改善慢性肾衰竭引起的骨骼肌蛋白质降解增加。进行5/6肾脏切除的大鼠腓肠肌显著萎缩，且肌肉MuRF1与MAFbx表达均显著升高；特异性敲除骨骼肌转录因子FoxO1后，慢性肾脏病引起的骨骼肌萎缩明显改善，且肌肉MuRF1与MAFbx表达较对照组显著下调。部分研究报道，慢性肾脏病中骨骼肌UPS系统激活与胰岛素抵抗、代谢性酸中毒、过多血管紧张素Ⅱ蓄积、炎症等因素引起的IGF-1/PI3K/Akt信号通路阻滞相关。如前所述，IGF-1/PI3K/Akt信号通路通过激活mTOR复合物促进蛋白质合成，同时灭活转录因子FoxO1抑制骨骼肌蛋白质降解。IGF-1/PI3K/Akt信号通路存在缺陷时，FoxO转录因子被激活并发生核转录，引起MuRF1、MAFbx等肌萎缩相关基因表达升高。另外，MSTN信号通路在慢性肾脏病中被激活并负性调控骨骼肌质量。MSTN与其受体结合并激活转录因子SMAD2/SMAD3，通过直接提高下游MuRF1、MAFbx等肌萎缩相关基因表达，以及降低Akt活性影响IGF-1/PI3K/Akt信号通路间接增加MuRF1、MAFbx，激活UPS系统促进骨骼肌蛋白质降解。上述研究提示了慢性肾脏病引起的骨骼肌萎缩中骨骼肌特异性E3泛素连接酶MuRF1、MAFbx是UPS系统介导骨骼肌蛋白质降解的重要成员及SMAD2/SMAD3、FoxO1等转录因子对于MuRF1、MAFbx表达的调控作用。此外，Liu等报道一种新的核磷酸酶，羧基端小结构域磷酸酶4（small C-terminal domain phosphatase 4，SCP4）在慢性肾脏病骨骼肌组织中表达升高；SCP4通过抑制FoxO1出核，使核内FoxO1积聚，从而引起MuRF1、MAFbx表达持续升高，导致慢性肾脏病骨骼肌萎缩。尽管动物模型中已证实骨骼肌特异性E3泛素连接酶参与了慢性肾脏病引起的骨骼肌萎缩，但在不同病因引起的慢性肾脏病患者中关于E3泛素连接酶所起的作用仍值得进一步研究。

尽管研究表明UPS系统激活引起蛋白质降解增加是慢性肾脏病骨骼肌萎缩的重要原因，但是也有研究指出UPS能够快速降解肌动蛋白与肌球蛋白，却不能降解肌动球蛋白复合物、肌原纤维等更大、更复杂的结构，因此推测可能有其他成员参与了肌动球蛋白复合物等结构的解离，与UPS系统形成协同作用促进骨骼肌蛋白质降解。半胱氨酸蛋白酶3（caspase-3）通常被认为是凋亡过程中的执行蛋白。在内源性凋亡途径或者外源性凋亡途径激活的情况下，启动的半胱氨酸蛋白酶，如caspase-8或caspase-9，通过酶解作用将caspase-3前体剪切为激活形式。在非骨骼肌细胞中，caspase-3激活常引起程序性细胞死亡；然而，在多细胞融合的骨骼肌纤维中，caspase-3的激活常引起萎缩相关的病理生理过程。在慢性肾脏病及其他萎缩相关的疾病中，激活的caspase-3能够发挥蛋白水解酶作用改变细胞内蛋白质功能。caspase-3剪切26s蛋白酶体亚基rpt2与rpt6，改变其构象，使蛋白酶体的蛋白质水解位点能够插入额外的蛋白质底物，从而加强26s蛋白酶体复合物活性。在分解代谢条件下，上述caspase-3的生物学作用呈现正反馈效应，加速了蛋白质降解。因此，caspase-3可能增强慢性肾脏病中26s蛋白酶体引起的骨骼肌蛋白质降解，与泛素蛋白酶体系统形成协同作用。另外，caspase-3通过蛋白质水解作用裂解骨骼肌肌动球蛋白复合物中的肌动蛋白，促进肌节解离，加速骨骼肌蛋白质降解。Du等发现在分解代谢条件下，caspase-3激活是肌动球蛋白复合物分解并进一步被UPS降解的起始步骤。这个促蛋白质降解的起始步骤能够产生特征性的产物——14 000肌动蛋白片段。在髋关节置换、血液透析、烧伤等分解代谢增加的患者中，14 000肌动蛋白片段常显著升高。这些结果也提示 14 000 肌动蛋白片段可能是诊断骨骼肌消耗患者的潜在标志物。Hu 等研究发现，一种内源性 caspase 抑制剂——X 染色体连锁的凋亡抑制蛋白（X-chromosome-linked inhibitor of apoptosis protein，XIAP）能够通过多种途径抑制慢性肾脏病骨骼肌萎缩引起的蛋白质降解。CKD 小鼠过表达人源性 XIAP 后，蛋白质降解、蛋白酶体糜蛋白酶样活性及 caspase-3 介导的肌动蛋白降解均较对照组减少，同时 MuRF1、MAFbx 表达也较对照组显著降低。

综上所述，泛素蛋白酶体激活引起的蛋白质降解是慢性肾脏病骨骼肌消耗发生发展的重要机制之一，炎症因子、氧化应激、代谢性酸中毒等多种因素能够激活 UPS 系统加速蛋白质降解。此外，caspase-3 激活是肌动球蛋白降解的必要步骤，它与 UPS 存在协同作用共同促进蛋白质降解。

二、自噬溶酶体系统

自噬是细胞分解蛋白质、维持自身稳态的重要生理过程。它由自噬溶酶体系统介导，负责降解及回收长期存在的蛋白与细胞器，如线粒体、滑面内质网等。自噬开始时，细胞质目标处形成双层膜结构的自噬小体，随后自噬小体扩张并吞噬目标蛋白或者细胞器，形成成熟的自噬小体。成熟的自噬小体与溶酶体融合进一步形成自噬溶酶体。目标蛋白或者细胞器在自噬溶酶体中被降解，产物释放进入细胞液。正常情况下，骨骼肌组织自噬通常处于低活性状态。然而，在病理状态如氧化应激、失神经、禁食、内质网应激、缺氧、感染等条件下，骨骼肌组织自噬活性显著升高，引起蛋白质降解；尤其当营养缺乏时，骨骼肌是所有器官中自噬流活性最高的。叉头转录因子（forkhead box，FoxO）是关键的调控骨骼肌自噬分子机制的调节性转录因子。FoxO3 调控一些必要的自噬基因的表达，包括 Bnip3、Gabarap、LC3、Atg12 等。Bnip3 通过激发自噬小体的形成促进 FoxO3 诱导的自噬。MSTN 也能够通过抑制 Akt-FoxO 信号传导，激活自噬溶酶体系统引起的蛋白质降解。在氧化应激情况下，p38 MAPK 信号通路能够调控部分自噬相关基因的

表达。此外，表观遗传因素或者基因因素也能够影响自噬相关基因表达，从而调控自噬活性。自噬相关基因与溶酶体相关基因的组蛋白乙酰化修饰及单核苷酸多态性改变能够激活自噬溶酶体系统并引起骨骼肌萎缩。在分解代谢条件下，转录依赖程序对于维持自噬流活性非常重要。由于自噬相关蛋白在自噬小体形成时会与目标蛋白或细胞器一同被吞噬，随后在自噬溶酶体中被降解，因此需要转录依赖程序不断补充自噬相关蛋白，维持自噬流活性。通过转录调节的自噬相关基因包括所有自噬受体（p62、Nbr1、OPTN、Bnip3、Parkin 等）与 Atg8 家族成员（LC3.Gabarap 等）。自噬溶酶体系统分为巨自噬、分子伴侣介导的自噬和微自噬。目前只有巨自噬被发现参与骨骼肌萎缩。巨自噬活性在骨骼肌快肌纤维（Ⅱ型纤维）与慢肌纤维（Ⅰ型纤维）中均能够显著升高。Parkin、PINK1、Bnip3 与 Bnip3L 能够调节一种组织特异性自噬（线粒体自噬），后者被认为与骨骼肌萎缩是相关的。

骨骼肌的自噬溶酶体系统与泛素蛋白酶系统并不是完全互相独立的，它们存在相互影响。骨骼肌大部分泛素酶作用于靶蛋白多肽序列的特定位点，从而决定目标蛋白最终被蛋白酶体降解还是选择性自噬。目标位点为赖氨酸 11、赖氨酸 29、赖氨酸 48 时，靶蛋白转运至蛋白酶体；而目标位点为赖氨酸 63 时，靶蛋白转向至自噬溶酶体系统被选择性自噬。因此，E3 泛素连接酶按作用位点能够被分为导向蛋白酶体如 MuRF-1、MAFbx 等，以及促进选择性自噬如 Parkin 等。同时，目标蛋白的泛素化程度也与其结局相关。根据报道，单泛素化的靶目标常被溶酶体降解，而多聚泛素化的靶目标常被蛋白酶体降解。E3 泛素连接酶 TRAF6 是骨骼肌重要的自噬溶酶体系统与泛素蛋白酶系统转换节点。TRAF6 使目标蛋白赖氨酸 63 发生多聚泛素化，随后该位点的泛素化与 p62 相互作用并被自噬溶酶体系统识别。TRAF6 对于部分泛素蛋白酶系统与自噬溶酶体系统的核心成员的表达、激活都是必要的，前者包括 MuRF-1、MAFbx 等，后者包括 LC3、Beclin-1 等。因此，在失神经性与恶病质等骨骼肌蛋白质降解增加的情况下，TRAF6 缺失可能有助

于通过双重机制改善骨骼肌萎缩。除了 TRAF6，p62 也是泛素蛋白酶系统与自噬溶酶体之间的桥梁，是确保两者之间互相转换的重要蛋白。由于 p62 的复杂结构，p62 可能在同一时间产生不同的作用。P62 的 N 端 PB1 结构域能够与赖氨酸 48 泛素化的蛋白质相互作用，促进该蛋白被蛋白酶体降解；而它的另外两个结构域，LC3 相互作用结构域（LC3-interacting region，LIR）与 C 端泛素结合结构域（ubiquitin-binding domains，UBD）均与促进蛋白质被溶酶体降解相关。LIR 能够与自噬小体核心膜蛋白 LC3B 相互作用；而 UBD 与赖氨酸 63 泛素化的蛋白质相互作用，促进该蛋白被溶酶体降解。在特定应激条件下如饥饿时，由于缺乏能量，泛素蛋白酶系统无法运行，泛素蛋白酶系统促进 p62 的第 405 位丝氨酸与第 409 位丝氨酸磷酸化，磷酸化的 p62 与 Keap-1 相互作用，使得积聚的泛素化蛋白质被自噬溶酶体系统降解。由此，p62 介导泛素蛋白酶系统与自噬溶酶体之间的转换。

骨骼肌自噬活性受到营养、胰岛素、糖皮质激素、氧化应激、炎症因子等多种因素影响。骨骼肌是维持葡萄糖稳态重要的组织之一。当血糖升高后，胰岛素从胰岛细胞中释放，与骨骼肌的胰岛素受体结合，激活 PI3K/Akt 信号通路及下游的 mTOR 激酶。mTOR 激酶通过使 ULK1 第 757 位丝氨酸磷酸化抑制自噬活性。因此，当葡萄糖缺乏时 Akt/mTOR 轴被下调，ULK1 不再受到抑制，导致自噬活性升高。葡萄糖缺乏同样能引起 AMPK 介导的 ULK1 第 317 位与第 777 位丝氨酸磷酸化，从而激活 ULK1。此外，AMPK 也能通过使 FoxO 不同位点丝氨酸、苏氨酸磷酸化激活 FoxO。FoxOs 能够调控自噬各个阶段的数个基因表达，包括自噬启动（ULK1/2、SESN3）、自噬体成核（Beclin1、Atg14）、自噬体膜延伸与闭合（LC3、Atg4、Atg5、Atg12）。因此，当骨骼肌出现胰岛素抵抗时，葡萄糖摄取减少，mTOR 激酶活性下降，AMPK 与 FoxO 被激活，引起自噬活性升高，导致蛋白质降解增加。

骨骼肌是人体蛋白质的储备池。氨基酸不仅用于 ATP 产生，也是合成葡萄糖、脂肪、核酸的原料。因此，在分解代谢条件下，血液氨基酸浓度依靠骨骼肌蛋白质降解维持。当蛋白质摄入不足时，部分信号通路通过影响 mTOR 复合物 1（mTORC1）引起骨骼肌蛋白质降解。骨骼肌中存在多种受体能够感受氨基酸水平并调节 mTORC1 活性。SESN 是亮氨酸感受器，通过两种机制调控 mTOR 信号通路。第一，当亮氨酸水平下降时，SESN 激活 AMPK 使结节性硬化复合物（tuberous sclerosis complex，TSC）磷酸化。TSC 是 GTP 酶驱动蛋白，通过促进 Rheb-GTP 转化为 Rheb-GDP 抑制 Rheb 活性。Rheb-GTP 能够正向调节 mTORC1，因此 TSC 激活后通过促进 Rheb-GTP 转化抑制 mTOR 活性。第二，亮氨酸缺乏时，SESN 抑制 GATOR2 复合物；后者通常抑制 GAPTOR1 复合物对于 mTOR 的负调控作用。当亮氨酸浓度较高时，SESN 对 GATOR2 的抑制作用减弱，GATOR2 活性升高并抑制 GAPTOR1，引起 mTOR 激活抑制自噬。此外，细胞内还有精氨酸、S-腺苷甲硫氨酸感受器，均能够影响 mTOR 活性。当氨基酸不足引起 mTOR 抑制时，ULK1 被激活并引起自噬活性持续升高，导致骨骼肌萎缩。糖皮质激素是应激条件下人体分泌的重要激素，能够激活骨骼肌蛋白质降解。糖皮质激素与其受体结合后，促进受体形成二聚体并入核。随后，糖皮质激素受体二聚体激活蛋白质降解与胰岛素抵抗相关基因的转录，包括 FoxOs、MuRF1、MSTN 等。同时，糖皮质激素受体激活 TSC1/2 复合物，抑制 mTOR 并激活骨骼肌自噬。

线粒体是负责供给能量、维持氧化应激水平的重要细胞器，在骨骼肌中含量丰富。多种疾病可引起骨骼肌线粒体障碍、线粒体膜通透性增加，导致骨骼肌细胞氧化应激水平升高，激活 AMPK，促进 FoxOs 表达并抑制 mTOR 活性，从而激活骨骼肌自噬发生，引起蛋白质降解。持续的自噬引起线粒体数量及线粒体酶减少，ATP 产生更依赖于糖酵解作用。除了线粒体，炎症状态也是骨骼肌细胞自噬持续激活的重要原因之一。炎症因子能够激活 NF-κB 信号通路，上调 Beclin 1 基因表达。升高的炎症因子也能引起骨骼肌胰岛素抵抗，激活 FoxO 信号通路，导致 Atg5、Beclin 1、LC3 等自噬相关基因表达升高。

慢性肾脏病中，微炎症状态、氧化应激、线粒体功能障碍、蛋白质摄入不足、胰岛素抵抗等多种因素能够激活骨骼肌自噬溶酶体系统。IGF-1/PI3K/Akt 信号通路缺陷也能够引起 FoxO 去抑制化，FoxO 活性升高并激活下游信号通路。Su 等发现慢性肾脏病小鼠骨骼肌自噬相关蛋白、自噬小体生成及自噬小体介导的降解均明显增加；低频电刺激能够抑制骨骼肌自噬，改善线粒体功能，减轻慢性肾脏病引起的骨骼肌萎缩。Aniort 等发现血液透析患者与早期肺癌患者骨骼肌自噬溶酶体系统较对照组显著激活，且自噬可能是血液透析患者与早期肺癌患者发生骨骼肌萎缩的共同机制。Zhang 等报道慢性肾脏病患者骨骼肌 BNIP3、LC3、p62、PINK1、Parkin 表达均较对照组显著升高，且骨骼肌 FoxO3 信号通路被激活，mTOR 受到抑制，提示慢性肾脏病患者骨骼肌自噬与线粒体自噬均被激活，可能与 FoxO3 及 mTOR 调控相关。Wang 等报道慢性肾脏病小鼠骨骼肌 MSTN 表达升高，且与自噬小体生成增加相关。然而，上述结果无法证明自噬激活能够直接引起骨骼肌纤维蛋白质降解。Zhang 等报道

慢性肾脏病大鼠骨骼肌一种非经典的钙蛋白酶，钙蛋白酶 6（CAPN6）通过与 mTORC1 相互作用维持 mTOR 稳定性，抑制自噬活性，但它在慢性肾脏病引起的骨骼肌萎缩中的作用尚不清楚。Hu 等报道异黄酮能够通过抑制 AMPK 与 FoxO3 信号通路降低骨骼肌自噬活性，改善慢性肾脏病大鼠骨骼肌萎缩。Wang 等报道白术内酯Ⅲ可能通过抑制氧化应激水平升高激活的 PI3K/Akt/mTOR 信号通路，降低自噬活性，减轻慢性肾脏病大鼠骨骼肌萎缩。Zhang 等发现高浓度磷可能通过激活肌管自噬引起肌管萎缩，敲除 ATG5 基因抑制自噬能够改善高磷引起的肌管萎缩。以上研究提示慢性肾脏病模型骨骼肌自噬活性均显著升高，mTOR 与 FoxO3 信号通路可能参与调节骨骼肌自噬活性，以自噬为干预靶点改善慢性肾脏病引起的骨骼肌萎缩可能是潜在的治疗思路。

综上所述，自噬是骨骼肌萎缩发展过程中引起蛋白质降解的重要机制之一，多种病理生理因素可能参与调控激活自噬，通过调控自噬活性减少骨骼肌蛋白质降解可能有助于改善慢性肾脏病引起的骨骼肌萎缩。

（毕　逍）

参 考 文 献

［1］ Liu X, Yu R, Sun L, et al. The nuclear phosphatase SCP4 regulates FoxO transcription factors during muscle wasting in chronic kidney disease[J]. Kidney Int, 2017, 92(2): 336−348.

［2］ Hu J, Du J, Zhang L, et al. XIAP reduces muscle proteolysis induced by CKD[J]. J Am Soc Nephrol, 2010, 21(7): 1174−1183.

［3］ Du J, Wang X, Miereles C, et al. Activation of caspase-3 is an initial step triggering accelerated muscle proteolysis in catabolic conditions[J]. J Clin Invest, 2004, 113(1): 115−123.

［4］ Wang X H, Mitch W E, Price S R. Pathophysiological mechanisms leading to muscle loss in chronic kidney diseases[J]. Nat Rev Nephrol, 2022, 18(3): 138−152.

［5］ Aniort J, Stella A, Philipponnet C, et al. Muscle wasting in patients with end-stage renal disease or early-stage lung cancer: common mechanisms at work[J]. J Cachexia Sarcopenia Muscle, 2019, 10(2): 323−337.

［6］ Zhang Y Y, Gu L J, Huang J, et al. CKD autophagy activation and skeletal muscle atrophy-a preliminary study of mitophagy and inflammation[J]. Eur J Clin Nutr, 2019, 73(6): 950−960.

第六节　肠道菌群与蛋白质能量消耗

蛋白质能量消耗（PEW）在慢性肾脏病（CKD）患者中很常见，与 CKD 生活质量下降和死亡率增加有关。PEW 是一种复杂的综合征，其中炎症和尿毒症毒素是导致其发生的两个主要因素。肠道菌群失调在其中起着重要作用，充当这两个因素与 PEW 之间的纽带。此外，肠道菌群还可以通过多种途径影响 PEW，如通过菌群导致的蛋白质和激素变化介导对食欲的影响，或通过肠肌轴影响骨骼肌。更好地了解肠道菌群与宿主之间复杂的相互关系可能有助于解释肠道变化如何影响身体的远处器官和系统，并可以开发针对肠道菌群的新策略，以改善 CKD 的营养和临床结局。

一、尿毒症的肠道改变

肠道是一个具有多种功能的器官，除了营养吸收，还通过机械、免疫和生态防御屏障防止炎症和抗原性物质进入体内。此外，肠道是复杂的微生物群的宿主，是许多有害代谢物的来源。人体肠道包含体内大部分的微生物量，有数万亿个共生细菌，是宿主细胞的 10 倍和宿主基因库的 150 倍。肠道菌群的组成因年龄、地域、健康状况、生活方式和遗传学等诸多因素而异；然而，它在健康个体中相对稳定，并表现出某些与健康相关的特征，尤其是当它主要为厚壁菌门、拟杆菌门、放线菌门和变形菌门时。但是当这些微生物之间的平衡发生改变，导致肠道菌群失调时，它可能会导致多种疾病的发生和发展，这些疾病不仅会影响肠道，还会影响远处的器官和系统。

现已确定，CKD 患者表现出肠道菌群的改变，主要是蛋白质水解的细菌总数增加。与健康个体相比，患者的 α 多样性（物种丰富度）较低，厚壁菌门和放线菌门的细菌相对丰度也较低，而变形菌门则有所增加。肠球菌和梭状芽孢杆菌属在 CKD 中含量丰富，而普雷沃菌属、粪球菌属、巨单胞菌属、萨特菌属、肠杆菌属、氨基酸球菌属、多菌属和罗斯菌属在健康个体中含量更高。当根据酶特性对细菌家族进行分类时，CKD 患者在脲酶、尿酸酶、色氨酸酶（吲哚形成酶）和羟苯乙酸脱羧酶（对甲酚形成酶）家族中的丰度更高，以及与健康对照相比，磷酸转丁酰酶和丁酸激酶（形成丁酸的酶）减少。然而，后续研究表明，透析患者的肠道菌群与具有相似饮食特征的健康家庭接触者的肠道菌群没有差异，提示并不总是性别、年龄、合并症、饮食摄入、环境条件和遗传方面等因素影响 CKD 患者的肠道菌群。

在尿毒症中，氮废物浓度增加、纤维摄入减少、存在营养不良／吸收不良和便秘，以及药物使用，是与肠道细菌过度生长和生态失调相关的一些最常见因素。重要的是，由于多种合并症，CKD 患者的服药负担很高，CKD 中长期使用一些常用药物可能会改变肠道微生物群：① 磷酸盐结合剂影响肠道环境，增加胃肠道症状，并可能与有害分子（磷酸盐除外）结合，如对甲酚、内毒素、晚期糖基化终产物、胆汁酸和草酸盐，但也可能与有益分子结合，如维生素 K、叶酸和短链脂肪酸（short chain fatty acids，SCFA），从而改变营养吸收和肠道菌群；② 抗生素导致肠道菌群显著受损，细菌多样性下降，不同类群丧失，抗生素的不当使用或过度使用会增加抗生素耐药性感染、上皮屏障破坏和代谢紊乱发展的风险和免疫疾病；③ 口服铁剂会促进生态失调，从而减少形成 SCFA 的细菌并增加蛋白质水解细菌，此外，高铁负荷会促进沙门菌、志贺菌、弯曲杆菌或柠檬酸杆菌等致病菌的复制和毒力。此外，管腔铁负荷诱导活性氧的产生，引起氧化应激和肠道上皮损伤。所有上述机制都有利于增加尿毒症毒素的产生、包括脂多糖（lipopolysaccharide，LPS）在内的细菌化合物的易位，以及 SCFA 合成减少。

细菌过度生长、交感神经活动的增加、氮废物的积累，以及应激和肠道炎症性疾病的存在，都会通过破坏顶侧结合复合物和降低上皮细胞的存活率来破坏肠壁完整性。通过多种机制破坏细胞顶端结合可能会增加肠道通透性，导致"肠漏"，从而使细菌易位。当尿素到达肠腔时，它被含脲酶的细菌代谢成铵，铵随后水解成腐蚀性氢氧化铵，侵蚀上皮壁。后者刺激炎症性白细胞的流入，引发顶端结合跨细胞蛋白（闭合蛋白 occludin 和 连接蛋白 claudin）的收缩和内吞作用，导致局部产生细胞因子。细菌易位导致局部和全身炎症。一旦进入循环，细菌内毒素加入 LPS 蛋白结合位点，形成复

合蛋白，与锚定在 CD14 上的 toll 样受体 4 中的髓样分化因子-2 相互作用，从而刺激核因子 κB（NF-κB），这反过来会导致炎症细胞因子如肿瘤坏死因子-α（TNF-α）和 IL-1β 的产生和释放增加。内毒素还通过促进单核细胞募集、将巨噬细胞转化为泡沫细胞和激活凝血活性来介导内皮损伤。图 4-3 总结了与尿毒症肠道相关的特点。

二、尿毒症毒素在 CKD PEW 中的作用

在 CKD 患者中，高浓度的尿素和氮废物通过肠液到达肠道，以及与吸收不良和（或）肠水肿导致的更高生物利用度的氨基酸和肽，刺激蛋白质水解细菌过度生长，进而增加尿毒症毒素的产生。此外，因为富含钾和磷的食物，如水果、纤维含量高

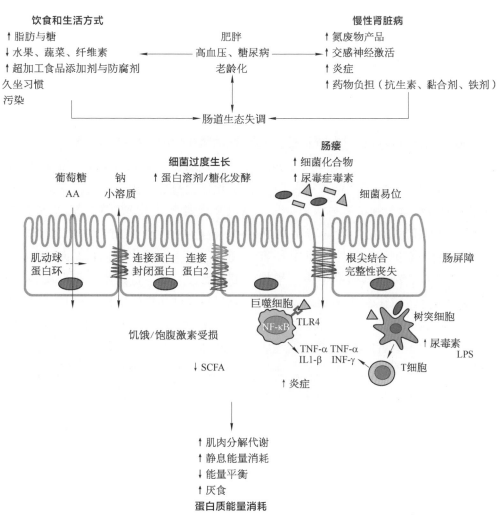

图 4-3　促进 CKD 患者肠道菌群失调和蛋白质能量消耗发生因素之间的复杂相互作用

的蔬菜和豆类经常受到限制，CKD 患者的可发酵糖类摄入量低，从而减少糖分解细菌的发酵，减少短链脂肪酸的产生。

越来越多的证据表明，肠道菌群和骨骼肌（大小、组成和功能）之间存在特殊的交互网络，特别是在衰老和癌症恶病质环境中，即所谓的肠肌轴。在 CKD 患者中，肠道细菌代谢产生尿毒症毒素，如硫酸对甲酚（p-cresyl sulfate，PCS）、硫酸吲哚酚（indoxyl sulfate，IS）、苯乙酸、吲哚 -3- 乙酸（indole-3-acetic acid，IAA）、马尿酸（hippuric acid，HA）和三甲胺促进局部和全身促炎活性，并与心血管疾病和 CKD 的进展有关。肠道衍生的尿毒症毒素和细菌内毒素不论是否有它们众所周知的炎症作用，因为它们影响骨骼肌肉，所以可能会促进 PEW 的发展。一项病例对照研究显示，在血液透析（hemodialysis，HD）患者中，用 SGA 评估的 PEW 与肠道微生态失调有关。尽管如此，肠道菌群失调的这种影响尚未得到充分探索。

在大鼠中，应用源自酪氨酸和苯丙氨酸的细菌降解的 PCS 会促进胰岛素抵抗，以及脂肪的损失和再分布；值得注意的是，身体成分的变化包括白色脂肪的减少、肝脏异位脂质含量和肌肉脂肪浸润的增加，也与运动障碍有关。在同一项研究中，PCS 减少了人类脂肪细胞的脂肪生成并增加了脂肪分解，影响脂肪量的分解代谢作用。

IS 是一种源自细菌色氨酸代谢的芳香族化合物。在 CKD 小鼠模型中，IS 在骨骼肌中积累并通过抑制蛋白质合成、细胞增殖和活力、增加氧化应激和炎症、损害线粒体功能和加速氨基酸降解来促进肌肉损失和萎缩。此外，腹膜透析（peritoneal dialysis，PD）患者的血清 IS 浓度与肌肉量减少有关，在透析 2 年后进一步减少。在一项体外研究中，成肌细胞用不同的肠源性尿毒症毒素处理：IS 和较小程度的 IAA 显著抑制细胞增殖，但只有 IS 以剂量依赖性方式增加氧化应激，并且 IS 也增加炎症，以及增加参与负调控肌肉萎缩的肌肉生长因子 - 肌肉生长抑制素和人肌萎缩蛋白 Fbox-1。

肠道细菌代谢物也被认为是影响年轻和年长健康成年人肌肉功能和机体表现的因素；氢化肉桂酸盐、肉桂酰甘氨酸、吲哚丙酸盐和 HA 与下肢肌肉质量呈负相关，肌肉功能和身体表现的指标。HA 是一种有毒溶质，源自芳香族化合物（如芳香族氨基酸）苯甲酸防腐剂，以及污染物（如甲苯或多酚）的细菌降解，会抑制肌肉细胞对葡萄糖的利用，从而可能增加 CKD 患者的肌肉无力。它具有争议的作用，因为来自膳食抗氧化多酚的高水平 HA，如儿茶素（绿茶和红茶）或绿原酸（咖啡）通过促进肌原性分化和肌纤维再生对肌肉代谢和表现有积极影响。不同的饮食来源、肠道生态失调，以及与尿毒症宿主环境的相互作用可能导致观察到的差异。

就多胺而言，它们是肠道中蛋白质发酵的代谢产物，是正常细胞增殖和分化所必需的；在肌肉细胞中，多胺的调节与损伤后肌肉的肥大和恢复有关，多胺平衡的改变可导致肌肉代谢和生长失调。在 CKD 患者中，与肾功能正常的受试者相比，腐胺水平较高，而亚精胺和精胺水平较低。此外，亚精胺和精胺降解成丙烯醛的情况有所增加，丙烯醛是一种有毒化合物，它对成肌分化有抑制作用，并在动物模型中诱导肌肉萎缩。

最后，内毒素或 LPS（细菌外膜的一种磷脂）会增加全身性炎症，从而诱发肌肉和脂肪分解代谢以及代谢紊乱（胰岛素抵抗）。外周和中枢神经系统炎症作用也介导 LPS 诱导的肌肉分解代谢。LPS 可能通过不同的作用机制促进肌肉萎缩；最公认的机制涉及泛素 - 蛋白酶体和自噬 - 溶酶体通路的激活，以及胰岛素样生长因子 1 的下调。

最近，已经表明肠道感染可能激活 NLRP3 炎症小体刺激先天性和适应性免疫反应，这反过来可能通过半胱氨酸蛋白酶 -1 激活增加肌肉萎缩和消瘦。此外，炎性体信号传导可能与某些肾脏疾病的高滤过有关。

三、肠道菌群与食欲和营养摄入

导致 CKD 患者 PEW 进一步恶化的厌食原因包括一系列因素，例如，由残余肾功能丧失导致的尿毒症溶质滞留、炎症、透析过程的影响、饮食限制、味觉异常、抑郁、胃肠道症状、合并症、药物负担，以及饥饿感激素调节的改变。肠道菌群可能在饱腹感控制中发挥重要作用。在接受不同食物获取和运动干预的健康大鼠中，乳酸菌和双歧杆菌属与瘦素呈正相关，与生长素释放肽水平呈负相关，这表明肠道微生物群的调节机制可能影响食物能量的吸收和体重。然而，在疾病状态下，肠道菌群和饱腹感介质如胃饥饿素有不同的作用；在多囊卵巢综合征患者中，生长素释放肽水平与拟杆菌属、埃希菌/志贺菌和布劳菌等慢性炎症相关革兰阴性菌呈负相关，与参与维持肠道完整性的阿克曼菌呈正相关。另一方面，血清瘦素，一种对抗激素生长素释放肽，随着肾功能的下降而增加，加剧了厌食作用。尽管如此，关于肠道微生物群改变对瘦素和不同形式的生长素释放肽水平，以及CKD患者食欲的影响的研究还很缺乏。

此外，有人提出微生物来源的蛋白质可能对饱腹感控制有直接影响。施用大肠埃希菌衍生蛋白酪蛋白水解蛋白酶，通过激活黑皮质素4受体的神经元中枢效应和刺激产生饱腹感的肠激素如胰高血糖素样肽-1（glucagon-like peptide-1 receptors agonists，GLP-1）和YY肽。CKD患者，包括接受PD治疗的患者，表现出胆囊收缩素和YY肽增加，导致早饱和营养摄入减少。因此，PD患者中观察到的大量革兰阴性菌（变形菌）可能会导致食欲异常增加。

以支链氨基酸水平低为特征的氨基酸失衡与尿毒症的厌食模式有关；血清素的产生随着脑脊液中色氨酸的可用性增加而增加，从而抑制食欲；炎症和代谢性酸中毒会加剧这种现象。色氨酸的可用性和宿主细菌（饮食、药物）之间的相互作用可能会改变血清素平衡；肠道微生物群可能通过增加色氨酸降解（色氨酸酶）合成色氨酸（色氨酸合酶）或直接从色氨酸中重新产生血清素来影响血清素的可用性。广泛的细菌家族参与血清素的生物合成，包括双歧杆菌、链球菌、埃希菌、肠球菌、乳球菌、乳杆菌和梭菌。

另外，SCFA通过刺激肠道GLP-1和YY肽并

在肥胖的情况下减少生长素释放肽释放而具有厌食作用，然而，似乎只有高剂量和急性剂量的纤维或SCFA才会产生食欲抑制作用。在CKD中，炎症和尿毒症毒素潴留是公认的PEW原因，它们会诱发厌食、减少营养摄入、增加静息能量消耗，以及肌肉和脂肪分解代谢。在预防PEW方面，SCFA的抗炎作用可能比抑制食欲和能量消耗的作用更重要，但这需要进一步研究。

四、肠道菌群干预对 CKD PEW 的作用

通过营养和生活方式干预来改变肠道菌群在CKD中似乎很有希望。对癌症恶病质、肥胖和衰老环境的研究表明，通过运动或饮食方式改变肠道菌群——包括含有益生元、益生菌和合生元或后生元（即来自活细菌的特定产物，如丁酸盐）的营养补充剂–可能会改善肌肉萎缩；然而，这些研究主要是在动物模型中进行的，迄今为止，临床试验很少。暂时没有涉及CKD患者的临床试验评估肠道菌群改变对PEW结果的影响。益生菌、益生元和合生元已在CKD患者中作为减少炎症和尿毒症毒素的策略进行了研究；然而，证据有限，结果存在争议。一项荟萃分析研究了肠道菌群与肌少症的关系。纳入6项临床研究，共招募了676名老年人（72.8±5.6岁，57.8%为女性），而4项研究关注244名年轻人（29.7±7.8岁，55.4%为女性）。四项观察性研究显示了肠道菌群和肌肉之间的联系。在六项研究中，益生菌、益生元、合生元、发酵乳、热量限制和运动对肌肉质量、功能和肠道微生物群的影响不一致。通过细菌耗竭、粪便移植和各种补充剂改变肠道微生物群被证明会直接影响肌肉表型。益生菌、益生元、短链脂肪酸和细菌产品是增强肌肉质量和体能的潜在新疗法。乳酸杆菌和双歧杆菌菌株恢复了与年龄相关的肌肉损失。微生物组调节肌肉的潜在机制主要包括蛋白质、能量、脂质和葡萄糖代谢、炎症水平、神经肌肉接头和线粒体功能。因此，肠道微生物群在衰老过程且肌肉减少中的作用是一个关键领域，需要进一步研究才能转化为患者。一些研究分析了与PEW综合征相关

的营养状况参数。在一项评估益生菌对糖尿病 HD 患者血糖控制和氧化应激影响的临床试验中，通过主观的整体评估发现在 12 周内服用嗜酸乳杆菌、干酪乳杆菌和双歧杆菌的混合物可显著改善营养状况。摄入 40 g 可发酵糖类（菊糖和马铃薯淀粉）的混合物 5 周，显著增加卡路里和蛋白质摄入量，以及 CKD 患者的体重。在 HD 患者中，与安慰剂组相比，服用抗性淀粉（16 g/d）会增加卡路里和脂肪的摄入量。在 PD 患者中，给予益生菌混合物（长双歧杆菌、保加利亚乳杆菌和嗜热链球菌）两个月可增加肥胖参数，如中臂周长和三头肌皮褶，以及血清白蛋白。服用共生产品（菊粉＋嗜酸乳杆菌和乳双歧杆菌）2 个月后，HD 患者胃肠道症状的频率和严重程度显著降低，并且 PEW 有改善的趋势（通过主观全面评估）。

五、小 结

肠道菌群紊乱可能诱导 CKD 患者发生 PEW。CKD 患者肠道微生态失调和 PEW 之间的相互作用是复杂的，涉及许多相互关联的因素，如炎症、尿毒症毒素滞留和激素异常。现有证据表明，肠道菌群与 PEW 的关键因素之间存在双向对话，如能量平衡、食欲、营养摄入和肌肉代谢等。有许多与微生态失调有关的肠源化合物可能影响 CKD PEW 的进展。总之，这些发现表明，调控肠道微生物的干预措施可能是改善 CKD 患者营养状况从而改善临床结果的有效策略。在这个尚未探索的领域，有必要进行进一步的研究。

（肖 婧）

参 考 文 献

[1] Carrero J J, Stenvinkel P, Cuppari L, et al. Etiology of the protein-energy wasting syndrome in chronic kidney disease: a consensus statement from the International Society of Renal Nutrition and Metabolism (ISRNM)[J]. J Ren Nutr, 2013, 23(2): 77−90.

[2] Xu K-Y, Xia G-H, Lu J-Q, et al. Impaired renal function and dysbiosis of gut microbiota contribute to increased trimethylamine-N-oxide in chronic kidney disease patients[J]. Sci Rep, 2017, 7(1): 1445.

[3] Wong J, Piceno Y M, DeSantis T Z, et al. Expansion of urease-and uricase-containing, indole-and p-cresol-forming and contraction of short-chain fatty acid-producing intestinal microbiota in ESRD[J]. Am J Nephrol, 2014, 39(3): 230−237.

[4] Lau W L, Kalantar-Zadeh K, Vaziri N D. The Gut as a Source of Inflammation in Chronic Kidney Disease[J]. Nephron, 2015, 130(2): 92−98.

[5] Ramezani A, Massy Z A, Meijers B, et al. Role of the gut microbiome in uremia: a potential therapeutic target[J]. Am J Kidney Dis, 2016, 67(3): 483−498.

[6] Martín-Del-Campo F, Avesani C M, Stenvinkel P, et al. Gut microbiota disturbances and protein-energy wasting in chronic kidney disease: a narrative review[J]. J Nephrol, 2023, 36(3): 873−883.

[7] Hu C, Zhang Y, Bi X, et al. Correlation between serum trimethylamine-N-oxide concentration and protein energy wasting in patients on maintenance hemodialysis[J]. Ren Fail, 2022, 44(1): 1669−1676.

[8] Lin T Y, Hung S C. Association of subjective global assessment of nutritional status with gut microbiota in hemodialysis patients: a case-control study[J]. Nephrol Dial Transplant, 2021, 36(6): 1104−1111.

[9] Liu C, Cheung W-H, Li J, et al. Understanding the gut microbiota and sarcopenia: a systematic review[J]. J Cachexia Sarcopenia Muscle, 2021, 12(6): 1393−1407.

第七节　线粒体功能障碍与蛋白质能量消耗

线粒体完整性下降及其功能损害是在年龄相关性衰老和疾病引起的衰老过程中组织耗损的重要原因，而肌肉组织尤其受影响。肌肉蛋白质稳态的破坏、ATP 生成减少、肌细胞相关因子表达异常与骨骼肌衰老并存。在衰老组织中，线粒体片段化或异常增大，同时伴随着线粒体融合蛋白（Mfn 和 Opa）和分裂蛋白（Drp）的低表达。线粒体自噬是一种控制线粒体质量的细胞机制，但线粒体自噬相关基因表达在衰弱发育过程中也存在失调。线粒体功能障碍似乎是衰老相关虚弱的决定因素。虚弱的老年人骨骼肌线粒体密度减少，通常存在线粒体功能和生物合成障碍，导致肌肉萎缩，体力不佳，并伴有慢性疲劳。在老年人中，线粒体含量和效率降低都与较慢的行走速度有关。

慢性肾脏病（CKD）是一种分解代谢紊乱性疾病，可能通过几种途径破坏线粒体能量代谢。几种尿毒症毒素，如硫酸吲哚酚、L-犬尿氨酸、犬尿烯酸、吲哚-3-乙酸和对甲酚硫酸盐等，可对线粒体代谢产生不利影响并增强胰岛素抵抗。尿毒症毒素刺激从 C57BL/6N 小鼠骨骼肌中分离的线粒体后，导致电子传递体系缺陷，其特点是复合物Ⅲ、Ⅳ的活性降低，以及生成更多的过氧化氢。尿毒症毒素也会损害对药物和毒素代谢至关重要的葡萄糖醛酸基转移酶，这些损伤的积累可导致线粒体氧化磷酸化体系受损。CKD 也可能加剧从无氧代谢到有氧代谢的障碍。小鼠 5/6 肾切除模型显示线粒体三羧酸循环的关键酶丙酮酸脱氢酶活性失活。此外，代谢性酸中毒的程度可能无法通过血清碳酸氢盐浓度准确地反映，也被认为是通过糖皮质激素依赖性机制促进胰岛素抵抗、蛋白质降解和增强 ATP 依赖的蛋白质水解途径。线粒体功能障碍激活蛋白质水解系统可能在肌肉萎缩的整个过程中发挥重要作用。调节线粒体的生物合成可以减轻肌肉萎缩。线粒体功能障碍将凋亡诱导因子和细胞色素 c 释放到细胞质中，导致 caspase-3 的激活。裂解的 caspase-3 促进肌动蛋白/肌球蛋白分解，诱导肌细胞核凋亡。线粒体分裂破坏细胞内能量稳态，减少 ATP 的产生，激活 AMPK。AMPK 的激活上调自噬特异性蛋白的表达，从而启动自噬，最终导致骨骼肌萎缩。因此，线粒体功能障碍可通过多种方式诱导 CKD 骨骼肌萎缩。

线粒体是正常骨骼肌功能不可或缺的组成部分，当功能失调时，线粒体能量产生受损，导致骨骼肌萎缩。线粒体作为一种动态细胞器，易受各种因素损害，包括尿毒症毒素和氧化应激。线粒体分裂融合的动态结构变化在生理和病理状态下均可发生。晚期 CKD 的成年患者肌肉线粒体形态超微结构发生改变，表现为肌肉线粒体体积密度降低和线粒体嵴肿胀。在病理状态下，受损的线粒体通过线粒体自噬被消除。在 CKD 中，线粒体分裂与肌肉萎缩及骨骼肌中自噬的标志物增加有关。维持性血液透析患者的骨骼肌电镜显示线粒体碎片增加，线粒体体积减小，线粒体分裂增加。因此，这些线粒体动力学改变可能是分离受损线粒体的一种适应不良的反应，而不是一种代偿机制。然而，最近来自 CKD 小鼠模型的数据发现，线粒体数量缺失时存在线粒体受损。需要体外研究进一步明确：线粒体能量学和线粒体动力学分裂增加是否反映了病理生理或代偿性的变化。肌肉线粒体丰度、结构和动力学的改变提示线粒体功能障碍是 CKD 骨骼肌功能障碍的潜在机制。有研究表明，全血线粒体 DNA（mtDNA）拷贝数减少与 CKD 患者总体较高的全因死亡率和一般人群的虚弱相关，这提示了线粒体丰度减少与不良健康结局之间的联系。事实上，骨骼肌 mtDNA 拷贝数也随着 CKD 进展而下降，并可能对肌肉氧化能力产生不利影响。

肾脏疾病的严重程度与腿部肌肉线粒体功能障碍相关，并与步行任务中身体耐力差相关。使用 ^{31}P 磁共振波谱来评估线粒体功能，以确定 CKD 患者和血液透析患者的磷酸肌酸恢复时间常数。在该研究中，磷酸肌酸恢复动力学更快（时间常数更短）表明线粒体功能更好。与对照组相比，CKD 患者的磷酸肌酸恢复时间延长。线粒体功能障碍与身体表现不佳、肌肉间脂肪组织增加，以及炎症和氧化应激标志物增加有关。该研究还发现，与对照组相比，血液透析患者骨骼肌中的 DRP-1（线粒体分裂的标志物）表达上调。运动使肌肉中转录共激活因子 PGC-1α 活性增加。PGC-1α 通过调节葡萄糖和脂肪酸的利用、线粒体的生物合成和氧化代谢来影响能量平衡。这些过程在骨骼肌萎缩的患者和动物中表现为负性改变，提示 PGC-1α 参与了肌肉质量的调节。PGC-1α 在骨骼肌中过表达通过诱导代谢重编程，改善了肾脏线粒体功能障碍，提高 ATP 水平，并减少了叶酸诱导的小鼠肾脏纤维化。这些反应是由鸢尾素——一种依赖于 PGC-1α 的肌动蛋白所介导，并且可以减轻肌肉萎缩。在原代培养的肾小管细胞中加入去鸢尾素血清可抑制细胞的耗氧量，而给患有叶酸肾病的小鼠注射重组鸢尾素可减轻肾脏损伤和纤维化，并改善肾功能。鸢尾素被认为通过抑制 TGF-β 受体发挥作用。值得注意的是，在体外培养的肌管中加入鸢尾素逆转了糖皮质激素诱导的蛋白酶体活性和 FOXO 转录因子激活增加，同时改善了 IGF1 信号。因此，运动对骨骼肌和肾脏的有益影响在一定程度上是通过 PGC-1α 及其诱导鸢尾素表达来实现的。

线粒体是控制细胞代谢的能量动力源。PGC-1α 在透析患者中表达较低，新近的研究显示，sirtuins（SIRT）激活剂，如白藜芦醇，可以改善糖尿病大鼠的代谢障碍和肌肉萎缩。在尿毒症中，推测 sirtuins 通过刺激耐力通路，激活 PGC-1α，促进线粒体生物合成。最近一项研究表明，SRT2104，一种合成的 SIRT1 小分子激活剂，可以减缓哺乳动物的衰老并维持骨骼和肌肉数量。由于 SIRT 蛋白能够抑制转录因子 FoxO1 和 FoxO3 的活性，激活 SIRT 成为预防肌肉萎缩和恶病质的新方法。

（袁杨刚）

参 考 文 献

[1] Koppe L, Pillon N J, Vella R E, et al. p-Cresyl sulfate promotes insulin resistance associated with CKD[J]. J Am Soc Nephrol, 2013, 24(1): 88−99.

[2] Tamaki M, Miyashita K, Wakino S, et al. Chronic kidney disease reduces muscle mitochondria and exercise endurance and its exacerbation by dietary protein through inactivation of pyruvate dehydrogenase[J]. Kidney Int, 2014, 85(6): 1330−1339.

[3] Bhargava P, Schnellmann R G. Mitochondrial energetics in the kidney[J]. Nat Rev Nephrol, 2017, 13(10): 629−646.

[4] Gamboa J L, Roshanravan B, Towse T, et al. Skeletal muscle mitochondrial dysfunction is present in patients with CKD before initiation of maintenance hemodialysis[J]. Clin J Am Soc Nephrol, 2020, 15(7): 926−936.

[5] Peng H, Wang Q Q, Lou T Q, et al. Myokine mediated muscle-kidney crosstalk suppresses metabolic reprogramming and fibrosis in damaged kidneys[J]. Nat Commun, 2017, 8(1): 1493.

[6] Lee D, Goldberg A L. SIRT1 protein, by blocking the activities of transcription factors FoxO1 and FoxO3, inhibits muscle atrophy and promotes muscle growth[J]. J Biol Chem, 2013, 288(42): 30515−30526.

第八节 炎症小体与蛋白质能量消耗

慢性炎症与骨骼肌萎缩、肌肉力量丧失和功能障碍有关，是 CKD PEW 的危险因素。越来越多的研究支持慢性炎症是维持骨骼肌稳态，并最终导致骨骼肌萎缩的关键调节因子，可能成为今后治疗 CKD PEW 的潜在靶点。

炎症小体（inflammasome）是机体固有免疫反应的重要组成，对于病原体或受损细胞的清除至关重要。炎症小体由传感器、适配器 ASC（apoptosis-associated speck-like protein containing a CARD）和效应蛋白半胱氨酸天冬氨酸蛋白酶（cysteinyl aspartate specific proteinase，caspase）-1 组成。传感器为结合蛋白，包括含有核苷酸结合域富亮氨酸重复序列（nucleotide-binding domain leucine-rich repeat，NLR），如 NLRP1、NLRP3、NLRC4、NLRC5、NLRP6 或 NLRP7，或 HIN-200 蛋白，AIM2（absent in melanoma 2）和 pyrin 结构域（PYD），不同的炎症小体根据传感器的不同进行命名。特定刺激被传感器识别后，与 ASC 结合，在细胞核周围形成 1 个 ASC 斑点结构，随后促进 pro-caspase-1 聚集，水解激活效应蛋白 caspase-1。迄今为止，NLRP3 炎症小体是研究最为深入的炎症小体。已明确多种刺激可以激活 NLRP3 炎症小体，被激活后 NLRP3 炎症小体活化 caspase-1，后者切割白细胞介素（IL）-1β 和 IL-18 的前体，产生成熟的细胞因子，诱导炎症反应和细胞焦亡。

炎症小体是把双刃剑，在病原体感染时，炎症小体的激活有利于机体防御，然而持续性的过度激活可能会引起组织损伤或坏死，参与多种疾病的发生，如糖尿病、痛风、败血症和自身免疫性疾病等。近年来的研究表明，NLRP3 炎症小体在调节骨骼肌功能中发挥至关重要作用，例如，在 Dysferlin 肌病中 NLRP3 炎症小体表达上调，在衰老引起的肌肉减少症动物模型的肌肉组织中 NLRP3 表达增高。而抑制炎症小体可以改善脓毒症导致的肌肉萎缩，保护衰老相关肌肉减少症，减轻杜氏肌营养不良。与野生型相比，衰老的 NLRP3 基因敲除小鼠骨骼肌显示间质肌内膜和肌周间隙变宽，胶原纤维浸润较少，凋亡细胞核比例下降。体外试验也进一步证实，抑制 NLRP3 炎症小体可以减轻炎症和肌管细胞萎缩，延缓骨骼肌萎缩的进展。本章总结了近年来炎症小体参与骨骼肌萎缩发病机制的主要进展。

已知 NLRP3 炎症小体的激活剂非常广泛。NLRP3 炎症小体的激活可以通过两个信号：① NF-κB 依赖的 NLRP3 炎症小体激活；② 危险相关分子模式（danger-associated molecular pattern，DAMP），如活性氧簇（reactive oxygen spices，ROS）、胆固醇结晶、尿酸结晶、脂毒性神经酰胺等内源性代谢产物。此外，细胞碎片、错误折叠的蛋白质等都可以通过 DAMP 途径激活 NLRP3 炎症小体。

一、PEW 时炎症小体激活的机制

（一）线粒体氧化应激

众所周知，线粒体功能障碍导致氧化应激，产生过多的活性氧簇（reactive oxygen spices，ROS），后者有助于炎症小体的激活。体外培养的肌管细胞中，NLRP3 炎症小体和线粒体存在共定位，NLRP3 抑制剂可阻断 LPS 刺激诱导的线粒体 ROS 产生增加和线粒体碎片化，说明两者之间存在结构和功能联系。线粒体自噬受损导致异常的线粒体不能被回收，进而产生更多的 ROS，导致 NF-κB 活性增加，通过 NF-κB 依赖的蛋白泛素化和蛋白酶体降解刺激炎症因子分泌。与野生型相比，*NLRP3* 基因敲除小鼠的衰老骨骼肌线粒体损伤核多泡体形成减少，说明抑制 NLRP3 炎症小体可以改善线粒体功能。

（二）自噬

自噬是肌肉蛋白降解主要的两条途径之一，最终导致肌肉萎缩。基础状态下的自噬负向调节 NLRP3 炎性小体活性，进而抑制 IL-1β 的分泌。但相反，ROS 诱导的自噬则正向调节 IL-1β 的产生。肌肉减少症时自噬减弱，在衰老的小鼠肌肉中的线粒体自噬相关蛋白 BCL2 相互作用蛋白 3（BNIP3）下调，进而激活 NLRP3 炎症小体，促进骨骼肌萎缩的发生，说明线粒体自噬激活炎症小体，进而导致骨骼肌萎缩。

（三）细胞因子

IL-6 是炎症小体促进炎症反应的中介。在体外培养的骨骼肌来源的成纤维细胞中，IL-6 刺激后 NLRP3 炎症小体活性增加，CCL7、CXCL1 分泌增加，进而驱动促炎症单核细胞浸润。此外，IL-6 刺激后线粒体代谢受损，ATP 产生减少，α 平滑肌肌动蛋白（α-smooth muscle actin）表达增高。

胰岛素样生长因子 1（IGF-1）对维持肌肉完整性和肌肉再生非常重要。IL-1α、IL-6 和 TNF 可以抑制 IGF-1 介导的合成代谢，IL-6 减少 IGF-1 和 IGF 结合蛋白 3 的产生。在一项临床观察研究中发现，IL-6 水平升高和 IGF-1 水平下降都与肌肉力量和爆发力减弱相关，两者有协同关系，可以有效地预测致残和死亡的发生。

（四）胰岛素抵抗

骨骼肌是胰岛素刺激葡萄糖吸收的主要效应器官，胰岛素抵抗可有诱导持续性炎症，导致肌肉减少症。NLRP3 可通过磷酸化失活抑制胰岛素信号级联，促进胰岛素抵抗。在糖耐量异常的大鼠骨骼肌组织中 NLRP3 表达增高，骨骼肌中脂滴相关蛋白 perilipin 2 过表达激活了 NLRP3，增加了 caspase-1 和 IL-1β 的水平，抑制了胰岛素诱导的葡萄糖摄取，降低了胰岛素受体底物 IRS-1 的表达。NLRP3 基因敲除可预防胰岛素抵抗，提高运动能力。

（五）能量代谢

骨骼肌的特点是高代谢能力，产生能量涉及两个过程：糖酵解和氧化代谢。McBride M. 等利用 NLRP3 基因敲除小鼠模型，发现老年 NLRP3$^{-/-}$ 小鼠（24 周）较同龄野生型小鼠相比，骨骼肌萎缩（表现为肌肉质量减少，IIB 和 IIA 型肌肉纤维变小）有所改善，肌肉力量和耐力增加，而不与系统炎症因子水平相关。老年骨骼肌中 caspase-1 活性增加，GAPDH 酶活性下降，GAPDH 糖酵解减少，而 NLRP3 基因敲除可改善这些情况。说明 NLRP3 炎症小体参与衰老相关的肌肉糖酵解潜能降低。老年的 NLRP3 基因敲除小鼠模型体内腓肠肌乳酸吸收比下降，与野生型小鼠相似。

（六）肌肉萎缩相关基因

炎症小体激活刺激的促炎细胞因子可以与肌肉细胞受体结合，促进肌肉组织的萎缩。IL-1β 是肌肉纤维大小的关键调节因子，可诱导特定泛素 E3 连接酶表达上调，如 atrogin1 或 MuRF1，这两者被广泛认为是肌肉萎缩的主要调节因子，促进肌肉萎缩。

二、肾损伤合并肌肉减少症与炎症小体

（一）急性肾损伤

在脓毒症引起的急性肾损伤（acute kidney injury，AKI）中，也存在肌肉减少和肌肉无力。在炎症诱导骨骼肌损伤模型中，即脂多糖（lipopolysaccharide，LPS）刺激 C2C12 成肌细胞后，NLRP3 表达增加，凋亡相关蛋白表达增加，IL-1β 分泌和活性氧增多。

（二）慢性肾脏病

慢性肾脏病（chronic kidney disease，CKD）时，血管紧张素 II（Ang II）水平升高，直接导致骨骼肌萎缩。Liu Y 等发现 Ang II 上调 NLRP3 表达增加，并导致线粒体功能障碍和骨骼肌萎缩，NLRP3 敲低或 NLRP3 基因敲除小鼠，线粒体靶向抗氧化剂 Mito-TEMPO 或 PPAR-γ 激动剂可拮抗骨骼肌萎缩，说明 PPAR-γ/MtD/NLRP3 炎症小体轴参与了 CKD

PEW 的发病机制。

三、小　结

炎症小体的激活参与了 CKD PEW 的发生发展，抑制炎症小体激活，通过维持线粒体稳态和抑制 ROS 释放，调节抗炎和促炎平衡可能会成为今后治疗 CKD PEW 的一个新的潜在靶点。

（李雪竹）

［1］Arioz B I, Tarakcioglu E, Olcum M, et al. The role of melatonin on NLRP3 inflammasome activation in diseases[J]. Antioxidants (Basel), 2021, 10(7): 1020.

［2］McBride M J, Foley K P, D'Souza D M, et al. The NLRP3 inflammasome contributes to sarcopenia and lower muscle glycolytic potential in old mice[J]. Am J Physiol Endocrinol Metab, 2017, 313(2): e222-e232.

［3］Eggelbusch M, Shi A, Broeksma B C, et al. The NLRP3 inflammasome contributes to inflammation-induced morphological and metabolic alterations in skeletal muscle[J]. J Cachexia Sarcopenia Muscle, 2022, 13(6): 3048-3061.

［4］Zhou R, Yazdi A S, Menu P, et al. A role for mitochondria in NLRP3 inflammasome activation[J]. Nature, 2011, 469(7329): 221-225.

［5］Liu Y, Bi X, Zhang Y, et al. Mitochondrial dysfunction/NLRP3 inflammasome axis contributes to angiotensin II-induced skeletal muscle wasting via PPAR-γ[J]. Lab Invest, 2020, 100(5): 712-726.

［6］Liu Y, Perumal E, Bi X, et al. Potential mechanisms of uremic muscle wasting and the protective role of the mitochondria-targeted antioxidant Mito-TEMPO[J]. Int Urol Nephrol, 2020, 52(8): 1551-1561.

第九节 尿毒症毒素与蛋白质能量消耗

尿毒症毒素（uremic toxins，UT）随着肾功能的下降在体内蓄积，分为3类：① 小分子毒素：相对分子质量 <500，为水溶性，如肌酐、尿素氮、1-甲基胍、三甲基胺氧化物（trimethylamine N-Oxide，TMAO）、同型半胱氨酸及草酸盐等；② 中分子毒素：相对分子质量 500～10 000，如甲状旁腺激素（PTH）、胱抑素C、肿瘤坏死因子-α 等；③ 蛋白质结合型毒素（protein-bound uremic toxins，PBUT）：相对分子质量 >10 000，包括硫酸吲哚酚（indoxyl sulphate，IS）、硫酸对甲酚（p-cresyl sulfate，PCS）、吲哚乙酸（indole acetic acid）、马尿酸（hippuric acid）、犬尿酸（kynurenic acid）及 3-羧基-4-甲基-5-丙基-2-呋喃丙酸（CMPF）等。UT 对机体产生很多影响，与 CKD 的多种并发症有关，如心血管事件、脑血管疾病、肾功能恶化、肾性骨营养不良、神经系统病变和死亡率增加。

蛋白质能量消耗（protein energy wasting，PEW）是 CKD 患者的常见并发症，50% 的 ESRD 患者会出现 PEW，是多种因素造成的人体蛋白质质量和能量物质储备损失，营养和代谢的紊乱，与死亡率密切相关，是预后不良的重要预测因素。PEW 的发生机制复杂，至今尚未完全清楚，目前研究认为与蛋白质和能量摄入不足、分解代谢增加、慢性炎症、代谢性酸中毒、激素代谢紊乱、活动度下降、血液透析等有关。研究显示，随着肾功能的逐步恶化，PEW 的发生率逐渐增高，CKD 1～2 期患者中 PEW 患病率为 3.8%，而在 CKD 4～5 期中 PEW 患病率增加到 17.5%。

近年来研究发现，UT 的蓄积与 PEW 相关。质谱分析显示 IS 和 PCS 在尿毒症骨骼肌组织中蓄积，浓度是非尿毒症的 6～10 倍。PBUT 的水平与肌肉萎缩的严重程度呈线性相关。尿毒症毒素产生增加会导致运动耐力下降。而且体外试验证实 PBUT 是有成肌细胞毒性的，骨骼肌成肌细胞暴露在 IS 2～3 天后发生凋亡，且骨骼肌质量减少。临床数据观察到在 CKD 患者中，血浆 IS 水平升高，腹膜透析开始时的血浆 IS 水平和 2 年后的骨骼肌质量呈显著负相关。此外，PBUT 还抑制了成肌细胞的功能。IS 可使成肌细胞分化提前终止，肌管形成减少，或形成直径更短的有缺陷的成肌小管。

一、UT 产生和代谢

PBUT 由尿毒症代谢紊乱、肠道吸收吲哚后在肝脏中代谢产生的，主要在肾小管清除，正常情况下 PBUT 从肾小管周围毛细血管侧经由基底侧膜上的有机阴离子转运体（organic anion transporters，OAT）摄入细胞，然后通过管腔侧膜上的多药耐药蛋白-4（multi-drug resistance protein-4，MDRP-4）和乳腺癌耐药蛋白（breast cancer resistance protein，BCRP）分泌到小管腔内，最后从尿液排出。肾小管功能受损时，PBUT 排出减少，在体内蓄积。PBUT 不能被常规血液透析所清除。

OAT1 和 OAT3 分布在成肌细胞上，PBUT 通过 OAT1 和 OAT3 进入细胞。但也有实验表明，在 C2C12 成肌细胞和小鼠腓肠肌中都没有检测到 OAT1 和 OAT3 mRNA 表达。此外，含吲哚的毒素，如 IS，可作为芳基烃受体（aryl hydrocarbon receptor，AHR）配体发挥毒性，AHR 可调节细胞增殖和分化，可能是成肌细胞和肌细胞上 IS 的受体。IS 可通过激活 AHR 诱导成肌细胞和肌细胞中肌肉生长抑制素（Mstn）基因转录。而 PCS、HA、KA、CMPF 不太可能是 AHR 的底物。

二、PBUT（IS）与 PEW

IS 是研究最为广泛的 PBUT，是一种有机阴离子，由膳食中色氨酸代谢的吲哚产生，与 CKD 的多种并发症有关，如心脑血管疾病、肾功能恶化等。近年来研究发现，IS 被认为是主要的触发 PEW 的蛋白结合毒素。在 CKD 患者中，高 IS 水平是 CKD 中肌肉减少症的独立危险因素。成肌纤维细胞是肌肉纤维细胞的前体，尿毒症患者成肌纤维细胞数量减少，而 IS 可抑制成肌纤维细胞有丝分裂并诱导凋亡。但是在体外培养的成肌细胞中，只有高浓度的 IS 抑制了细胞活力，并诱导细胞凋亡，而低浓度的 IS 对细胞无影响，说明只有在晚期 CKD 中 IS 蓄积至高浓度时才会导致骨骼肌质量减少。

（一）IS 与氧化应激

IS 导致严重的氧化应激，产生过量的 ROS 在肌肉组织中蓄积，氧化还原平衡状态被打破，肌肉细胞蛋白质合成减少，而转向了蛋白质水解方向，导致肌肉萎缩。而 ROS 进一步加重细胞线粒体功能障碍甚至解体、能量代谢改变、三羧酸循环周期下调和 ATP 缺乏。IS 处理肌肉细胞后，导致氧化型和非氧化型磷酸戊糖上调，产生 NADPH 增多，细胞通过激活磷酸戊糖途径来改变代谢而达到调节作用。IS 通过 NADPH 氧化酶或 AHR 通路，诱导活性氧大量产生。

多条信号转导通路参与 ROS 介导的肌肉分解代谢，包括过氧化物酶体增殖物激活受体 γ 辅激活因子 1-α（PGC-1α）、AMP 活化蛋白激酶（AMPK）和丝裂原活化蛋白激酶（MAPK）途径。PGC-1α 是线粒体生物合成的转录辅激活因子。在小鼠 C2C12 成肌细胞中，IS 显著降低 PGC-1α 表达，降低线粒体膜电位。IS 减少肌肉组织肌小管形成，这可能是由于丝裂原活化蛋白激酶（oxidative stress and mitogen-activated protein kinase，MAPK）磷酸化增加，并通过调节 ROS-ERK 轴和 JNK-atrogin-1 而诱导 atrogin-1 上调，导致肌肉萎缩。在成肌细胞中，IS 激活 Nrf-2 而引起活性氧增多，并刺激炎症因子分泌，如 TNF-α、IL-6、TGF-β₁ 和 MCP-1。这些因素均可以通过诱导 myostatin 和 atrogin-1 表达而促进肌肉萎缩。

成肌细胞中的肌肉氧化应激可以通过 AhR 抑制剂 CH-223191、抗氧化剂或 OAT 抑制剂 probenecid 来消除。此外，在 IS 刺激的 C2C12 肌管中，β₂ 肾上腺素能受体（β₂-adrenergic receptor）激动剂可以通过减少 ROS 来增加肌肉质量，但它未能增加线粒体膜电位。动物实验证实，AST-120，一种可降低血循环中的 IS 水平口服吸附剂，改善了骨骼肌细胞的氧化应激，并且提高运动能力。

（二）IS 与内质网应激

骨骼肌收缩需要钙依赖的细胞反应，而 ER 在维持钙浓度方面起着关键作用。此外，IS 诱导人近端小管细胞和小鼠 C2C12 肌细胞内质网应激。暴露于 IS 的成肌细胞分化提前终止，肌管形成减少，myoD、myoG 和肌球蛋白重链等标志物受到抑制，而内质网未折叠蛋白 eIF2α 磷酸化增强。IS 诱导的内质网应激干扰肌管细胞钙依赖反应，导致骨骼肌无力。

（三）IS 与炎症反应

PEW 与炎症反应相关，为营养不良-炎症综合征（malnutrition-inflammation complex syndrome，MICS）。C 反应蛋白、干扰素-γ、白细胞介素-1，白细胞介素-6，白细胞介素-18、肿瘤坏死因子-α、TGF-β 等炎症因子可诱导蛋白质分解代谢增强，进而发生 PEW。炎症状态是 HD 患者发生 PEW 的危险因素。IS 通过 NADPH 氧化酶或 AHR 通路，诱导炎症因子大量产生，如 TNF-α、IL-6、MCP-1 等，进而诱导肌肉生长抑制素表达。此外，研究表明，IS 可通过激活 NF-κB 而下调 Klotho 表达，进而影响骨骼肌的生理。

（四）IS 和自噬

自噬在 CKD 肌病中也起到了重要作用，近年来研究发现 IS 也参与了 CKD 自噬。体外试验证实，IS 处理 C2C12 细胞后，LC3 蛋白表达水平呈剂量依赖性升高，且抗氧化剂 NAC 可以逆转此效果，说明 IS 诱导的细胞自噬是通过氧化应激途径的。IS 还下调 PGC-1α 表达和诱导自噬而导致线粒体功能障碍。

（五）IS 和蛋白酶系统激活

体外试验和动物实验均证实，IS 处理后诱导的蛋白酶系统激活，myosin 轻链磷酸化增多，同时，肌肉萎缩 MAFbx 的 mRNA 和蛋白表达均上调。MAFbx 也叫作 atrogin-1，肌肉萎缩相关基因。MAFbx 和 muscle RING finger 1（MuRF1）是 E3 泛素连接酶中两个重要的因子。MuRF1 的一个靶底物是 MLC。IS 处理后 MLC 蛋白表达下降，但 MLC 磷酸化增加，提示了肌肉萎缩和活动度下降。抗氧化剂 NAC 和 JNK 抑制剂可拮抗 MAFbx 表达上调，说明氧化应激和 JNK 通路参与其中。IS 可引起代谢性酸中毒刺激 ATP 依赖的泛素-蛋白酶体系统，加速体内蛋白质分解；影响胰岛素样生长因子和生长激素的分泌，增加胰岛素抵抗，影响肌肉组织中由胰岛素介导的蛋白质合成反应。

三、PBUT（PCS）与 PEW

PCS 是酪氨酸和苯基丙氨酸代谢产物，随着肾功能下降而蓄积。临床研究发现，与 IS 相比，PCS 在合并 PEW 的 CKD 未透析患者中的血清浓度更高。PCS 能引起炎症，并直接破坏肾小管上皮细胞，促进肾纤维化和肾小球硬化。CKD PEW 患者中，PCS 与 IL-12p70 和 IL-10 浓度相关。在动物模型中，PCS 抑制胰岛素诱导的 Akt 磷酸化，进而降低肌肉蛋白合成，促进蛋白质降解。PCS 激活 ERK 激酶而抑制胰岛素诱导的糖摄入。研究表明，IS 和 PCS 对肌肉的作用是相互独立的，没有交互作用。另一种 PBUT 晚期糖基化终末产物（advanced glycation end products，AGE）也被证明在 CKD 大鼠的腿部肌肉中蓄积，并诱导不规则的肌肉轮廓、纤维大小变化和毛细血管稀少。在 ESRD 患者中，血清 AGE 水平升高与肌肉减少症的严重程度和虚弱程度平行。在 ESRD 患者中，不对称二甲基精氨酸（ADMA）与较差的肌肉表现相关，而与 β₂ 微球蛋白或较大分子细胞因子水平无关。血 hippuric acid 和 oxo 脯氨酸水平的短期下降，也是高龄患者缺乏运动的敏感指标。

四、小分子尿毒症毒素与 PEW

（一）氧化三甲氨

氧化三甲氨（trimethylamine-N-oxide，TMAO）是由含有胆碱食物经过肠道微生物分解后，在肝脏产生。循环中的 TMAO 主要通过肾脏 OCT2 转运，随尿液排出体外。TMAO 随着肾功能的下降在循环和组织中蓄积，与 CKD 并发症和死亡密切相关，也是导致心血管疾病的重要毒素。胡春等报道，在维持性血液透析患者中，合并 PEW 患者循环 TMAO 水平显著高于非 PEW 患者，TMAO 水平与 BMI 及饮食蛋白质摄入呈负相关，有可能成为今后预防和治疗 CKD PEW 的潜在靶点。另外，在一项前瞻性队列研究中发现，在维持性血液透析患者中，循环中 IS 水平高的患者 TMAO 水平也增高，但 TMAO 与骨骼肌指数无显著相关性。

（二）甲基乙二醛

甲基乙二醛（methylglyoxal，MG）是一种高活性二羰基尿毒症毒素，在 CKD 患者循环中蓄积，与尿毒症肌少症有关。体外试验证实，MG 对成肌细胞有毒性，而对肌管细胞无毒性作用。MG 诱导成肌细胞肌肉萎缩基因 Murf1 和 Atrogin-1 表达，炎症因子 IL-6 分泌、促纤维化因子 TGF-β 分泌和氧化应激。代谢组学显示 MG 诱导代谢改变，如三羧酸循环代谢物的减少，导致成肌细胞线粒体生成 ATP 减少，细胞线粒体形态异常。

五、小　结

综上所述，尿毒症毒素参与了 CKD PEW 的发生发展，且与死亡率密切相关。进一步深入研究各种尿毒症毒素如何导致 PEW 的具体机制，以及如何有效清除尿毒症毒素，特别是大分子的蛋白质结合毒素，对于预防和治疗 CKD PEW 非常重要，值得重点关注。

（李雪竹）

参 考 文 献

［1］ Itoh Y, Ezawa A, Kikuchi K, et al. Protein-bound uremic toxins in hemodialysis patients measured by liquid chromatography/tandem mass spectrometry and their effects on endothelial ROS production[J]. Anal Bioanal Chem, 2012, 403(7): 1841−1850.

［2］ Gryp T, De Paepe K, Vanholder R, et al. Gut microbiota generation of protein-bound uremic toxins and related metabolites is not altered at different stages of chronic kidney disease[J]. Kidney Int, 2020, 97(6): 1230−1242.

［3］ Nishikawa M, Ishimori N, Takada S, et al. AST-120 ameliorates lowered exercise capacity and mitochondrial biogenesis in the skeletal muscle from mice with chronic kidney disease via reducing oxidative stress[J]. Nephrol Dial Transplant, 2015, 30(6): 934−942.

［4］ Bi X, Chu M, Ai H, et al. Association of serum IL-18 with protein-energy wasting in end-stage renal disease patients on haemodialysis[J]. Int Urol Nephrol, 2019, 51(7): 1271−1278.

［5］ Enoki Y, Watanabe H, Arake R, et al. Potential therapeutic interventions for chronic kidney disease-associated sarcopenia via indoxyl sulfate-induced mitochondrial dysfunction[J]. J Cachexia Sarcopenia Muscle, 2017, 8(5): 735−747.

［6］ Sun C Y, Hsu H H, Wu M S. p-Cresol sulfate and indoxyl sulfate induce similar cellular inflammatory gene expressions in cultured proximal renal tubular cells[J]. Nephrol Dial Transplant, 2013, 28(1): 70−78.

［7］ Hu C, Zhang Y, Bi X, et al. Correlation between serum trimethylamine-N-oxide concentration and protein energy wasting in patients on maintenance hemodialysis[J]. Ren Fail, 2022, 44(1): 1669−1676.

［8］ Todoriki S, Hosoda Y, Yamamoto T, et al. Methylglyoxal induces inflammation, metabolic modulation and oxidative stress in myoblast cells[J]. Toxins (Basel), 2022, 14(4): 263.

第十节　磷与骨骼肌萎缩

一、磷 代 谢

磷是人体内含量列第六位的元素，85%存在于骨组织，14%存在于其他组织的细胞内，1%存在于细胞外液。磷以PO_4的形式存在于生物体中，参与细胞功能的维持和代谢。在细胞内，磷脂是细胞膜的重要组成部分，核苷酸参与DNA和RNA的形成，三磷酸腺苷与能量代谢密切相关，磷酸化则是细胞内信号转导的重要途径。在细胞外，羟磷灰石是骨无机质的主要成分，还有一部分磷在血浆中循环，即临床上所熟知的血磷。血磷绝大部分以无机盐形式存在，在肾脏、甲状旁腺、肠道骨骼及多种调磷因子的调节下，维持稳定浓度，即$0.81 \sim 1.45$ mmol/L（$2.5 \sim 4.5$ mg/dL）。

当各种原因导致磷自血浆转移到骨骼及细胞内、胃肠道吸收磷减少或丢失增加、肾小管重吸收磷减少容易出现低磷血症。而当外源性磷的摄入过多、内源性磷的转移发生、肾磷阈增加或者肾小球滤过率降低时则容易出现高磷血症。后者尤其见于慢性肾脏病的患者。肾功能减退初期，由于肾小球滤过率降低，磷潴留可刺激甲状旁腺素（parathyroid hormone，PTH）及成纤维细胞生长因子（fibroblast growth factor-23，FGF-23）分泌增多，抑制肾小管对磷的重吸收，同时FGF-23升高还可抑制1α羟化酶活性，减少$1,25(OH)_2D_3$的合成，其增加24羟化酶的合成，可促进$1,25(OH)_2D_3$降解，间接减少胃肠道磷的吸收。当肾功能进行性减退（肾小球滤过率<$20 \sim 30$ mL/min）时，尽管血PTH、FGF-23升高，但有效肾单位减少，肾脏对磷的排泄发生障碍，出现明显高磷血症。此外，在肾功能正常情况下，长期的高磷饮食或者严重的骨代谢障碍也可导致血磷长期处于正常高值或者出现高磷血症。

二、高磷与肌萎缩的流行病学

不论是高磷血症还是血磷正常高限，其对于骨骼肌的作用在人群及动物研究中都已经被验证。美国国家健康营养调整（National Health and Nutrition Examination Survey，NHANES）数据库发现20岁以上社区人群血磷升高可显著降低肌肉力量及肌肉厚度。一项134名慢性肾脏病（chronic kidney disease，CKD）3～5期的横断面研究发现，血磷水平越高，握力越低。

三、高磷与肌萎缩的动物研究

Klotho基因敲除的小鼠3周即可出现显著的高磷血症，同时TUNEL染色显示骨骼肌细胞大量凋亡。当Klotho基因敲除的小鼠给予低磷饮食或当肾小管重吸收磷的钠磷转运子2a及Klotho基因双重敲除并给予正常磷饮食时，低磷状态显著改善了骨骼肌细胞的凋亡；然而高磷饮食饲养钠磷转运子2a及Klotho基因双重敲除小鼠后可再次观察到肌肉细胞凋亡的状态。以上研究明确了在动物中，高磷可加速肌肉萎缩。磷酸盐在衰老过程中肌肉结构和功能受损中同样发挥作用。采用低磷饮食喂养衰老小鼠，对比正常饮食小鼠，其腓肠肌的质量高出44%，纤维化面积减少52%，抽搐力和强直力显著增加。同时身体表现也得到改善，步态速度提高了30%。当在正常饮食中补充磷结合剂Velphoro（维福瑞）时，可得到一致的结果。

四、高磷诱导肌萎缩的机制

（一）自噬

自噬是一种常见的细胞程序性死亡，是自噬溶酶体降解大部分胞浆内容物的一种分解代谢。LC3是一种蛋白轻链3，是自噬过程的标志物。在自噬过程中，LC3-Ⅰ逐渐转变为脂质化的LC3-Ⅱ，当自噬的程度比较高时，LC3-Ⅰ的量较低。因此LC3-Ⅱ/LC3-Ⅰ通常用来表示自噬的水平。一项体外研究发现，2 mmol/L磷干预大鼠成肌细胞3小时即可观察到细胞萎缩，并且萎缩程度呈现时间依赖性，同时干预后LC3-Ⅱ/LC3-Ⅰ比例显著升高、自噬底物p62减少提示细胞自噬形成。当在高磷的细胞培养基中加入自噬抑制剂wortmannin后，LC3-Ⅱ/LC3-Ⅰ升高程度明显减低、细胞直径也有所恢复。

（二）炎症

一项高磷饮食干预小鼠的研究显示，3%的磷饮食可显著减少FGFR4+/+和FGFR4-/-小鼠握力及腓肠肌质量，同时腓肠肌金属硫蛋白-1及腓肠肌肌肉生长抑制素、骨骼肌萎缩早期的分子标志物肌肉特异性环指蛋白1（Murf1）和肌萎缩蛋白（atrogin1）转录显著增加，肌纤维体积缩小。而高磷诱导肝脏细胞产生白细胞介素-6和白细胞介素-1，从而增加肝细胞铁调素的表达进一步推测高磷可能通过炎症导致肌萎缩的发生。

（三）氧化应激

近期体外研究还发现，磷酸盐会剂量依赖性地降低小鼠C2C12骨骼肌细胞中的肌管大小，以及减少肌细胞分化的标志物肌细胞生成素、MyoD、MYH和肌钙蛋白Ⅰ的表达。这些变化伴随着活性氧（reactive oxygen species，ROS）产生和核转录因子红系2相关因子2（NF-E2-related factor2，Nrf2）和自噬相关蛋白p62表达的增加，以及Kelch样环氧氯丙烷相关蛋白1（Kelch-1ike ECH-associated protein 1，Keap1）表达的减少。Nrf2是细胞防御过氧化应激的重要调节因子，可上调一系列抗氧化蛋白表达，从而减轻活性氧和亲电子物质介导的细胞损害。在氧化应激期间，ROS生成增加会触发Keap1中特定半胱氨酸残基的氧化，继而减少了Nrf2泛素化并促进其核转位和激活。与年龄相关的骨骼肌萎缩的可

见异常的p62积累。p62可在高磷诱导下发生磷酸化，并竞争性抑制Nrf2和Keap1之间的相互作用，导致Nrf2的非经典激活。最终Nrf2的激活分别增加和降低了p62和肌细胞生成素基因的启动子活性，促进体内肌肉萎缩。当抑制C2C12骨骼肌细胞中的磷转运、细胞溶质ROS产生或Nrf2激活可逆转高磷对Nrf2、p62和肌细胞生成素表达的影响。

（四）P/PTH/1,25(OH)$_2$D$_3$信号通路

高磷通过增加PTH水平、抑制1,25(OH)$_2$D$_3$水平促使肌萎缩的发生。大量临床研究证实，甲状旁腺功能亢进与肌肉功能障碍、肌无力、肌病及姿势稳定性异常有关。完整的PTH及其氨基末端片段都通过影响肌肉蛋白质代谢、增强肌肉蛋白水解导致肌肉疲劳及质量减少。1,25(OH)$_2$D$_3$可直接参与基因调控促进肌肉细胞的生长，还能通过信号通路增强肌肉收缩功能。1,25(OH)$_2$D$_3$的缺乏加快肌肉细胞内蛋白质的降解，最终导致肌肉萎缩。

（五）调控肌卫星细胞

成肌调节因子是肌细胞发生过程中的重要因子，不仅在肌肉的发育和再生中发挥着作用，在指导肌卫星细胞分化、骨骼肌再生中也起着重要的作用。肌细胞生成素是成肌调节因子家族中重要的成员之一。正常范围上限的磷酸盐浓度会显著降低C2C12肌细胞生成素表达，严重的高磷酸盐血症则进一步抑制细胞分化。同时高磷处理小鼠成肌细胞后，纤维化标志物如胶原蛋白Ⅰ、波形蛋白和纤连蛋白的表达显著增加，加速肌肉纤维化改变。

总之，在骨骼肌中，磷代谢对于维持肌纤维膜和细胞内细胞器（包括肌质网和线粒体网）的收缩活动和结构完整性至关重要。骨骼肌中的磷酸肌酸通过将磷酸肌酸的N-磷酰基转移到ADP以合成ATP，从而在短时间、高强度的收缩活动期间（如在失去平衡和防止跌倒期间）提供现成的能量来源。细胞膜主要由磷脂组成，包括磷脂酰胆碱（phosphatidylcholine，PC）和磷脂酰乙醇胺（phosphatidylethanolamine，PE）。除了维持结构，细胞膜的磷脂成分还可以影响多个骨骼肌健康相关

的生物学功能，包括控制细胞内钙水平和线粒体能量代谢。因此，过低的血磷显然加重肌肉的衰弱。然而越来越多的证据表明，血磷过高或高磷血症却可以通过诱导自噬、炎症、氧化应激和甲状旁腺功能亢进等来加速肌肉萎缩、肌肉纤维化。因而对于肌肉萎缩，血磷的控制需权衡不同人群的需求来定义。当前大型的、通过降磷干预手段（如低磷饮食）改善肌萎缩高危人群，如 CKD 人群的临床试验仍旧缺乏，未来将需要对于不同肌肉代谢状态的人群给予分层研究，明确血磷对于改善不同人群肌少症的理想范围。

（王梦婧）

参 考 文 献

［1］ Tsai P-H, Yang H-C, Lin C, et al. Association of serum phosphate with low handgrip strength in patients with advanced chronic kidney disease[J]. Nutrients, 2021, 13(10): 3605.

［2］ Zhang Y Y, Yang M, Bao J F, et al. Phosphate stimulates myotube atrophy through autophagy activation: evidence of hyperphosphatemia contributing to skeletal muscle wasting in chronic kidney disease[J]. BMC Nephrol, 2018, 19(1): 45.

［3］ Czaya B, Heitman K, Campos I, et al. Hyperphosphatemia increases inflammation to exacerbate anemia and skeletal muscle wasting independently of FGF23-FGFR4 signaling[J]. Elife, 2022, 11: e74782.

［4］ Chung L H, Liu S T, Huang S M, et al. High phosphate induces skeletal muscle atrophy and suppresses myogenic differentiation by increasing oxidative stress and activating Nrf2 signaling[J]. Aging (Albany NY), 2020, 12(21): 21446−21468.

［5］ Romagnoli C, Brandi M L. Muscle physiopathology in parathyroid hormone disorders[J]. Front Med (Lausanne), 2021, 8: 764346.

［6］ Raimann A, Dangl A, Javanmardi A, et al. Elevation of phosphate levels impairs skeletal myoblast differentiation[J]. Cell Tissue Res, 2020, 382(2): 427−432.

第十一节　生长分化因子 15 与蛋白质能量消耗

1997 年，Bootcov 及其同事从人类单核细胞增多症细胞系 U937 中克隆了生长分化因子 15（growth differentiation factor 15，GDF15）。他们发现 GDF15 是一种自分泌蛋白，能够调节脂多糖激活的巨噬细胞，抑制肿瘤坏死因子-α（tumor necrosis factor-α，TNF-α）的产生。因此，GDF15 最初被命名为巨噬细胞抑制性细胞因子-1（macrophage inhibitory cytokine-1，MIC-1）。由于 GDF15 在生理和病理过程中具有广泛的生物功能，因此也有其他几个名称。GDF15 属于转化生长因子-β（transforming growth factor-β，TGF-β）超家族，并作为肽类激素、应激诱导的细胞因子或应激敏感的循环因子发挥作用。GDF15 在胎盘、前列腺、心脏、结肠、胰腺、肌肉、肝脏和肾脏等中表达，其表达水平可以随着各种细胞应激信号的反应而激增，如炎症、缺氧、组织损伤、心肌缺血、肾脏病和不同的恶性肿瘤等。

一、GDF15 及其受体的结构与功能

GDF15 编码基因位于 19 号染色体的 19p13.11 位点。与其他肽类激素类似，GDF15 作为一种前体蛋白合成，GDF15 前蛋白在人类中含有 308 个氨基酸，在小鼠中含有 303 个氨基酸，包括一个信号肽、一个 N 末端的前肽和一个 C 末端的成熟区。信号肽对促 GDF15 的细胞内运输和分泌至关重要。GDF15 作为前体蛋白产生，并与细胞外基质（extracellular matrix，ECM）结合储存，在刺激引起蛋白质水解后快速分泌到循环中。信号肽的去除产生约 40 000 的前-GDF15（167 个氨基酸）进行分泌，其进一步被枯草杆菌蛋白酶 kexin 型（proteolytic cleavage by subtilisin/kexin-type，PCSK）进行蛋白水解切割，产生约 13 000 大小的成熟 GDF15（112 个氨基酸）。分泌的成熟 GDF15 以通过二硫键连接的同源二聚体的形式存在。GDF15 蛋白可以具有三种形式，包括前 GDF15 单体、前 GDF15-二聚体和成熟二聚体。前-GDF15 被切割以产生活性形式的蛋白质，而前肽结构域仍然附着于 ECM 内。与成熟的二聚体 GDF15 不同，前 GDF15 单体对 ECM 具有高亲和力，并且不参与循环。

二、GDF15 生物化学和信号通路

GDF15 被发现后的 20 年，其特异性受体胶质细胞源性神经营养因子家族受体 α 样蛋白（glial cell line-derived neurotrophic factor receptor alpha like，GFRAL）被发现。GFRAL 由 GFRAL 基因编码，该基因位于 6 号染色体短臂，由 9 个外显子组成，编码由 394 个氨基酸组成的蛋白质。GFRAL 蛋白的 N 端表达于细胞膜之外；C 端形成跨膜螺旋结构；剩余的氨基酸则组成细胞质结构域。GFRAL 作为一种跨膜蛋白，是目前唯一被鉴定的对 GDF15 具有高亲和力的内源性受体。报道的三维结构表明，二聚体 GDF15 与 GFRAL 相互作用以发挥其生物功能，如体重调节和代谢。与 GFRAL 结合后，GFRAL-GDF15 复合物与酪氨酸激酶共受体 RET 结合。这种结合导致 RET 磷酸化，随后激活 Akt、细胞外调节蛋白激酶（extracellular signal-regulated kinase-1/2，ERK1/2）和磷脂酶 C（Phospholipase C，PLC）细胞内信号通路，并促进致癌信号传导，但不激活 SMAD 通路。有趣的是，尽管文献中报道了 GDF15 在许多组织中的表达，但 GFRAL 的表达仅限于小鼠、大鼠、猴子和人类的脊髓后区（area postrema，AP）和孤束核（nucleus tractus solitarius，NTS）的神经元。RET 作为一种共受体，也在 AP 和 NTS 中表达，这是参与啮齿类动物和人类食欲调节的重要后脑中枢。

三、GDF15 在正常生理和疾病中的表达和功能

GDF15 的成熟结构域在人类血循环中正常范围为 0.2～1.2 ng/mL。随着年龄、男性、吸烟、过度运动和药物使用等因素的增加而升高，并作为对代谢应激如肥胖、饥饿、线粒体功能障碍、胰岛素抵抗和糖尿病等刺激而增加。血清 GDF15 水平在多种疾病中也会升高，包括大多数类型的癌症、慢性炎症疾病、心血管和肾脏疾病及严重感染，并且可以预测全因死亡率。GDF15 血清水平随着药物治疗的使用包括降糖药物二甲双胍和抗癌治疗，如化疗和电离辐射，以及在组织损伤期间而升高。在某些疾病状态下，如晚期癌症、慢性肾脏或心脏衰竭或慢性阻塞性肺疾病，血清 GDF15 水平可显著升高 10～100 倍，并诱发厌食-恶病质综合征。

GDF15 被认为是一种抗炎因子，在多种刺激下上调，包括氧化低密度脂蛋白、细胞因子和生长因子，如白细胞介素-1β、TNF-α、血管紧张素Ⅱ、巨噬细胞集落刺激因子和 TGF-β 等，可能通过抑制巨噬细胞活化发挥作用。GDF15 可抑制多种细胞因子，包括干扰素、白细胞介素-6、单核细胞趋化蛋白-1。有研究认为，GDF15 可能在炎症和损伤后对心脏、肝脏、肾脏和肺部发挥保护作用，减轻这些事件后的损伤程度。但也有不同的报道，提示 GDF15 在不同疾病和状态下分泌和作用不尽相同。一个诱导后适应性、不完全适应性和不适应性的后果假设模型完美解释了 GDF15 在不同情况下表达分泌和作用。在适应性情况如运动和感染中，GDF15 诱导的代谢变化有助于完全解决引发 GDF15 表达增加的应激反应，然后 GDF15 的血清水平恢复正常。在不完全适应情况如肥胖和糖尿病中，GDF15 是作为疾病过程的一部分被诱导的，它引起的代谢变化有助于使疾病过程得到部分控制，但不足以恢复正常。GDF15 的循环水平经常保持升高。在适应不良情况如肿瘤和肾衰竭中，疾病过程诱导循环 GDF15 显著升高，但疾病过程不受 GDF15 的显著影响。随着疾病的发展，其循环水平进一步升高，导致严重的厌食，最终导致恶病质。

四、GDF15 在肾脏疾病中的作用

在正常生理中，GDF15 似乎对肾脏有保护作用。一方面，它似乎通过 SMAD 信号通路抑制肾脏细胞外基质蛋白的积累；另一方面，在正常条件下，通过 MAPK 信号通路促进肾小管上皮细胞增殖。GDF15 在近端小管 S3 段的水通道蛋白 1 阳性细胞、髓袢降支细段的水通道 1 阴性细胞和集合系统主细胞中正常表达。在肾缺血再灌注损伤的这些部位和近端小管损伤的部位，GDF15 在几个小时内迅速上调。GDF15 缺乏加重了急性肾小管损伤并增强炎症反应，还抑制脂多糖在急性肾损伤（AKI）和心肌功能障碍后诱导的内毒素诱导的败血症。因此，GDF15 通过抗炎活性在脂多糖诱导的脓毒性 AKI 和心肌功能障碍中发挥保护作用。临床移植数据分析表明，低循环 GDF15 水平与活检证实的急性排斥反应发生率增加有关。在慢性肾脏病（CKD）中，GDF15 浓度增加，是 CKD 进展的潜在生物标志物，但可能提供保护作用。在 1 型和 2 型糖尿病小鼠模型中，与野生型糖尿病小鼠相比，GDF15$^{-/-}$ 小鼠更容易出现肾小管损伤和间质损伤，以及糖尿和多尿症状。

GDF15 是包括 Klotho 在内的肾脏保护因子网络的一部分和驱动因素。GDF15 对 Klotho 表达具有上调作用，尽管缺乏 GDF15 会增加肾损伤，但是 AKI 和 CKD 中 GDF15 表达的代偿性增加并不能完全预防肾损伤。外源性 GDF15 可保留 Klotho 表达并具有肾保护作用。GDF15 对肾小管细胞具有直接作用，与肾脏保护作用一致，可阻止 NF-κB 活化和 NF-κB 依赖性反应，包括促炎反应和肾保护因子（如 Klotho）的下调，并具有促生存和增殖作用。然而，若 GDF15 持续增高，可能提示适应不良，GDF15 则加重肾脏病的进展。一项荟萃分析涵盖了 12 篇文章中的 14 项研究，7 813 名受试者。与最低三分位的 CKD 患者相比，GDF15 最高三分位组中的 CKD 患者 CKD 进展风险、全因死亡率、心血管死亡率和心血管事件明显更高。在剂量反应

研究中，GDF15 每增加 1 ng/mL，CKD 进展、全因死亡、心血管死亡和心血管事件的风险分别增加 31%、44%、67% 和 55%。剂量－反应曲线表明，在 0～3 ng/mL 的特定 GDF15 浓度范围内，GDF15 与 CKD 进展和预后之间存在正线性相关性。提示循环 GDF15 独立预测 CKD 进展和更差的预后。

五、GDF15 在蛋白质能量消耗中的作用

2008 年国际肾脏营养和代谢协会（ISRNM）提出将肾性营养不良命名为"蛋白质－能量消耗"（PEW）。PEW 是指 CKD 患者中存在的一种以全身蛋白质和能量储存减少，进而导致以肌肉、脂肪损失及恶病质为主要临床特征的营养代谢紊乱状态。其原因主要为蛋白质 / 能量摄入不足和（或）消耗增加，而 GDF15 在这两方面都起到了不利作用。

GDF15 参与食欲和能量储存的生理调节。研究报道，血清中 GDF15 水平升高可介导尿毒症透析患者的厌食和体重减轻。一项来自瑞典的透析患者队列（n=98）和美国血液透析患者（n=381）在研究开始时测量了血清 GDF15、C 反应蛋白（CRP）水平和体重指数（BMI）。在瑞典队列中，血清 GDF15 与 BMI、营养指标，以及氧化应激和炎症标志物降低有关。高血清 GDF15 水平可筛选出 PEW 患者，这些患者在透析 3 年内死亡。在美国队列中也验证血清 GDF15 预测透析前 3 年内死亡率的效力。在这两个队列中，当调整年龄、CRP、BMI、糖尿病和（或）心血管疾病史，以及研究开始时的肾小球滤过率或透析时长时，血清 GDF15 水平是死亡率的独立标志。提示 GDF15 是一种新的独立的 CKD 死亡率血清标志物，能够显著改善其他已建立的标志物的死亡率预测。GDF15 可能介导 CKD 中的蛋白质能量消耗，并可能为这种致命并发症的新治疗靶点。

另一项血液透析患者中前瞻性研究发现，GDF15 水平（平均值 ± SD 5.94±3.90 ng/mL；范围 1.58～39.8 ng/mL）在老年患者中较高，并且作为肌肉质量的标志物与血清肌酐浓度呈负相关。GDF15 每增加 1.0 ng/mL，死亡风险就会增加

17%～18%（P<0.05）。增加约 1 SD（GDF15 增加 4.0 ng/mL），死亡风险会增加近 2 倍。GDF15 最高三分位数与最低三分位数组相比，存在较高的死亡率风险相关。未调整和病例组合调整模型的 HR（95%CI）分别为 3.19（1.35～7.55）和 2.45（1.00～6.00）。因此，血液透析患者较高的循环 GDF15 水平与较高的死亡率相关。未来的研究需要确定 GDF15 是否可以代表该人群中心血管疾病、消瘦和死亡的新治疗靶点。关于 GDF15 调控 PEW 的机制可能如下。

（一）GDF15 减少摄食

循环的 GDF15 穿过血脑屏障，与 GFRAL 及其辅助受体 Ret 结合，激活后脑后区和孤束核（AP/NTS），然后激活臂旁核中的神经元，启动一个涉及中央杏仁核，最终涉及皮质的神经元回路，导致厌食和食物摄入减少。动物研究表明，12 周的 GDF15 治疗显著降低了肥胖 ZSF1 大鼠的体重、食物摄入、血糖和三酰甘油，并提高了运动能力。GDF15 治疗的肥胖 ZSF1 大鼠的系统性心血管损伤标志物显著降低。GDF15 治疗介导了饮食反应，并证明了对肥胖 ZSF1 大鼠的心脏保护作用。

（二）GDF15 促进脂肪溶解、减少脂肪组织

GDF15 可通过对迷走神经背侧运动核等区域的作用降低胃动力，并可能通过交感神经系统启动脂解。GDF15 释放后，与靶受体 GFRAL 和 RET 形成复合物，激活脂肪分解过程，GDF15 对脂肪组织脂解也具外周直接作用。另外，GDF15 可有效增加解偶联蛋白 1（uncoupling protein 1，UCP1）的转录与表达，促进脂肪组织的产热水平。此外，GDF15 尚具有促进白色脂肪棕色化的功效。这些均提示 GDF15 在减少脂肪组织、降低体重方面具有重要作用。

（三）GDF15 引起肌肉萎缩

受伤的肾小管细胞可以分泌 GDF15，在其正常的微环境之外诱导对中枢神经系统（CNS）和肌肉的影响，表明肾脏是复杂的器官间信号传导的积极

参与者。GDF15 可由运动和肌肉疾病状态（如肌肉减少症和线粒体肌病）诱导产生，被证明作为心血管手术患者术前肌肉消耗和肾功能异常的生物标志物。基础研究表明，GDF15 蛋白可通过调节 Bcl-2/caspase-3 通路直接诱导培养的 C2C12 肌管的肌肉萎缩。在恶病质小鼠模型中，应用 GDF15 抗体可以恢复癌症所致的肌肉功能和身体性能。这些都表明，GDF15 可作为一种广泛应用的监测肌肉疾病的生物标志物及其作为治疗靶点的潜力。

（肖　婧）

参 考 文 献

［1］ Bootcov M R, Bauskin A R, Valenzuela S W, et al. MIC-1, a novel macrophage inhibitory cytokine, is a divergent member of the TGF-beta superfamily[J]. Proc Natl Acad Sci USA, 1997, 94(21): 11514−11519.

［2］ Fairlie W D, Zhang H P, Wu W M, et al. The propeptide of the transforming growth factor-beta superfamily member, macrophage inhibitory cytokine-1 (MIC-1), is a multifunctional domain that can facilitate protein folding and secretion[J]. J Biol Chem, 2001, 276(20): 16911−16918.

［3］ Emmerson P J, Wang F, Du Y, et al. The metabolic effects of GDF15 are mediated by the orphan receptor GFRAL[J]. Nat Med, 2017, 23(10): 1215−1219.

［4］ Zhou Z W, Liu H L, Ju H X, et al. Circulating GDF-15 in relation to the progression and prognosis of chronic kidney disease: A systematic review and dose-response meta-analysis[J]. Eur J Intern Med, 2023, 110: 77−85.

［5］ Breit S N, Carrero J J, Tsai V W W, et al. Macrophage inhibitory cytokine-1 (MIC-1/GDF15) and mortality in end-stage renal disease[J]. Nephrol Dial Transplant, 2012, 27(1): 70−75.

［6］ Johann K, Kleinert M, Klaus S. The role of GDF15 as a myomitokine[J]. Cells, 2021, 10(11): 2990.

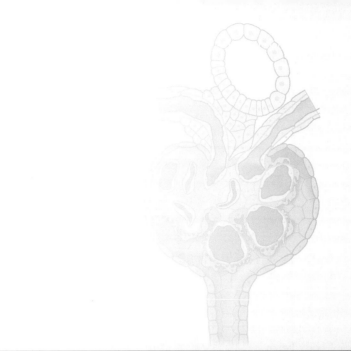

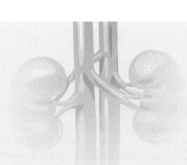

第五章

蛋白质能量消耗
评估方法

第一节 人体测量

一、营养学常见指标参数

（一）身高

身高（body heigh）是指站立位足底到头部最高点的垂直距离。

1. **测量条件** 适合于 2 岁以上人群，测量时，被测量者应免冠、赤足、解开发髻，室温 25℃左右。

2. **测量工具** 立柱式身高计，分度值 0.1 cm，有抵墙装置。滑测板应与立柱垂直，滑动自如。

3. **测量方法** 被测量者取立正姿势，站在踏板上，挺胸收腹，两臂自然下垂，脚跟靠拢，脚尖分开约 60°，两膝并拢挺直，两眼平视正前方，眼眶下缘与耳郭上缘保持在同一水平。脚跟、臀部和两肩胛角间 3 个点同时接触立柱，头部保持正立位置。测量者手扶滑测板轻轻向下滑动，直到底面与头颅顶点相接触，此时观察被测试者姿势是否正确，确认姿势正确后读数。

4. **读数与记录** 读数时，测量者的眼睛与滑侧板底面在同一水平面上，读取滑板底面对应立柱所示数值，以 cm 为单位，精确到 0.1 cm。

（二）体重

体重（body weight）是指人体总重量（裸重）。标准体重也称为理想体重（ideal body weight，IBW），是最有利于健康的体重状态。根据不同的生长发育阶段、身高、年龄、性别等不同采用不同的公式计算。

1. **测量条件** 适合于 2 岁以上人群，测量应在清晨、空腹、排泄完毕的状态下进行，室温 25℃左右。

2. **测量工具** 经计量认证的体重秤，分度值≤0.1 kg。使用前体重秤以 20 kg 标准砝码为参考物校准体重秤，误差不得超过 ±0.1 kg，测量时将体重秤放置平稳并调零。

3. **测量方法** 被测者平静站立于体重秤踏板中央，两腿均匀负重，免冠、赤足、穿贴身内衣裤。

4. **读数与记录** 准确记录体重秤读数，精确到 0.1 kg。

常用公式：我国常用 Broca 改良公式，即标准体重（kg）= 身高（cm）－105。或平田公式：标准体重（kg）=［身高（cm）－100］×0.9。

一般按实际体重占理想体重的百分比来评价营养状况，实际体重占理想体重百分比（%）= 实际体重 / 理想体重 ×100%

参考范围：实际体重占理想体重百分比 <60% 严重营养不良；60%～80% 中度营养不良；80%～90% 轻度营养不良；90%～110% 正常；110%～120% 超重；>120% 肥胖。

（三）体重指数（BMI）

又称体质指数，消除了不同身高对体重指数的影响，是国际上衡量人体胖瘦程度及是否健康的一个常用指标。

计算公式：BMI = 体重 / 身高的平方（kg/m²）。

中国：<18.5 kg/m² 过低；18.5～23.9 kg/m² 正常；24～27.9 kg/m² 超重；≥28 kg/m² 肥胖。

国际组织：<18.5 kg/m² 过低；18.5～24.9 kg/m² 正常；25～29.9 kg/m² 超重；≥30 kg/m² 肥胖。

根据 BMI 程度分为：重度 BMI<18.5 kg/m²；中度 18.6～20 kg/m²；轻度 >20 kg/m²。

（四）上臂围、上臂肌围

上臂围（arm circumference，AMC）指上臂中部周长，是由上臂肌、肱骨以及皮下脂肪所构成的周长。上臂既有皮下脂肪，也有肌肉组织，所以上臂围的减少既可以是由肌肉组织的减少造成的，也可以是由脂肪组织的减少或两者都减少造成的。对于皮下脂肪很少的人来说，上臂围的减少，主要反映了肌肉组织的减少，因而此项指标对于蛋白质能量消耗的患者是一个很好的诊断指标。在营养治疗过程中，连续监测上臂围的变化，可用于判断营养治疗的疗效。我国成年男性平均 MAC 为 27.5 cm，女性 25.8 cm。测量值 > 标准值 90% 为营养正常，80%～90% 为轻度营养不良，60%～80% 为中度营养不良，<60% 为严重营养不良。AMC 是反映蛋白质消耗程度的简易评价指标，广泛应用于营养调查或住院患者的营养状况评价。目前我国 AMC 评价标准的报道较少，但测量值在患者治疗前后可作为营养状况好转或恶化的参考值。

AMA 国内正常参考值为 ≥ 44.9 cm²，<44.9 cm²则为缺乏，常用于患者自身对照，判断一段时间内肌蛋白的变化。

上臂肌围（mid-arm muscle circumference，MAMC）可反映肌肉的蛋白质的贮存情况；可反映机体的营养状况及疾病的状态。

计算公式：上臂肌围（cm）= 上臂围（cm）－ 0.314× 三头肌皮褶厚度（mm）。

MAMC 参考值：男性，24.8 cm；女性，21 cm。

我国男性上臂肌围平均为 25.3 cm，女性为 23.2 cm。测量值 > 标准值 90% 为营养正常，80%～90% 为轻度肌蛋白消耗，60%～80% 为中度肌蛋白消耗，<60% 为严重肌蛋白消耗。国外资料是美国男性为 25.3 cm，女性为 23.2 cm；日本男性为 24.8 cm，女性为 21.0 cm。此指标可较好地反映蛋白质含量变化，与血清清蛋白含量相关密切，当血清清蛋白 <28 g/L 时，87% 患者上臂肌围缩小，故能较好地反映体内蛋白质贮存情况，也可用作患者营养状况好转或恶化的指标。

意义：80%～90% 参考值为轻度营养不良；60%～80% 参考值中度营养不良；<60% 参考值重度营养不良。

（五）小腿围

小腿围（calf circumference）是指小腿腿肚最粗处的水平周长。

1. **测量工具**　玻璃纤维软尺。

2. **测量方法**　被测者取站立位，两腿分开与肩同宽，两腿平均负担体重。测量者在其侧面将软尺置于被测者小腿最粗壮处以水平位绕其一周。

3. **读数与记录**　测量 2 次，两次差值不超过 1 cm，取 2 次测量的平均值。以 cm 为单位，精确到 0.1 cm。

（六）胸围

胸围（chest circumference）是指人体胸部外圈的周长，是判断人体生长发育情况的一个测量指标。

1. **测量工具**　玻璃纤维软尺。

2. **测量方法**　① 受试者自然站立，两脚分开与肩同宽，双肩放松，两上肢自然下垂，平静呼吸。不能低头、耸肩、挺胸、驼背等。② 两名测试人员分别立于受试者面前与背后共同进行胸围测量。将软尺上缘经背部肩胛下角下缘向胸前围绕一周。肩胛下角如摸不清，可令受试者挺胸，摸清后受试者应恢复正确测量姿势。男生及未发育女生，软尺下缘在胸前沿乳头上缘；已发育女生，软尺在乳头上方与第四肋骨平齐。③ 软尺围绕胸部的松紧度应适宜，以对皮肤不产生明显压迫为度。测试人员应严格掌握软尺的松紧度，并做到检测全过程的一致性，以求减小误差。测量误差不超过 1 cm。

3. **读数与记录**　应在受试者吸气尚未开始时读取数值，软尺上与 0 点相交的数值即为胸围值。以 cm 为单位，精确到小数点后一位。

（七）腰围

腰围（waist circumference）是指腋中线肋弓下缘和髂嵴连线中点的水平位置处体围周长。

1. **测量工具**　玻璃纤维软尺。

2. **测量部位**　双侧腋中线肋弓下缘和髂嵴连线中点位置为测量平面，12 岁以下儿童以脐上 2 cm 为测量平面。

3. **测量方法**　被测者取站立位，两眼平视前方，自然均匀呼吸，腹部放松，两臂自然下垂，双足并拢（两腿均匀负重），充分裸露肋弓下缘和髂嵴之间的测量部位，在双侧腋中线肋弓下缘和髂嵴连线中点处做标记。将软尺轻轻贴住皮肤，经过双侧标记点，围绕身体一周，平静呼气末读数。

4. **读数与记录** 以 cm 为单位，精确到 0.1 cm。重复测量一次，两次测量的差值不得超过 1 cm，取两次测量的平均值。

参考范围：将 85 cm 和 80 cm 作为中国男性和女性腰围的最低标准。

（八）臀围

臀围（hip circumference）是指经臀峰点水平置处体围周长。

1. **测量工具** 玻璃纤维软尺。

2. **测量部位** 臀部最高点平面体围。

3. **测量方法** 被测者取站立位，两眼平视前方，自然均匀呼吸，腹部放松，两臂自然下垂，双足并拢（两腿均匀负重），穿贴身内衣裤。将软尺轻轻贴住皮肤，经过臀部最高点，围绕身体一周。

4. **读数与记录** 测量 2 次，两次差值不超过 1 cm，取两次测量的平均值，以 cm 为单位，精确到 0.1 cm。

（九）腰臀比

腰臀比是指腰围与臀围的比值；是检验腹型肥胖（中心型肥胖）的指标。

正常指标：男性 ≤ 1；女性 ≤ 0.85。

当男性 >1、女性 >0.85 可表明存在腹型肥胖，当患者存在腹水症状时该指标无法正确表示。

（十）皮褶厚度

脂肪是机体的主要储能形式，皮下脂肪约占全身脂肪的 50%，通常测量皮下脂肪含量来评估机体内的脂肪储存多少。常常使用三头肌皮褶厚度（triceps skinfold thickness，TSF）及肩胛下皮褶厚度（subscapular skinfold thickness，SSF）来测定。

1. **TSF** 用于评价机体内脂肪贮备情况。

（1）测量工具：使用专用皮褶测量卡尺，分度值 0.1 cm。使用前需按要求校准仪器零点并调整压力。

（2）测量部位：在右臂三头肌位置上，右上臂肩峰与尺骨鹰嘴连线中点为测量点，用标记笔做标记。

（3）测量方法：被测者取站立位，双足并拢，两眼平视前方，充分裸露被测部位皮肤，肩部放松，两臂垂放在身体两侧，掌心向前。测量者站在被测者后方，在标记点上方约 2 cm 处，垂直于地面方向用左手拇指、示指和中指将皮肤和皮下组织夹提起来，形成的皮褶平行于上臂长轴。右手握皮褶计，钳夹部位距左手拇指 1 cm 处，慢慢松开手柄后迅速读取刻度盘上的读数。

（4）读数与记录：以 mm 为单位，精确到 1 mm。连续测量 2 次，若两次误差超过 2 mm，需测第 3 次，取两次最接近的数值求其平均值。

正常参考值：男性 8.3 mm，女性 15.3 mm。

参考值 90% 以上为正常；80%～90% 为体脂轻度减少；60%～80% 为体脂中度减少；60% 以下为体脂重度减少；若 <5 mm 表示体脂肪消耗殆尽，如果测得数值超过于标准值 120% 以上，则为体脂过多。

2. **SSF** 通常将 SSF 及 TSF 数据之和进行评价。

（1）测量工具：使用专用皮褶测量卡尺，分度值 0.1 cm。使用前需按要求校准仪器零点并调整压力。

（2）测量部位：触摸到右肩胛下角，在此点用标记笔做标记。

（3）测量方法：被测者取站立位，双足并拢，两眼平视前方，充分裸露被测部位皮肤，肩部放松，两臂垂放在身体两侧，掌心向前。测量者站在被测者后方，左手拇指和示指提起并捏住标记处皮肤及皮下组织，形成的皮褶延长线上方朝向脊柱，下方朝向肘部，形成45°。右手握皮褶计，钳夹部位距左手拇指 1 cm 处，慢慢松开手柄后迅速读取刻度盘上的读数。

（4）读数与记录：以 mm 为单位，精确到 1 mm。连续测量 2 次，若两次误差超过 2 mm，需测第三次，取两次最接近的数值求其平均值。

正常值：男性 10～40 mm，女性 20～50 mm。

男性 >40 mm，女性 >50 mm 为肥胖。

男性 <10 mm，女性 <20 mm 为消瘦。

二、饮食调查

饮食调查也即膳食调查，这是营养咨询的基础。通过调查可以了解不同地区、不同生活条件下特定人群或个人的饮食习惯、日常吃的食物种类和数量。根据食物成分表计算每人每天各种营养素的平均摄入量，与有关的标准进行比较，为改进食物结构和合理营养及合理饮食提供科学依据。

（一）饮食调查内容

主要包括调查期间每人每天所吃的食物的品种、数量；所摄入营养素的数量、比例是否合理；能量是否足够及生热营养素占总能量的比例。了解烹调方法对维生素保存的影响，饮食制度和餐次分配是否合理，了解过去饮食情况、饮食习惯等。

（二）饮食调查方法

根据具体情况可采用查账法、称重法、询问法、饮食史法和熟食采样分析等方法。在进行饮食调查时，应选择 1 个能正确反映个体或团体当时食物摄入量的方法，必要时可并用 2 种方法。调查的时间通常为 5～7 天，其中不包括节日。如果调查对象有星期日吃得较好的习惯，则应进行包括节假日在内的 7 天调查。也可随饮食管理方法和调查方法而定。如在包伙制的单位可用查账法进行调查，时间可达 1～6 个月，应用询问观察法可对儿童 30 天内的饮食情况做出比较精确的估计。如对癌症患者进行饮食与不同部位肿瘤关系的研究，则调查期间可长达数年之久。

1. 称重法（称量法） 此法可用于团体食堂、家庭和个人的饮食调查。调查期间，调查对象在食堂或家庭以外吃的零食或添加的菜等，都应详细地记录，精确地计算。此方法较为准，可调查每天饮食的变动情况和 3 餐食物的分配情况。但此法费时费力，不适合大规模的个体调查，如肿瘤流行病学调查。通过称量每餐各种食物用量，计算出每人每天各种营养素的平均摄入量。调查时间以连续 1 周为好，若逐日饮食组成变动不大者可酌情缩短，但不得少于 3 天。如调查全年营养情况，应每季进行 1 次。具体方法分为称量与计算 2 步。

（1）称量：逐日逐餐对所食的各种主、副食品逐一称出 5 个重量。① 食物总量：即米在淘洗前、面粉发面或压面条前，蔬菜、鱼类、肉类等未经清洗去除不可食部分前的重量。② 可食重：米、面粉等主食用食物总重，因无不可食部分；副食指去除不可食部分后的重量。③ 熟食重：指主副食烹调出

锅（笼）后的重量。④ 剩余重：指各种主、副食品的剩余重量，包括厨房剩余量与个人分食剩余量。⑤ 残渣重：指食后的残渣，如鸡骨、鱼刺等不可食部分。上述称量结果以 kg 为单位。

称量注意事项：主副食品先称后做；各种食物的名称，应按《食物成分表》中的分类名称正确登记；如"富强粉""标准粉"等，不可笼统写成"面粉"；各种调味品餐前后各称 1 次，差额为食用量；准确记录进餐人数，男女分别登记。

（2）计算

1）净食重：净食重指实际摄取的"可食重"，按下式计算：

净食重（kg）= {［熟食重−（熟食余重＋残渣重）］÷ 熟食重} × 可食重

2）平均每人净食重：平均每人净食重可按下式计算：

平均每人净食重（g）=［1 000 ÷（0.83 × 女性人数 ＋ 男性人数）］× 净食重（kg）

3）平均每人每天净食重：平均每人每天净食重可按下式计算：

平均每人每天净食重（g）= 同种食物平均每人净食重（g）的和 ÷ 调查天数

4）平均每人每天各种营养素摄入量：平均净食重乘以食物成分表中单位重量中各种营养素含量，即得出每种食物中各种营养素含量。依次算出各营养素摄入量，再将各种食物的同种营养素相加，即得出平均每人每天各种营养素摄入量。

5）计算生热营养素能量分配：能量分配（%）=［营养素摄入量（g）÷ 总蛋白质摄入量（g）］×100%。

2. 查账法 较为简便，可以对机关、学校或部队各种集体食堂进行大规模的调查。查账法主要是查出该单位每天食物消耗的品种、数量和用餐人数。通常可调查 30 天。若原有账目登记不清，可从即日起开始登记，通常可登记 7 天。然后，算出每人每天各种食物的消耗量，再按食物成分表计算出每人每天摄取量。查账法不如称量法细致，但只要账目和用餐人数确实可靠，也还比较准确，而且最大特点是可以调查较长时间。通常每季调查 30 天，可以反映出全年的营养情况。

3. **询问法**　在客观条件限制不能进行记账法或称重法时，应用询问法对个体的食物消耗量也能得到初步的了解。如对门诊患者或孕妇可询问最近 3 天或 7 天内每天所吃食物的种类，并估计所吃食物的重量。同时了解患者的饮食史、饮食习惯及有无忌食、偏食等情况。此种简单方法对于流行病学前瞻性和回顾性调查是必需的，目的是将大量被调查对象按食物组分的消费量分成高档和低档，关键在于此种分类是否可行及可靠性如何。此法包括以下 2 种方法。

（1）饮食 24 小时回忆法：用这种方法要求调查对象能回忆出在特定时间 24 小时内所吃的食物及数量，按食物成分表计算分析营养素的摄入量。此法可用于单独就餐的个体，因其所吃的食物较为独特，常用于门诊或住院患者的饮食调查。也可以用于团体单位当时的食物消耗量的估计，这样个体逐日的饮食与日常饮食的差异可能相互抵消。

（2）饮食史法：因人体的生长发育受到长期饮食习惯的影响，通过询问饮食史可获得调查对象经常的饮食构成或伙食模式。具体的做法是记录某人通常 1 餐吃的食品，了解饮食习惯，用预先记录好的详细食物清单，要求调查对象保存 3 天食物记录，据此估计出常吃食物的量。此法可用于大规模的流行病学个体调查。但必须由训练有素的、通晓调查对象饮食构成的人员进行调查。如熟悉当地的主副食品种类、供应情况、市场供应食品的品种、价格和产销情况，并对食品加工、熟重及体积之间的关系有明确的概念。

将上述方法和称重法进行比较，发现饮食史法和 24 小时回忆法所得结果在主要营养素摄入量的相符率达 90% 以上，误差在 5% 以内，3 天记录法误差在 10% 左右。故在我国现有的饮食情况下，采用饮食史法，24 小时回忆法及询问法调查食物消

耗量，评定人群营养状况也可行。

三、饮食调查步骤

（一）资料收集与整理

记账法记录被调查单位 1 个月内各种食物消耗量，并仔细统计每天每餐就餐人数，计算平均每人每天各种食品消耗量。称量法是把团体或个人每天每餐各种食物可食部消耗数量都加以称量并记录，通常用烹调以前的生重、烹调后熟重和剩余熟重在称量记录后，计算生熟比例，然后计算 1 天中各种食物消耗量。各种食物经分类综合后，计算每人每天食物的平均消耗量。

（二）计算根据

原始资料按食物成分表计算出每种食物所供给的能量和各种营养素量；称重法按 100 g 食品计算，所得总量即为调查期间该团体或个人平均每人每天能量及各种营养素的摄入量。

（三）食物及营养素重量及比例计算

各类食物的重量及组成比例，生热营养素的能量比及能量的三餐分配，蛋白质食品的来源及分配比例。

（四）评价饮食调查的结果

与中国营养学会 DRI 进行比较，如某种营养素的供给量长期低于标准的 90%，就有可能发生营养不足症；如果长期等于标准的 80%，则有发生营养缺乏症的可能。重点评价能量和各种营养素摄入量、能量来源和蛋白质来源。

（郑　璇）

参 考 文 献

［1］　中国医师协会肾脏内科医师分会，中国中西医结合学会肾脏疾病专业委员会营养治疗指南专家协作组 . 中国慢性肾脏病营养治疗临床实践指南（2021 版）[J]. 中华医学杂志，2021，101（8）：539－559.

［2］　杨月欣，葛可佑 . 中国营养科学全书 [M]. 2 版 . 北京：人民卫生出版社，2019.

［3］　Fouque D, Kalantar-Zadeh K, Kopple J, et al. A proposed nomenclature and diagnostic criteria for protein-energy wasting in acute and chronic kidney disease[J]. Kidney International, 2008, 73(4): 391－398.

［4］　Kalantar-Zadeh K, Kopple J D, Block G, et al.A malnutrition-inflammation score is correlated with morbidity and mortality in maintenance hemodialysis patients[J]. American Journal Of Kidney Diseases, 2001, 38(6): 1251－1263.

第二节　相关生化指标

2008 年，ISRNM 根据新近的 CKD 患者流行病学资料明确定义了肾脏相关 PEW 的诊断标准。其中包括生化指标、非预期的身体质量降低、肌肉量丢失、饮食蛋白质和（或）热量摄入不足 4 个方面，并规定当患者在四组参数中有任意三组存在至少一项指标低于推荐值即可诊断 PEW。其中生化指标包括：白蛋白、前白蛋白及胆固醇；具体标准包括：血清白蛋白 <38 g/L、血清前白蛋白 <300 mg/L（仅对维持性血液透析患者，对于 CKD 2～5 期患者根据肾小球滤过率调整）、血清胆固醇水平 <2.59 mmol/L。

一、白　蛋　白

白蛋白（ALB）是迄今为止评估 CKD 患者营养状况最广泛使用的生化指标。由于 CKD 患者机体内蛋白质合成及分解异常，导致低白蛋白血症（ALB<35 g/L）发病率较高。欧洲一项大型的调查研究表明：在 MHD 患者中，低白蛋白血症发病率高达 20%。一项对 53 933 例血液透析患者的调查显示，超过一半血液透析患者的平均蛋白质摄入低于 1 g/(kg·d)。营养不良或缺乏会增加血液透析患者的病死率，且血液透析患者血白蛋白水平与死亡风险的相关性最为密切，血液透析患者血白蛋白由 4.0 g/dL 降至 3.5 g/dL 时，死亡风险增加 1 倍，若血液透析患者血白蛋白降至 3.0～3.5 g/dL 时，死亡风险增加 5 倍。另外一项纳入了 56 920 例透析患者的研究结果显示，透析患者的死亡风险会随着血清白蛋白水平的升高而降低，进一步验证了这一理论。另外，一项在 8 961 例肾移植患者中进行的研究表明，患者肾移植前血清白蛋白水平越高，移植后转归越好。因此，在评价营养不良或消耗的指标中，血清白蛋白是透析患者生存率的最强预测因素，对并发 PEW

的 MHD 患者进行常规测 ALB 血浆浓度显得十分重要。然而，血清白蛋白半衰期较长，为 18～20 天，其敏感性较差，当机体短期内丢失大量蛋白质时，机体可通过自身调节来减少蛋白质分解，蛋白质合成不变，故白蛋白水平在短时间内仍可维持在正常水平。若机体未得到充足营养物质的补充，那么患者将在一段时间后出现严重的低蛋白血症，故在评估患者的营养状况时，一定要做到临床观察周期足够充分。加之血清白蛋白水平还受非营养因素如水肿或脱水、代谢性酸中毒、炎症等多方面的影响。近年来，炎症对血清白蛋白水平的影响备受关注，炎症存在与否、性质严重程度可通过 CRP、中性粒细胞计数、白细胞计数变化趋势反映出来。Owen 等研究发现对于维持性血液透析的患者而言，白蛋白、前白蛋白与 CRP 呈负相关，在评估患者的营养状况时，一定要排除这些干扰因素。

二、前　白　蛋　白

前白蛋白（PA）也是反映机体蛋白质储存状况的有效指标。前白蛋白是由肝脏合成的急性负时相反应蛋白，其半衰期比 ALB 短，为 2～3 天，被认为在反映患者营养摄入情况时，其敏感性高于 ALB。临床上将前白蛋白作为营养支持疗效的监测指标。但与白蛋白一样的是，前白蛋白也易受感染、水肿、稀释、代谢性酸中毒等因素的影响，在评估患者营养状况时，也需排除上述干扰因素。有研究表明，血清前白蛋白及白蛋白与 CKD 患者的发病率和死亡率密切相关，尤其在炎症状态下时。当人体处于炎症状态时，白蛋白的合成会减少，目前尚不清楚是由 PEW 还是炎症，或者是两者皆有贡献，而导致其与 CKD 的发病率和死亡率密切相关。同样，血清前白蛋白似乎也不是 PEW 的完美标志物，因为在 CKD 患者中，血清前白蛋白水平可随着肾小管降解视黄醇结合蛋白及转甲状腺蛋白的增加而增加。因此，单独使用血清白蛋白、血清前白蛋白作为 CKD 患者营养不良的标志物可能并不太合适。

三、胆固醇

胆固醇是动物组织细胞所不可缺少的重要物质，它不仅参与形成细胞膜，而且是合成胆汁酸、维生素 D 及甾体激素的原料。胆固醇经代谢还能转化为胆汁酸、类固醇激素、7-脱氢胆固醇，并且 7-脱氢胆固醇经紫外线照射就会转变为维生素 D。由于 CKD 患者内分泌功能紊乱，继发性甲状旁腺功能亢进，抑制脂肪酸的氧化作用；生长激素-胰岛素样生长因子轴（GH/IGF）功能紊乱，体内脂肪分解，动员体内脂肪氧化供能紊乱，胆固醇、蛋白质合成、储存减少；因此，脂肪是 CKD 患者重要的营养物质，对于 MHD 患者脂肪尤为重要，MHD 患者中 30% 的能量来自脂肪，饱和脂肪酸提供的能量 ≤ 10%，胆固醇摄入量 ≤ 300 mg/d，对于 MHD 患者，推荐每 3～6 个月检测三酰甘油和胆固醇，每 1 年检测低密度脂蛋白胆固醇和高密度脂蛋白胆固醇，并根据患者的具体情况考虑使用降脂药，同时推荐 MHD 患者补充维生素、脂肪和无机盐，摄入方式可选择肠内营养或肠外营养。总的来说，ISRNM 诊断标准中主要就患者生化指数的异常情况、体重及 BMI 的降低情况、肌肉萎缩和能量、蛋白质的摄入情况进行分析，而就针对 PEW 诊断而言，上述指标的检测与判定并不全面，因此还需明确其他评价方法。

近年来的研究发现，这些生物化学指标可能在诊断及治疗 PEW 方面存在潜在价值：① 酪氨基酸代谢产物；② 线粒体复合物和线粒体柠檬合成酶活性；③ 氧化应激的生物标记；④ 胰岛素样生长因子、胰岛素生长因子结合蛋白是常用的蛋白能量消耗的较早指标，测定简单方便，但并不稳定；⑤ 转铁蛋白：是临床常用的观察指标，测定简单可靠，但转铁蛋白容易受体内铁储备的影响；⑥ 血浆凝溶胶蛋白（plasma gelprotein，pGSN）是一种主要由脂肪组织产生的循环蛋白，可以调节炎症反应。在血液透析患者中，循环 pGSN 水平与全身炎症和肌肉消耗的程度有关，并且低水平的 pGSN 可能预示着蛋白质能量消耗越严重。因此，pGSN 缺乏似乎是 CKD 患者发生 PEW 的一个强有力的生物标志物和潜在的治疗靶点。

（凌莉璐）

参 考 文 献

[1] Kalantar-Zadeh K, Kilpatrick R D, Kuwae N, et al. Revisiting mortality predictability of serum albumin in the dialysis population: time dependency, longitudinal changes and population-attributable fraction[J]. Nephrol Dial Transplant, 2005, 20(9): 1880−1888.

[2] Owen W F, Lowrie E G. C-reactive protein as an outcome predictor fo maintenance hemodialysis patients[J]. Kidney Int, 1998, 54: 627−636.

第三节　肌肉评估指标

一、无创检查

（一）肌肉量及肌肉质量

肌肉量（muscle mass，MM）指人体骨骼肌的总数量（单位：g），而瘦肉组织量（lean tissue mass，LTM）、不含脂肪的量（fat-free mass，FFM）等测量指标与肌肉量类似，可作为营养状态评估的共同组成部分，在 PEW 的评估中占据同等重要的地位。虽然互为替代，但三者为非等同的测量参数，FFM顾名思义，是指除体脂肪外的身体总质量，包括瘦体重（lean body mass，LBM）和骨矿物质组织。而LBM 则由全身水分、四肢骨骼肌量（appendicular skeletal muscle mass，ASMM）和器官的无脂肪肌量组成。而肌肉质量是指每单位肌肉所能产生的最大力量，以前常将其与肌肉量混淆，是近些年从肌肉量剥离出的新概念。尽管目前尚无公认的评估标准，但其重要性逐渐受到研究者的重视，相关研究方兴未艾。现在大部分肌肉质量的评价方法主要基于肌肉结构和组成的微观和宏观变化，像肌肉中脂肪浸润程度、肌细胞中水分的含量等。研究表明，肌肉力量和功能下降原因之一在于肌肉中脂肪含量增加，其恶化了肌肉的代谢能力，且间接造成了肌肉纤维化。因此，肌肉脂肪浸润不仅可以作为肌肉质量的独立评价标准，更是引起单位重量肌肉力量下降的重要原因。

计算机体层成像（computed tomography，CT）和磁共振成像（magnetic resonance imaging，MRI）是目前最常见的肌肉质量评估的影像学手段，两者均能清晰地区分人体的不同组织成分，并通过测定肌肉中的脂肪浸润程度得到相应肌肉质量结果，是现有评估肌肉质量及人体成分的金标准。磁共振波谱（magnetic resonance spectroscopy，MRS）则能

通过进一步测定肌肉代谢和组成来评价肌肉质量。但以上因设备占地体积庞大、不易移动、费用高昂等限制，无法用于社区人群的广泛筛查，目前更多应用于科研。双能 X 线吸收测定法（dual-energy X-ray absorptiometry，DXA）是另一种常用的肌肉质量评估手段，人群暴露于辐射的可能性低于CT，且相较于 MRI 而言，能够应用于体内置有金属或电子设备如起搏器等的个体，可被用于临床和科研，但在组织社区大规模筛查时受限于其不可移动性难以推广应用。其他的像超声、生物电阻抗分析（bioelectrical impedance analysis，BIA）等均为评估肌肉量和肌肉质量的重要无创辅助检查方法。不同测量方法对肌肉质量评估的优缺点可参考表 5-1。

1. 超声（ultrasound，US）　肌肉超声不仅可以直接测量像肌肉厚度、横截面积、肌纤维长度、羽状肌的肌翼夹角等肌肉结构，还能通过测量灰度值来评价肌内脂肪浸润的程度，是一种更方便、快捷的肌肉质量评估方法，便于社区开展，临床应用前景广阔。局部肌肉超声已然应用于 CKD 患者骨骼肌质量的评估和监测。相比于其他方法而言，超声具备价格更低、便携性好、无辐射等优势，且不受液体过载的影响，可以由非专业人员进行测量，节省了一定的人力成本，但也导致了不同技术人员所测结果的不一致性。基于上述特点，超声可以对透析过程中或门诊患者的肌肉面积、厚度及质量进行实时测量，根据回声波提供炎症、纤维化及脂肪浸润的信息。相关研究表明由超声测得的股四头肌指数能够作为 CKD 患者的肌肉消耗指标，与 CT 的测量结果相比无统计学差异。同时，研究发现PEW 患者股四头肌及股中间肌的厚度及其股直肌横截面积（RF-CSA）的曲线下面积与营养良好的患者相比，RF-CSA 的曲线下面积（area under the

表 5-1 肌肉质量辅助测量方法

测量方法	优 点	缺 点	相 关 指 标
B 超	无辐射 低成本 简便易携 实时图像测量	重复性差 受测量者技术等影响 无法获得准确的肌肉及脂肪含量的数据	肌肉大小：横截面积和体积 肌肉厚度 肌肉回声
BIA[a]	无辐射 简便易携 结果易得	精确度低 稳定性差 无法获得局部的肌肉及脂肪含量数据 非常规开展	四肢骨骼肌量 四肢骨骼肌指数
DXA[b]	低辐射 低成本 易操作 耗时较短 重复性好	有辐射 不同品牌所测结果不均一 精确程度低于 CT 及 MRI 受水合状态影响 便携性差	四肢骨骼肌量 四肢骨骼肌指数
CT[c]	少辐射 精确度高 横断面成像获得肌肉、脂肪及其他组织数据 重复性好 临床应用广	高辐射暴露 数据处理复杂 价格较贵 分辨率低于磁共振 低质量肌肉阈值尚不明确	肌肉尺寸：横截面积和体积 腰肌（L3 水平）或大腿中部肌肉测量
MRI[d]	无辐射 软组织分辨率最高 能获得肌肉水肿及肌骨相关数据 重复性好	价格昂贵 扫描时间长 受限于体动（伪影） 部分起搏器患者禁用 非临床常用	肌肉尺寸：横截面积和体积 腰肌（L3 水平）或大腿中部肌肉测量

注：BIA，bioelectrical impedance analysis，生物电阻抗分析；DXA，dual-energy X-ray absorptiometry，双能 X 线吸收测定法；[c]CT，computed tomograph，计算机体层成像；[d]MRI，magnetic resonance imaging，磁共振成像。

curve，AUC）较高，差别有统计学意义。但尽管有大量研究的力证，受不同测量者所测值的差异、不同种族背景的影响及研究样本量的缺乏等因素，US 难以得到明确的界定值，无法获得肌肉及脂肪含量的准确数据。

2. 生物电阻抗分析（bioelectrical impedance analysis，BIA） BIA 是指利用生物组织与器官的电特性及其变化提取与人体生理、病理状况相关的生物医学信息的一种无损伤检测技术，能够根据全身的导电性测出脂肪、肌肉、骨骼、水分等多种人体成分，因其设备便宜、携带方便，适用于社区和医院广泛筛查和诊断 PEW。目前最新的 AWGS2 和 EWGSOP2 指南均建议应用 BIA 测量 ASMM 用来评估肌肉量，但由于品牌和参考人群不同，不同的 BIA 设备所评估的肌量有差别，特定设备和方法的

测量结果无法进行替换，并且由于肌肉量与体型大小有关，体型越大肌肉量通常越多，故量化肌肉量时需要通过身高的平方或体重指数校正 ASMM 及 LTM 的绝对值，其用身高的平方校正后的指数被相关研究证明与死亡率呈负相关。AWGS2 指南建议 ASMM/ 身高的平方（kg/m²）：男性 ≤ 7.0 kg/m²，女性 ≤ 5.7 kg/m² 可诊断为低肌肉量，而 EWGSOP2 指南建议不论 DXA 还是 BIA 均用 ASMM/ 身高的平方（kg/m²）：男性 <7.0 kg/m²，女性 <6.0 kg/m² 为低肌肉量的标准。关于仪器选择，指南推荐使用多点接触式电极、多频率、可获得人体节段数据的测量仪器，而非家庭使用的小型 BIA 设备。而 BIA 作为二间隔模型的主要弊端在于由流体过载造成的增加的细胞外水会被添加到全身水（total body water，TBW）的计算中，这会高估 FFM 的

值。最新研究提出了 3C-BIS 法把它作为 BIA 的一种拓展，其可以将机体分为正常水合的 LTM 和 ASMM 及一个虚拟的过度水合空间，全身 BIS 测量 LTM 能够较好地对肌肉质量减少进行预测。不过不管是 BIA/BIS，均有数据精确度低、稳定性差、无法获得局部的肌肉及脂肪含量等缺点，也易受到液体过载的影响。对此，KDOQI 指南也指出，推荐 HD 患者在透析后至少 30 分钟以后进行 BIA/BIS 测量，利于体液的分布，减少液体过载对测量数据的影响。

3. **双能 X 线吸收测定法**（dual-energy X-ray absorptiometry，DXA） DXA 的原理是采用身体成分三间隔模型，通过 X 线束滤过式脉冲技术获得两种能量的 X 线来测量机体脂肪组织、非脂肪组织和骨矿含量的方法，是国际公认测定机体成分的"金标准"之一，包括使用源发射两种不同能级的 X 射线进行全身扫描。这样可以同时测量 LBM、脂肪质量（fat mass，FM）和骨矿物质含量（bone mineral content，BMC）。LBM 测量如上述所言事实上是对所有非脂肪及非骨组织的估计，DXA 在 LBM 和 ASMM 测量方面有较大优势，具备低辐射、价格低、易操作、耗时短等优点，同时研究表明它测量的 FFM 可以排除骨矿物密度的干扰，且相关指标如 LM、FM 等与 CT 及 MRI 所测得的脂肪/瘦肉质量有着较强相关性，相比两间隔模型的 BIA 及三间隔模型的生物电阻抗波谱（bioelectrical impedance spectroscopy，BIS），其精确度更高。此外，DXA 可以兼顾人体成分和骨骼状态的信息测量，这对于更好地评估包括骨质疏松、肥胖和血氧不良等复杂综合征至关重要。四肢瘦肌肉质量（appendicular lean mass，ALIM）即上肢与下肢 LM 之和，是当前临床及科研中较常采用的测量指标，EWGSOP 指南略微修改了先前的诊断临界值，认为女性 ALM［ALMI=ALM/身高的平方］<5.5 kg/m^2，男性 ALMI<7.0 kg/m^2 可定义为低肌肉质量。不过 DXA 也存在一定弊端，由于 DXA 和 LBM 的水合比为 0.73，易受到液体过载及透析患者体内慢性炎症环境的影响，缺乏区分瘦肌肉与脂肪组织的能力，对评估 CKD PEW 患者而言存在一定局限，精确程度低于 CT 及 MRI。并且相对而言，DXA 设备昂贵，不可移动，非便携，不同设备测量的结果也存在一定差异，难以在社区中广泛推广，但在临床上常规中，DXA 的优势仍不可忽视，因此，EWGSOP 指南目前仍建议将 DXA 作为首选应用于临床，也可作为 US、BIA 等检查方法的校正，将 CT 和 MR 用于研究目的。为了提高 DXA 的精确度，临床上放射科医生和放射科技师应该认识到精准检查对于获取有效数据的重要性，包括正确的患者定位、人口统计数据收集和图像分析，以避免陷阱和错误对结果的影响。

4. **计算机体层成像（CT）** 针对 CKD 这一特殊人群，相较于其他方法，虽然有暴露于过量辐射的风险，但由于肌肉密度与肌内脂肪浸润程度有关，CT 可以同时对肌肉量和肌肉质量进行测量，同时相比于 DXA 与 MRI，CT 因在评估肌肉质量方面更直接、精确，受水负荷等影响较小，脂肪和肌肉的分辨率高，价格相对便宜等优势脱颖而出，使得其临床应用更加广泛。与 DXA 进行的全身肌肉评估不同，CT 可对特定层面的肌肉数据进行测量，单一 CT 层面图像数据与全身肌肉、脂肪等含量有较强相关性，并且得到的数据较为客观稳定，可作为无创评估身体成分的金标准。大腿中段肌肉及腹部 CT L3 层面的肌肉数据是目前最常用的指标，但由于大腿 CT 临床不常应用，因此在一些回顾性与前瞻性研究中多选择腹部 CT，其中 L3 层面的 CT 数据在肿瘤相关的临床试验中应用广泛，通过评估肌肉质量以预测患者预后情况，而目前也有研究应用 L1 层面作为胸部 CT 中 L3 层面的最佳替代层面，并且近年来因新型冠状病毒疫情的影响，胸部 CT 应用更加广泛。具体方法为选择需要的区域（regions of interest，ROI），并设定标准化阈值来辨别肌肉及脂肪组织，以获得肌肉的横截面积（cross-sectional area，CSA），并对骨骼肌密度（skeletal muscle density，SMD，HU）和骨骼肌指数（skeletal muscle index，SMI，cm^2/m^2）进行测量。SMD 代表骨骼肌组织的平均密度，SMI 则通过骨骼肌面积（cm^2）除以身高的平方（m^2）获得，代表校正的骨骼肌含量（skeletal muscle，SM）。它们是目前 CT 评估肌肉质量的两大指标，现有研究已发现 SMD 与 SMI 可作为评估肌肉质量减少的良好指标，与心源性死亡、全因死亡等不良预后关联密切。相关 CT 阈值参数如下：① 肌肉密度：使用肌肉组织阈值在 ROI 内的平均衰减（−29 Hounsfield（HU）/+150 HU）；② 脂肪组织密度：脂肪阈值（−190/−30 HU）；③ 肌间脂肪密度：部分研究建议直接利用脂肪组织的阈值，但也有研究设定了新的阈值，尚未达成共识。同时由于 L1 层面及 L3 层面 SMD 及 SMI 易受人种、共病等影响，目前尚无统一的参考值范围，尤其缺乏中国透析患者相关数据，L1 层面的 SMD 及 SMI 是否能用于判断中国人群的预后风险未得到确证。

5. 磁共振成像（MRI）　与 CT 一样，MRI 通过在横断面图像上对肌肉和脂肪进行分割来评估，准确性较高，两者之间的相关性很强。而除了提供与 CT 相同的脂肪浸润信息，MRI 还可以评估肌肉质量，提供关于肌肉水肿、纤维浸润、纤维收缩性和弹性的额外数据，并且 MRI 对比度、分辨率更高和可用参数多，允许测量肌肉和脂肪组织的数量。而 MRS 可进一步评估肌肉代谢和组成，但由于其主要使用单体素光谱，不能充分代表整个腹部肌肉。联合多体素光谱技术可能会克服这些限制，不过其相关报道较少。多回波梯度−回波序列，比如 Dixon 技术也能够鉴别脂肪和水分，从而对肌内脂肪进行定量评估。此外，Dixon 序列受到不均匀脂肪组织浸润的影响小于 H1 MRS，具有更好的重复性和可靠性。另一种先进的 MRI 技术是应变率张量成像，由于 PEW 患者肌肉的主要改变为肌肉内脂肪和纤维等非收缩肌肉成分的增加，而有研究证明应变率张量成像可以有效评估肌肉收缩和弹性，可以借此对肌肉质量进行评估。其他可能用于 PEW 患者肌肉评估的定量 MRI 还有弥散张量成像（diffusion tensor imaging，DTI），DTI 最初用于定量地评价脑白质的各向异性，各向异性为方向依赖性弥散的概括，即在按一定方向排列的组织中，分子向各个方向弥散的距离不相等。DTI 可以对肌肉纤维微观结构的变化、肌内水分弥散的各向异性进行定量评估。这些值与肌肉组织中水分子的定向有

关，受到肌少症患者肌肉脂肪浸润的影响。此外，研究发现用 T2 mapping 技术的多回波 SE 序列法测量，受到脂肪浸润的肌肉会因结构改变和组织紊乱而导致 T2 值的病理升高。综上，MRI 在评估肌肉质量方面有较好的前景，无辐射，但在准确性和可靠性方面仍有很大的提高空间。并且由于其成本高、扫描及后续处理时间长、缺乏标准化方案等缺陷，其应用更多局限于研究领域，临床应用效果不佳。

（二）肌肉力量

肌肉力量是指一个或多个肌肉群所能产生的最大力量，临床常通过上肢握力及下肢肌肉力量等相关试验来评价肌肉力量。研究证实，上肢握力和日常生活活动能力呈线性相关，与下肢力量、股四头肌力矩、腓肠肌肌肉横截面积等参数显著相关。握力器是最常用的握力检测工具，包括液压式、弹簧式或其他金属弹性体握力器，指南建议使用优势手或两只手分别使用最大力量抓握仪器，至少测试 2 次，取两者中较大的数值。研究显示，液压式和弹簧式握力器测得的数据对于握力 <35 kg 的人群，并无显著性差异；但若握力 >45 kg，液压式握力器测得的数值更高，以上三种握力器均可用于评估肌肉力量，但不同设备测量的结果最好不要直接进行比较。此外，为了减少人工读数误差，更推荐使用数字显示的电子握力器来保障数据的准确性。不同指南的相关握力标准也不一致，具体数值可见表 5−2。

随年龄增长的下肢力量比上肢握力下降得更快，与躯体活动能力直接相关，且伴随下肢力量的下降发生跌倒的风险也更高，与患者预后关系更加密切。膝关节屈伸力量测定是测量下肢肌肉力量最为精确的方法，需使用等速肌力测试仪测定，但因该仪器昂贵且操作复杂，目前仅用于科研领域。5 次起坐试验（five-times sit-to-stand test，FTSST）及 30 秒坐立试验是目前常用的替代测定下肢力量的简便方法，主要测定股四头肌群力量。前者测时使用一张高度约 46 cm 的座椅，记录受试者在不使用手臂的前提下用最快的速度连续完成 5 次起立−坐

表 5-2 不同机构的现有诊断参数及切点值

定义机构	肌肉力量及躯体功能	肌肉质量
SIG[a]	步速 <0.8 m/s	低 SM（低于健康人群 2SD）
EWGSOP 1[b]	握力（kg）男性 <30，女性 <20；步速 ≤ 0.8 m/s	DXA.ASMI[c]（kg/m²）男性 <7.26，女性 <5.5 BIA.ASMI（kg/m²）男性 <8.87，女性 <6.42
EWGSOP 2[d]	握力（kg）男性 <27，女性 <16；步速 ≤ 0.8 m/s	ASMI（kg/m²）男性 <7.0，女性 <6.0
IWGS[e]	步速 <1.0 m/s	DXA.ASMI（kg/m²）男性 ≤ 7.23，女性 ≤ 5.67 或低于参照青年健康人群峰值 2SD
AWGS 1[f]	握力（kg）男性 <26，女性 <18；步速 <0.8 m/s	DXA.ASMI（kg/m²）男性 ≤ 7.0，女性 ≤ 5.4 BIA. ASMI（kg/m²）男性 ≤ 7.0，女性 ≤ 5.7
AWGS 2[g]	握力（kg）男性 <28，女性 <18；步速 <1.0 m/s，5 次坐起 ≥ 12s，SPPB ≤ 9 分	DXA.ASMI（kg/m²）男性 ≤ 7.0，女性 ≤ 5.4 BIA. ASMI（kg/m²）男性 ≤ 7.0，女性 ≤ 5.7
FNIHSP[h]	握力（kg）男性 <26，女性 <16；步速 <0.8 m/s	DXA.ALM[BMI i][kg/(kg·m²)] 男性 <0.789，女性 <0.512 ALM（kg）男性 <19.75，女性 <15.02
中华医学会骨质疏松和骨矿盐疾病分会	握力（kg）男性 <25，女性 <18，需测 SM 步速 ≤ 0.8 m/s，需测 SM 步速 >0.8 m/s，需测握力	低 SM（低于参照青年健康人群峰值 2SD）

注：[a]SIG: Special Interest Groups：特别利益集团，"cachexia-anorexia in chronic wasting disease"："慢性消耗性疾病中的恶病质及厌食"；[b]EWGSOP 1：2010 年 European Working Group on Sarcopeniain Older People，欧洲老年人肌少症工作组；[c]ASMI: appendicular skeletal mass index，四肢骨骼肌量指数：四肢骨骼肌量（kg）/ 身高的平方（kg/m²）；[d]EWGSOP 2：2019 年欧洲老年人肌少症工作组；[e]IWGS: International Working Group for Sarcopenia，国际肌少症工作组；[f]AWGS 1：2014 年 Asian Working Group for Sarcopenia，亚洲肌少症工作组；[g]AWGS 2：2019 年亚洲肌少症工作组；[h]FNIHSP: Foundation for the National Institutes of Health Sarcopenia Project，美国国立卫生研究院肌肉减少症项目基金会；[i]ALM[BMI]：四肢瘦质量（ALM, appendicular lean mass）/BMI。

下动作所需的时间，测试共进行 3 次，每次间隔 1 分钟；后者主要是让患者在限定的 30 秒内完成坐到站的测试，此类测试下肢力量的方法较简单、便捷，可较好反映出 CKD 患者的移动能力及基本活动技巧，可在临床中广泛使用。

二、有创检查：肌肉活检

肌肉活检又称肌肉活体组织检查，是临床上对神经肌肉疾病诊断、病理机制研究及病因探索有重要价值的一项微创检查手段。通过组织病理学分析，可以发现炎性细胞浸润、肌肉组织脂肪、胶原替代或肌纤维结构缺陷等特征性改变。目前主要的活检方法有两种：针刺活检及开放性肌肉活检。此项技术一般由熟悉肌肉解剖结构的神经科医生亲自操作。针刺活检相较开放活检而言，取材创伤小，能够多次、多部位取材，但获得的样本量小，难以

反映疾病全貌，并且为选取满意的检查样品而多次取材对组织造成的损伤同样不可小觑，加之非直视下取材，有伤及周围神经和血管的风险，所以目前国内仍倾向于开放性肌肉活检。肌肉活检主要适应证包括：① 原发性骨骼肌疾病的诊断，如 DMD/BMD、先天性肌营养不良、肢带型肌营养不良等；② 系统性疾病伴骨骼肌受累的诊断，如线粒体病及其他代谢性疾病；③ 部分神经源性疾病如脊髓性肌萎缩（spinal muscular atrophy，SMA）等，肌肉病理上可呈现特征性神经源性病理改变；④ 临床和电生理检查提示神经源性和肌源性混合损害的鉴别诊断；⑤ 无症状高 CK 血症（包括 DMD/BMD 基因携带者）。而没有绝对禁忌证，但手术部位有炎症者及有出血倾向者不宜进行手术，糖尿病患者需慎重决定。对于活检部位的选取上，理论所有受累的肌群均可被纳入，但在具体临床应用中通常取决于疾病病程，兼顾取材方便、安全的原则。肌肉活检的并

发症较少见，主要为疼痛、僵硬、出血和感染等。

PEW 在肌肉上的具象化表现为肌肉的萎缩及肌肉量的减少，属于慢性肌肉疾病，病程大多长达数年，最理想的活检部位为轻到中度受累的肌肉，应当避免取受累最重的部位活检，因为通常此类肌肉在活检中常显示出纤维化或脂肪浸润的迹象，会对后续病理检验造成干扰。对于部分取材部位选择困难的病例，像肌营养不良晚期的患者，可以在肌肉磁共振影像或超声指导下选取肌肉活检部位，同时超声还能够降低血管损伤的发生率。另外，应注意避免选取近期曾行针极肌电图、局部注射药物或有创伤的肌肉进行活检，以免影响肌肉病理结果的判读。临床常用的肌肉取材部位包括肱二头肌、三角肌、腓肠肌、胫骨前肌、股外侧肌等，其中最常选取的是肱二头肌，主要由于肱二头肌取材方便、安全，且纤维类型均衡（Ⅰ∶ⅡA∶ⅡB≈1∶1∶1），在暴露过程中能清晰辨明肌束的纵向运动，易于将肌纤维与结缔组织分离开来。尽管通常而言，PEW 更多依靠病史、症状体征、实验室及影像学检查来进行诊断评估，像上述的 CT、MRI、DXA 等主要偏向于人体大规模成分研究，而肌肉活检能够使得肌肉微观结构信息可视化，反映炎症或退行性改变等结构性病变的结果，但由于肌肉活检属于有创检查且无法直接显示出肌肉水肿，临床上不作为常规检查手段。相关的肌肉活检更多应用于科研层面，通过酶组织化学、免疫组织化学、基因诊断、电镜超微结构等方法做出临床病理诊断。

肌肉的病理改变主要分为肌源性损害和神经源性损害两大类，PEW 所造成的肌肉损伤主要源于肌肉本身，表现为肌膜或细胞质蛋白的减少或缺失，特征性肌肉病理改变为萎缩、肥厚、坏死及再生，坏死及再生的肌纤维呈小群分布且处于不同时相，同时伴有高收缩肌纤维及肌间质脂肪和结缔组织的增生。目前临床较常采用酶组织化学和免疫组织化学法对肌肉组织进行染色，观察肌肉病理改变。前者包括苏木精-伊红（HE）染色、三磷酸腺苷环化酶染色（AT-Pase）、改良 Gomori 染色（MGT）、非特异性酯酶（NSE）染色、琥珀酸脱氢酶染色（SDH）、ACP 染色、糖原染色（PAS）、还原型

辅酶Ⅰ染色（NADH-TR）、油红 O 染色（ORO）及苏丹黑（SBB）染色；后者针对肌营养不良的染色主要有 Dystrophin-R、Dystrophin-C、Dystrophin-N、Dysferlin、α-sarcoglycan、β-sarcoglycan 和 γ-sarcoglycan 等。HE 染色是临床上最常使用的染色法，正常肌肉 HE 染色可见染色均匀、大小均等的多角形肌纤维，主要分为Ⅰ型及Ⅱ型纤维两类，Ⅰ型纤维又称慢收缩纤维，因含有较多的中性脂肪、肌红蛋白和线粒体，在 pH 酸性情况下呈深染，抗疲劳能力强，表达慢肌球蛋白重链（myosin heavy chain，MHC），相比之下，Ⅱ型纤维收缩快，易疲劳，表达快速 MHC，细胞质内包含的中性脂质少和糖原多，在酸性条件下染色较浅，呈白色。而肌营养不良患者的肌肉在镜下可见肌核增多和内移，肌纤维呈不同程度萎缩、肥大、坏死及部分再生、断裂，肌纤维间隙增宽，有炎细胞浸润及脂肪结缔组织增生。

针对性抗体的选择是免疫组织化学染色法实践的关键环节。众所周知，骨骼肌是一种内分泌器官，在新陈代谢和温度调节中起核心作用。研究表明，25～60 岁且久坐不动的年轻人的瘦肌肉量每年会减少 0.5%；60 岁以后，这一比率翻倍至 1% 左右，随着年龄的增长，每增加 10 年，这一比率再翻倍。而肌肉量的减少是许多年龄相关疾病的独立危险因素，也是 CKD PEW 患者后期死亡的重要原因。越来越多的证据表明，Ⅱ型肌纤维的减少可能主导着肌肉力量的下降，同时Ⅱ型纤维的肌肉去神经支配也在一定程度上致使神经对骨骼肌的影响在老年时下降，其中部分原因为Ⅱ型肌纤维发生的运动单元重塑和纤维萎缩。运动单元的年龄相关重塑主要涉及快肌纤维的优先去神经支配，慢肌纤维轴突萌发再神经支配，有神经调节 MHC 的表达。上述理论提示基于 MHC 优势的肌肉形态测量分析对于发现理解健康和疾病中的肌纤维运动神经元的关系至关重要。因此相较于传统凝胶法，使用 MHC 抗体的免疫组织化学方法不仅能够对肌纤维计量形态特征，如纤维形状、大小及排列进行测量，还能显示 MHC 亚型，提供了一个更完整的肌肉健康和特性的评估。老年及营养不良骨骼肌常表

现出一定程度的萎缩，表达一种以上肌球蛋白重链的纤维数量增加，成角的小肌纤维在组织中分布不均，间质可见有脂肪细胞、脂褐素和纤维组织。但因受到间质浸润的脂肪、脂褐素及纤维组织等的影响，临床上需要确定一个更优化的 MHC 阳性阈值。同时研究人员需要熟悉数字成像、显微镜、免疫组化染色和骨骼肌解剖的概念，利于对相关指标进行数据分析。

三、骨骼肌消耗的标志物

PEW 患者多处于一个代谢分解的状态，以上证据及检查也表明绝大多数患者会有肌肉萎缩事件的发生。所谓肌肉萎缩即肌肉质量下降，主要原因在于蛋白质分解代谢加速，而导致肌肉蛋白质加速降解机制主要为泛素-蛋白酶体系统（Ub-P'some，UPS）的程序化激活。研究证明，泛素-蛋白酶体系统参与了慢性肾衰竭引起的肌肉量减少。于 CKD 患者而言，除外 PEW 所致的分解代谢状态的影响，代谢性酸中毒也能诱导泛素-蛋白酶体系统激活，促使细胞因子如 TNF-α 分泌，损伤胰岛素 / IGF-1 通路，触发 caspase-3 的激活。caspase-3 是凋亡途径的最后一个水解酶，能够切割肌动球蛋白，产生一个约 14 000 的肌动蛋白片段和其他被降解的蛋白，最后由 UPS 降解。在此状态下，UPS 的激活往往是肌肉萎缩过程的最后一步，此外还需额外的蛋白水解酶像 caspase-3。因此，在分解代谢条件下，导致肌肉蛋白质损失的第一步往往是激活 caspase-3，产生被 UPS 系统降解的蛋白质，肌肉质量的下降与胰岛素 /IGF-1 通路受损，caspase-3 激活，肌肉蛋白片段化，以及随后的泛素-蛋白酶体系统激活均有一定的联系。相关动物研究表明，在慢性尿毒症大鼠萎缩的肌肉中 caspase-3 活性有所增加，且仅在分解代谢的状态下发生，这或许可以作为 caspase-3 抑制剂防止分解代谢状态下肌肉萎缩的一个新靶点。其中 14 000 肌动蛋白片段作为 caspase-3 激活活性的足迹，有着不易被 UPS 降解的特性，主要留存于肌肉的不溶性部分，在 CKD 导致肌肉萎缩的患者中，能够检出特征性 14 000 肌动蛋白片段，且随着抗阻力训练的干预，CKD 患者肌肉中 14 000 肌动蛋白片段水平有所降低。基于以上理论，研究中常会通过对大鼠模型腓肠肌或股直肌内 14 000 肌动蛋白片段水平的检测来反映肌肉蛋白水解情况，探究肌肉萎缩的相关机制及干预措施的施行效果。但因此项操作的有创性临床上不常规利用，有研究通过透析开始或连续流动腹膜透析（continuous ambulatory peritoneal dialysis，CAPD）的导管或颈内插管得到的腹直肌组织来检测 14 000 肌动蛋白片段。主要步骤为在 CAPD 的情况下，于局部麻醉下插入导管，将获得的腹直肌立即冷冻在液氮中，并储存在 -80℃中，直到测量出 14 000 肌动蛋白片段，以作为肌肉蛋白降解的标志。

另一个能够反映肌肉蛋白分解的指标为 3-甲基组氨酸（3-MH）。众所周知，大部分的肌肉蛋白由肌原纤维蛋白、肌动蛋白和肌球蛋白构成。有证据表明，这些收缩蛋白易受到脓毒症和其他几种分解代谢条件（包括烧伤、禁食和糖皮质激素治疗）的影响，敏感性较高。这也对严重感染、败血症及 PEW 患者出现的肌肉疲乏及无力状态做出了一定解释。而 3-MH 作为一种组氨酸衍生物，由多种组织降解产生。在人体中，约 75% 的 3-MH 来自骨骼肌周转，15% 源于皮肤，10% 产生于肠道，尤其常见于骨骼肌的肌动蛋白和肌球蛋白中，在蛋白质水解过程中释放后，3-MH 不会再与蛋白质结合，也不会被身体重新利用。研究表明，血清 3-MH 浓度与血清白蛋白、标准蛋白分解代谢率（normalized protein catabolic rate，nPCR）、简化肌酐指数（simplified creatinine index，SCI）和瘦肉组织质量呈正相关。在不同生理和病理条件下，高血浆水平的 3-MH 或许可以作为反映骨骼肌分解代谢的一个有意义的标志物，通过监测血浆 3-MH 的释放来评估蛋白质周转能力对肌肉质量恶化的个体有较大价值，但和一些血清标志物类似，血浆中的 3-MH 会受到肾小球滤过率的影响，在透析患者中，几乎所有的血浆 3-MH 都会被清除。因此，在透析患者中往往缺乏 3-MH 代谢的证据，并且关于 3-MH 水平如何准确反映肌肉代谢的数据仍然不明确，虽然 3-MH 大多由骨骼肌释放，但也可以从其他几种组织中释出，限制了该指标在临床中的应用。除了血清中 3-MH 的测量，也有研究推荐利用尿液中 3-MH 的排泄作为无脂肪肌肉质量的反映指标。它对肾功能的依赖程度低于肌酐，临床常以尿肌酐的 mmol 为单位表达其含量。但对尿液 3-MH 的检测尚未受到广泛应用，主要原因在于它反映体内蛋白质储存变化的敏感性较差，且摄入肉类后会导致其检测值升高，同时尿液收集及数据检测需要花费较多人力物力。

（王　彬）

参 考 文 献

[1] Chen L K, Woo J, Assantachai P, et al. Asian Working Group for Sarcopenia: 2019 consensus update on sarcopenia diagnosis and treatment[J]. J Am Med Dir Assoc, 2020, 21(3): 300－307, e2.

[2] Cruz-Jentoft A J, Bahat G, Bauer J, et al. Sarcopenia: revised European consensus on definition and diagnosis[J]. Age Ageing, 2019, 48(4): 601.

[3] Ikizler T A, Burrowes J D, Byham-Gray L D, et al. KDOQI Clinical Practice Guideline for Nutrition in CKD: 2020 Update[J]. Am J Kidney Dis, 2020, 76(3 Suppl 1): S1-S107.

[4] Muscaritoli M, Anker S D, Argiles J, et al. Consensus definition of sarcopenia, cachexia and pre-cachexia: joint document elaborated by Special Interest Groups (SIG) "cachexia-anorexia in chronic wasting diseases" and "nutrition in geriatrics" [J]. Clin Nutr, 2010, 29(2): 154－159.

[5] Fielding R A, Vellas B, Evans W J, et al. Sarcopenia: an undiagnosed condition in older adults. Current consensus definition: prevalence, etiology, and consequences. International working group on sarcopenia[J]. J Am Med Dir Assoc, 2011, 12(4): 249－256.

[6] Studenski S A, Peters K W, Alley D E, et al. The FNIH sarcopenia project: rationale, study description, conference recommendations, and final estimates[J]. J Gerontol A Biol Sci Med Sci, 2014, 69(5): 547－558.

[7] 江新梅. 肌肉活检的临床应用 [J]. 中风与神经疾病杂志, 2011, 28（2）: 190－192.

[8] 中华医学会骨质疏松和骨矿盐疾病分会. 肌少症共识 [J]. 中华骨质疏松和骨矿盐疾病杂志, 2016, 9（3）: 215－227.

第四节　磁共振成像的基本原理及在骨骼肌检测中的应用

磁共振成像（MRI）是当今医学影像检查中非常重要的技术之一，它可以在活体状态下，安全检测组织功能特性且对人体不会产生任何电离辐射损害。目前，临床上已广泛使用的 MRI 设备为氢质子（^{1}H）高场强超导型磁共振扫描仪，应用人体的磁场强度已可高达 3.0 特斯拉（tesla，T）。在一份磁共振应用于肌少症评价的系统性回顾研究中表明，高场强磁共振（1.5 T 以上）使用率占 78%，主要检测部位为腰部躯干肌肉群和大腿组群，并将对肌肉的质量、数量及临床预期多维角度评价作为主要研究目标。

磁共振检查的基本原理是发射一个频率与体内氢质子进动频率相同的射频脉冲（radio frequence，RF），致使选择层面内相应的原子核引发共振效应，即磁共振。RF 激发产生的能量通过共振传递后使原子核跃迁至高能级并使其自转轴出现偏转，随后由于不稳定的高能态在静磁场环境作用下需要恢复到原始状态，此过程中会释放出已获取的能量并产生信号。

一、磁共振的基本图像的成像特点

由于 MRI 的信号强度中包含了多种组织的特征性参数，在经过傅立叶变化后可相应提取出诸如水分子、脂肪、肌肉、骨骼钙化等不同组织之间的信号差异，从而产生黑白相间的对比图像。此过程中，同一组织同时具备 T1 纵向弛豫特征和 T2 横向弛豫特征，利用参数设置产生 T1 加权对比相（T1WI）和 T2 加权对比相（T2WI）两种基本图像。在 T1WI 相中，组织信号值越低（视觉表现越黑）通常说明其 T1 时间越长；在 T2WI 相中，组织信号值越高（视觉表现越白）通常说明其 T2 时间越长。通过对不同兴趣区内信号值的测量可以得到两种组织间的信号表现差异，从而获取定量数据

以便于进行比较。磁共振具有的固定多参数成像属性能非常容易的帮助临床开展一致性的定性和定量分析，任意层面选取拓展了对肌肉群表现的观察视角，联合多种成像权重机制及功能磁共振的开发，可精确地对骨骼肌的水肿、萎缩、脂肪浸润、肌肉数量、肿瘤占位甚至其区域内代谢产物成分进一步分析，在回顾性和前瞻性评估中产生许多重要的客观指标数据。例如，在一个成人脊柱畸形患者腰部竖脊肌脂肪变性对步态中脊柱动态补偿能力的研究中表明，在腰 1～2 水平和腰 4～5 水平轴位 T2WI 相上肌肉群（腰大肌、竖脊肌、多棘肌）的影像上，由长期维持步行平衡而导致脊柱畸形两侧肌力差异明显并伴有脂肪浸润比例分数存在明显不同。

在 Duchenne 肌营养不良症（DMD）影像学表现的研究中，高分辨率、高对比度和无电离辐射的特点深受临床的广泛接受和实际应用。包括 T1WI 和 T2WI 序列在内的多种成像技术，帮助观察者对肌肉结构的变化进行准确的识别（如水和脂肪信号的改变）。在 MR 定量扫描协议（T1map、T2map、DWI、DIXON 等）的辅助下，DMD 患者可以在纳入时间轴的多维度上进行前后比较，以利于观察疾病发展趋势。例如，T2WI-mapping 标记序列可以识别由结构原因导致的肌萎缩患者脂肪浸润肌肉 T2 值的病理性增加变化或组织紊乱。虽然 DMD 患者的评价指标尚未以 MR 影像作为金标准依据，但在 T1、T2 基础上的更多功能性研究序列也能帮助分析趋势性的表现，从而逐渐丰富对肌肉数量、质量、功能的多维度评估。

二、水分子扩散加权成像和扩散张量成像

自由水分子的无规则运动（布朗运动）是一种

完全随机的热运动，当组织中水分子扩散运动发生改变时，可以利用扩散加权成像（diffusion weighted imaging，DWI）和扩散张量成像（diffusion tensor imaging，DTI）来检测和观察。DWI 技术与常规 MR 成像不同的是，它主要依赖于水分子的运动（速度、方向的改变）而不是依赖自旋质子密度、T1 或 T2 成像，是一种新颖的功能性成像检测序列。水分子在单位时间内自由且随机扩散的运动范围，称为扩散速度（mm^2/s）或叫扩散系数 D。为了表现出不同组织内水分子扩散运动表现的差异，需要利用一种"标尺"工具，即扩散敏感因子 b 值，单位 s/mm^2，b 值越高其显像敏感性越高但相应的信噪比也将下降明显。通常临床使用中 b 值不能太小，如低于 $500\ s/mm^2$ 时会受到血流等信号的干扰影响，常用值为 $800\ s/mm^2$ 或 $1\ 000\ s/mm^2$，一般不会高于 $2\ 000\ s/mm^2$。在体内三维空间上，水分子的运动会受到许多的"限制"，可以利用表观弥散系数（apparent diffusion coefficient，ADC）D^* 来代替 D，用以更准确地描述不同方向上水分子扩散运动的总速度和范围。DTI 相比于 DWI 会使用更多的扩散梯度，因其可显示 3×3 的对称矩阵范围，在 9 个矢量方向上强化对"各向异性椭球体"的概念解释，所选取的方向数范围可在 6～512 不等。DTI 不仅可获取 ADC 图，还可获取水分子各向异性（fractional anisotropy，FA）扩散分数，它展示了扩散张量各向异性成分与整个扩散张量之比，该数值范围为 0～1。FA=0 时，表示运动完全各向异性；FA=1 时，表示运动方向绝对一致，两种极限状态数值均不可取到。将轴位 FA 图融合后可以获取三维立体空间 FA 线束图，用以在任意方向上观察肌肉组织形态和变化。DTI 允许评估肌肉纤维结构的微结构变化，当肌少症患者肌肉内脂肪浸润明显时将改变水分子扩散方向和其 FA 值。在一份椎旁肌与腰背痛关系的研究中发现，DTI 或许能早于肌肉轴位面积（CSA）和脂肪分数（PDFF）发生改变时，就通过定量分析发现背部肌肉功能相关的微观结构的差异性。在另一份有关骨骼肌微观结构和 DTI 相互关系的研究中，利用数值模拟应用程序表明骨骼肌微观结构参数（纤维大小、纤维化、水肿和通透性）与 DTI 存在一

定的相互关系，在人类 40～60 μm 的肌纤维尺寸范围中，DTI 可以敏感地检测到人体肌肉束的萎缩。

三、DIXON 序列

DIXON 是基于一种相对简单的化学位移脂肪抑制成像技术，准确地将水和脂肪信号区分开来，即先获取常规同相位图像（in-phase）和另一幅为水和脂肪质子相位差 180° 的反相位（out-phase），再将两张图相互减影化过滤后得到单一的水相（压脂信号被抑制）和脂肪相（水信号被抑制）。DIXON 利用多梯度回波序列检测肌肉组织时，不会对肌肉内脂肪浸润不均匀性敏感的特点能帮助其能更准确地实现定量信号分析。DIXON 的另一个特点因为它对主磁场 B_0 和射频场 B_1 都不太敏感，会比普通的化学饱和法 CHESS 体现出更好的脂肪抑制均匀性，并可适用在高场强的磁共振扫描仪上。在骨骼肌系统评价中，DIXON 可准确地定量评估骨髓及相关软组织病变，对骨内血管瘤、局灶性增生或病理性病变进行区分，对骨肿瘤的浸润范围及骨转移评价提供明确的客观依据。如今，一些新技术的开拓也被掺入 DIXON 技术中，为脂肪和铁含量的定量分析提供了更多的视角，如 IDEAL-IQ（GE 医疗）、LiverLab（西门子医疗）、mDIXON Quant（飞利浦医疗）等，这些序列能使用更复杂的脂肪定量方法，在多个回波中采集图像并同时采集脂肪部分、水分数和横向弛豫率（$R2^*$）。

一份对 56 名老年男性与 23 名青年男性股骨肌群的对比研究表明，DIXON 序列能准确测量出肌群中的质子密度脂肪分数（proton density fat fraction，PDFF）并获取良好的差异性，它比磁共振波谱成像（magnetic resonance spectroscopy，MRS）拥有更高的空间分辨率，但尚不适用于进行分离细胞内外脂质。

四、磁敏感加权成像

磁敏感加权成像（susceptibility weighted imaging，SWI）是一种利用组织间磁敏感性差异而形成良好图像对比的新技术。SWI 采用流动补偿技术、高分辨三

维梯度回波序列，产生磁矩图（或叫幅度图）和相位图，并将两者合并后得到 SWI 图像，利用后处理软件进行最小密度投影 minIP 过滤后获取图像。SWI 已经可以成熟应用于颅内小静脉畸形、出血、铁质沉积等病变相关的研究，亦可扩展应用至肌肉骨骼系统中对因血液或钙引起的相关性疾病检测成像。磁化率（χ）是物质固有的一种特性，它被定义为当物质放置于外部恒定静磁场中时可以出现并存在以下的行为：反磁性、顺磁性和铁磁性。因而只要能引起局部区域内磁场均匀性发生改变的行为，都能在磁敏感序列上产生信号对比。不过与此同时，客观条件下干扰磁场均匀性的因素同样较多，诸如设备稳定性、空间环境屏蔽及无法达到的完美纯净磁场环境，给磁敏感在多种部位研究带来了一定的挑战。随着磁共振序列技术

及设备管理的进步，磁敏感在颈部软组织、骨关节、韧带、脊柱、前列腺的研究逐渐进入人们的视线。在一份对猪离体软组织模型不同温度下多模态影像学表现的研究中发现，当软组织因失血坏死后的早期，SWI 能敏感地检测出血管中的空气来作为组织腐败开始的证明，并且优于 T1WI 的图像显示。在一项对经皮穿刺后软组织出血影响的研究中证明，SWI 序列是一种相比于 MR 常规序列相更敏感的技术，可以早期定位并发现血肿的出现并将其量化测量，虽然它可能对微量的出血灶体积出现高估，但依旧能凭其对磁场的高敏感性来更早地发现各种因素所致的局部肌肉损伤，这不乏是一种对肌肉组织微观结构变化的有效检测工具之一。

（王博成）

参 考 文 献

［1］ Grimm A, Meyer H, Nickel M D, et al. A Comparison between 6-point dixon MRI and MR spectroscopy to quantify muscle fat in the thigh of subjects with sarcopenia[J]. J Frailty Aging, 2019, 8(1): 21−26.

［2］ Martín-Noguerol T, Montesinos P, Casado-Verdugo O L, et al. Susceptibility weighted imaging for evaluation of musculoskeletal lesions[J]. Eur J Radiol, 2021, 138: 109611.

［3］ Gaudino S, Martucci M, Colantonio R, et al. A systematic approach to vertebral hemangioma[J]. Skeletal Radiol, 2015, 44(1): 25−36.

［4］ Shiga N T, Del Grande F, Lardo O, et al. Imaging of primary bone tumors: determination of tumor extent by non-contrast sequences[J]. Pediatr Radiol, 2013, 43(8): 1017−1023.

［5］ Grimm A, Nickel M D, Chaudry O, et al. Feasibility of Dixon magnetic resonance imaging to quantify effects of physical training on muscle composition-A pilot study in young and healthy men[J]. Eur J Radiol, 2019, 114: 160−166.

第五节　营养学评估量表

一、营养风险筛查（NRS 2002）量表

营养风险筛查 2002（Nutritional Risk Screening 2002，NRS 2002）是 2003 年丹麦学者（Kondrup J, Rasmussen H H, Hamberg O）、瑞士学者（Stanga Z）及欧洲肠内肠外营养学会（The European Society of Parenteral and Enteral Nutrition，ESPEN）特别工作组提出的一种营养筛查方法。该方法的开发设想为：营养支持的指征是严重疾病合并营养需求增加的患者或严重营养不良的患者，或较轻程度的严重疾病合并较轻程度的营养不良患者。同时包括目前没有营养不良但是具有由疾病和（或）治疗（如严重创伤、手术、化疗）导致营养不良的风险的患者。这一开发设想将营养支持的适应证扩大到预防营养不良的发生。

NRS 2002 建立在循证医学基础上，简便易行，适用于住院患者的营养风险筛查。2013 年 4 月 18 日发布的《中华人民共和国卫生行业标准——临床营养风险筛查（WS/T 427-2013）》规定：NRS 2002 的适用对象为：年龄 18～90 岁、住院过夜、入院次日 8 时前未进行急诊手术、意识清楚、愿意接受筛查的成年住院患者。中华医学会肠外肠内营养学分会推荐在住院患者中使用 NRS 2002 作为营养筛查的首选工具。

NRS 2002 由第一步（初步）筛查和第二步（最终）筛查两个部分组成。

（一）初步筛查

第一步（初步）筛查简称初筛，包括 4 个判断性问题，涉及 BMI、体重减轻情况、摄食情况、病情严重与否（表 5-3）。

（二）最终筛查

第二步（最终）筛查简称终筛，内容包括营

表 5-3　NRS 2002 第一步：初步营养筛查

筛查项目	是　　　否
1	BMl<20.5 kg/m^2（18.5 kg/m^2）？
2	患者在过去 3 个月有体重下降吗？
3	患者在过去的 1 周内有摄食减少吗？
4	患者有严重疾病吗（如 ICU 治疗）？

说明：
1. BMI　国人 BMI 正常值下限为 18.5 kg/m^2，所以，对中国患者进行营养风险筛查时，应该询问患者的 BMI 是否小于 18.5 kg/m^2。
2. 答案　是：如果对以上任一问题回答"是"，则直接进入第二步筛查，即最终筛查。否：如果对上述所有问题回答"否"，说明患者目前没有营养风险，无须进行第二步筛查，但是需要 1 周后复查。
3. 意义　即使是患者对以上所有问题回答均为"否"，如患者计划接受腹部大手术治疗，仍然可以制订预防性营养支持计划，以降低营养风险。

养状况受损、疾病严重程度及年龄三部分评分（表 5-4）：① 营养状况受损评分，0～3 分；② 疾病严重程度评分，0～3 分；③ 年龄评分，0～1 分。

（三）记录表

2013 年 4 月 18 日发布的《中华人民共和国卫生行业标准——临床营养风险筛查（WS/T 427-2013）》规定的营养风险筛查记录表（表 5-5）。

二、改良量化主观整体评估

改良量化主观整体评估（modified quantitative Subjective Global Assessment，MQ-SGA）是一个定量系统，但是通过逻辑回归分析，对不同记分项目进行了权重分析，使得不同记分项目的分值不一样，而且删除了一些对营养不良判定预测性较少的记分项目（表 5-6）。

表 5-4 NRS 2002 第二步筛查: 最终营养筛查

评分项目	0 分	1 分	2 分	3 分
营养状态受损评分	正常营养状态: BMI ≥ 18.5 kg/m², 近 1～3 个月体重无变化, 近一周摄食量无变化	3 个月内体重丢失 >5% 或食物摄入比正常需要量低 25%～50%	一般情况差或 2 个月内体重丢失 >5% 或者食物摄入比正常需要量低 50%～75%	BMI<18.5 kg/m², 且一般情况差或 1 个月内体重丢失 >5% (或 3 个月体重下降 15% 或者前一周食物摄入比正常需要量低 75%～100%)
疾病严重程度评分	正常营养需要量	需要量轻度提高: 髋关节骨折, 慢性疾病有急性并发症者; 肝硬化, COPD, 血液透析, 糖尿病, 一般肿瘤患者	需要量中度增加: 腹部大手术, 卒中, 肺炎, 血液恶性肿瘤	需要量明显增加: 重度颅脑损伤, 骨髓移植 APACHE>10 分的 ICU 患者
年龄评分	18～69 岁	≥ 70 岁		

说明:
1. 记分 NRS 2002 总评分计算方法为 3 项评分相加, 即疾病严重程度评分 + 营养状态受损评分 + 年龄评分。
2. 结论 (1)总分值 ≥ 3 分: 患者存在营养风险, 开始制订营养治疗计划。
   (2)总分值 <3 分: 每周复查营养风险筛查。
3. 疾病严重程度的定义
   (1)1 分: 慢性疾病患者因出现并发症而住院治疗。患者虚弱但不需卧床。蛋白质需要量略有增加, 但可以通过口服和补充来弥补。
   (2)2 分: 患者需要卧床, 如腹部大手术后。蛋白质需要量相应增加, 但大多数人仍可以通过人工营养得到恢复。
   (3)3 分: 患者在重症病房中靠机械通气支持, 蛋白质需要量增加而且不能被人工营养支持所弥补, 但是通过人工营养可以使蛋白质分解和氮丢失明显减少。
4. 临床意义 对于下列所有 NRS 评分 ≥ 3 分的患者应制订营养支持计划, 包括:
   (1)严重营养状态受损 (≥ 3 分)。
   (2)严重疾病 (≥ 3 分)。
   (3)中度营养状态受损 + 轻度疾病 (2+1 分)。
   (4)轻度营养状态受损 + 中度疾病 (1+2 分)。

表 5-5 临床营养风险筛查记录表

1 患者基本信息
   患者知情同意参加: 是 [ ]; 否 [ ]
   患者编号:
   经伦理委员会批准。批准号:
   单位名称: 科室名称: 病历号:
   适用对象: 18～90 岁, 住院 1 天以上, 次日 8 时前未行手术, 意识清者。是 [ ]; 否 [ ]
   不适用对象: 18 岁以下, 90 岁以上, 住院不过夜, 次日 8 日前行手术, 意识不清。是 [ ]; 否 [ ]
   入院日期:
   病房_____, 病床_____, 姓名_____, 性别_____, 年龄_____岁, 联系电话_____

2 临床营养风险筛查
   主要诊断: _____
   2.1 疾病评分
   若患有以下疾病请在 [ ] 打 "√", 并参照标准进行评分。
   注: 未列入下述疾病者须 "挂靠", 如 "急性胆囊炎" "老年痴呆" 等可挂靠于 "慢性疾病急性发作或有并发症者" 计 1 分 (复核者有权决定挂靠的位置)。
   髋关节骨折、慢性疾病急性发作或有并发症、慢性阻塞性肺疾病、血液透析、肝硬化、一般恶性肿瘤 (1 分) [ ];
   腹部大手术、脑卒中、重度肺炎、血液恶性肿瘤 (2 分) [ ];
   颅脑损伤、骨髓移植、APACHE-Ⅱ评分 >10 分 ICU 患者 (3 分) [ ];
   疾病评分: 0 分 [ ], 1 分 [ ], 2 分 [ ], 3 分 [ ]
   2.2 营养状况受损评分
   2.2.1 人体测量
   身高 (经过校正的标尺, 校正至 0.1 cm) _____m (免鞋);

续 表

体重（经过校正的体重计，校正至 0.1 kg ）_____ kg（空腹、病房衣服、免鞋）；

体重指数（BMI）_____ kg/m² （若 BMI<18.5 kg/m² 且一般状况差，3 分，若 BMI ≥ 18.5 kg/m²，0 分）；

小计：_____分

2.2.2 体重状况

近期（1～3 个月）体重是否下降？（是［ ］，否［ ］）；若是，体重下降_____ kg；

体重下降 >5% 是在：3 个月内（1 分）［ ］，2 个月内（2 分）［ ］，1 个月内（3 分）［ ］；

小计：_____分

2.2.3 进食状况

一周内进食量是否减少？（是［ ］，否［ ］）；

如果减少，较从前减少：25%～50%（1 分）［ ］，51%～75%（2 分）［ ］，76%～100%（3 分）［ ］；

小计：_____分

营养状况受损评分：0 分［ ］，1 分［ ］，2 分［ ］，3 分［ ］

注：取上述 3 个小结评分中的最高值

2.2.4 年龄评分

若年龄 ≥ 70 岁为 1 分，否则为 0 分；

年龄评分：0 分［ ］，1 分［ ］

2.2.5 营养风险总评分

临床营养筛查总分 =_____分；

注：临床营养筛查总分 = 疾病评分 + 营养状况受损评分 + 年龄评分

3 调查者及复核者签名

调查者签名：

复核者签名：

4 筛查日期

筛查日期： 年 月 日

本记录表规定：进行营养风险筛查前应该获得患者的知情同意，并应该有医院伦理委员会的批准。笔者对此持保留态度。

表 5-6 通用型改良量化主观整体评估（MQ-SGA）工作表

项　目	权　重　分　数
过去 6 个月体重下降	1 分 / 等级 （1）无变化；（2）<5%；（3）5%～10%；（4）10%～15%；（5）>15%
过去 2 周体重下降	2 分 / 等级 （2）体重增加；（4）无变化；（6）下降
胃肠道症状	2 分 / 等级 （2）无症状；（4）恶心；（6）呕吐或中度胃肠道症状；（8）腹泻；（10）严重厌食
皮下脂肪丢失	10 分 / 等级 （0）无变化；（10）轻度；（20）中度；（30）重度
骶水肿	6 分 / 等级 （0）无变化；（6）轻度；（12）中度；（18）重度
腹水	3 分 / 等级 （0）无变化；（3）轻度；（6）中度；（9）重度

说明：MQ-SGA 排除了活动能力下降、疾病与代谢的贡献、踝水肿、肌肉耗损 4 个方面的评分，使得其操作更加简便。每部分的分值为 1 （正常）～5（严重）分，总分 7～35 分，分值越高，说明患者营养不良程度越重。

三、营养不良炎症评分系统

营养不良炎症评分(malnutrition-inflammation score,MIS)是专门针对终末期肾脏病维持性血液透析(maintenance hemodialysis,MHD)患者的营养不良-炎症复合体综合征(malnutrition inflammation complex syndrome,MICS)的一种评价方法。最先由美国 Kalantar-Zadeh K 等于 2001 年提出,在透析营养不良评分(dialysis malnutrition score,DMS)的基础上,加入了与 MHD 患者营养状态及死亡率密切相关的体重指数、血清白蛋白水平和总铁结合

力(转铁蛋白)三个指标。临床研究显示,MIS 是 MHD 患者病死率和住院率的预测因子,是判断终末期肾脏病患者预后的独立因素,是首个可以全面定量评价 MICS 的评分系统。

MIS 包括病史、体格检查、体重指数及实验室检查 4 大项共 10 个指标表 5-7,具体包括:① 干体重变化;② 饮食情况;③ 胃肠道症状;④ 功能状态;⑤ 接受透析治疗的时间和合并症;⑥ 皮下脂肪情况;⑦ 肌肉消耗;⑧ 体重指数;⑨ 血清白蛋白;⑩ 血清总铁结合力。10 个指标中每一项又分为 0(正常)~3(严重)级 4 个等级,积分共 30 分。积分越高,提示患者的营养不良及炎症程度越

表 5-7 营养不良炎症评分

项 目		0分	1分	2分	3分
A. 病史	● 干体重变化(过去 3~6 个月总体变化)	干体重没有减少或体重丢失 <0.5 kg	体重丢失较少(0.5~1 kg)	体重丢失 >1 kg,但不超过体重的 5%	体重丢失 > 体重的 5%
	● 饮食情况	食欲好,摄入量无减少	固体饮食摄入量轻度减少	摄入量中度减少,甚至全流食	低热量流食,甚至饥饿
	● 胃肠道症状	食欲好,无症状	轻度胃肠道症状,食欲减低或偶有恶心	偶有呕吐或中度胃肠道症状或严重厌食	频繁腹泻、呕吐
	● 功能状态(营养相关的功能障碍)	功能正常,感觉良好	偶感日常活动受限或常感疲倦	部分日常活动受限(如独立洗澡)	卧床,基本无法自行活动
	● 透析治疗时间** 和合并症	接受透析治疗时间不足 1 年,无合并症	透析治疗 1~4 年或轻度合并症(除外严重合并症*)	透析治疗 >4 年,或中度合并症(包括 1 种严重合并症*)	严重、多发合并症(包括 2 种或 2 种以上严重合并症*)
B. 体格检查	● 脂肪储备下降或皮下脂肪丢失(眼眶、三头肌、二头肌、胸部)	无变化	轻度	中度	重度
	● 肌肉消耗(颞部、锁骨、肩胛无变化部、肋骨间、股四头肌、膝部、骨间肌)	无变化	轻度	中度	重度
C. BMI	● BMI(kg/m²)	≥ 20	18~19.99	16~17.99	<16
D. 实验室检查	● 血清白蛋白(g/L)	≥ 40	35~39	30~34	<30
	● 血清总铁结合力(mg/dL)***	≥ 250	200~249	150~199	<150

注:*严重合并症(major comorbid conditions,MCC):慢性心功能不全(3 或 4 级)、获得性免疫缺陷综合征、严重的冠状动脉性心脏病、中到重度慢性阻塞性肺疾病、严重神经系统后遗症转移性恶性肿瘤或最近接受化疗。

**近期的相关研究中,已经将病史项目中透析治疗时间去除,仅保留合并症。① 无合并症(0 分);② 轻度合并症(除外严重合并症*)(1 分);③ 中度合并症(包括 1 种严重合并症*)(2 分);④ 严重、多发合并症(包括 2 种或 2 种以上严重合并症*)(3 分)。

***① 相当于血清转铁蛋白(mg/dL)≥ 200(0 分);② 170~199(1 分);③ 140~169(2 分);④ <140(3 分)。

每项评分从 0(正常)~3(营养不良),总分 0~30 分,0~8 分为轻度营养不良,9~18 分为中度营养不良,>18 分为重度营养不良。

重。操作说明如下：

1. 病史

（1）干体重变化：调阅患者过去 3～6 个月的透析记录，其状态稳定时干体重与评估当时干体重差值即为干体重变化。人体测量（包括干体重、身高、皮下脂肪和肌肉消耗等）需在血液透析时或透析结束后的 5～20 分钟内进行。

（2）饮食情况：主要根据患者主观感受及前后对照进行评估。

（3）胃肠道症状：主要根据患者主观感受及前后对照进行评估。

（4）功能状态：主要根据患者主观感受及前后对照进行评估。

（5）接受透析治疗的时间及合并症：接受透析治疗的时间应根据患者病历记载及其口述。

（6）病史确定：合并症的确定需要结合患者临床表现及相关的辅助检查结果，如心脏彩超、头部 CT 和生化检查等。

2. 体格检查

（1）皮下脂肪厚度：具体测量参照改良量化主观整体评估（MQ-SGA）。

（2）肌肉消耗：具体测量参照 MQ-SGA。

3. 体重指数　体重指数：根据公式［体重（kg）/身高的平方（m²）］计算，体重按患者评估当时干体重计算。

4. 实验室检查

（1）血清白蛋白：在透析开始时采血样。

（2）血清转铁蛋白：在透析开始时采血样。

（郑　璇）

参 考 文 献

［1］ Fouque D, Kalantar-Zadeh K, Kopple J, et al.A proposed nomenclature and diagnostic criteria for protein-energy wasting in acute and chronic kidney disease[J]. Kidney International, 2008, 73 (4): 391−398.

［2］ 蔡东联，糜漫天 . 营养师必读 [M]. 3 版 . 北京：人民军医出版社，2014.

［3］ 石汉平，李薇，齐玉梅，等 . 营养筛查与评估 [M]. 北京：人民卫生出版社，2014.

［4］ Kalantar-Zadeh K, Kleiner M, Dunne E, et al. A modified quantitative subjective global assessment of nutrition for dialysis patients[J]. Nephrology Dialysis Transplantation, 1999, 14(7): 1732−1738.

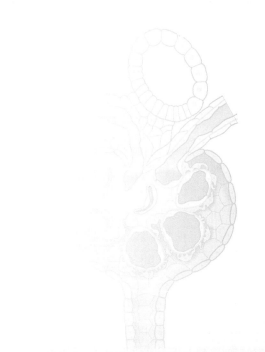

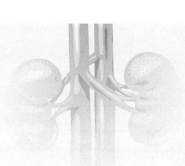

第六章

慢性肾脏病蛋白质能量消耗管理与治疗

第一节　预防措施

一、早期预防

对于 CKD 患者，当肌酐清除率低于 50 mL/$(min \cdot 1.73 \, m^2)$ 时，膳食蛋白质摄入量和蛋白质能量状态的生化测量指标就开始下降，可能出现 PEW。但是，大部分医生可能不会评估这些血肌酐水平的 CKD 患者是否患有 PEW，因为医生并不清楚这些看起来和感觉都很好的 CKD 患者可能会发生 PEW。有研究表明，降低 CKD 患者 PEW 高患病率的最有效方法可能就是早期预防，以及在患者发生 ESRD 并开始血液透析或腹膜透析之前进行治疗。

二、早期营养评估，尽早干预

尽管 PEW 的原因是多方面的，但应该认识到，其中许多原因与营养摄入减少有关。当前指南和专家共识建议规律透析的血液透析患者每天蛋白质至少 1.0 g/kg。与健康人群的最低推荐摄入量［0.8 g/$(kg \cdot d)$］相比，建议透析患者摄入更高的蛋白质，因为透析可导致蛋白质和氨基酸损失。能量应保证每天摄入 30～35 kcal/kg，并根据年龄和身体活动水平进行调整。然而，虽然指南推荐透析患者需要摄入较高的蛋白质和能量，但文献数据表明，ESRD 患者的平均蛋白质摄入量通常较低［约 50% 的受试者低于 1.0 g/$(kg \cdot d)$］，伴随能量摄入也相应偏低。因此，在对慢性肾脏病患者的全程管理中，应从早期开始就定期对慢性肾脏病患者进行营养评估。

早期营养筛查和定期营养评估是预防和治疗 PEW 的重要组成部分。KDOQI 2020 更新版指南推荐在 CKD 3～5D 期或肾移植后的成年患者中，至少半年进行一次常规营养筛查，以识别有 PEW 风险的患者。营养筛查一般针对所有 CKD 患者，筛查出高风险者后再继续进一步详细的营养评估和针

对性的干预。患者开始透析后，医疗团队需要彻底改变提供给患者的饮食信息，与之前的限制蛋白质摄入相比，增加膳食蛋白质摄入量。因此，需要医疗团队进行早期和个性化的干预，以防止可能导致 PEW 的错误饮食习惯。

对慢性肾脏病患者饮食咨询的目标如下。

（1）患者提供正确的饮食信息。

（2）重新评估患者的饮食习惯。

（3）识别能量和蛋白质摄入的任何不足。

（4）帮助 PEW 高风险患者［能量和蛋白质摄入量分别小于 30 kcal/$(kg \cdot d)$ 和小于 1.0 g/$(kg \cdot d)$］增加食物摄入量。

（5）提供信息以避免过量摄入磷、钾或钠。

（6）避免不必要的禁食（因透析计划、急性疾病和住院期间的饮食不足等而干扰膳食）。

当自主能量摄入 <30 kcal/$(kg \cdot d)$，蛋白质摄入 <1.0 g/$(kg \cdot d)$ 时，营养干预应尽早开始。

三、避免肾功能进展，处理并发症

CKD/ESRD 患者通常有许多对营养状况产生负面影响的合并症，很多研究已证实，对会增加分解代谢的疾病及时治疗对于预防 CKD/ESRD 患者的 PEW 发生发展至关重要。特别需要指出的是，糖尿病患者的 PEW 发病率高于非糖尿病患者，这可能是因为胰岛素抵抗对蛋白质肌肉代谢的负面作用。因此，充分管理糖尿病和胰岛素抵抗对于慢性肾脏病患者预防 PEW 非常重要。CKD 患者还经常患有胃肠道疾病，如恶心、呕吐、胃轻瘫和胰腺功能不全，这些并发症的处理对于保证充足的营养摄入也很关键。与 PEW 相关的其他并发症还包括未控制的继发性甲状旁腺功能亢进、恶病质、抑郁症和（或）认知障碍等。

四、避免代谢性酸中毒

酸中毒可通过增加糖皮质激素分泌导致肌肉萎缩来启动 PEW。此外，酸中毒还可通过胰岛素抵抗和其他内分泌异常导致白蛋白合成减少和肌肉蛋白质合成减少。酸中毒引起 PEW 状态的其他机制还包括酸中毒可导致全身炎症，并且降低血清瘦素水平而导致厌食。因此，有研究指出通过减少动物性蛋白质摄入（产酸多），提高植物性蛋白质的比例来纠正酸中毒，可改善骨矿化，并可能减缓蛋白质分解和 PEW 的发生发展。在 CKD 患者中，也可以考虑运用碳酸氢钠等辅助碱治疗来减轻酸中毒。

五、适当的有氧、无氧运动

与健康个体相比，CKD 患者的身体功能（定义为日常生活活动的能力）和运动能力严重降低，尤其是血液透析等 ESRD 患者。缺乏体力活动直接加剧了 PEW 的发生发展。久坐的生活方式被认为是 ESRD 患者发生 PEW 的一个可改变的危险因素，除了随之而来的骨骼肌萎缩和力量丧失，它还可能导致心血管风险的进一步增加。增强体力活动和锻炼能够减少抑郁，增加幸福感、食欲和能量供应。当在血液透析期间将锻炼和口服营养或肠外营养相结合时，锻炼可能会增加肌肉对氨基酸和蛋白质的摄取，减轻透析相关的分解代谢。基于患者体能制订个体化锻炼计划代表了一种新的防治干预，结合营养干预，可以减缓 ESRD 患者的肌肉损失，也可以增强营养补充的合成代谢作用。已有研究对透析患者中进行力量训练干预，发现锻炼可诱导 CKD 和 ESRD 患者的骨骼肌增加、肌肉力量增强并改善健康相关的生活质量。但是，关于运动对肌肉质量或功能，以及死亡率可能产生的直接积极影响尚需要更多的研究数据进一步验证。

六、定期专业团队监测

对于营养良好且 50 岁以下的患者，应至少每 6 个月对营养状况进行一次定期评估，但对于 PEW 风险较高的患者，营养评估监测频率应该更为频繁。定期评估膳食蛋白质、能量和微量营养素的摄入量。此外，需要进行 24 小时尿液收集以估计蛋白质（基于尿尿素氮计算 nPNA）、钠和钾的膳食摄入量；测定肌酐清除率和蛋白尿；评估对饮食建议的依从性，必要时提出改善依从性的建议。对饮食的过度限制可能有害，应避免。

七、其他预防措施

其他预防 PEW 的措施有避免感染、抗氧化及减轻全身微炎症状态，保持内环境稳定。有研究证实，肾脏病患者的微量营养素失衡可能导致氧化应激、炎症和心血管疾病的加重，因此应保证充足的微量营养素的摄入。

（张家瑛）

参 考 文 献

［1］ Kovesdy C P, Kopple J D, Kalantar-Zadeh K. Management of protein-energy wasting in non-dialysis-dependent chronic kidney disease: reconciling low protein intake with nutritional therapy[J]. Am J Clin Nutr, 2013, 97(6): 1163-1177.

［2］ Lodebo B T, Shah A, Kopple J D. Is it Important to prevent and treat protein-energy wasting in chronic kidney disease and chronic dialysis patients?[J]. J Ren Nutr, 2018, 28(6): 369-379.

［3］ Sabatino A, Regolisti G, Karupaiah T, et al. Protein-energy wasting and nutritional supplementation in patients with end-stage renal disease on hemodialysis[J]. Clin Nutr, 2017, 36(3): 663-671.

［4］ Ikizler T A, Burrowes J D, Byham-Gray L D, et al. KDOQI Clinical Practice Guideline for Nutrition in CKD: 2020 Update[J]. Am J Kidney Dis, 2020, 76(3s1): S1-s107.

［5］ Kalantar-Zadeh K, Fouque D. Nutritional management of chronic kidney disease[J]. N Engl J Med, 2017, 377(18): 1765-1776.

［6］ Chan M, Kelly J, Tapsell L. Dietary modeling of foods for advanced CKD based on general healthy eating guidelines: what should be on the plate?[J]. Am J Kidney Dis, 2017, 69(3): 436-450.

第二节　营养干预治疗

尽管 PEW 的致病因素为多种因素，但大部分因素均与营养摄入减少相关。几乎所有的相关研究都表明，增加营养素的摄入，特别是蛋白质和能量的摄入，与 PEW 的改善有关，提示营养干预治疗确实可以治疗 PEW。而且即使这些患者处于炎症状态和共病状态，营养补充仍可改善蛋白质能量状态，缓解 PEW。

一、CKD 患者营养需求

（一）蛋白质

蛋白质摄入量对于保证 CKD 患者营养状况非常重要，CKD 不同分期的蛋白质需要量有所不同。透析前 CKD 阶段，蛋白质摄入过多，可造成高滤过和尿毒症毒素在体内聚集，加重肾脏负担和代谢性酸中毒，并会导致蛋白尿的增多，以及肾功能恶化进展加速。当 CKD 患者肾单位减少的情况下，减少蛋白质摄入量将减少高滤过，既可以减少尿毒症毒素，还可以改善肾脏血流动力学。进入透析后，由于蛋白质会通过透析丢失，因此蛋白质需要量相应提高。除了 CKD 分期，蛋白质需要量还要根据患者蛋白尿、有无糖尿病、残余肾功能等情况做相应调整。

1. CKD 1～2 期患者　对于非持续性大量蛋白尿的 CKD 1～2 期非糖尿病患者推荐蛋白质摄入量为 0.8 g/(kg·d)，对大量蛋白尿的 CKD 1～2 期患者，建议蛋白质摄入量为 0.7 g/(kg·d)，同时加用酮酸治疗。

对于 CKD 1～2 期糖尿病患者推荐蛋白质摄入量为 0.8 g/(kg·d)。

2. CKD 3～5 期患者　推荐 CKD 3～5 期非糖尿病患者给予低蛋白质饮食 [0.6 g/(kg·d)] 或极低蛋白质饮食 [0.3 g/(kg·d)]，联合补充酮酸制剂。

推荐 CKD 3～5 期糖尿病且代谢稳定的患者蛋白质摄入量为 0.6 g/(kg·d)，并可补充酮酸制剂 0.12 g/(kg·d)。建议平衡蛋白质结构，适量增加植物蛋白质摄入比例。

3. 维持性血液透析患者　推荐血液透析患者蛋白质摄入量为 1.0～1.2 g/(kg·d)。建议摄入的蛋白质 50% 以上为高生物价蛋白质。低蛋白质饮食的血液透析患者补充复方 α-酮酸制剂 0.12 g/(kg·d) 可以改善患者营养状况。

4. 维持性腹膜透析患者　推荐无残余肾功能的腹膜透析患者蛋白质摄入量为 1.0～1.2 g/(kg·d)，有残余肾功能患者蛋白质摄入量为 0.8～1.0 g/(kg·d)；摄入的蛋白质 50% 以上为高生物价蛋白质。建议全面评估患者营养状况后，个体化补充复方 α-酮酸制剂 0.12 g/(kg·d)。

肉、蛋、奶和大豆类食物中所含有的必需氨基酸能满足人体需要，在医学上称为优质蛋白质或高生物价蛋白质。

5. 肾移植受者　肾移植术后应根据患者 eGFR 的变化适当调整蛋白质摄入量。移植术后 3 个月内推荐高蛋白质饮食，蛋白质摄入量为 1.4 g/(kg·d)，移植术后 >3 个月推荐限制/低蛋白质饮食，蛋白质摄入量为 0.6～0.8 g/(kg·d) 为宜，并可补充复方 α-酮酸制剂 0.12 g/(kg·d)。

（二）能量

能量摄入充足对于 CKD 患者避免营养消耗，保持健康的营养状况非常重要。当能量不足时，蛋白质被作为能量底物消耗掉，对于给予低蛋白质饮食的 CKD 患者更是雪上加霜。处于 CKD 不同阶段的患者能量需要量有所不同，透析患者能量消耗增加，腹膜透析患者能从腹膜透析液中吸收葡萄糖增加能量摄入。另外，年龄、性别、体力活动、身体成分、目标体重、有无糖尿病、应激状态等在确定患者能量需要量时均需要加以考虑。

1. CKD 1～2 期患者 非糖尿病患者，建议保证足够热量摄入同时维持健康体重的稳定。

对于 CKD 1～2 期糖尿病患者，推荐热量摄入为 30～35 kcal/(kg·d)（1 kcal=4.184 kJ）。对于肥胖的 CKD 1～2 期糖尿病患者建议减少热量摄入至 1 500 kcal/d；老年 CKD 1～2 期的糖尿病肾脏病（DKD）患者可考虑减少至 30 kcal/(kg·d)。

2. CKD 3～5 期患者 建议 CKD 3～5 期非糖尿病患者热量摄入为 30～35 kcal/(kg·d)，建议根据患者年龄、性别、去脂体重及其他因素个体化调整热量的摄入。

推荐 CKD 3～5 期糖尿病患者热量摄入为 30～35 kcal/(kg·d)，建议摄入全谷类、纤维素、新鲜水果、蔬菜等低糖食物以保证充足的热量。推荐根据患者年龄、性别、体力活动、身体成分、目标体重等制订个体化热量摄入量，以维持正常的营养状况。

3. 维持性血液透析患者 MHD 患者饮食能量需求与健康人类似。建议 MHD 患者热量摄入为 35 kcal/(kg·d)，60 岁以上患者、活动量较小、营养状况良好者（血清白蛋白 >40 g/L，SGA 评分 A 级）可减少至 30～35 kcal/(kg·d)。根据患者年龄、性别、体力活动水平、身体成分、目标体重、合并疾病和炎症水平等，制订个体化热量平衡计划。

4. 维持性腹膜透析患者 推荐维持性腹膜透析患者热量摄入为 35 kcal/(kg·d)。60 岁以上患者、活动量较小、营养状况良好者（血白蛋白 >40 g/L，SGA 评分 A 级）可减少至 30～35 kcal/(kg·d)。计算能量摄入时，应减去腹膜透析时透析液中所含葡萄糖被人体吸收的热量。

5. 肾移植受者 术后早期热量推荐摄入应维持在 30～35 kcal/(kg·d)，稳定阶段推荐 25～30 kcal/(kg·d)。

（三）钠

钠是人体必需电解质之一，存在于各种食物中。食盐中的钠含量最高（1 g 盐 =393 mg 钠）。

CKD 患者容易水钠潴留，故需要限制钠的摄入量，有利于降低血压、控制容量和降低蛋白尿。但近期有研究表明，钠摄入量过于限制反而会增加胰岛素抵抗，故对于 CKD 患者钠摄入量应避免矫枉过正。

1. CKD 1～2 期患者 对于早期 CKD 患者及 CKD 1～2 期糖尿病患者，推荐钠摄入量限制在 2.3 g/d（食盐 6 g/d），但不推荐严格限制钠的摄入（<3 g 食盐）。

2. CKD 3～5 期患者 推荐 CKD 3～5 期非糖尿病和糖尿病患者钠摄入量限制在 2.3 g/d（食盐 6 g/d）以降低血压、控制容量和降低蛋白尿。

建议 CKD 3～5 期糖尿病患者钠的摄入量应根据患者实际情况，综合考虑给予个体化建议。

3. 维持性血液透析和腹膜透析患者 建议控制维持性血液透析和腹膜透析患者钠盐摄入（食盐 <5 g/d）。

4. 肾移植受者 建议肾移植受者将钠摄入量限制在 3 g/d（食盐 7.6 g/d）以进一步控制高血压。

（四）钾

钾也是人体必需电解质之一，CKD 患者由于肾功能下降，尤其到后期肾脏排钾能力下降，容易出现高钾血症。高钾血症会造成心律不齐，甚至出现心搏骤停等急症，因此应对 CKD 患者的血钾水平进行定期监测。人体从食物中获取钾，食物中蔬菜和水果的钾含量较高，CKD 患者应个体化调整饮食中钾的摄入以使血钾保持在正常范围内。

1. CKD 1～2 期患者 推荐患有持续性高钾血症的 CKD 1～2 期患者，限制饮食钾摄入量。

2. CKD 3～5 期患者 个体化调整饮食中钾的摄入以保证血钾在正常范围，建议 CKD 3～5 期糖尿病伴高钾血症患者减少饮食中钾的摄入，必要时口服降钾药物。

3. 维持性血液透析和腹膜透析患者 建议控制高钾饮食，保持血钾在正常范围内。

（五）磷

磷是机体必不可少的电解质之一。CKD 患者病情进展到 CKD 3～5 期后容易出现高磷血症，导致皮肤瘙痒、骨病、血管钙化甚至心血管疾病等不良后果，因此定期监测血磷水平对于 CKD 患者非常重要。控制血磷除了使用磷结合剂和加强透析，控制饮食磷摄入也是不可或缺的治疗。饮食磷主要存在于蛋白质含量高的食物中，应根据血磷水平进行调整。另外，无机磷添加剂广泛应用于加工食物中，对于高磷血症的 CKD 患者，应避免无机磷添加剂的摄入。

1. **CKD 3～5 期患者**　推荐 CKD 3～5 期非糖尿病患者限制饮食中磷的摄入以维持血磷在正常范围，在进行限磷饮食治疗时，应考虑摄入磷的来源（动物、蔬菜和食品添加剂）。

推荐 CKD 3～5 期糖尿病患者调整饮食中磷的摄入以维持血磷在正常范围，磷的摄入量应根据患者实际情况，综合考虑给予个体化建议。

2. **维持性血液透析和腹膜透析患者**　建议维持性血液透析患者磷摄入量 800～1 000 mg/d。推荐不限制蛋白质摄入的前提下限制磷摄入，选择低磷 / 蛋白质比值的食物，减少含磷食品添加剂。控制蛋白质摄入 [0.8 g/(kg·d)] 联合复方 α - 酮酸可改善血液透析患者的高磷血症。

3. **肾移植受者**　建议每日磷摄入量 1 200～1 500 mg/d。

（六）钙

CKD 患者既会出现低钙血症，导致继发性甲状旁腺功能亢进，也会出现高钙血症，钙与磷形成钙磷复合物，沉积于血管壁，导致血管钙化和心血管疾病风险增高。某些药物中含有钙，控制钙摄入时需将食物和药物中的钙含量同时考虑进去。

1. **CKD 3～5 期患者**　建议 CKD 3～4 期患者（未服用活性维生素 D）元素钙（包括食物来源的钙、钙片和含钙的磷结合剂）摄入量 800～1 000 mg/d 以维持钙平衡。

推荐 CKD 3～5 期糖尿病患者调整元素钙的摄入以维持血钙在正常范围，钙的摄入量可参考非糖尿病患者。

2. **维持性血液透析和腹膜透析患者**　建议维持性血液透析患者根据血钙水平及同时使用的活性维生素 D、拟钙剂等调整元素钙的摄入。

3. **肾移植受者**　饮食中钙的每日推荐摄入量为 800～1 500 mg。

（七）代谢性酸中毒

1. **CKD 1～2 期患者**　建议 CKD 1～2 期患者适量多吃水果和蔬菜，以减少净产酸量。

2. **CKD 3～5 期患者**　建议 CKD 3～5 期非糖尿病患者通过增加饮食中水果和蔬菜的摄入降低机体的净产酸量。推荐 CKD 3～5 期非糖尿病患者通过补充碳酸氢钠减少机体净产酸量以延缓残肾功能的下降。建议 CKD 3～5 期非糖尿病患者血清碳酸氢盐水平维持在 24～26 mmol/L。

（八）维生素及微量元素

维生素及微量元素对机体新陈代谢功能影响很大，保持维生素及微量元素充足摄入非常重要。对于健康个体，推荐量可参考国家制订的"膳食营养素参考摄入量"。然而，对于 CKD 患者，还缺乏可供参考的推荐值。总体原则是当维生素及微量元素摄入充分的情况下，不需要额外常规补充。只有当摄入不充足且出现微量营养素缺乏的风险或临床症状时，才需要进行补充。这与普通人群的补充原则是一致的。

1. **CKD 3～5 期患者**　建议 CKD 3～5 期非糖尿病患者应用维生素 D_2 或维生素 D_3，纠正 25(OH)D 缺乏。

建议 CKD 3～5 期糖尿病患者可适当补充缺乏的维生素。建议微量元素仅提供给伴有微量元素缺乏引起的相关症状或生化指标异常的 CKD 3～5 期糖尿病患者。

2. **维持性血液透析患者**　对于长期饮食摄入不足的血液透析患者，可补充多种维生素，包括所有水溶性维生素和必需微量元素，以预防或治疗微量营养素缺乏症。推荐合并高同型半胱氨酸的血液透析患者常规补充叶酸。建议血液透析患者补充维生素 C 60 mg/d，不推荐过度补充维生素 C，以免导致高草酸盐血症。建议合并 25(OH)D 不足或缺乏的血液透析患者补充普通维生素 D。

3.肾移植受者　补充维生素 D 对成年肾移植受者的骨矿物质密度具有有益作用。钙和维生素 D 补充联合治疗比单独补充维生素 D 更有效地保持骨矿物质密度。不推荐在肾移植受者中常规补充叶酸降低同型半胱氨酸水平。

（九）液体

1.CKD 3～5 期患者　建议 CKD 3～5 期患者根据尿量情况，适当限制及调整液体摄入量，维持机体液体平衡。

2.维持性血液透析和腹膜透析患者　建议维持性血液透析患者透析中体重增加＜干体重的 5%。

推荐容量情况稳定的腹膜透析患者每日液体摄入量 =500 mL+ 前 1 天尿量 + 前 1 天腹膜透析净脱水量。

3.肾移植受者　肾移植受者若尿量正常，一般不限制液体摄入量。

二、口服和肠内营养

口服营养补充（ONS）是 CKD 患者在营养咨询后仍无法达到营养需求目标后进行营养支持的第一步。

1.CKD 3～5 期患者　合并 PEW 风险的 CKD 3～5 期成人非糖尿病患者，若经过营养咨询仍不能保证足够能量和蛋白质摄入需求时，建议给予至少 3 个月的口服营养补充剂。成人 CKD 3～5 期非糖尿病患者通过营养干预和口服补充营养剂后未满足蛋白质及能量需求时，建议肠内营养。

建议 CKD 3～5 期糖尿病患者出现高分解代谢或 PEW，可考虑给予口服营养补充剂。如果经口补充受限或仍无法提供充足的热量，建议给予管饲喂食或肠外营养。

2.维持性血液透析和腹膜透析患者　若单纯饮食指导不能达到日常膳食推荐摄入量，建议在临床营养师或医生的指导下给予口服营养补充剂，有助于改善血液透析患者的血清白蛋白、前白蛋白水平。

若经口补充首先或仍无法提供足够能量，建议给予管饲喂食或肠外营养。

ONS 每天可比自发摄入增加能量 10 kcal/kg 和蛋白质 0.3～0.4 g/kg，有助于实现营养目标。代谢研究表明，透析期间口服富含蛋白质的食物或营养制剂可对抗血液透析本身引起的分解代谢，即使在随后的数小时内也有效，并对患者营养状况、血清白蛋白水平、全身炎症、身体功能、死亡率和住院率均产生积极影响。与透析内喂养相关的一些令人担忧的不良反应如低血压、胃肠道症状、透析效率降低、误吸和污染风险，其实并不常见。可以通过临床状况和个体评估仔细选择适合的患者来避免，在没有危险因素且临床情况稳定的患者中，摄入营养制剂导致内脏血管扩张的情况非常罕见。

当使用 ONS 治疗 PEW 时，ONS 品种的选择与患者对产品的依从性都很重要，因为这两个因素将决定 ONS 干预是否成功。因此，在开处方之前，应仔细考虑此类产品在外观、气味和味道方面的可接受性。具备并更换不同配方和制剂类型的 ONS 产品，如低钾和低磷的能量棒或蛋白质棒，可以添加到布丁、果汁或牛奶中的蛋白质粉等，可以防止患者出现味觉疲劳，有助于进一步提高患者对 ONS 的依从性。此外，在营养补充期间与营养师的定期互动可能会进一步提高患者的依从性和营养补充的有效性。

对于那些给予口服营养补充剂后仍无法达到营养目标量的患者，根据营养不良治疗的五阶梯原则，接下来需要考虑通过管饲给予肠内营养或肠外营养支持。

三、透析中肠外营养

因为血液透析患者有透析专用的血管通路，所以如果需要接受肠外营养非常便利。透析中肠外营养（intradialytic parenteral nutrition，IDPN）的实施无须额外的有创穿刺或留置输液港，只要在血液透析中将肠外营养管连接至体外循环的静脉侧。因为造瘘处血流快且流量大，所以可以输注高渗透压的葡萄糖及蛋白质的肠外配方，而无导致静脉炎的顾虑，脂肪乳剂也可以输注。一般在 IDPN 中，氨基酸、葡萄糖和脂质乳剂的混合物在每次透析期间通过体外循环给药。对一些患者来说，选择无电解质的一体化肠外营养制剂（即不含钠、钾和磷）可能更适用。ISRNM 建议 IDPN 作为治疗 PEW 的强化治疗方案。根据定义，由于血液透析的频率和持续时间（通常为 4 小时，每周 3 次），IDPN 主要受到时间限制。对于一名 75 kg 患者，在每一次血液透析过程中，安全的 IDPN 应输入不超过 1 L 液体、1 000 kcal 和 50 g 氨基酸。因此，IDPN 对血液透析患者达到蛋白质和能量目标的潜力主要取决于目标与自发摄入之间的实际差异。一次 IDPN 平均可以补充 1 000 kcal 能量，其纠正营养状态的作用是有限的，血液透析患者还需要有良好的胃肠功能，通过日常进食维持营养状态正常。

应用 IDPN 时应注意以下事项：尽管在 IDPN 期间未发现血清三酰甘油（TG）水平显著增加，但不建议当基线 TG 水平高于 3 mmol/L 时开始 IDPN，或当 TG 高于 4 mmol/L 的情况下继续给予 IDPN；血液透析期间的血糖目标应保持在 6.6～10 mmol/L，在需要胰岛素的情况下，应优先使用皮下短效胰岛素类似物以避免透析后低血糖；必须调整超滤速率以去除 IDPN 提供的额外液体。

IDPN 不能被视为一种长期的营养方法，因此一旦观察到改善，应立即停止并尝试恢复口服补充。停用 IDPN 基于以下三项标准的组合：3 个月血白蛋白水平稳定在大于 38 g/L；SGA 评分改善至 A（营养良好）或 B（轻中度营养不良）；临床检查营养状况改善；蛋白质和能量口服摄入分别增加至 >1.0 g/(kg·d) 和 >30 kcal/(kg·d)；出现 IDPN 相关的并发症或不耐受。如果口服补充或肠内营养与 IDPN 的组合还不能满足患者的营养需求，或者患者的胃肠道没有功能，则应考虑全胃肠外营养支持（TPN）。

已有令人信服的临床研究证据表明 IDPN 的安全性及其对血液透析患者代谢参数、氮平衡和营养状况的积极影响，但 IDPN 与患者住院减少和死亡率等这些硬终点事件间的关系，由于研究数据较少且相互矛盾，暂时还没有定论。

（张家瑛）

参 考 文 献

[1] Kovesdy C P, Kopple J D, Kalantar-Zadeh K. Management of protein-energy wasting in non-dialysis-dependent chronic kidney disease: reconciling low protein intake with nutritional therapy[J]. Am J Clin Nutr, 2013, 97(6): 1163-1177.

[2] Sabatino A, Regolisti G, Karupaiah T, et al. Protein-energy wasting and nutritional supplementation in patients with end-stage renal disease on hemodialysis[J]. Clin Nutr, 2017, 36(3): 663-671.

[3] 中国医师协会肾脏内科医师分会，中国中西医结合学会肾脏疾病专业委员会营养治疗指南专家协作组. 中国慢性肾脏病营养治疗临床实践指南（2021 版）[J]. 中华医学杂志，2021，101（8）：539-559.

[4] Fouque D, Pelletier S, Mafra D, et al. Nutrition and chronic kidney disease[J]. Kidney Int, 2011, 80(4): 348-357.

[5] Kalantar-Zadeh K, Fouque D. Nutritional management of chronic kidney disease[J]. N Engl J Med, 2017, 377(18): 1765-1776.

[6] Chan M, Kelly J, Tapsell L. Dietary modeling of foods for advanced CKD based on general healthy eating guidelines: what should be on the plate?[J]. Am J Kidney Dis, 2017, 69(3): 436-450.

[7] Anderson J, Peterson K, Bourne D, et al. Effectiveness of intradialytic parenteral nutrition in treating protein-energy wasting in hemodialysis: a rapid systematic review[J]. J Ren Nutr, 2019, 29(5): 361-369.

第三节 酸中毒的纠酸治疗

一、饮食治疗

1. 碱性饮食（AD） 这是 CKD 早期的创新饮食方法，富含水果和蔬菜，利用植物性饮食的碱化潜力，特别是在 CKD 患者中，有助于预防代谢性酸中毒及其有害后果，这是基于碳酸氢盐传统药物疗法的有效替代疗法。植物阴离子可能会减轻代谢性酸中毒和减缓慢性肾脏病的进展，可以提供给 CKD 患者的食用蔬菜，如甘蓝、花椰菜、卷心菜、洋葱、大蒜、芹菜、西葫芦、莴苣、黄瓜、萝卜、甜椒和发芽的种子。建议包括：① 在每天两餐中加入两份（每天约 250 g）上述蔬菜；② 根据血清钾含量检查后的两份水果（每天约 300 g）；③ 豆类，如小扁豆、大豆和鹰嘴豆，作为替代肉类的蛋白质来源；④ 膳食 / 谷物食品，如面包、早餐谷物、米饭、面食。新鲜柑橘类果汁在膳食碱化过程中的作用是有益的，主要影响是由柠檬酸的衍生物柠檬酸盐，它会代谢成碳酸氢盐，碱化尿液的 pH。

2. 地中海饮食（MD） MD 代表了一种健康的饮食模式。特点是经常食用植物性食物，如水果、蔬菜、豆类、谷类和坚果，以及使用特级初榨橄榄油。富含磷和动物源性蛋白质的酸性食物饮食，如鸡蛋、奶酪和肉类，可能改变血液的 pH。对此的一种可能的补救措施是经常食用富含钾、钙和镁的碱性食物，如水果、蔬菜、全谷物、豆类和坚果，可能有助于治疗代谢性酸中毒。

3. 低蛋白质饮食（LPD） LPD 是指蛋白质摄入量低于每天 0.8 g/kg，能量摄入量在每天 25～35 kcal/kg。LPD 的作用机制基于较低的蛋白质摄入量将导致产生较少的废物，同时减少固定酸滞留。LPD 能够通过减少蛋白尿、改善血压水平和纠正代谢性酸中毒来减缓 CKD 的进展。LPD

类型多样，例如，LPD 素食者每天摄入蛋白质 0.6～0.7 g/kg；纯素 LPD 也可认为是一种低磷饮食，将谷物和豆类严格组合，为拒绝使用无蛋白质产品的患者或无法获得无蛋白质产品的患者提供必需氨基酸。通过鼓励食用植物性食物，如豆类、蔬菜、谷类和块茎，可建立纯素 LPD。遵循纯素食 LPD 意味着摄入健康的营养物质，如维生素、纤维、天然生物活性化合物，如特级初榨橄榄油中的微量极性化合物（MPC）和植物性食品中的抗氧化剂，同时从动物源性超加工食品中去除有害的磷酸盐添加剂。

二、碳酸氢钠治疗

如果营养饮食治疗不能达到生理 pH 范围，建议使用碳酸氢钠。对于血清 $[HCO_3^-]$ <22 mmol/L 的患者，碳酸氢钠的建议剂量为每天 0.5～1.0 mEq/kg。一项为期一年的随机试验，旨在检查纠正持续不卧床腹膜透析患者代谢性酸中毒的效果。根据人体测量估计，酸中毒的纠正导致体重增加 2 kg，并有证据表明肌肉质量增加。同样，在血液透析患者中，纠正代谢性酸中毒阻断了肌肉蛋白质分解的增加。因此，对于任何原因引起的代谢性酸中毒患者，应给予碱治疗以达到血浆 HCO_3^- > 22 mmol/L。

碳酸氢钠和碳酸氢钾改善轻度代谢性酸中毒老年人的氮平衡。基于现有证据，我们建议：① 增加 3 期和 4 期 CKD 患者的膳食碱（水果和蔬菜），并保留 $NaHCO_3$（22～24 mmol/L）；② 血清 HCO_3^- <22 mmol/L，CKD 患者开始口服 $NaHCO_3$，HCO_3^- 目标应为 24～26 mmol/L。应避免 HCO_3^- 过度校正至 >26 mmol/L。在透析患者（包括血液透析和腹膜透析）中，纠正代谢性酸中毒可减少蛋白质降解和负氮平衡，并显著改善几乎所有的激素变化，这表明密切监测和管理患者酸碱状态的重要性，因为它与发病率和死亡率密切相关。然而，过度和快速的校正可能是有害的，因此应该避免，分级透析液 HCO_3^- 浓度可使酸碱波动最小化。

碳酸氢钠是慢性肾脏病代谢性酸中毒的主要治疗方法，但相关的关注点集中在高血压和钠潴留状态。Tricida，Inc. 公司申报美国食品药品管理局的候选药物 Veverimer（以前称为 TRC101）是一种新型的不可吸收聚合物，它可以结合胃肠道中的氢离子和氯离子，然后通过粪便排出，从而在不服用钠的情况下增加血清碳酸氢盐浓度。一项荟萃分析（共纳入 548 例患者）表明 Veverimer 治疗代谢性酸中毒安全有效。糖尿病和 CKD 患者的干预很少能成功地改善生活质量或身体功能。Veverimer 可有效地治疗糖尿病和 CKD 患者的代谢性酸中毒，并显著改善这些患者的感觉和身体功能。

在一项 1/2 期试验中，135 名平均 eGFR 为 35 mL/(min·1.73 m^2)、血清碳酸氢盐水平为 17.7 mEq/L 的患者接受标准饮食后，在为期 14 天的研究期间，一系列 Veverimer 剂量使血清碳酸氢盐水平增加了 3 mEq/L。基于这些发现，在一项为期 12 周的试验中研究了 Veverimer 对血清碳酸氢盐水平的影响，然后在为期 12 周的试验的 40 周延长研究中进行了研究。在长期随访研究中，63% vs. 38% 的患者血清碳酸氢盐水平增加 ≥ 4 mEq/L，并且发现 Veverimer 是安全的（Veverimer 组中有 3% vs. 安慰剂组中有 10% 的患者过早停止治疗）。在二次分析中，接受 Veverimer 治疗的受试者中发展为 ESKD 或死亡的人数较少，积极治疗组的自我报告和客观身体功能测量值有所改善。如果批准临床使用，Veverimer 将通过结合和消除肠道中的质子来治疗代谢性酸中毒。

然而，不幸的是，由于安慰剂组的血清碳酸氢盐值高于预期，无法将未经治疗的酸中毒人群与接受 Veverimer 治疗的人群进行比较，因此无法评估 Veverimer 减缓 CKD 进展的能力。VALOR-CKD 试验涉及的患者最初被纳入 4～8 周的单盲主动治疗期（A 部分）。如果他们成功地达到血清碳酸氢盐的特定增加，那么他们被随机分配继续使用 Veverimer 或接受安慰剂用于双盲研究的 B 部分。共有 1 480 名患者被随机分配到该试验的第二部分。在基线时，该人群的平均估计肾小球滤过率（eGFR）为 29.2 mL/(min·1.73 m^2)，平均血清碳酸氢盐为 17.5 mEq/L，而大约 12% 的患者正在服用口服碱补充剂。根据顶线结果，该研究未达到其主要终点，即首次发生 eGFR、终末期肾病或肾死亡的时间降低 ≥ 40%。149 名接受 Veverimer 治疗的患者与安慰剂组中的 148 名患者经历了主要终点事件，在大约 27 个月的治疗中位数上，风险比为 0.99。Veverimer 和安慰剂的年化主要终点事件发生率分别为 9.9% 和 9.8%。Tricida 公司宣布其实验性治疗药物 Veverimer 在慢性肾脏病（CKD）的 Ⅲ 期试验失败。

综上，低至中等确定性的证据表明，口服补碱或减少膳食酸的摄入可能减缓 CKD 和代谢性酸中毒患者肾功能下降的速度，并可能降低 ESKD 的风险。CKD 患者经常发生慢性代谢性酸中毒，这是由于持续产生代谢性酸，肾酸排泄逐渐减少，导致酸潴留。残留的酸调动肌肉和骨骼中的缓冲液，最终耗尽主要的细胞外缓冲液碳酸氢盐，使其低于血液中正常下限 22 mEq/L。KDIGO 倡议在血清碳酸氢盐水平为 22 mEq/L 时给予碱，以将该值维持在正常范围内，通常被认为是 22～29 mEq/L。口服补碱与水肿恶化相关，需要增加利尿剂治疗，高血压恶化或需要增加抗高血压治疗。

（郭红磊）

参 考 文 献

[1] Ikizler T A, Burrowes J D, Byham-Gray L D, et al. KDOQI clinical practice guideline for nutrition in CKD 2020[J]. Am J Kidney Dis, 2020, 76(3 Suppl 1): S1-S107.

[2] Marrone G, Guerriero C, Palazzetti D, et al. Vegan diet health benefits in metabolic syndrome[J]. Nutrients, 2021, 13(3): 817.

［3］ Navaneethan S D, Shao J, Buysse J, et al. Effects of treatment of metabolic acidosis in CKD: a systematic review and meta-analysis[J]. Clin J Am Soc Nephrol, 2019, 14(7): 1011－1020.

［4］ Bushinsky D A, Hostetter T, Klaerner G, et al. Randomized controlled trial of TRC101 to increase serum bicarbonate in patients with CKD[J]. Clin J Am Soc Nephrol, 2018, 13(1):

26－35.

［5］ Wesson D E, Mathur V, Tangri N, et al. Veverimer versus placebo in patients with metabolic acidosis associated with chronic kidney disease: a multicentre, randomised, double-blind, controlled, phase 3 trial[J]. Lancet, 2019, 393(10179): 1417－1427.

第四节　改善微炎症状态、抗炎 / 特异抗炎药物

CKD 的特征是持续慢性炎症状态，炎症在肾脏病早期就出现，并随着疾病进展而加重，尤其在血液透析患者中明显。持续慢性炎症在疾病的病理生理学中起着关键作用，也是造成 PEW 的重要病因之一。

随着肾功能水平下降，机体的慢性炎症反应普遍增加（包括血 IL-6、TNF-α、IL-1 等），其可能的机制是：促炎症细胞因子的肾清除减少，容量超负荷，伴内毒素血症，氧化应激和羰基应激，抗氧化因子水平降低，合并症增多。动物实验研究也表明，当通过注射全身性促炎症细胞因子（如 IL-6、TNF-α、IL-1 等），可引起厌食、脂肪分解和肌肉分解，造成 PEW 发生。改善微炎症状态及特异性抗炎药物是治疗 PEW 的重要潜在药物。

一、肿瘤坏死因子-α 阻滞剂

TNF 信号通路肿瘤坏死因子-α（TNF-α），是 TNF 超家族的配体，简称 TNF，是一种多效细胞因子，主要由激活的免疫细胞产生介导炎症反应，触发细胞增殖、分化和凋亡。TNF-α 水平升高在多种疾病中与 PEW 相关。实验模型显示，TNF-α 激活通过泛素化途径会导致蛋白水解和肌萎缩。在 COPD 患者中，TNF-α 血清水平与体重减轻相关，也是出现肌少症的一个危险因素。在敲除 TNF-α 受体 I 型蛋白基因的小鼠中，肿瘤种植诱发的野生型小鼠的肌肉消耗及蛋白质分解明显减轻。TNF-α 阻滞剂已被广泛用于风湿疾病，我国食品药品监督管理局批准适应证包括：类风湿关节炎（RA）、强直性脊柱炎（AS）和克罗恩病（CD）。如英夫利西单抗、依那西普等作为中和 TNF 单克隆抗体药物均具有良好的生物安全性。一项纳入 10 例长期血液透析患者的初步研究显示，持续使用依那西普 44

周似乎是安全的，前白蛋白浓度轻度改善。因此，TNF-α 阻滞剂在肾脏病相关 PEW 治疗具有重要的应用前景，亟待开展基础及临床随机对照试验明确其治疗效果。

二、IL-6 拮抗剂

IL-6 是一种多效性细胞因子，由单核细胞、T 淋巴细胞、成纤维细胞和内皮细胞分泌。在一项研究中发现 IL-6 水平与骨骼肌减少有关，而且每增加一个单位，肌少症患病率就会增加 6%。还有一项调查性别对 IL-6 与握力之间关系的影响荟萃分析发现，与女性相比，男性血浆 IL-6 与握力之间的负相关性更强。性别对炎症和肌肉之间关系的影响明显，并且可能因细胞因子而异。美国的一项随机对照试验发现与年龄相关的循环 IL-6 水平的增加是骨骼肌力量、质量、功能，以及训练介导的适应性衰退，这些说明降低 IL-6 水平可能是维持骨骼肌和保护肾功能的一种重要治疗策略。IL-6 转基因小鼠会出现肌肉萎缩，可通过抗 IL-6 受体抗体逆转。拮抗 IL-6 将有助于减轻 CKD 等疾病相关肌肉量减少，目前临床上已应用 IL-6 受体单克隆抗体如托珠单抗等药物治疗活动性类风湿关节炎患者，该类药物具有良好安全性。在将来临床研究工作中，期待进一步开展临床研究明确 IL-6 受体单克隆抗体在 CKD 相关 PEW 中的治疗效果。

三、沙利度胺

沙利度胺（thalidomide）1954 年首先在前联邦德国合成。1956 年在德国上市，被广泛使用为镇静剂及预防妊娠性呕吐，后因引起了海豹肢畸形退市。1965 年，沙利度胺再度"逆袭"，成为治疗结节性

红斑麻风病有效药物。1991年发现它有抑制TNF-α的作用，逐步成为多发性骨髓瘤的有效药物。

沙利度胺可强效抑制TNF-α的生成，研究显示结核患者或HIV感染者使用该药后体重增加。一项纳入50例晚期胰腺癌患者的小型安慰剂对照试验表明，沙利度胺200 mg/d有轻度的防止体重减轻效果。两组患者在其他研究终点（如生存情况和生存质量）上并无差异。然而，目前的证据不足以反对或支持使用沙利度胺治疗癌症恶病质：2012年，一项Cochrane分析因为研究数量少且异质性高，未能实施荟萃分析。但是，这项叙述性文献综述认为，尚无充足证据支持或反对使用沙利度胺治疗晚期癌症患者的恶病质。基于沙利度胺可强效抑制TNF-α的生成，在恶病质疾病治疗中潜在作用，期待进一步明确治疗肾脏病相关PEW的作用。

四、蛋白酶体抑制剂

泛素蛋白酶体系（UPS）活化在慢性肾脏病相关PEW中起到重要的致病作用。代谢性酸中毒及微炎症状态也会诱发UPS活化造成肌肉蛋白降解。在动物模型中，胰岛素抵抗会激活三磷酸腺苷依赖性UPS和caspase-3活性，增加蛋白质分解。

硼替佐米是哺乳动物细胞中26S蛋白酶体糜蛋白酶样活性的可逆抑制剂，临床应用于多发性骨髓瘤的治疗。硼替佐米能减轻癌症相关肌肉减少，进而推测可能会减轻CKD相关PEW表现。在一个癌症恶病质的动物模型中，用蛋白酶体抑制剂MG132抑制泛素-蛋白酶体途径可改善荷瘤小鼠的体重减轻、糖类代谢和肌肉萎缩，增加自发性活动及生存期。然而，一项关于蛋白酶体抑制剂硼替佐米的初步研究显示，该药并未逆转胰腺癌患者的癌症厌食/体重减轻综合征，但还需针对这一方法

开展进一步研究。目前在CKD患者中还缺乏硼替佐米临床研究数据，期待更多研究验证硼替佐米在CKD相关PEW中的治疗作用。

五、他汀类药物

他汀类药物，即3-羟基-3-甲基戊二酰辅酶A（HMG-CoA）还原酶抑制药是最为重要的降血脂药物。除了降血脂作用，他汀类药物还具有重要的抗炎作用，其机制包括抑制炎症细胞聚集，抑制内皮细胞黏附，抑制炎症细胞生长、活性、细胞因子分泌等。他汀类药物在以慢性炎症为特征的临床疾病中具有潜在重要的应用前景。

他汀类药物可以降低CRP水平，这种作用独立于其对脂质的作用，他汀类药物对CRP的作用可能部分由单核细胞表达IL-6和TNF-α减少介导，或由于直接抑制CRP基因转录。据一项纳入34例透析患者的随机安慰剂对照试验报道，验证了他汀类药物对炎症和营养标志物的效果，6个月治疗血清白蛋白水平显著增加（从3.69 g/dL升至3.99 g/dL）。他汀类药物在CKD患者中广泛应用，研究者需进一步证实其对于PEW的治疗作用。

六、小　结

基于持续慢性炎症在CKD相关PEW中的重要致病机制，通过拮抗或抑制促炎症因子和相关炎症因子的表达或作用，将为CKD相关PEW提供新的诊治方向和途径。TNF-α阻滞剂、IL-6拮抗剂、沙利度胺、蛋白酶体抑制剂及他汀类等抗炎药物成为重要潜在治疗药物，期待更多临床研究证实上述药物治疗PEW的疗效。

（程东生）

参 考 文 献

［1］ Llovera M, Garcia-Martinez C, Lopez-Soriano J, et al. Role of TNF receptor 1 in protein turnover during cancer cachexia using gene knockout mice[J]. Mol Cell Endocrinol, 1998, 142(1-2): 183-189.

［2］ Miko A, Poto L, Matrai P, et al. Gender difference in the effects of interleukin-6 on grip strength-a systematic review and meta-analysis[J]. BMC Geriatr, 2018, 18(1): 107.

［3］ Tsujinaka T, Fujita J, Ebisui C, et al. Interleukin 6 receptor antibody inhibits muscle atrophy and modulates proteolytic systems in interleukin 6 transgenic mice[J]. J Clin Invest, 1996, 97(1): 244-249.

[4] Reyes-Teran G, Sierra-Madero J G, Martinez del Cerro V, et al. Effects of thalidomide on HIV-associated wasting syndrome: a randomized, double-blind, placebo-controlled clinical trial[J]. AIDS, 1996, 10(13): 1501-1507.

[5] Wang X H, Mitch W E, Price S R. Pathophysiological mechanisms leading to muscle loss in chronic kidney disease[J]. Nat Rev Nephrol, 2022, 18(3): 138-152.

[6] Jialal I, Stein D, Balis D, et al. Effect of hydroxymethyl glutaryl coenzyme a reductase inhibitor therapy on high sensitive C-reactive protein levels[J]. Circulation, 2001, 103(15): 1933-1935.

第五节 低蛋白质饮食联合酮酸

蛋白质－能量消耗（PEW）是 CKD 进展过程中伴随的体内蛋白质和能量储备下降的状态，临床表现为一组以饮食营养和能量摄入不足、低体重指数、低血清白蛋白血症、微炎症状态、进行性骨骼肌消耗为特征的综合征，是慢性肾脏病不良结局的有效预测因素之一。

合理的营养治疗方案是 PEW 首选的干预策略。低蛋白质饮食已被临床试验证实能有效延缓慢性肾脏病的肾衰竭。然而，当蛋白质摄入量小于每天最低需求量 0.6 g/kg 时，会造成负氮平衡，机体不断消耗自身组织蛋白。长此以往，患者营养不良、免疫力下降、感染率升高，导致死亡率大大增加。因此，为满足 CKD 患者营养需要的同时减轻肾脏负担，必须补充必需氨基酸或相应的不含氮的前体（酮酸）。大量临床研究表明，补充酮酸在延缓肾损害进展上疗效优于必需氨基酸制剂。低蛋白质饮食加 α-酮酸具有许多益处：减轻氮质血症，改善代谢性酸中毒；补充机体必需氨基酸，改善蛋白质代谢；减轻胰岛素抵抗，改善糖代谢；提高脂酶活性，改善脂代谢；降低高磷血症，改善低血钙，减轻继发性甲状腺功能亢进；减少蛋白尿排泄，延缓 CKD 进展。

一、低蛋白质饮食联合酮酸对机体的影响

（一）对蛋白质、氨基酸代谢和营养状况的影响

慢性肾功能不全时，氨基酸代谢异常主要表现在必需氨基酸的减少，尤其是支链氨基酸（BCAA）的减少。支链氨基酸既有合成作用，也有抗分解作用，它们可以显著增加蛋白质合成，还有助于抗蛋白分解和肌肉丢失。BCAA 减少会损害血脑屏障氨

基酸的交换和神经递质的合成，尤其是脑氨基酸的代谢异常直接参与了尿毒症脑病的发生。而酮酸含有大量以钙盐形式存在的 BCAA，是合成必需氨基酸的前体，因此补充酮酸可提高血中 BCAA 的水平，降低血中非必需氨基酸的水平，改善脑组织功能，恢复正常的快动眼睡眠，并刺激营养不良患者的食欲。

血清中高浓度非必需氨基酸具有独立于血流动力学之外的直接肾毒性作用，氨基酸摄入增加可促进系膜细胞增生肥大和 TGF-β 产生，特别是在与高糖环境同时存在时，高浓度氨基酸促细胞增殖作用更明显。给予实验性肾炎大鼠低蛋白质饮食联合酮酸后，尿蛋白水平、肾小球基质积分、TGF-β 及蛋白质聚糖的表达均较对照正常蛋白质饮食大鼠有所降低。提示补充 α-酮酸可降低血中非必需氨基酸的水平，延缓肾脏纤维化进程，改善患者的营养状况，减轻微炎症状态。

此外，由于酮酸本身几乎不含氮，不会造成氮潴留，此外，酮酸能结合体内的尿素氮，用来生成相应的必需氨基酸，相当于增加了尿素氮的废物再利用，为蛋白质合成提供原料，同时避免低蛋白质饮食时体内蛋白质的分解，大大纠正了氮质血症和负氮平衡，改善患者的营养状况。低蛋白质饮食 [0.55～0.6 g/(kg·d)] 或极低蛋白质饮食 [0.28～0.43 g/(kg·d)] 联合酮酸制剂可减少 CKD 3～5 期患者营养不良的发生。

（二）对糖代谢的影响

低蛋白质饮食联合酮酸可以通过补充支链氨基酸加速糖异生作用，降低血糖。支链氨基酸由肝脏经血液循环运输到肌肉，在肌肉中分解，脱下来的氨基合成 ATP 的同时生成丙氨酸，而丙氨酸在氮的代谢过程中至关重要，是直接连接氨基酸与糖类的

重要物质，也是葡萄糖和尿素形成过程中的主要物质，支链氨基酸代谢联合丙氨酸-葡萄糖循环在糖异生过程中举足轻重。糖异生的增加有利于血糖的降低，从而减少持续高血糖状态对肾的毒性。

低蛋白质饮食配伍酮酸能改善外周组织对胰岛素的敏感性。在 CKD 患者中普遍存在胰岛素抵抗，且胰岛素抵抗与肾功能损害情况相平行。胰岛素抵抗可以作为独立危险因素对肾脏病变的形成产生作用，而肾功能不全又反过来进一步加重胰岛素抵抗。口服糖耐量试验结果证实通过 LPD 饮食配伍酮酸可以改善糖尿病合并 CKD 患者的胰岛素抵抗。胰岛素相对不足损害氨基酸向胞内转运的能力，减少了可用于蛋白质合成的氨基酸池，造成体内蛋白质合成减少，此外分解代谢的加强和支链氨基酸的缺乏又减弱了蛋白质合成的反馈机制。LPD 饮食配伍酮酸能改善机体的氨基酸代谢，提高血中支链氨基酸水平，从而促进肌肉及脂肪组织对葡萄糖的摄取，改善外周组织对胰岛素的敏感性。

（三）对脂代谢的影响

脂代谢异常与糖代谢异常相似，既可引发糖尿病患者的肾脏损害，也会因肾脏损害进一步加重，形成恶性循环。多项在糖尿病或非糖尿病肾病患者中进行的研究证实，低蛋白质饮食合并酮酸饮食显著降低患者低密度脂蛋白和三酰甘油水平，同时升高高密度脂蛋白、载脂蛋白，还可以改善引起脂代谢异常的相关危险因素，如高同型半胱氨酸血症、C 反应蛋白（CRP）、PTH 和氧化型 LDL。低蛋白质饮食联合酮酸疗法通过纠正 CKD 患者的脂代谢紊乱，打破了脂代谢与肾脏损害间相互促进的恶性循环，延缓了 CKD 进展，降低了 CKD 患者心血管死亡率。

（四）改善代谢性酸中毒

代谢性酸中毒和蛋白质分解代谢密切相关。在肾上腺皮质激素兴奋时，这些异常更为加剧。而酸中毒本身又可兴奋下丘脑-垂体-肾上腺皮质轴，因此形成恶性循环。探索低蛋白质饮食加酮酸治疗对代谢性酸中毒的作用，以及对蛋白质代

谢的细胞分子生物学机制将为营养疗法的研究打开一个崭新的领域。此外，代谢性酸中毒还可以启动许多细胞因子参与到 CKD 进展的病理生理过程中；机体代偿酸中毒时会合成较多的氨。这一过程启动了肾素血管紧张素系统（RAAS）。氨在残留肾组织中过于集中地排泄，又进一步促进小管间质的损害。另外，在酸中毒的细胞内外代偿过程中，过多 K^+ 从细胞内转移到细胞外，使细胞内经常处于低钾状态，这容易促进肾小管上皮细胞的空泡样变性，也可进一步导致肾脏病的进展。最后，为补充消耗更多的碱基，在肾小管内的枸橼酸被迫大量重吸收，从而大大降低了小管液中钙离子的溶解度，形成肾内小结石，又是促进 CKD 进展的一个因素。低蛋白质饮食加酮酸可以保证组织蛋白的合成，避免蛋白质分解为热量，从而使血中尿素、氮、肌酸、尿酸等蛋白质代谢产物大大减少，直接纠正代谢性酸中毒。患者临床症状改善，精神体力好转，食欲增加，恶心呕吐消失，呼吸氨味减少。2018 年，一项纳入 23 个 RCT 研究和 12 个动物实验的系统综述显示，极低蛋白质饮食联合酮酸制剂可减少尿毒症毒素，降低代谢性酸中毒和血磷，延缓肾脏病进展。

（五）改善钙磷代谢和肾性骨病

钙磷代谢紊乱和继发性甲状旁腺功能亢进、骨营养不良是 CKD 最常见的并发症。主要表现为：高血磷、低血钙、血清 $1,25(OH)_2D_3$ 水平的降低、甲状旁腺细胞上 $1,25(OH)_2D_3$ 受体的减少、甲状旁腺细胞上钙受体的减少、高血磷对 PTH 分泌的直接刺激作用、骨骼对 PTH 的抵抗及代谢性酸中毒等。高 PTH 造成钙磷乘积上升，进而导致组织钙化；钙代谢障碍，还能导致胰岛素合成释放障碍；高 PTH 还会抑制诸多脂蛋白脂酶活力。这些都参与了慢性肾衰竭时严重脂肪胰岛素代谢异常，也是造成这些患者心血管并发症高发的重要原因。

在尿毒症或血液透析患者中短期使用酮酸或类似物能够显著降低血磷，其原因有以下几点：一是酮酸含钙是一种潜在的磷结合剂，可以使血磷水平显著降低。二是低蛋白质饮食联合酮酸治疗使得

酸性氨基酸如半胱氨酸和蛋氨酸的含量减少，显著改善了代谢性酸中毒，纠正代谢性酸中毒可以促进磷从细胞外向细胞内转移，进而降低了血浆中磷的水平。此外，酮酸促进蛋白质合成、正氮平衡能改善机体的内环境紊乱，一方面增加机体能量代谢，使机体耗磷增加；另一方面又抑制了细胞内磷的释放。因此，低蛋白质饮食联合酮酸在难治性高磷血症中显示出一定的疗效。多项 RCT 研究评估了低蛋白质饮食或极低蛋白质饮食联合酮酸制剂对 CKD 4～5 期非透析患者血磷的影响，发现低蛋白质饮食或极低蛋白质饮食联合酮酸制剂的患者血磷显著降低。因此，限制饮食中磷的摄入被推荐用于预防和治疗高磷血症，CKD 3～5 期的患者可通过强化教育和个性化饮食来实现降磷治疗。

终末期肾衰竭患者使用低蛋白加酮酸饮食治疗可以显著降低甲状旁腺激素（PTH）水平，进而改善肾性骨病，主要表现为骨病理检查示成骨细胞及破骨细胞活动明显抑制，类骨质容量及面积下降，成骨细胞及破骨细胞活动明显抑制，骨吸收正常，骨质钙化显著增加。此外，酮酸本身含钙盐，补充酮酸有可能提高血钙水平，进而抑制继发性甲状旁腺功能亢进。

（六）减少蛋白尿，延缓肾脏纤维化进程

蛋白尿不仅是 CKD 常见的临床表现，也是促使 CKD 加重进展的因素，低蛋白质饮食可降低蛋白尿，酮酸也可以通过多种途径起到减少蛋白尿的作用：① 不同于其他氨基酸注射后使 GFR 和肾血浆流量增加，酮酸主要补充的成分为支链氨基酸，不会引起肾脏高滤过，不仅减少机体的负氮平衡，还能直接减少尿蛋白；② 酮酸使 CKD 患者的蛋白质降解和支链氨基酸氧化增加而合成降低。在保证充分热量条件下给予低蛋白质饮食合并酮酸治疗，机体将会适应性增加蛋白质合成而减少氨基酸氧化及蛋白质降解，调整蛋白质代谢，间接治疗蛋白尿；③ 酮酸可改善肾小管转运功能，使肾小管对支链氨基酸的重吸收功能增强，从而降低尿中支链氨基酸的排泄量，减少蛋白尿；④ 低蛋白质饮食联合酮酸可以减少前列腺素、胰升糖素、一氧化氮等扩血管物质合成及分泌，减轻肾小球的高灌注和高滤过，减少蛋白尿。

（七）保护残余肾功能，改善预后

高蛋白质膳食大部分的代谢产物为氨类等有害物质，供给越多，含氨的代谢产物就越多，造成残余肾组织的高代谢状态，使残存肾单位过度耗竭，导致肾功能进行性恶化。慢性肾功能不全患者和正常人一样，限制蛋白质的摄入可以激活机体的适应反应，即餐后体内蛋白质降解受到抑制，氨基酸的氧化分解也明显减少，降低残余肾单位的氧消耗量，减少血氨来源，降低残余肾的高代谢异常，从而减轻肾脏的负担，延缓肾衰竭的进展速度。CKD 4～5 期患者予以低蛋白质饮食联合酮酸与密切的营养监测相结合，可将肾脏替代治疗的开始推迟近 1 年。低蛋白质饮食联合酮酸治疗后肾脏病理表现为肾小球球性硬化及节段硬化的比例减少，系膜基质、肾小管萎缩、肾间质纤维化、炎症细胞浸润等显著减轻，提示低蛋白质饮食联合酮酸有利于延缓肾脏纤维化进程。一项针对 CKD 3～4 期糖尿病患者的回顾性队列研究显示，单纯低蛋白质饮食［0.6 g/(kg·d)］的患者平均每年 eGFR 下降（12.3 ± 11.3）mL/(min·1.73 m²)，补充 α-酮酸制剂后，患者 eGFR 下降速度比单纯低蛋白质饮食减缓 65%，并可保持较好的营养状态。

（八）改善炎症及免疫状态

研究发现，终末期肾脏病接受透析替代治疗的患者发生营养不良与体内微炎症状态密切相关。炎症可以导致营养不良和动脉粥样硬化，营养不良和动脉粥样硬化又可加重炎症反应。终末期肾衰竭患者广泛存在营养不良-慢性炎症-动脉粥样硬化（MIA）综合征，这一概念强调了微炎症状态及营养不良的密切关系。进一步的研究发现，微炎症反应促使 IL-6、TNF-β 等细胞因子释放，导致肌肉蛋白质分解代谢增强；这些炎症因子还能促进急性时相蛋白的产生，使基础代谢水平提高；还能通过局部或中枢作用减弱胃肠蠕动和胃液分泌，抑制食欲，使摄入减少；在这些作用下，最终使机体出

现低蛋白血症，负氮平衡。而营养状况差将导致机体免疫力进一步下降，感染发生率进一步提高，从而发生恶性循环，加速死亡。研究发现，酮酸配伍低蛋白质饮食可以使血浆炎症因子 IL-1、IL-6、TGF-β 和 CRP 等水平较对照组均有所下降，而血清白蛋白、体重指数等营养指标均有上升，提示 α-酮酸配合低蛋白质饮食可在一定程度上减少微炎症的程度，从而间接改善患者的营养状况。

慢性肾脏病患者由于体内代谢毒性产物的大量潴留、营养不良等因素，循环血中 T 淋巴细胞总数减少，IgG 的合成受抑，从而导致继发 IgG 性免疫功能低下，临床上易继发感染、结核、肿瘤等疾病。曾有研究发现，极低蛋白质饮食加酮酸衍生物可以使治疗后患者 CD3$^+$T、CD8$^+$T 细胞水平明显提高，CD4$^+$/CD8$^+$ 比值明显下降，IgG 数值上升。

二、低蛋白质饮食联合酮酸治疗的应用

低蛋白质饮食：对于 CKD 患者来说，低蛋白质饮食通过控制膳食中的蛋白质含量，以减少含氮的代谢产物，减轻肾脏负担，在控制蛋白质摄入量的前提下，提供充足的能量和其他营养素，以改善患者的营养状况。一般根据患者的病情个体化决定其蛋白质的摄入量，其中优质蛋白质占 50% 以上。必要时可采用低蛋白质麦淀粉膳食。

2021 年中国慢性肾脏病营养治疗临床实践指南推荐如下。

（一）蛋白质

1. CKD 1～2 期患者营养治疗

（1）CKD 1～2 期患者应避免高蛋白质饮食 [>1.3 g/(kg·d)]。

（2）非持续性大量蛋白尿的 CKD 1～2 期患者推荐蛋白质入量 0.8 g/(kg·d)，不推荐蛋白质摄入≤ 0.6 g/(kg·d)。

（3）对大量蛋白尿的 CKD 1～2 期患者，建议蛋白质入量 0.7 g/(kg·d)，同时加用酮酸治疗。

（4）建议糖尿病患者蛋白质摄入量为 0.8 g/(kg·d)。

2. CKD 3～5 期患者营养治疗

（1）推荐 CKD 3～5 期非糖尿病患者低蛋白质饮食 [0.6 g/(kg·d)]，联合补充酮酸制剂 0.12 g/(kg·d)。或极低蛋白质饮食 [0.3 g/(kg·d)]，联合补充酮酸制剂 0.2 g/(kg·d)。

（2）对于代谢稳定的 CKD 3～5 期糖尿病患者蛋白质摄入量为 0.6 g/(kg·d)，并可补充酮酸制剂 0.12 g/(kg·d)。目前关于极低蛋白质饮食对于 CKD 的肾脏保护作用尚缺少大规模的循证医学证据，因此，不推荐 CKD 3～5 期糖尿病患者常规给予极低蛋白质饮食治疗。

在低蛋白质饮食基础上加用酮酸时，能量摄入必须充足。酮酸口服或静脉使用时，用量为 0.1～0.2 g/(kg·d)，口服时，全天量分 5～6 次服用，静脉滴注时，滴速 15 滴/分钟。应用酮酸疗法时，注意防止出现脱水、电解质紊乱、微量元素缺乏和高钙血症等。由于酮酸多为钙盐，因此需监测血钙水平，以防高钙血症。

（二）能量

1. CKD 1～2 期患者

（1）CKD 1～2 期患者，建议保证足够能量摄入同时维持健康体重的稳定。

（2）推荐 CKD 1～2 期糖尿病患者能量摄入为 30～35 kcal/(kg·d)，对于肥胖的 CKD 1～2 期糖尿病患者建议减少能量摄入至 1 500 kcal/d；老年 CKD 1～2 期的糖尿病肾脏病（DKD）患者可考虑减少至 30 kcal/(kg·d)。并根据身体活动水平进行调整。

2. CKD 3～5 期患者

（1）建议 CKD 3～5 期患者能量摄入为 30～35 kcal/(kg·d)。建议根据患者年龄、性别、去脂体重及其他因素个体化调整能量的摄入。

（2）推荐 CKD 3～5 期糖尿病患者摄入全谷类、纤维素、新鲜水果、蔬菜等食物。根据患者年龄、性别、体力活动、身体成分、目标体重等制订个体化能量摄入量，以维持正常的营养状况。

（三）液体、维生素和矿物质

维生素和矿物质等营养素应合理供给。

1. CKD 1～2 期患者

（1）建议早期 CKD 患者，饮食钠摄入量不超过 2 g/d 或食盐 <5 g/d。

（2）推荐患有持续性高钾血症的 CKD 1～2 期患者，限制饮食钾摄入量。

（3）建议 CKD 1～2 期患者适量多吃水果和蔬菜，以减少净产酸量。

2. CKD 3～5 期患者

（1）推荐 CKD 3～5 期患者限制饮食中钠的摄入。合并高血压和水肿的患者更应严格限制钠摄入量，包括限制摄入含钠高的调味品或食物，如味精、酱油、调味酱、腌制品、盐浸等加工食品等。钠的摄入量应根据患者实际情况综合考虑给予个体化建议。

（2）建议 CKD 3～5 期患者个体化调整饮食中钾的摄入以保证血钾在正常范围。

（3）推荐 CKD 3～5 期患者限制饮食中磷的摄入以维持血磷在正常范围。

（4）建议 CKD 3～4 期患者（未服用活性维生素 D）元素钙（包括食物来源的钙、钙片和含钙的磷结合剂）摄入量 800～1 000 mg/d 以维持钙平衡。

（5）建议 CKD 3～5 期患者根据尿量情况，适当限制及调整液体摄入量，维持机体液体平衡。

（四）脂肪

CKD 患者每日脂肪供能比为 25%～35%，其中饱和脂肪酸不超过 7%，可适当提高 ω-3 多不饱和脂肪酸和单不饱和脂肪酸摄入量。

（五）糖类

在合理摄入总能量的基础上适当提高糖类的摄入量，供能比为 55%～65%。有糖代谢异常者应限制精制糖摄入。

（六）膳食纤维

根据每日摄入能量，推荐膳食纤维摄入量为 14 g/1 000 kcal。

（七）食物选择

谷类、蔬菜、水果、麦淀粉、藕粉、适量的油脂等。在蛋白质定量范围内选用优质蛋白质，如鸡蛋、牛奶、瘦肉等。可以适量采用淀粉来代替部分主食，或低蛋白质米作为主食代替普通米、面类，以降低植物蛋白质摄入。淀粉膳食可选用各类淀粉如小麦淀粉、玉米淀粉等。限钾患者须注意蔬菜和水果的选择。

（八）合并症患者

合并 PEW 风险的 CKD 3～5 期成人非糖尿病患者，若经过营养咨询仍不能保证足够能量和蛋白质摄入需求时，建议给予至少 3 个月的口服营养补充剂。如果经口补充受限或仍无法提供充足的能量，建议给予管饲喂食或肠外营养。

对于维持性血液透析患者推荐：建议血液透析患者蛋白质摄入量 1.0～1.2 g/(kg IBW·d)（IBW 为理想体重）。建议摄入的蛋白质 50% 以上为高生物价蛋白质。低蛋白质饮食的血液透析患者同时补充酮酸制剂 0.12 g/(kg·d) 可以改善患者营养状态。

对于维持性腹膜透析患者：推荐无残余肾功能患者蛋白质摄入量 1.0～1.2 g/(kg·d)，有残余肾功能患者 0.8～1.0 g/(kg·d)；摄入的蛋白质 50% 以上为高生物价蛋白质。建议全面评估患者营养状况后，个体化补充复方 α-酮酸制剂 0.12 g/(kg·d)。

（陈洁文）

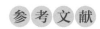

[1] Ikizler T A, Burrowes J D, Byham-Gray L D, et al. KDOQI Clinical Practice Guideline for Nutrition in CKD: 2020 Update[J]. Am J Kidney Dis, 2020, 76(3 Suppl 1): S1-S107.

[2] Hahn D, Hodson E M, Fouque D. Low protein diets for non-diabetic adults with chronic kidney disease[J]. Cochrane Database Syst Rev, 2018, 10(10): CD001892.

[3] Mircescu G, Gârneată L, Stancu S H, et al. Effects of a supplemented hypoproteic diet in chronic kidney disease[J]. J Ren Nutr, 2007, 17(3): 179-188.

[4] 中国医师协会肾脏内科医师分会，中国中西医结合学会肾脏疾病专业委员会营养治疗指南专家协作组. 中国慢性肾脏病营养治疗临床实践指南（2021版）[J]. 中华医学杂志，2021，101（8）：539-559.

[5] Nezu U, Kamiyama H, Kondo Y, et al. Effect of low-protein diet on kidney function in diabetic nephropathy: meta-analysis of randomised controlled trials[J]. BMJ Open, 2013, 3(5): e002934.

第六节　生长激素与蛋白质能量消耗

生长激素（growth hormone，GH）又称促生长素，是人体下丘脑－垂体前叶分泌的一种肽类激素，其主要生理功能为促进骨骼生长和蛋白质合成，调节脂肪、糖和矿物质代谢，在生长发育过程中起关键性作用。GH 基因位于 17 号染色体的 q22-24 区域，由 191 个氨基酸组成，分子结构中有 4 个 α 螺旋，相对分子质量 22 124。GH 通过刺激肝脏等组织产生胰岛素样生长因子 1（IGF-1）发挥生理功能，IGF-1 对多种组织具有刺激生长的作用，是 GH 促生长活性的关键介质。通过基因重组技术生产的 GH 称为重组人生长激素（recombinant human growth hormone，rhGH），在氨基酸含量、序列和蛋白质结构上与垂体分泌的 GH 完全一致，可用于多种临床疾病的治疗。

CKD 会造成 GH、IGF-1、肌肉生长抑制素等激素及代谢因子的合成、分泌异常，影响蛋白质和能量代谢，发生 PEW。肾脏在 GH 的清除中起到重要作用，CKD 患者由于肾功能减退，GH 半衰期延长，血清 GH 水平升高，但升高幅度主要取决于肾功能受损的程度。代谢性酸中毒、炎症、饮食摄入减少、尿毒症毒素等均可降低 GH 的有效性。CKD 患者常见 GH 抵抗，影响 GH 抵抗的原因包括肝脏受体 mRNA 降低、GH/IGF-1 轴变化、血清 GH 结合蛋白浓度与活性下降、细胞因子信号抑制、IGF 抑制剂等。其中，GH/IGF-1 轴在 CKD 患者 GH 抵抗中的作用尤为重要，GH 抵抗和 IGF-1 缺陷会增加肌肉消耗。GH 主要通过与细胞膜表面的生长激素受体结合，激活酪氨酸激酶途径，刺激 IGF-1 的表达和释放，发挥合成代谢作用，如增加蛋白质合成、减少蛋白质降解、增加脂肪动员和增强糖异生等。

GH 缺乏或 GH 抵抗可导致肌肉质量减少和力量下降。在 GH 缺乏的儿童中应用 rhGH 治疗，会加速骨骼线性生长及增加骨骼肌质量。研究发现，患有 GH 缺乏症的青少年在退出治疗后，肌肉质量、肌肉力量和肌纤维面积逐年减少，Ⅰ 型和 Ⅱ 型肌纤维直径可下降至基础值的 85% 左右。GH 作为一种抗衰老疗法，初期研究证明其对老年人安全有益，但 GH 在老年人中的具体应用仍缺乏足够的临床证据证实。比如有研究报道老年恶病质患者每晚睡前皮下注射 0.0025 ～ 0.015 mg/(kg·d) 的 rhGH，Ⅱ 型肌纤维比例显著增加，但肌纤维横截面积是否发生变化尚不明确。老年人使用 rhGH 的不良事件发生率较高，如长期使用更易发生软组织水肿、腕管综合征、关节痛等。

CKD 患儿 GH 抵抗的主要特征之一表现为生长发育障碍，且肾移植后 GH 抵抗也不能完全恢复。rhGH 已成为治疗 CKD 患儿生长迟缓的关键疗法，可改善 GH 抵抗，有利于患儿生长。rhGH 在 CKD 患儿治疗中相对安全，可显著提高患儿的身高和生长速度，降低发病率和死亡率，提高生活质量。然而，rhGH 在成人 CKD 和 ESRD 患者中的应用疗效仍不确定。研究认为在维持性透析患者中应用 rhGH 治疗，可改善透析患者的合成代谢反应和生化指标。在 20 例血液透析患者中使用 rhGH 治疗 6 个月，可减少脂肪量尤其是腹部脂肪量，同时伴瘦体重增加，血 IGF-1 水平明显升高；研究同样证实了即便进入透析，CKD 患者血 IGF-1 水平呈现逐渐降低趋势，使用 rhGH 治疗的不良反应发生率低，疗效明确。在一项 139 例伴有低蛋白血症的血液透析患者的研究中也发现，使用 rhGH 相对安全，可增加瘦体重及改善死亡相关的危险因素。OPPORTUNITY™ 实验是一项随机、双盲、安慰剂对照的多中心研究，旨在观察伴低白蛋白血症的维持性血液透析患者应用 rhGH 的临床效果，研究主要终点为死亡率的变化，次要终点为住院发生率、心血管事件、瘦体重、血清蛋白水平、运动能力、生活质量和不良反应，实验组皮下注射 rhGH 20 μg/(kg·d)，平均治疗时间 20 周，结果发现 rhGH 治疗后在全因死亡率、心血管事件的致病率和死亡率、瘦体重、血清蛋白水平、运动能力和生活质量上与对照组相比没有差别；rhGH 治疗后体重、总体脂、血清超敏 CRP 和同型半胱氨酸水平有所下降，HDL 和转铁蛋白水平明显增高。由于患者招募偏慢，实验提前终止，虽然在死亡率、心血管事件、营养状态、生活质量上没有太大改善，但该研究仍认为血液透析患者皮下注射 rhGH 可改善心血管事件的危险因素。

应用 rhGH 治疗可增加 IGF-1 释放，减少肌肉消耗，带来营养指标的改善，但不增强运动能力，不足之处为必须皮下给药且不能提供正常的 GH 分泌的脉冲模式。虽然 GH 对 CKD PEW 患者的骨骼肌改善可起到正向作用，但由于 GH 对机体产生的不良反应，更推荐使用生长激素促分泌素（growth-hormone secretagogue，GHS）进行治疗，不仅调节 GH 分泌，还能显著增加肌肉质量且不良反应较少。MK-0677 是一种具有高亲和力、长效、口服的 GHS，可模仿 GH 刺激内源性激素的作用。研究显示 MK-0677 可增强 GH 分泌的内源性脉冲幅度，最终导致循环 IGF-1 水平升高，在血液透析患者中使用 MK-0677 可使 IGF-1 水平升高 65%，且未见明显不良反应，虽然治疗时间仅 3 个月，完成研究的患者只有 22 例，但结果给临床治疗提供了极大的借鉴。关于 rhGH 和 GHS 在 CKD 中的应用报道有限，具体使用剂量仍需在临床实践中摸索。

（孙莉静）

参 考 文 献

[1] Gungor O, Ulu S, Hasbal N B, et al. Effects of hormonal changes on sarcopenia in chronic kidney disease: where are we now and what can we do?[J]. J Cachexia Sarcopenia Muscle, 2021, 12(6): 1380-1392.

[2] Haffner D, Schaefer F, Nissel R, et al. Effect of growth hormone treatment on the adult height of children with chronic renal failure. German study group for growth hormone treatment in chronic renal failure[J]. N Engl J Med, 2000, 343: 923-930.

[3] Campbell G A, Patrie J T, Gaylinn B D, et al. Oral ghrelin receptor agonist MK-0677 increases serum insulin-like growth factor 1 in hemodialysis patients: a randomized blinded study[J]. Nephrol Dial Transplant, 2018, 33(3): 523-530.

第七节　食欲促进剂与蛋白质能量消耗

蛋白质和能量摄入不足是 CKD 患者发生 PEW 的最常见原因，在 CKD 的疾病进展过程中，患者常会出现食欲下降的现象，食物选择限制是影响食欲的重要因素，影响食欲的因素还包括味觉 / 嗅觉受损、激素调节紊乱等。随着病情的进展，体内毒素蓄积、全身炎症反应等会导致厌食的发生，严重影响 CKD 患者的饮食摄入。而 CKD 患者饮食摄入不足又会加重营养不良，同时促进蛋白质分解，使机体处于负氮平衡状态，进一步增加 CKD 患者发生 PEW 的风险。

食欲下降是 CKD PEW 治疗中的一大挑战，调整透析方案仅能部分纠正患者的食欲下降、厌食、味觉改变。在 CKD PEW 的治疗中，除了常规的优化营养摄入、纠正酸中毒、运动疗法和改善微炎症，一些新的疗法如食欲促进剂等也用于 CKD PEW 的治疗。国际肾脏营养和代谢学会建议将食欲促进剂用于 CKD 口服和肠外营养的辅助治疗，刺激食欲的药物包括醋酸甲地孕酮、屈大麻酚、赛庚啶、米氮平、褪黑素及胃饥饿素等，可有效改善食欲、增加营养物质的摄入，但这些药物作为 CKD 患者营养治疗的辅助手段仍需进一步研究。对于 CKD 患者 PEW 的治疗而言，需要综合评估食欲促进剂使用的有效性与潜在不良反应，指导制订合适的处方量。

一、甲地孕酮

甲地孕酮（megestrol acetate）是一种半合成孕激素衍生物，1971 年开始用于治疗乳腺癌和子宫内膜癌。文献报道，甲地孕酮通过抑制免疫系统改善 AIDS、肿瘤、ESRD 患者的食欲和增加体重。美国 FDA 已批准甲地孕酮用于厌食、恶病质、不能解释的体重下降、乳腺癌及子宫内膜癌的治疗。2013 年发表了包含 35 项临床试验的荟萃分析，结果发现与安慰剂对照相比，甲地孕酮可改善厌食 - 恶病质患者的食欲，适度增加体重，但出现较多的不良反应如呼吸困难、水肿、血栓栓塞事件等，遗憾的是，此项研究的关注人群为肿瘤或 AIDS 等疾病引起的厌食 - 恶病质患者，未将 CKD 患者纳入分析。

近年有报道使用甲地孕酮可能减轻 CKD 患者的 PEW 状态，但甲地孕酮应用于 CKD 患者的治疗观察仍然偏少且缺乏高质量研究。一项关于甲地孕酮在 CKD 患者中应用的荟萃分析包括 9 项研究，目的为评估甲地孕酮在治疗 CKD 患者厌食或恶病质中的安全性和有效性，各研究的设计、甲地孕酮用量、样本量及结局差异较大，结果发现甲地孕酮应用部分有效，但在高剂量下死亡风险增加。22 例伴有低蛋白血症的血液透析患者服用甲地孕酮 40 mg bid，治疗 2 个月，与安慰剂对照相比，服用甲地孕酮后血白蛋白水平明显增加，虽然食欲有所改善，但体重没有明显变化。在 9 例男性血液透析患者的小样本观察中，每周 2 次阻力训练疗法联合服用 800 mg/d 甲地孕酮或安慰剂治疗 20 周，结果发现甲地孕酮治疗后体重、体脂、瘦体重明显增加。Fernandez 等在 19 例 CKD 患者中使用甲地孕酮 160 mg/d 治疗，3 个月后体重、血白蛋白水平、食欲均有明显改善。在一些血液透析或腹膜透析患者的小规模临床观察中，甲地孕酮使用剂量从 40 mg/d 到 800 mg/d 不等，观察时间 12～24 周，均发现甲地孕酮治疗可有效改善患者食欲，但仅部分研究发现血白蛋白水平升高和体重增加。

甲地孕酮刺激 CKD 患者食欲作用的确切机制目前尚未阐明，肿瘤坏死因子 -α（TNF-α）增加了线粒体解偶联蛋白的水平，造成能量合成不足，抑制脂蛋白脂肪酶的活性并刺激脂解，TNF-α 作用于肌原纤维蛋白的分解代谢，而甲地孕酮可通过破坏 TNF-α、IL-1 和 IL-6 等细胞因子来直接刺激食欲，从而延缓 PEW 的发生发展。亦有研究认为甲地孕酮增加了促进食欲的神经递质神经肽 Y 的水平。

甲地孕酮在体内主要通过尿液排泄，肾功能受损的患者发生毒副作用的风险增高。甲地孕酮可能存在的不良反应包括静脉血栓形成、肝功能受损、水肿、阳痿、腹泻、抑郁、头痛、嗜睡、高血压、骨密度下降等。对于糖尿病患者，使用甲地孕酮存在进一步升高血糖的潜在风险。考虑到发生深静脉血栓的风险，妊娠期妇女和老年人禁用甲地孕酮。

甲地孕酮对于 CKD PEW 改善而言是一种有效的治疗方法，在逆转食欲不佳的同时改善进食能力。由于目前缺乏大样本的 RCT 研究对具体用药剂量的指导，考虑到甲地孕酮潜在的不良反应，临床医生必须权衡利弊，密切监测患者的相关指标，综合判断考虑临床使用剂量。

二、屈大麻酚

屈大麻酚（dronabinol）通过作用于下丘脑的 CB1 受体增加食欲，美国 FDA 已批准其用于治疗与 AIDS 患者体重减轻相关的神经性厌食，以及化疗引起的恶心和呕吐。在肿瘤患者的研究中发现：屈大麻酚 2.5 mg qd、2.5 mg bid、5 mg qd 或 5 mg bid 治疗 3 周或 6 周，各组体重没有明显变化，但 2.5 mg bid 组食欲改善和情绪改善较为明显。在 AIDS 相关厌食的研究中发现：屈大麻酚可有效地增加体重、改善食欲、情绪和恶心等表现。在神经性厌食患者中使用低剂量屈大麻酚，不影响循环 IGF-1 的活性和浓度，但可以调节下丘脑－垂体－肾上腺轴的变化。28 例衰老引起的厌食患者使用屈大麻酚 2.5 mg qd，1 周后剂量增至 2.5 mg bid，共治疗 12 周，仅发现部分患者体重增加。

屈大麻酚的首过效应，使仅 10%～20% 的药物到达循环。屈大麻酚主要通过粪便清除，10～15% 通过肾脏清除；不良反应包括头晕、欣快感、妄想症、嗜睡、恶心和呕吐，偶有癫痫发作报道。鉴于屈大麻酚的神经和心理作用，突然停药，部分患者会出现戒断症状，故在临床使用中撤减时要缓慢。虽然目前尚无屈大麻酚在 CKD 患者中应用的研究报道，但屈大麻酚在非 CKD 患者食欲改善中的作用为 CKD PEW 的治疗提供了借鉴。在血液透析患者中亦无使用剂量的参考，屈大麻酚的高蛋白质结合率，使得血液透析很难将其清除。

三、赛 庚 啶

赛庚啶（cyproheptadine）是一种 H1 受体拮抗剂，能抑制促皮质激素释放激素，降低促皮质激素分泌，并抑制生长激素释放激素，减少 GH 分泌，临床多用于治疗过敏性结膜炎或鼻炎、荨麻疹、皮肤过敏反应等。赛庚啶可为临床应用的另一作用是通过对下丘脑 5-HT$_2$ 受体的作用促进食欲和增加体重。关于赛庚啶影响体重的研究非常有限，主要集中在肿瘤、厌食和囊性纤维化的患者。在囊性纤维化的儿童和成人患者中，初始服用赛庚啶 2 mg qid，逐渐增加到 4 mg qid，治疗 12 周后，体重与基线相比明显增加。在一项随机、双盲、安慰剂对照的临床试验中发现，189 名食欲不振的健康成人使用赛庚啶 1.5 mg bid 治疗 8 天，后增至 3 mg bid 共治疗 8 周，可有效改善食欲，且使用相对安全，研究结果为赛庚啶在健康成人中的应用提供了重要信息。

赛庚啶 60% 经过肝脏 / 粪便清除，40% 经过肾脏清除。常见不良反应包括胃肠道不适、口干、嗜睡和中枢神经系统抑制，也有用药后致肝炎的报道，停药可获得临床改善。赛庚啶禁用于闭角型青光眼、有症状的良性前列腺增生和膀胱梗阻患者。和屈大麻酚类似，赛庚啶目前尚无在 CKD 患者中的应用报道。

四、米 氮 平

米氮平（mirtazapine）是四环哌嗪氮䓬类抗抑郁药，已被 FDA 批准用于治疗重度抑郁症，米氮平有增加体重和促进食欲的作用，是 CKD 患者刺激食欲的又一选择。米氮平的确切作用机制尚不清楚，其刺激食欲和减少恶心的机制可能分别与抑制神经肽 Y 释放和拮抗 5-羟色胺受体有关。在米氮平治疗严重抑郁症的病例中发现患者体重明显增加和食欲改善。在 21 例肾功能良好的肿瘤相关恶病质/厌食患者中，米氮平 15～30 mg/d 治疗 8 周后，仅部分患者出现体重增加。目前尚未见米氮平应用于 CKD 患者改善食欲的报道，其应用仅见于 CKD 动物模型。在 11 例 CKD 猫模型中，隔天使用 1.88 mg 米氮平或安慰剂，治疗 3 周，结果发现与安慰剂对照相比，CKD 猫的食欲明显改善、呕吐减少，伴有体重明显增加。

米氮平在肝脏代谢，15% 通过粪便排泄，75% 通过肾脏排泄。中到重度肾功能不全的患者，米氮平的肾脏清除可下降 30%～50%。米氮平减量过程中剂量应逐渐减少，防止突然停药，伴随使用其他血清素药物会导致血清素综合征。有个案报道证实米氮平在血液透析前后水平没有明显变化，但关于透析患者的米氮平使用剂量几乎没有报道。米氮平的不良反应包括抗胆碱能作用如嗜睡、口干、便秘等，可升高血胆固醇水平；增加重度抑郁症青少年的自杀风险。各种食欲促进剂的具体用药剂量指导详见表 6-1。

五、褪 黑 素

褪黑素（melatonin）是由脑松果体分泌的激素之一，属于吲哚杂环类化合物，化学名为 N-乙酰基-5 甲氧基色胺，褪黑素具有多种生理功能，参与睡眠调节、免疫调节、生殖循环、肿瘤发生发展、抗氧化等作用。褪黑素通过调控 MST1-MIEF1

信号通路可有效减轻炎症相关的静脉内皮细胞损伤。生理浓度下的褪黑素可抑制鼠后肢骨骼肌脂肪酸的摄取，降低 cAMP 水平，但不影响葡萄糖摄取和甘油生成。目前褪黑素在临床上多用于失眠的治疗，虽然尚未见褪黑素在 CKD 患者中的应用报道，但根据其生理功能推测，褪黑素可能会对 CKD 患者的 PEW 纠正起到有益作用，但需要进一步的临床研究来验证。

六、胃饥饿素

胃饥饿素（ghrelin）是一种由 28 个氨基酸组成的具有生物学活性的多肽，其作用机制主要为促进生长激素分泌，调节肠胃，参与能量平衡，影响机体生长发育。胃饥饿素在体内有去酰基化和酰基化两种存在形式，而酰基化形式是调节营养与食欲的主要活性形式。胃饥饿素是治疗慢性消耗性疾病的有效手段，在恶病质动物模型和患者中已证实使用胃饥饿素受体激动剂治疗可有效改善食欲和增加体重。

酰基化胃饥饿素水平降低与炎症因子水平升高参与透析患者的食欲缺乏和营养不良。研究报道补充胃饥饿素或其受体激动剂可刺激 CKD 大鼠食欲，降低循环炎症因子水平，减少肌肉蛋白降解。在 9 例伴有营养不良的腹膜透析患者应用合成胃饥饿素，结果发现短期应用胃饥饿素可提高患者的饮食摄入量，增加能量储备，治疗过程中未发现明显不良反应。22 例血液透析患者口服胃饥饿素受体激动剂 MK-0677 治疗 3 个月后血 IGF-1 水平明显升高，

表 6-1 食欲促进剂治疗剂量推荐表

药 名	剂型组成	剂 量	日最大用量	肾功能减退用量	注 意 事 项
甲地孕酮	片剂、口服混悬液	40～800 mg/d，单次或分次服药	800 mg	无资料	每 1 mL 含有 625 mg Megace ES，口服混悬液每 20 mL 含有 800 mg
屈大麻酚	胶囊	2.5 mg bid 中餐、晚餐前，可减至 2.5 mg/d	20 mg	无资料	勿挤压或咀嚼胶囊
米氮平	片剂、口腔崩解片	15 mg/d 睡前，每 1～2 周可逐渐增加剂量	45 mg	无资料，谨慎使用	睡前服用，勿切碎崩解片，片剂从包装中拿出后不能保存
赛庚啶	片剂、口服糖浆	2 mg qid 治疗 1 周后，增至 4 mg qid	0.5 mg/kg	无须调整剂量	随餐服用以减少胃肠道不良反应

饮食摄入明显改善且不良反应较小。由于观察时间偏短，需要进一步的研究证实 MK-0677 在 CKD 患者中对 PEW、生活质量及生存率的影响。

食欲促进剂在 CKD 中的应用报道非常有限，甲地孕酮研究样本量小且观察时间短，目前尚未在 CKD 患者中进行屈大麻酚、米氮平、赛庚啶和褪黑素的研究，但从导致厌食和恶病质的其他疾病获得的研究数据推测，这些药物在 CKD PEW 中的治疗是可行的。在 CKD 患者刺激食欲之前，应就疗效结果与不良反应权衡药物使用的利弊，如未观察到体重和（或）食欲的稳定或改善，应及时停药。在治疗 CKD PEW 的问题上，非药物处理措施应先于食欲促进剂，如果处方合理和监测得当，使用食欲促进剂治疗可为 CKD PEW 的改善提供辅助治疗机会。

（孙莉静）

参 考 文 献

[1] Liles A M, Jenkins A B, Hendrix H, et al. Appetite stimulants for treatment of protein energy wasting of chronic kidney disease[J]. Nephrol Nurs J, 2021, 48(3): 267−273.

[2] Wazny L D, Nadurak S, Orsulak C, et al. The efficacy and safety of megestrol acetate in protein-energy wasting due to chronic kidney disease: a systematic review[J]. J Ren Nutr, 2016, 26(3): 168−176.

[3] Kim S Y, Yun J M, Lee J W, et al. Efficacy and tolerability of cyproheptadine in poor appetite: a multicenter, randomized, double-blind, placebo-controlled study[J]. Clin Ther, 2021, 43(10): 1757−1772.

[4] Campbell G A, Patrie J T, Gaylinn B D, et al. Oral ghrelin receptor agonist MK-0677 increases serum insulin-like growth factor 1 in hemodialysis patients: a randomized blinded study[J]. Nephrol Dial Transplant, 2018, 33(3): 523−530.

第八节 维生素 D 与蛋白质能量消耗

维生素 D 是一种亲脂性类固醇衍生物，属于脂溶性维生素，已知的维生素 D 有多种，比较重要的是维生素 D_2 和维生素 D_3，两者之间不能相互转化，均为无活性形式，称为"普通维生素 D"。维生素 D 在体内经肝脏 25-羟化酶的催化合成 25-羟基维生素 D［25(OH)D］，是维生素 D 的主要贮存形式，25(OH)D 在肾脏和外周组织被 1α-羟化酶进一步羟化成 1,25-二羟基维生素 D［1,25(OH)₂D］，是体内维生素 D 的主要活性形式，称为"活性维生素 D"，具体代谢途径见图 6-1。维生素 D 作为一种钙调节激素，可调节骨代谢和钙稳态，具有协调神经肌肉、调节免疫功能及细胞增殖/分化等多种生物学作用。临床上广泛用于低钙血症、骨质疏松、CKD 等疾病的治疗。

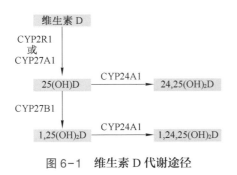

图 6-1 维生素 D 代谢途径

维生素 D 受体（vitamin D receptor，VDR）是介导 1,25(OH)₂D 发挥生物学效应的核内大分子，为甾体激素受体，属类固醇激素/甲状腺激素受体家族成员，可分为核受体（nVDR）和膜受体（mVDR）。其中，nVDR 途径是活性维生素 D 的主要作用形式。VDR 广泛分布于体内的成骨细胞、肠道上皮细胞、甲状旁腺细胞、肾小管细胞等多种细胞，活性维生素 D 通过与全身组织器官中的 VDR 结合，发挥多种生理功能，如调节钙、磷代谢、促进骨骼生长、调节细胞生长分化、调节免疫

功能等。肌肉细胞中也存在 VDR，其表达随年龄、性别、病理等因素变化。维生素 D 通过骨骼肌和神经细胞的 VDR，优化肌细胞形态，使骨骼肌的肌肉纤维面积增大，诱导神经生长因子合成，增强神经肌肉协调，增加肌肉平衡力，降低跌倒风险。在实验动物模型上发现敲除 VDR，肌肉质量减少伴随握力下降。在 VDR 敲除的小鼠模型中还发现，维生素 D 信号通路的缺失会导致骨骼肌糖原贮存缺陷，引起肌肉能量代谢下降，骨骼肌因缺乏 VDR 所致的糖原利用障碍引起系统性的葡萄糖稳态缺陷，最终导致蛋白质稳态失衡和肌肉萎缩。

研究发现维生素 D 缺乏与血白蛋白、瘦素水平和体重指数（BMI）等营养指标相关，低白蛋白血症、BMI 升高及高瘦素血症是 25(OH)D 水平的强预测因子。人体维生素 D 的缺乏通过 25(OH)D 贮存量来评估，当 25(OH)D 水平高于 30 ng/mL 时，骨骼肌功能状态良好。Ⅱ型肌纤维的主要功能为快速收缩，参与机体高强度但持续时间短的活动，而维生素 D 缺乏会导致近端肌无力及 Ⅱ 型肌纤维减少。维生素 D 与肌肉中的其他成分也存在关联，如在健康年轻女性中就发现 25(OH)D 水平与骨骼肌中的脂肪含量成反比。

CKD 患者中维生素 D 缺乏的现象普遍存在，我国南方 CKD 合并维生素 D 缺乏的患病率分别为：CKD 1～2 期患者 92.3%，CKD 3～5 期患者 96.7%。低 25(OH)D 水平与骨骼肌力量/质量下降、身体不平衡与跌倒相关联，有报道证实，血液透析患者中 25(OH)D 水平和下肢肌肉力量呈显著正相关。当 25(OH)D 水平较低时，合并营养不良的血液透析患者死亡风险增加 1.8 倍。维生素 D 缺乏是血液透析患者伴随 PEW 状态的独立危险因素，在 70 例 CKD 4 期患者的横断面调查研究中发现，32.6% 的患者表现为营养不良，14% 的患者表现为 PEW，

所有患者 25(OH)D 水平均低于 30 ng/mL，认为 25(OH)D 水平和 CKD 患者营养状况明显相关，对 CKD 患者采取干预措施纠正 25(OH)D 缺乏，可有效改善营养状态。维生素 D 对 CKD 患者骨骼肌的作用具有多效性，但确切的机制目前仍不清楚。

研究证实补充维生素 D 后的 6～12 个月后可恢复肌力。越来越多的证据表明，每天服用 700～1 000 个国际单位（U）的维生素 D 可显著改善维生素 D 缺乏症老年患者的肌肉力量。在一篇评估维生素 D 补充对成年人肌力影响的系统综述中提到：在 25(OH)D 水平 >25 nmol/L 的参与者中，补充维生素 D 对握力、膝关节伸展和膝关节屈曲度没有显著影响；25(OH)D 水平 ≤ 25 nmol/L 的参与者中，补充维生素 D 可明显改善手臂近端肌肉、小腿肌肉的质量和握力。在一项老年妇女的观察中发现，补充 1α-羟基维生素 D 3～6 个月可使肌肉横截面积和肌纤维数量增加，说明维生素 D 补充对 PEW 改善有潜在的治疗作用。

补充活性维生素 D 可提高线粒体的耗氧率并激活丙酮酸脱氢酶，改善维生素 D 缺乏情况下骨骼肌细胞中的线粒体氧化磷酸化功能。文献报道在 CKD 大鼠模型中，补充低剂量的活性维生素 D 可减轻高磷饮食引起的骨骼肌消耗，并增加与肌纤维接触的毛细血管数量。Taskapan 等报道维生素 D 补充可明显改善 25(OH)D<17.5 nmol/L 的 CKD 3～4 期及腹膜透析患者的身体功能。在 46 例合并维生素 D 缺乏的 CKD 2～4 期患者中，应用胆钙化醇 4 000 U 治疗 3 个月，肌力明显改善，该研究认为如果配合体力运动，效果会更好。但也有研究认为活性维生素 D 补充对已进入血液透析的终末期肾衰竭患者的肌力改善无明显效果，阴性结果的得出可能与观察时间短、样本量少有关。

目前 CKD 患者中应用较多的活性维生素 D 有 1α-(OH)D₃（阿法骨化醇）、1,25(OH)₂D₃（骨化三醇）、19-nor-1,25(OH)₂D₂（帕立骨化醇），阿法骨化醇需经过肝脏完成 25 羟化后才具有生物活性，适用于肝功能正常但肾功能不全、1α-羟化酶功能受损的患者；骨化三醇和帕立骨化醇服用后不需经过肝脏或肾脏活化就具有生物活性，尤其适合于患有慢性肝肾疾病、维生素 D 合成能力减弱、肝肾维生素 D 活化能力下降或糖皮质激素性骨质疏松患者。活性维生素 D 半衰期短，起效快、治疗窗相对比较窄，在治疗期间要谨防维生素 D 过量或中毒。临床上通常采用维生素 D 的代谢产物来评估体内维生素 D 水平及代谢状况，特别是 25(OH)D、1,25(OH)₂D 和 24 小时尿钙浓度。维生素 D 中毒的通常表现为高血钙及引起的眩晕、恶心、呕吐、便秘、肌无力、骨痛等，以及全身血管钙化，肾和关节等软组织钙沉积等，严重者可致肾衰竭、儿童生长发育停止。因此，临床应用维生素 D 制剂时应注意个体差异和安全性，无论使用普通维生素 D，还是活性维生素 D，都建议定期评估体内维生素 D 的水平，保证治疗的安全性。

需要注意的是，关于活性维生素 D 用于治疗 CKD PEW 在许多方面仍缺乏有力的证据，随着越来越多的国外研究发表，国内亟须开展大规模 RCT 研究来证实活性维生素 D 在 PEW 纠正中的作用。

（孙莉静）

参 考 文 献

［1］ Uchitomi R, Oyabu M, Kamei Y. Vitamin D and sarcopenia: potential of vitamin D supplementation in sarcopenia prevention and treatment[J]. Nutrients, 2020, 12(10): 3189.

［2］ Garcia M, Seelaender M, Sotiropoulos A, et al. Vitamin D, muscle recovery, sarcopenia, cachexia, and muscle atrophy[J]. Nutrition, 2019, 60: 66-69.

［3］ Olvera-Soto M G, Melquiades-Castillo D, Castillo-Martínez L, et al. 25 hydroxyvitamin D and nutritional parameters correlation in adults with stage 4 chronic kidney disease[J]. Clin Nutr ESPEN, 2018, 28: 80-87.

第九节　雄性激素与蛋白质能量消耗

雄性激素（androgen）是一类能够与雄激素受体结合，调节脊椎动物雄性性征发育与维持的类固醇激素的泛称，睾酮为最主要的雄激素。睾酮是促进肌肉蛋白质合成、维持肌肉质量和力量的重要合成代谢激素，在诱导骨骼肌肥大中起着重要作用。睾酮通过增加肌卫星细胞数量、改变肌卫星细胞超微结构、诱导成肌细胞分化、增加肌核数量比例等机制促进肌肉蛋白质合成代谢、抑制肌肉蛋白质降解，增加Ⅰ型和Ⅱ型肌纤维的数量；睾酮还有助于将间充质干细胞转运至肌卫星细胞，并抑制通往脂肪祖细胞的通路，通过影响多能干细胞分化来改变身体成分。肌肉生长抑制素是一种从肌肉中释放出来的抑制肌肉生长的激素，睾酮水平的降低导致肌肉生长抑制素表达增加和IGF-1信号转导受损。慢性疾病（特别是炎症状态下），睾酮水平和合成代谢作用的降低可导致骨质流失、肌肉质量减少和力量下降。因此，睾酮缺乏也是PEW发生发展过程中的重要因素。

在CKD进程中，催乳素清除减少及促黄体生成素信号通路受抑制使睾酮合成严重减少，CKD患者多见睾酮水平低下。据统计，CKD 1～4期患者睾酮缺乏症的患病率约为30%，而ESRD患者睾酮缺乏症的患病率甚至可达50%以上。CKD患者睾酮水平下降的机制比较复杂，现有研究认为与下列因素有关：下丘脑-垂体-性腺轴功能改变、尿毒素、合并严重疾病、高龄、慢性炎症反应、营养不良、并发糖尿病、药物影响等。其中，研究较为深入的是下丘脑-垂体-性腺轴功能改变。CKD男性患者睾酮缺乏还与贫血、促红细胞生成素低反应性、内皮功能障碍等途径有关，其病理生理机制比较复杂，多种因素参与其发生发展。研究已证明内源性睾酮水平与CKD肾功能的进展相关，尿毒症患者的游离睾酮明显较低，由于同时存在睾酮缺乏

及CKD产生的并发症、炎症和营养不良，CKD患者肌肉萎缩和肌肉减少症的发生风险很高，死亡风险也相应增加。在男性更年期之后，睾酮和肾上腺雄激素的合成随年龄增长而缓慢、稳定地下降，研究证实与年龄增长相关的睾酮下降与肌肉质量、力量和功能状态恶化相关。在睾酮相对于正常水平减少1/3的男性CKD患者中，随着患者年龄增加，CRP水平显著升高；前白蛋白、血红蛋白、nPNA、握力、肌肉质量和营养状况逐渐降低，伴随CKD的发生发展，睾酮水平进一步降低可加重肌肉消耗，故认为内源性睾酮水平与非透析CKD男性患者的肌肉力量与质量独立相关。

睾酮可通过增加蛋白质合成及增加肌肉质量和力量来减轻导致肌肉萎缩的促炎过程。在动物研究中发现，补充睾酮可逆转肌肉减少对细胞代谢的影响。事实上，雄激素对骨骼及肌肉是否有影响仍是一个有争议的问题。睾酮替代治疗可改善正常老年男性的肌肉质量和力量，也可对恶病质老年患者产生有益作用。研究发现，65岁及以上睾酮水平降低和符合至少1种恶病质标准的男性接受睾酮治疗6个月，肌肉质量和力量明显增加，在一部分年龄较大或至少符合2种恶病质标准的男性中，睾酮治疗可改善身体功能。然而，在另一项恶病质老年男性的观察中，12～24个月的睾酮替代治疗仅增加了肌肉质量，但没有增加肌肉力量或改善身体功能。尽管睾酮替代适用于各个年龄段伴有性腺功能减退的男性，但其在老年男性中的益处仍需进一步验证。

尽管目前有研究报道睾酮治疗对改善CKD患者性腺功能的作用，但仍缺乏RCT研究评估睾酮治疗对CKD患者肌肉消耗的影响，从理论层面分析，睾酮替代疗法对CKD患者的肌肉减少应具有改善作用。近年，一些合成代谢类固醇如诺龙、羟甲烯龙等陆续用于CKD患者的治疗。Johansen等报

道 69 名血液透析患者使用诺龙治疗可增加股四头肌的横截面积和瘦体重。在透析患者中还发现使用诺龙除了显著增加瘦体重和改善功能外，还升高了 BMI、皮褶厚度、上臂肌围及血浆中总蛋白、前白蛋白和转铁蛋白水平，但引起勃起功能障碍、男性乳房发育和心血管疾病的风险增加，由于不良反应常限制其使用及疗程。在血液透析患者中进行为期 24 周的随机对照研究发现：使用羟甲烯龙可显著改善患者的握力和身体功能。文献报道选择性雄激素受体调节剂 GTx-024 对肌肉有促进合成代谢作用，可改善慢性疾病患者的瘦体重和身体功能，且不良反应较小，但该药尚未在 CKD 或透析患者中进行验证。

补充睾酮可改善透析和非透析 CKD 患者的肌肉质量和力量，研究认为对透析患者同时实施肌肉训练比单独使用睾酮能产生更好的治疗效果。在干预期间，足够的营养补充也可促进肌肉合成，最大限度地提高治疗效果。虽然现有数据表明睾酮和其他合成代谢类固醇治疗对骨骼肌的积极作用，但仍需进一步的研究来评估它们对 CKD 患者的有效性、益处和风险。

睾酮替代治疗要考虑潜在的不良后果，心血管疾病的风险需要引起关注，其他不良反应包括脂质代谢紊乱、加重睡眠呼吸暂停综合征、红细胞增多、男性乳房发育，加速前列腺癌、乳腺癌进展等。鉴于 CKD 患者睾酮替代治疗的数据有限，睾酮替代治疗的获益仍存在争议，建议在 CKD PEW 的治疗中评估睾酮替代治疗的风险 / 获益比来判断是否用药，对已患有心血管疾病者应谨慎用药。用药患者需定期检测相关指标如睾酮水平、血细胞比容及前列腺相关抗原等。

（孙莉静）

参 考 文 献

［1］ Garibotto G, Esposito P, Picciotto D, et al.Testosterone disorders and male hypogona-dism in kidney disease[J]. Semin Nephrol, 2021, 41(2): 114−125.

［2］ Khurana K K, Navaneethan S D, Arrigain S, et al. Serum testosterone levels and mortality in men with CKD Stages 3−4[J]. Am J Kidney Dis, 2014, 64(3): 367−374.

［3］ Cigarrán S, Pousa M, Castro M J, et al. Endogenous testosterone, muscle strength, and fat-free mass in men with chronic kidney disease[J]. J Ren Nutr, 2013, 23(5): e89-e95.

［4］ Skiba R, Rymarz A, Matyjek A, et al. Testosterone replacement therapy in chronic kidney disease patient-s[J]. Nutrients, 2022, 14(16): 3444.

第十节　肌肉生长抑制素拮抗剂

肌肉生长抑制素（myostatin，MSTN），又名生长分化因子 8（growth and differentiation factor-8，GDF-8），为转化生长因子-β（TGF-β）超家族成员之一，是一种在哺乳动物肌肉中高度表达、与骨骼肌的生长中有着密切关系的蛋白质。多项研究证实 MSTN 参与肌肉萎缩，且越来越多的研究表明抑制 MSTN 可增加骨骼肌质量，因此 MSTN 已成为治疗骨骼肌相关疾病的新靶点，也有望成为慢性肾脏病（CKD）相关肌肉功能障碍的新靶点。

一、肌肉生长抑制素对骨骼肌的调控作用

MSTN 主要在发育和成熟的骨骼肌中表达，在其他组织中也有少量表达，通过释放到循环系统中而发挥其生理功能，是肌肉生长的内源性调节器。

MSTN 与肌肉细胞膜上的激活素 II 型受体 ActRⅡB 具有高亲和力，后者通过 SMAD2/SMAD3 依赖性途径启动信号传导，进而刺激叉头转录因子 FoxO 依赖性转录并通过泛素-蛋白酶体系统和自噬增强肌肉蛋白质分解，通过抑制 Akt 信号传导来抑制肌肉蛋白质合成，进而抑制成肌细胞增殖，抑制骨骼肌生长。此外，MSTN 通过激活泛素-蛋白酶体系统抑制卫星肌细胞的增殖和分化。

二、阻断 MSTN/ActRⅡB 通路在肌肉萎缩性相关疾病中的干预价值

越来越多的证据表明，MSTN/ActRⅡB 通路的活性在分解代谢疾病中上调并有助于肌肉萎缩的发展。CKD 是一种慢性分解代谢疾病，其特征是肌肉消耗和肌肉耐力下降。研究显示，MSTN 在 CKD 小鼠骨骼肌中的表达上调，CKD 可通过细胞因子激活途径增加 MSTN 而导致肌肉萎缩。因此，

MSTN/ActRⅡB 通路的药理学阻断有望成为治疗 CKD 骨骼肌病变及其他肌肉萎缩性相关疾病的新策略。

目前已开发出两类药物，分别是 MSTN 中和抗体和可溶性激活素 ⅡB 型受体（ActRⅡB）Fc 段融合蛋白即 ActRⅡB 拮抗剂。

（一）MSTN 中和抗体

多项研究显示，使用针对 MSTN 的中和抗体，如 LY-2495655、MYO-029、PF-06252616、ATA 842 和 REGN1033/SAR391786 等，可改善新陈代谢并增加骨骼肌质量。此外，这些抗体有助于增加肌肉质量和力量，同时减轻肌肉萎缩，并通过阻断 MSTN 来阻止 TGF-β 家族成员的信号传导。

有研究在杜氏肌肉营养不良症（Duchenne muscular dystrophy，DMD）的 mdx 小鼠模型中测试了体内抑制 MSTN 改善营养不良表型的能力。通过腹膜内注射封闭抗体封闭内源性 MSTN 3 个月，导致 mdx 小鼠肌肉的体重、肌肉质量、肌肉大小和绝对肌肉强度增加，同时肌肉退化和血清肌酸激酶浓度显著降低。

Domagrozumab 是一种人源化的 MSTN 中和抗体，研究发现它能增加小鼠骨骼肌质量和体重。与 Domagrozumab 同属一类的 Trevogrumab 通过增加肌纤维横截面积，从而改善幼龄和老年小鼠的最大肌力。

虽然在动物研究中取得了理想的结果，而进一步的临床试验是必不可少的，以确定其在人类中的安全性和有效性。遗憾的是，许多针对这种途径的药物在临床试验中失败了。2018 年，辉瑞宣布终止肌肉生长抑素疗法 domagrozumab 的两项临床研究工作，原因是试验结果显示，与安慰剂组相比，使用 domagrozumab 的患者在 4 层爬梯试验中并没

有表现出与基线的差异，错过了主要终点。此外，总体证据的评估也显示该药物并不具有显著的临床效果。

此类药物中研究最新的当属 GYM329（RO7204239），旨在靶向骨骼肌，可调控肌肉的大小和生长。其能通过"扫描抗体技术"，"扫描"肌肉和血浆中的 MSTN 并抑制其活性，最大限度地提高靶向治疗的潜力。与传统的肌抑素抗体药物相比，GYM329 在小鼠和食蟹猴中均表现出优越的肌肉强度改善作用，且无任何明显毒性，值得进一步研究其在改善肌少症患者的肌肉力量的效果。目前已启动一项针对面肩肱型营养不良症（FSHD）的 2 期临床试验"MANOEUVRE"，将评估 GYM329 在能够独立行走的 FSHD1 或 FSHD2 患者中的药效学、药代动力学、安全性和有效性。符合条件的参与者将每 4 周通过皮下注射接受 GYM329 药物或安慰剂。MANEUVER 临床试验二期研究的结果将决定 GYM329 是否应该进行第三期药物临床试验。

（二）ActRⅡB 拮抗剂

目前研究最充分的 ActRⅡB 拮抗剂是 Bimagrumab（BYM338，诺华）。Bimagrumab 是一种与 ActRⅡB 结合的全人源单克隆抗体，在多种疾病动物模型中，它可以增强肌肉质量、防止肌肉萎缩、激活 mTOR 并减弱 MSTN 和激活素诱导的 SMAD2/SMAD3 信号，同时抑制 MuRF1/MAFbx 表达。

针对 MSTN 的临床前研究在人类临床试验中显示了有希望但不同的结果。2017 年完成的一项Ⅱ期临床试验显示 Bimagrumab 能够成功阻断 ActRⅡB 的下游信号通路，增加肌少症患者的四肢骨骼肌量和肌力，并且提升了步速和 6 分钟步行距离，而最新的研究还发现该药安全性及耐受性良好，在减少脂肪含量的同时增加瘦体重，但确切的临床获益有待进一步研究。此类药物的主要不良反应包括毛细血管扩张、鼻衄、痤疮、腹泻和促性腺激素水平变化等，也使其开发前景受到影响。

一项试验在 DMD 患者中采用了 ActRⅡB 和 IgG1-Fc 的融合蛋白，在 6 分钟步行试验中显示出瘦肌肉质量和骨密度增加及距离保持的趋势；然而，该试验因非肌肉相关的不良事件而中止，观察到牙龈出血、鼻出血和毛细血管扩张增加，这可能是由于与骨形态发生蛋白（BMP）交叉反应抑制了血管生成。此外，MSTN 抑制剂可能会与 TGF-β 家族成员（如激活素、BMP 和 GDP11 等）发生交叉反应，从而导致人类出现意想不到的不良事件。一些更精确的 MSTN 靶向药物有待开发。

综上所述，MSTN 抗体或 ActRⅡB 拮抗剂可能是有前景的治疗方案，可以在各种疾病动物模型中防止肌肉萎缩，但在临床研究中该靶点频遭失败，因此在人类尚无足够的证据。但是该研究方向仍然是有潜力的，如果成功的话，可以彻底改变急性和慢性肌肉萎缩的治疗。目前又有一项针对脊髓性肌萎缩症（SMA）患者的 3 期临床试验 RESILIENT（NCT05337553）研究正在进行中。该研究将评估靶向 MSTN 药物 Taldefgrobep 在脊髓性肌萎缩症（SMA）患者中的有效性和安全性。Taldefgrobep（也称为 BMS-986089）是一种研究性的肌肉靶向重组蛋白，通过直接降低 Myostatin 及阻断关键的下游信号传导两种机制靶向 MSTN，有可能增强 SMA 患者的肌肉质量和力量。

三、MSTN 在 CKD 肌肉萎缩中的干预价值

近年来，以纠正 CKD 患者肌肉萎缩为目标的新兴治疗策略已经被提出，如阻断 MSTN 在药理上可能是一种有前途的治疗方法。

Zhang L 等在 CKD 小鼠模型中证明，皮下注射抗 MSTN 肽可阻断 CKD 诱导的肌肉萎缩，进一步研究发现其可改善 CKD 小鼠的肌肉蛋白质代谢，增加肌肉蛋白合成率和 IGF1 信号转导，并降低蛋白质降解率；此外，抗 MSTN 肽可改善 CKD 小鼠的卫星细胞功能，并能够抑制 CKD 小鼠炎症因子的循环水平。该研究提示，MSTN 拮抗剂有望成为改善 CKD 和其他以分解代谢为特征的疾病中肌肉病变的治疗策略。这些结果令人鼓舞，因为它们提出了一种可能被证明对治疗 CKD 患者有益的策略。但是直到现在，还没有研究证明抑制 MSTN 对

CKD 患者有益。

综上所述，MSTN 是 TGF-β 超家族的一员，主要在骨骼肌中表达。MSTN 已经成为治疗骨骼肌疾病的新靶点。近年来，用转基因或阻滞剂的方法抑制骨骼肌中 MSTN 的功能，用于治疗肌肉退行性疾病、遗传性肌病等多种肌病，已在动物研究中取得了较理想的效果，但尚无足够的证据运用于人类肌肉疾病的治疗。未来亟须更深入的研究探讨抑制 MSTN 在 CKD 相关的骨骼肌病变治疗中的地位。

（谷立杰）

参 考 文 献

［1］ McPherron A C, Lawler A M, Lee S J. Regulation of skeletal muscle mass in mice by a new TGF-beta superfamily member[J]. Nature, 1997, 387(6628): 83－90.

［2］ Bataille S, Dou L, Bartoli M, et al. Mechanisms of myostatin and activin A accumulation in chronic kidney disease[J]. Nephrol Dial Transplant, 2022, 37(7): 1249－1260.

［3］ Verzola D, Barisione C, Picciotto D, et al. Emerging role of myostatin and its inhibition in the setting of chronic kidney disease[J]. Kidney Int, 2019, 95(3): 506－517.

［4］ Rodgers B D, Ward C W. Myostatin/Activin receptor ligands in muscle and the development status of attenuating drugs[J]. Endocr Rev, 2022, 43(2): 329－365.

［5］ Cheng T C, Huang S H, Kao C L, et al. Muscle wasting in chronic kidney disease: mechanism and clinical implications-A narrative review[J]. Int J Mol Sci, 2022, 23(11): 6047.

［6］ Zhang L, Rajan V, Lin E, et al. Pharmacological inhibition of myostatin suppresses systemic inflammation and muscle atrophy in mice with chronic kidney disease[J]. FASEB J, 2011, 25(5): 1653－1663.

第十一节　瘦素受体拮抗剂

瘦素（Leptin）是由肥胖基因（obesity gene，ob-gene）编码表达的蛋白质产物，主要表达于脂肪组织，可通过血脑屏障，结合下丘脑中的受体，抑制促食欲信号通路。同时，刺激厌食信号通路，增加机体能量消耗，最终达到控制体重和预防肥胖的效果。

最初，人们发现 Leptin 是一种脂肪细胞衍生的激素，可参与饱腹感的调节。同时，可调节能量平衡，通过抑制食物摄入及增加能量消耗，诱导产生负能量平衡，是体内关键的免疫调节因子。Leptin 通过下丘脑信号抑制食物摄入，上调解偶联蛋白（upregulation of uncoupling proteins，UCP）增加能量消耗。最近的报道表明，瘦素对食物摄入和体温的影响是由下丘脑中的 IL-1β 介导的。已经报道，大脑中瘦素诱导的 IL-1β 转录物的靶细胞之一可能是神经胶质细胞。瘦素受体（Ob-R）以几种选择性剪接形式广泛分布于许多组织和器官中，可分为 6 种亚型，如 Ob-Ra、Ob-Rb、Ob-Rc、Ob-Rd 和 Ob-Re，其中 Ob-Rb 和 Ob-Ra 是最主要的功能受体。其中，Ob-Rb 是一种长异构体，具有较长的细胞质区域，具有共同的氨基酸序列，参与激活 JAK-STAT 酪氨酸激酶，通过下丘脑中心调节食欲和能量消耗。

慢性肾脏病（CKD）患者血清瘦素水平升高可预测干体重的变化，并与体内炎症密切相关。其中，通过瘦素信号激活黑素皮质素系统是 CKD 恶病质病理生理的关键步骤。Cheung 等检测了聚乙二醇化瘦素受体拮抗剂（pegylated leptin receptor antagonist，PLA）治疗是否能减轻 CKD 小鼠的恶病质。实验用 CKD 小鼠和对照小鼠分别接受载体或 PLA 治疗。结果显示，PLA 治疗可刺激 CKD 小鼠的食欲、增加小鼠的体重、改善肌肉的功能及减少能量的消耗；可调节肝脏组织中肿瘤坏死因子-α（tumor necrosis factor-α，TNF-α）及白细胞介素-6（IL-6）的 mRNA 水平；可减少瘦素通过血脑屏障，阻断中枢神经系统瘦素与其受体的结合。此外，PLA 治疗还可减弱 CKD 介导产热的解偶联蛋白的转录，增加蛋白质的丰度，调节 CKD 中与肌肉萎缩相关的分子。

最新研究表明，Leptin 还具有许多其他功能，包括调节青春期、生殖系统及淋巴细胞功能等。据报道，Leptin 对单核细胞及对非神经细胞也有直接影响，如造血干细胞、脂肪细胞、卵巢和胰腺等。由于 Leptin 具有细胞因子样的三级结构，Leptin 受体的长亚型（OB-Rb）在结构和功能上与糖蛋白-130（GP130）细胞因子受体家族相似。因此，Leptin 对免疫系统的作用受到了特别关注。已证明，Leptin 在巨噬细胞和 T 细胞介导的免疫应答中发挥重要作用。Leptin 可促进腹腔巨噬细胞分泌 TNF-α、IL-6 和白细胞介素-12（IL-12），以及 T 细胞分泌干扰素（interferon-g，IFN-g）。

在啮齿动物中，动物出生后体内 Leptin 迅速增长。雄性小鼠在出生后第 5 天左右 Leptin 开始增长，在出生后第 9～10 天达到峰值。在大鼠中，Leptin 在出生后第 4～7 天增长，在出生后第 7～10 天达到高峰，然后在出生后第 14 天下降。Leptin 的增长主要与改变神经元生长、突触连接、促进神经发育、胶质细胞存活及下丘脑发育有关。这种 Leptin 增长的时间和幅度对于成年动物的正常代谢控制及体重增加尤为重要。Leptin 在新生儿生长高峰期间的神经营养作用大部分都集中于下丘脑。与新生儿瘦素增长一致，聚乙二醇化超瘦素拮抗剂 PLA，影响青春期雄性和雌性大鼠下丘脑中参与代谢和生殖控制的生长因子、胶质蛋白和神经肽的基因表达。研究结果显示，经 PLA 治疗的大鼠脾脏中的几种抗氧化酶活性也均降低。

Zhang J 等表明，瘦素拮抗剂对高脂喂养后热量摄入的正常化和食物的热效应是依赖于瘦素的。高脂（high-fat，HF）喂养会导致热量摄入的短暂增加，但同时也增加能量的消耗。瘦素对于 HF 热量摄入的稳态恢复是必要的，并且可增加介导棕色脂肪组织（brown adipose tissue，BAT）中解偶联蛋白-1（uncoupling protein-1，UCP1）的表达。实验结果显示，瘦素诱导的下丘脑信号转导子和转录-3 磷酸化激活子（signal transducer and activator of transcription-3，STAT3）产生剂量依赖性抑制，在输注瘦素拮抗剂 7 天时可预测食物摄入量和体重增加量。在 7 天输注外源性瘦素时，瘦素拮抗剂可阻断瘦素介导的厌食效应，增加 BAT 中 UCP1 蛋白，增加转录-3 磷酸化信号转导子和激活子。给大鼠给予 HF 饮食（60% 千卡脂肪），同时向大鼠侧脑室注入瘦素拮抗剂。与喂养载体食物的大鼠相比，第 2 天 HF 组大鼠每日摄入热量达到了峰值。HF 喂养提高了热量摄入，在第 7 天热量摄入几乎恢复正常。而在给予瘦素拮抗剂后，热量摄入则持续升高。此外，瘦素拮抗剂也阻断了 HF 介导的 BAT 中 UCP1 的增加。这些结果表明，瘦素对于 HF 喂养后热量摄入的稳态恢复

至关重要，且瘦素拮抗剂可阻断中枢瘦素信号剂瘦素介导的 UCP1 升高。

有研究表明，Leptin 升高是肥胖相关性高血压的一个致病因素。在中枢系统中，Leptin 的过度表达往往会导致高血压的发生，但这种 Leptin 介导的高血压往往可以通过输注瘦素拮抗剂来缓解。Nihal Tüme 等对 F344xBW 大鼠（这是一种在 5 个月内不显示体重快速增加或瘦素水平快速增加的模型）及 Sprague-Dawley 大鼠（该模型代表高脂喂养导致的大体重、肥胖、瘦素及血压的增加）分别输注瘦素拮抗剂来降低肥胖相关性高血压。结果显示，与重组腺病毒介导的中枢瘦素（recombinant adeno-associated viral mediated central leptin，rAAV-leptin）治疗的动物不同，该瘦素拮抗剂无法降低高脂喂养大鼠的高血压。与高脂喂养的对照大鼠相比，给予瘦素拮抗剂进行高脂喂养的大鼠，体重及肥胖率显著增加。并且，给予瘦素拮抗剂的大鼠在初次暴露于高脂肪饮食后则无法摄入正常热量。高脂喂养提高了颈上神经节的酪氨酸羟化酶蛋白水平，而中枢瘦素拮抗剂的干预则降低了酪氨酸羟化酶蛋白水平。

（黄新忠）

参 考 文 献

［1］ Fazeli M, Zarkesh-Esfahani H, Wu Z, et al. Identification of a monoclonal antibody against the leptin receptor that acts as an antagonist and blocks human monocyte and T cell activation[J]. Journal of Immunological Methods, 2006, 312(1-2): 190-200.

［2］ Cheung W, Ding W, Gunta S S, et al. A pegylated leptin antagonist ameliorates CKD-associated cachexia in mice[J]. J Am Soc Nephrol, 2014, 25(1): 119-128.

［3］ Zhang J, Matheny M K, Tümer N, et al. Leptin antagonist reveals that the normalization of caloric intake and the thermic effect of food after high-fat feeding are leptin dependent[J]. Am J Physiol Regul Integr Comp Physiol, 2007, 292(2): 868-874.

［4］ Tümer N, Erdös B, Matheny M, et al. Leptin antagonist reverses hypertension caused by leptin overexpression, but fails to normalize obesity-related hypertension[J]. Journal of Hypertension, 2007, 25(12): 2471-2478.

第十二节 黑皮素-4 受体拮抗剂

下丘脑产生的黑皮素（melanocortin）系统对进食和合成代谢有着强大而持久的抑制作用。位于下丘脑弓状核的阿黑皮素原（POMC）神经元和 agouti 相关肽（agouti-related peptide，AgRP）神经元是大脑中黑皮素信号的主要调节器。

增加黑皮素的信号调控，可以使厌食、代谢发生改变，最终导致肌肉萎缩、恶病质。此外，越来越多的证据支持慢性肾脏病、肿瘤和许多其他慢性疾病引起的肌肉萎缩的发病机制与炎症密切相关。炎症细胞因子刺激下丘脑，如 IL-1、IL-6、TNF-α 和白血病抑制因子，可以通过改变 POMC 神经元和 AgRP 神经元的活性而导致食欲下降、肌肉萎缩。

黑皮素受体拮抗剂（melanocortin receptor antagonist）作为一种强有效的食欲增强剂，已经被研究了 10 余年，但迄今为止，还没有被批准用于临床治疗。动物研究发现，agouti 相关肽作为一种黑皮素-4 受体拮抗剂，可以减少 CKD 导致的肌肉萎缩。在 CKD 小鼠模型中，将 agouti 相关肽注射到脑室中可以使小鼠身体质量增加，改善代谢率，而这些有益的作用与蛋白质和热量摄入增加无关。

TCMCB07 是一种人工合成的黑皮素-4 受体拮抗剂（melanocortin-4 receptor antagonist）。在一项最新的研究中，研究者使用 3 种肌肉萎缩模型（LPS、肿瘤和 5/6 次全肾切除）来评估 TCMCB07 外周应用的疗效。在该研究中 CKD 大鼠每天 2 次接受 TCMCB07 的静脉注射，食物摄入量和体重持续增加，治疗 14 天后，体重达到假手术大鼠的水平，这表明 TCMCB07 的静脉注射能有效逆转 CKD 相关的食欲减退和生长迟缓。这种相对长期的 TCMCB07 治疗防止了这种 CKD 模型通常观察到的肌肉丢失，这些治疗结果可能归功于老鼠营养摄入的增加和活动量的改善。

此外，在癌症肌肉萎缩模型中，使用 TCMCB07 可以减少下丘脑的炎症基因表达。这些结果表明，外周使用 TCMCB07 治疗有效地抑制了中枢黑皮素信号，刺激食欲，增加合成代谢，TCMCB07 有希望成为一种治疗肌肉萎缩的候选药物。

（张 倩）

参 考 文 献

［1］ Mak R H, Ikizler A T, Kovesdy C P, et al. Wasting in chronic kidney disease[J]. J Cachexia Sarcopenia Muscle, 2011, 2(1): 9-25.

［2］ Cheung W W, Rosengren S, Boyle D L, et al. Modulation of melanocortin signaling ameliorates uremic cachexia[J].

Kidney Int, 2008, 74(2): 180-186.

［3］ Zhu X, Callahan M F, Gruber K A, et al. Melanocortin-4 receptor antagonist TCMCB07 ameliorates cancer- and chronic kidney disease-associated cachexia[J]. J Clin Invest, 2020, 130(9): 4921-4934.

第十三节　miRNA 在骨骼肌萎缩中的作用

microRNA（miRNA）是一类长度为 17～22 个核苷酸的非编码 RNA 分子，通过转录后机制对靶基因表达进行调节，诱导翻译抑制或目标 mRNA 的降解。miRNA 与几乎所有的生物途径都有关系，影响细胞的生长、分化、发育和凋亡等多种生理病理活动。多种 miRNA 可以同时调节一种蛋白质的表达，而同一种 miRNA 也可以针对不同的蛋白质，这种作用方式使基因表达的调节更具有复杂性。通过这种机制，miRNA 可以调节细胞内蛋白质的多样性，从而参与细胞的多种活动。

miRNA 与多种疾病的发病机制有关，也是潜在的生物标志物和治疗靶点。有多种 miRNA 已被确定在肌肉生长、肌肉萎缩、肌肉损伤修复中起关键作用。具体分为两类：仅在肌肉中表达的 miRNA，称为"myomiRs"和在多种细胞类型中广泛表达的 miRNA。MyomiRs，如 miRNA-1、miRNA-133、miRNA-206，是骨骼肌稳态的重要调节分子，在肌肉代谢和成肌过程中起关键作用。非肌肉特异性 miRNA 在调节骨骼肌代谢平衡中也发挥关键作用，如 miRNA-31、miRNA-29 和 miRNA-486。这些 miRNA 可能参与调节成肌过程、卫星细胞的激活分化，胰岛素信号和 myostatin 通路等。

一、miRNA 和肌肉蛋白代谢

骨骼肌 miRNA 的异常表达可以通过对蛋白代谢的异常调控刺激骨骼肌萎缩。miRNA-486 靶向磷酸酶、Tensin 同源物（PTEN）和 FoxO1a，增加 p-Akt 的水平，下调肌肉蛋白分解。在分解代谢条件下，myostatin 对 miRNA-486 启动子产生抑制，导致 miRNA-486 表达减少，p-Akt 减少，蛋白质降解增加。

肿瘤坏死因子相关弱凋亡诱导因子［tumour necrosis factor (TNF) -like weak inducer of apoptosis，TWEAK］，可以诱导骨骼肌萎缩，抑制 miRNA 的表达，包括肌肉特异性 miRNA-1-1、miRNA-1-2、miRNA-133a、miRNA-133b 和 miRNA-206。在 TWEAK 干预的肌管中，miRNA-146a 和 miRNA-455 的表达明显增加。这些 miRNA 靶向 mRNA 参与蛋白质分解、炎症反应、纤维化和细胞外基质重塑，表明 miRNA 可能是介导 TWEAK 诱导的各种慢性疾病中的骨骼肌消耗的重要原因。反之，上调 miRNA 表达可以逆转甚至保护骨骼肌萎缩。

二、miRNA 和肌肉再生

miRNA 在维持卫星细胞的多能性和卫星细胞从增殖到分化的过程中都是至关重要的，它通过肌肉生成的重要调节因子发挥作用。在静止与激活的卫星细胞中，通过 miRNA 转录组分析研究者发现 351 个 miRNA 受到不同的调控，另外一项研究确定了 60 个 miRNA 在肌肉生成增殖、分化过程中的不同表达。例如，成肌调节因子（myogenic regulatory factors，MRF）在成肌过程中调节肌肉基因的表达，MRF 对三对 myomiRs 的转录激活，即 miRNA-1-1 和 miR-133a-2、miR-1-2 和 miR-133a-1，以及 miR-206 和 miR-133b。这些研究说明 miRNA 在卫星细胞功能调控中发挥重要作用。

三、miRNA 在 CKD 相关的肌肉萎缩的作用

迄今为止，有关 miRNA 在 CKD 相关的骨骼肌萎缩的研究并不是很多。一项研究检测了 CKD 小鼠骨骼肌中的 miRNA 变化情况，观察到 12 种 miRNA 的不同表达。研究者注意到 miRNA-29 的

表达显著下降，进一步研究发现，CKD 时炎症细胞因子水平增加，激活 NF-κB 信号通路，抑制 miRNA-29 的转录，并通过上调其靶点 Yin Yang-1（YY1）减少了成肌细胞的分化。YY1 还可以抑制晚期分化基因的合成，从 CKD 小鼠模型中分离出的卫星细胞与对照组相比，分化出的肌管较少且成熟度降低，也证实了这一点。当上调 miRNA-29 表达时，YY1 被抑制，CKD 小鼠成肌细胞的分化得以改善。基于这些实验结果，研究者认为 miRNA 可能参与了 CKD 骨骼肌再生障碍。

在另一项研究中，研究者发现 miRNA-486 在 CKD 小鼠的骨骼肌中明显减少。作者推测上调 miRNA-486 的表达可能通过靶向 PTEN 和 FoxO1 来阻止肌肉萎缩，他们在两种不同的肌肉萎缩模型中证实了这一假说：一种是 CKD 小鼠模型，另一种是使用高剂量糖皮质激素的小鼠模型。研究发现，肌肉中上调 miRNA-486 可以保护 CKD 引起的骨骼肌萎缩，并在 CKD 模型中增加肌肉量。miRNA-486 的过表达以 PTEN 和 FoxO1 为靶点，通过上调 Akt，抑制 atrogin-1 和 MuRF-1 的上调，从而抑制 CKD 小鼠的肌肉蛋白分解。不仅如此，miRNA-486 还有促进肌肉生成的作用，这个研究表明 miRNA 在调节 CKD 肌肉萎缩中的多个途径中均发挥重要作用。

四、miRNA 和 CKD 运动

运动可以上调 CKD 小鼠和 CKD 患者的 IGF-1/Akt/mTOR 信号通路，以减轻肌肉萎缩。一项使用低频电刺激（low-frequency electrical stimulation，LFES）模拟阻力运动的研究发现，通过改变 myomiR 的表达改善 CKD 引起的小鼠骨骼肌萎缩。

LFES 最初可以引起 miRNA-1 和 miRNA-206 表达降低，这可以增加 IGF-1 的水平，并通过 IGF-1 信号通路的上调抑制肌肉蛋白的降解。在 LFES 期间，miRNA-1 和 miRNA-206 的这种暂时性减少也与肌肉再生早期卫星细胞增殖有关。而在 LFES 的后期阶段，miRNA-1 和 miRNA-206 的表达增加并在肌肉中持续升高，这可以通过靶向 Pax7 促进了肌肉的生成。这可以很大程度改善 CKD 引起的对 MRF 的抑制，包括 MyoD、myogenin 和 eMyHC。因此，LFES 对肌肉蛋白合成和肌肉再生均有一定作用，LFES 对 myomiRs 的影响值得进一步研究。

阻力训练也能显著提高 CKD 小鼠骨骼肌中 miRNA-23a 和 miRNA-27a 的水平，并改善 CKD 小鼠模型的肌肉萎缩。miRNA 可能作为一种潜在的治疗措施，增加 CKD 和其他肌肉萎缩情况下的肌肉量。

五、miRNA 的其他作用

骨骼肌在萎缩的情况下会选择性地将 miRNA 包装到外泌体中。链脲霉素 STZ 诱导的糖尿病小鼠模型中，肌肉中的 miR-23a/27a 不仅可以明显减轻肌肉萎缩，改善肌肉功能，还可通过外泌体传递到肾脏，减轻肾脏纤维化的进程。这提示骨骼肌向其他组织发出信号，miRNA 可能通过这一机制参与了骨骼肌和其他脏器交流。

综上所述，miRNA 对肌肉蛋白代谢和卫星细胞功能的调控至关重要。miRNA 也参与了肌肉和其他器官的交互作用，这为开发基于 miRNA 的治疗带来了巨大的希望，这些治疗方法针对多种信号通路，可能会改善骨骼肌萎缩并延缓 CKD 的进展。

（张 倩）

参 考 文 献

［1］ Goljanek-Whysall K, Sweetman D, Munsterberg A E. microRNAs in skeletal muscle differentiation and disease[J]. Clin Sci, 2012, 123(11): 611-625.

［2］ Wang X H, Hu Z, Klein J D, et al. Decreased miR-29 suppresses myogenesis in CKD[J]. J Am Soc Nephrol, 2011, 22(11): 2068-2076.

［3］ Xu J, Li R, Workeneh B, et al. Transcription factor FoxO1, the dominant mediator of muscle wasting in chronic kidney disease, is inhibited by microRNA-486[J]. Kidney Int, 2012, 82(4): 401−411.

[4] Hu L, Klein J D, Hassounah F, et al. Low-frequency electrical stimulation attenuates muscle atrophy in CKD—a potential treatment strategy[J]. J Am Soc Nephrol, 2015, 26(3): 626−635.

[5] Wang B, Zhang C, Zhang A, et al. microRNA-23a and microRNA-27a mimic exercise by ameliorating CKD-induced muscle atrophy[J]. J Am Soc Nephrol, 2017, 28(9): 2631−2640.

[6] Zhang A, Li M, Wang B, et al. miRNA-23a/27a attenuates muscle atrophy and renal fibrosis through muscle-kidney crosstalk[J]. J Cachexia Sarcopenia Muscle, 2018, 9(4): 755−770.

第十四节 新型肌细胞因子靶点

骨骼肌一直被认为是人体主要的运动器官和糖脂代谢的主要场所，是神经系统和内分泌系统的重要靶器官。但是近年来骨骼肌作为一种内分泌器官，受到越来越多的关注。基因组规模代谢网络模型（genome-scale of metabolic network model，GSMM）分析显示肝脏是人体代谢最活跃的器官，其次就是脂肪和骨骼肌，循环中存在大量源自骨骼肌的蛋白质。近年来的研究显示，骨骼肌可产生大量分泌蛋白，通过自分泌、旁分泌和内分泌的形式发挥作用，在多种生理及病理生理功能的调节中至关重要。人们将由骨骼肌细胞产生，随后释放到血液循环中，继而在其他细胞、组织或器官中发挥内分泌或旁分泌作用的细胞因子或活性多肽命名为肌细胞因子（myokines）。迄今为止，已发现 200 多种肌细胞因子。它们不仅作用于骨骼肌自身的糖、脂肪及蛋白质代谢，对骨骼肌自身的生长代谢和运动功能有调节作用，还担当骨骼肌与肝脏、脂肪、心脏及大脑之间进行对话的信使，调剂整体代谢状况。

近年来研究显示，CKD 患者存在多种肌细胞因子的表达异常，且肌细胞因子可能参与 CKD 的肌肉病变，以及糖脂代谢、骨骼代谢紊乱和心血管病变等并发症。肌细胞因子包括多肽、生长因子、细胞因子和小有机酸等，如肌肉生成抑制素（MSTN）、β-氨基异丁酸（β-aminoisobutyric acid，BAIBA）、肌联素（myonectin）、各种白细胞介素（IL-6、IL-8、IL-7 和 IL-15）、鸢尾素（irisin）、脑源性神经营养因子（BDNF）及胰岛素样生长因子 1（IGF-1）等。

一、白细胞介素-6

白细胞介素-6（IL-6）是第一个被发现可由肌肉组织释放入血液的细胞因子。传统观点认为 IL-6作为一种炎症因子参与运动诱导的肌肉损伤，而目前越来越多的共识是 IL-6 具有再生和抗炎功能。运动后骨骼肌分泌 IL-6，简称肌细胞因子 IL-6，可以作为肌肉组织中的"短期能量分配因子"（short-term energy allocation），上调全身脂肪分解和糖异生、诱导皮质醇分泌、增加胰岛素受体敏感性、增强肌肉葡萄糖摄取，为肌肉收缩提供足够的能量支持，并暂时下调炎症等其他消耗能量的过程。在运动期间和运动后，IL-6 分配给肌肉的能量用于为肌肉收缩提供燃料，并且可能对肌肉恢复和修复很重要。IL-6 还调节多种过程，包括骨骼肌肥大和骨骼重塑。

在分子水平 IL-6 以三种途径在细胞内发出信号：经典信号传导、反式信号传导及簇信号传导。经典信号传导局限于肌细胞、肝细胞和脂肪细胞。反式信号传导更为广泛，可以发生在表达 gp130 的任何细胞，如内皮细胞、破骨细胞、肌细胞或肝细胞，反式信号传导通常被认为可以增加 IL-6 的促炎作用。

研究发现 IL-6 KO 小鼠较正常小鼠，以最大强度跑步时疲劳更快。另有通过老年小鼠模型研究发现，给予重组 IL-6 干预可增强老年小鼠模型在中等强度耐力运动中的抗疲劳性、运动协调性和步态。可否通过促进骨骼肌 IL-6 的合成、抑制 IL-6 的反式信号通路来干预 CKD 患者的慢性炎症及肌肉萎缩值得进一步研究探索。

二、鸢尾素

鸢尾素是一种运动诱导的肌动蛋白，2012 年 Spiegelman 实验室发现过氧化物酶体增殖物激活受体 γ 辅助激活因子 1-α（PGC1-α）可促进骨骼肌Ⅲ型纤连蛋白组件包含蛋白 5（FNDC5）表达，并首次发现在骨骼肌内 FNDC5 可经过剪切修饰形成一段约 110 个氨基酸的多肽片段分泌入血循环，即鸢尾素。

CKD 患者的鸢尾素水平降低，其中透析患者的循环鸢尾素水平低于非透析患者，且腹膜透析（PD）患者循环鸢尾素水平低于血液透析（HD）组。PD 患者血清鸢尾素与上臂肌围（MAMC）和大腿围呈正相关，鸢尾素水平与 PD 患者的肌减少症和颈动脉粥样硬化显著相关。

外源性鸢尾素给药可能是代谢和非代谢疾病的理想治疗策略。鸢尾素已被证明可以上调肌细胞中的生长相关基因，并增强成肌细胞的增殖和融合，从而促进 DMD、去神经支配和后肢悬浮小鼠的肌肉生长并挽救肌肉萎缩症。此外，注射鸢尾素可减轻 DMD 和雄激素缺乏小鼠的肌力损伤。有趣的是，鸢尾素甚至可以增强正常小鼠的肌肉力量。因此，鸢尾素可用于治疗由各种因素引起的肌肉减少症。在 CKD 动物模型中，每周给小鼠施用重组鸢尾素可能有助于由小鼠肾衰竭诱导的骨皮质丢失，但不能改善肌肉质量或握力。迄今为止，尚未进行临床试验来评估鸢尾素对患者的影响，因此暂时很难分析鸢尾素的潜在临床价值。

三、脑源性神经营养因子

脑源性神经营养因子（brain derived neurotrophic factor，BDNF）是神经生长因子相关家族成员，是大脑和周围神经系统中最丰富的神经营养因子。在脑内合成的 BDNF，在中枢神经系统发育过程中，对神经元的存活、分化、生长发育起重要作用，并能防止神经元受损伤死亡、改善神经元的病理状态、促进受损伤神经元再生及分化等生物效应。

研究发现，肌肉收缩能促进骨骼肌分泌 BDNF，以旁分泌方式调控骨骼肌发育，尤其是对于卫星细胞分化至关重要，BDNF 通过激活卫星细胞影响肌生成，特别是在肌肉损伤时。运动的肌肉产生 BDNF，不仅对肌肉产生影响，同时，它还可以重塑神经肌肉突触，即运动神经元和肌肉之间的神经元连接。缺乏 BDNF 对肌生成过程产生负面影响，导致肌肉萎缩。

研究表明，BDNF 缺乏与 CKD 患者的胰岛素抵抗、肌肉萎缩、抑郁、氧化应激和炎症有关。严重肌肉减少和虚弱的血液透析患者 BDNF 水平显著降低，BDNF 缺乏导致血液透析患者身体功能下降及重度肌少症患病率增加。运动会增加骨骼肌 BDNF 的合成和释放，从而延缓肌肉减少症的发作。动物研究证实，重组人 BDNF 可改善心力衰竭小鼠骨骼肌的有氧运动能力和线粒体功能障碍。BDNF 有望成为 CKD 患者的预后标志物和潜在的干预靶点。然而，目前有关 CKD 中 BDNF 的数据仅处于第一步，需要进一步的研究来确定 BDNF 在 CKD 患者中的作用。

四、胰岛素样生长因子 1

IGF 轴被认为在肌细胞的分化和生长过程中发挥重要的正向调节作用。既往研究发现，生长激素除能够刺激肝脏合成 IGF-1 增加外，也能够刺激骨骼肌 IGF-1 表达增加。诸多研究显示，骨骼肌内 IGF-1 的表达和分泌对骨骼肌肥大更有意义。

在衰老研究领域发现，随着年龄增加，肌肉 IGF-1 表达显著降低，老年人肌肉中的 IGF-1 mRNA 浓度比青年人低 25%。雄激素可通过刺激骨骼肌局部合成 IGF-1 发挥促进肌肉合成代谢的作用，而不依赖于循环 IGF-1 浓度。尿毒症小鼠模型发现 CKD 引起骨骼肌 IGF-1 mRNA 水平下降及肌 MSTN 合成增加，超负荷工作可以使 CKD 小鼠合成 IGF-1 mRNA 增加，而使 MSTN 恢复正常，从而改善骨骼肌萎缩。

骨骼肌合成和分泌的 IGF-1 对肌肉肥大和肌肉力量的增长极为重要，骨骼肌分泌的多种促肌肉肥大的因子最终都通过上调 IGF-1 表达刺激骨骼肌肥大。因此，有学者提出控制 IGF-1/MSTN 比例可能是控制 CKD 的骨骼肌体积的关键，IGF-1 靶点在 CKD 患者骨骼肌萎缩防治中是否具有干预价值，尚需要进一步深入研究。

五、β-氨基异丁酸

BAIBA 是一种由骨骼肌在运动过程中产生的小分子肌细胞因子，受 PGC-1α 的控制。在体育锻炼中 PGC-1α 增加导致血清 BAIBA 水平升高，防止骨质流失和饮食诱导的肥胖，增加白色脂肪细胞中棕色脂肪细胞特异性基因的表达，增加线粒体生物生成和脂肪酸 β 氧化，改善骨骼肌中的胰岛素抵抗和炎症。

老年受试者的 PGC-1α 表达低于年轻受试者，血浆 BAIBA 水平亦低于年轻受试者。骨骼肌分泌的 BAIBA 在过表达 PGC-1α 的小鼠中增加。此外，在进行轮式跑步运动的人群中观察到高血浆 BAIBA 浓度，但与代谢危险因素呈负相关，这表明 BAIBA 可以预防代谢性疾病。调控 BAIBA 有可能同时影响骨骼和肌肉，能否成为新的干预靶点值得深入探索。

综上所述，CKD 患者存在多种肌细胞因子的表达异常，且肌细胞因子可能参与 CKD 的肌肉病变。肌细胞因子能否成为 CKD 患者骨骼肌萎缩及营养不良的治疗靶点值得期待。

（谷立杰）

参 考 文 献

［1］ Kistner T M, Pedersen B K, Lieberman D E. Interleukin 6 as an energy allocator in muscle tissue[J]. Nat Metab, 2022, 4(2): 170−179.

［2］ Kawao N, Kawaguchi M, Ohira T, et al. Renal failure suppresses muscle irisin expression, and irisin blunts cortical bone loss in mice[J]. J Cachexia Sarcopenia Muscle, 2022, 13(1): 758−771.

［3］ Bao J F, She Q Y, Hu P P, et al. Irisin, a fascinating field in our times[J]. Trends Endocrinol Metab, 2022, 33(9): 601−613.

［4］ Wang X H, Mitch W E, Price S R. Pathophysiological mechanisms leading to muscle loss in chronic kidney disease[J]. Nat Rev Nephrol, 2022, 18(3): 138−152.

第十五节 优化透析治疗方案

终末期肾脏病患者通过维持性透析清除尿毒症毒素以实现继续生存，患者接受透析的质量和各种尿毒症相关毒素的清除率直接影响了患者的生活质量和长期生存率。提高透析充分性、改良透析方法，对于改善尿毒症患者合并症（包括PEW）非常关键。为了开展高质量透析、提高患者生存率，肾脏专科医生需要了解尿毒症溶质的性质、透析原理，给患者指定合适的透析处方和透析剂量，并持续关注患者实际接受的透析剂量。除此以外，血液净化技术相关的其他问题也需要被考虑，包括血液透析水质保证和透析器的选择。

血液透析用水质量是血液透析治疗的基础，需要符合既定的标准。随着水处理技术的不断提高和患者高质量透析的需求，超纯透析液成为透析用水业界的新标杆。透析液是经过特殊处理的水和浓缩的电解质溶液组成，通常并非无菌，可能含有微生物和细菌的产物。以往认为透析液有一定程度的微生物污染是可接受的，但在随后的研究中发现透析液中的细菌产物能够穿过透析膜，并且细菌可以刺激机体的免疫系统，导致血液透析患者炎症状态加剧。因此，为透析液制定更严格的微生物质量标准，促进了"超纯"透析液的诞生。

透析液中有各种各样的污染物，ISO标准详细规定了透析用水中各种污染物的标准。与标准透析液相比，超纯透析液的差异仅在于微生物学的指标，而其他化学污染物的最高允许含量并无差异。微生物学的指标包括细菌和内毒素水平，表6-2展示了标准透析液和超纯透析中细菌和内毒素的最高允许含量。

超纯透析液的应用可以给维持性血液透析患者带来临床获益。研究发现，超纯透析液可以减轻血液透析患者中常见的慢性炎症反应，从而降低心血管事件的风险。在维持性血液透析患者中，将标

表6-2 标准透析液和超纯透析液细菌和内毒素的最高允许含量

	标准透析液	超纯透析液
细菌计数	<100 CFU/mL	<0.1 CFU/mL
内毒素	<0.5 EU/mL	<0.03 EU/mL*

注：CFU，菌落数；EU，内毒素单位。

准透析液换为超纯透析液后，患者体内炎症标志物有所改善，例如，C反应蛋白（CRP）和白细胞介素-6（IL-6）水平降低。纳入414例血液透析患者的临床对照研究中，转换为超纯透析液后，CRP的平均变化值为−4.4 mg/L（$95\%CI$ $-7.5\sim-1.3$），IL-6的平均变化值为−11.6 pg/mL（$95\%CI$ $-17.7\sim-5.5$），而TNF-α和IL-1受体拮抗剂无明显变化。临床研究中还观察到超纯透析液开展血液透析治疗能减低透析患者死亡率。一项观察性研究纳入了130 000多例接受血液透析的患者，发现与透析液内毒素浓度<0.001 EU/mL（如超纯透析液）的患者相比，透析液内毒素浓度≥0.1 EU/mL（如标准透析液）的患者中全因死亡率升高28%。除了可能会改善患者的不良预后，超纯透析还可以改善其他CKD的常见病发病，包括残余肾功能的保留、肾性贫血、血清白蛋白、氧化应激和β₂微球蛋白等。

透析器和透析膜的不断改进也是提高透析治疗的有效手段。目前临床最常用的透析器是中空纤维（也称为毛细管）透析器。在透析器的选择上，需要综合患者的一般情况、透析充分性指标和生物相容性。目前有很多种透析器膜材料，包括纤维素膜、改良纤维素膜、合成纤维素膜和非纤维素合成膜（包括聚砜膜、聚碳酸酯膜、聚酰胺膜及聚甲基丙烯酸甲酯膜等）。对血液的生物相容性是各种透析膜本身的重要特性。在透析过程中，血液与透析

膜接触可引起炎症反应，激活补体系统，称为生物不相容性。虽然所有膜在一定程度上都会激活补体，但生物相容性更高的改良纤维素膜、合成纤维素膜和非纤维素合成膜引起的补体激活更轻。目前尚缺乏不同透析膜和血液透析患者预后相关性的临床研究，对于长期应用生物相容性膜相比不相容性膜能否改善生存质量或提高生存率也尚不明确，包括 HEMO 研究在内的两项透析对照试验均未发现生物相容性膜优于不相容性膜。透析器的通量也是透析器的重要参数之一，是指透析膜的通透性，其定义为对 β_2 微球蛋白的清除率，清除率 <10 mL/min 为低通量，介于 10～20 mL/min 为中通量，>20 mL/min 为高通量。与低通量膜相比，高通量膜孔隙更大，通透性更强，尤其是对大分子物质的清除效能更高。目前认为高通量透析有多种优势，对 β_2 微球蛋白的清除效能更强，从而可能减少晚期

淀粉样物质沉积；可以改善肾衰竭中常见的血脂异常；由于高通量透析通常为生物相容性更好的膜材料，可以减少了补体激活和细胞因子产生，对中性粒细胞和单核细胞的刺激更小。大型随机临床试验 Hemodialysis（HEMO）也发现高通量透析能改善血液透析患者的生存率。

近年来，用于常规血液透析的中截留量（medium cutoff，MCO）透析器给优质透析方案带来新的希望，这些透析器上存在较大的孔隙，可以提高中分子物质清除率但不造成白蛋白流失至透析液，但这种新型透析器能否改善患者的长期预后有待进一步的临床研究。

综上所述，提高透析质量是临床肾脏病医生始终如一的目标，期待透析技术的不断革新和新型透析器的研发为尿毒症患者带来更多的临床获益。

（陈孜瑾）

参 考 文 献

［1］ Ureña P, Herbelin A, Zingraff J, et al. Permeability of cellulosic and non-cellulosic membranes to endotoxin subunits and cytokine production during in-vitro haemodialysis[J]. Nephrol Dial Transplant, 1992, 7: 16.

［2］ Schindler R, Christ-Kohlrausch F, Frei U, et al. Differences in the permeability of high-flux dialyzer membranes for bacterial pyrogens[J]. Clin Nephrol, 2003, 59: 447.

［3］ Hasegawa T, Nakai S, Masakane I, et al. Dialysis fluid endotoxin level and mortality in maintenance hemodialysis: a nationwide cohort study[J]. Am J Kidney Dis, 2015, 65: 899.

［4］ Susantitaphong P, Riella C, Jaber B L. Effect of ultrapure dialysate on markers of inflammation, oxidative stress, nutrition and anemia parameters: a meta-analysis[J]. Nephrol Dial Transplant, 2013, 28: 438.

［5］ Locatelli F, Martin-Malo A, Hannedouche T, et al. Effect of membrane permeability on survival of hemodialysis patients[J]. J Am Soc Nephrol, 2009, 20: 645.

［6］ Cheung A K, Levin N W, Greene T, et al. Effects of high-flux hemodialysis on clinical outcomes: results of the HEMO study[J]. J Am Soc Nephrol, 2003, 14: 3251.

第十六节　常见合并症及处理原则

一、合并贫血

肾性贫血是慢性肾脏病（CKD）患者常见的并发症之一，也是影响 CKD 患者生存和预后的重要因素。DOPPS 研究结果显示，在日本和北美国家人群中，Hb<90 g/L 的透析患者比例为 10%，在中国则高达 21%，其中妇女、青少年及新入透析患者比例较大。肾性贫血的不良后果包括对生活质量的影响，加重外周微血管疾病和心功能恶化，增加心血管事件和死亡风险。因此，纠正肾性贫血对改善 CKD 患者的预后有重要的意义，积极和规范地提升血红蛋白达标率有利于改善 CKD 患者的生存和预后。

贫血是 CKD 伴 PEW 患者的常见合并症，这可能与 CKD 中存在的慢性炎症状态和营养不良有关。慢性炎症状态在 PEW 患者中较为常见，可能会导致不良临床结局，包括心脑血管事件、运动功能下降、认知功能障碍、严重的矿物质和骨骼疾病、胰岛素抵抗、贫血和全因死亡率增加等。传统经典理论认为，导致肾性贫血的主要原因包括红细胞生成素相对缺乏、造血原料缺乏（包括铁、叶酸、维生素 B_{12}）、尿毒症毒素、炎性因子、营养不良、继发性甲状旁腺功能亢进、铝中毒及各种原因造成的红细胞寿命缩短、溶血和失血等。近年来有研究发现，HIF 通路对机体生命活动有广泛的调节作用，如调节血管生成、ATP 产生和红细胞生成、炎症反应、细胞增殖和肿瘤等，作为 HIF 稳定剂的 PHD 抑制剂已在临床试验中被证明可有效改善肾性贫血，PHD 抑制剂可以促进生理剂量的 EPO 表达，也可多途径来改善 CKD 患者的铁代谢。PHD 被抑制后可增加 EPO 表达，EPO 可刺激红细胞中产生人红富铁激素（erythroferrone），从而间接抑制铁调素的表达。此外，HIF-1α 还可通过诱导转铁蛋白、转铁蛋白受体等表达来提高铁的利用率，而 HIF-2α 通过调节二价金属转运蛋白 1（DMT1）和十二指肠细胞色素 B 的表达来促进铁的吸收。最近有研究报道，PHD 抑制剂还可通过降低骨矿物质代谢相关蛋白 FGF23 表达来间接促进红细胞生成。

肾性贫血的治疗包括给予红细胞生成刺激（erythropoiesis stimulating agents，ESA）补充铁剂和输血等。近年来，脯氨酰羟化酶抑制剂（prolyl hydroxylase inhibitor，PHI）罗沙司他已成为治疗肾性贫血的新药物。重组人促红细胞生成素（recombinant humanerythropoietin，rHuEPO）应用于临床已经 30 余年，循证证据充分，治疗方案明确。目前针对肾性贫血的铁剂治疗方案尚存争议，但存在绝对铁缺乏的患者必须补铁治疗；存在功能性铁缺乏的患者首先应尽可能纠正功能性铁缺乏，长期 ESAs 或 HIF-PHI 治疗期间一旦出现绝对铁缺乏，也必须补铁治疗。因此，《中国肾性贫血诊疗的临床实践指南》提出了普通人群、非透析 CKD 患者与腹膜透析患者及透析患者的绝对或功能性铁缺乏的诊断标准，指导临床实践。HIF-PHI 治疗肾性贫血的药理作用机制主要是促进 EPO 受体表达和降低铁调素、改善功能性铁缺乏，因此 HIF-PHI 与 ESAs 联合应用将显著放大 ESAs 的作用，尽管可能显著增加肾性贫血的治疗效果，但不良反应也可能会显著增加；并且目前也缺乏 HIF-PHI 与 ESAs 联合治疗的临床研究证据，联合治疗的安全性还有待进一步明确。

肾性贫血的发生是由多种因素综合所致，主要原因是 EPO 的缺乏，而 PEW、铁剂、叶酸及维生素缺乏、继发性甲状旁腺功能亢进、透析不充分、感染和慢性炎症等均可使贫血进一步加重。目前临床上治疗肾性贫血的药物主要为 ESA 及铁剂，此外，改善 PEW 和炎症状态，控制甲状旁腺激素水平，提高透析充分性及改变透析模式等均有助于贫血的改善。HIF 稳定剂，将是很有前景的肾性贫血的治疗药物。随着肾性贫血药物治疗研究的不断深入，有望为肾性贫血患者寻找新型更为安全有效的治疗方法。

二、合并心力衰竭

心血管疾病（CVD）是引起包括透析在内的 CKD 患者死亡的首要原因，透析患者 CVD 的发生率较一般人群高，且是死亡的独立危险因素之一。CKD 及本身合并的多种尿毒症毒素和高血压、心肌病变、容量超负荷、心包积液、贫血、代谢性酸中毒、炎症状态、氧化应激、矿物质骨代谢紊乱及其引起的血管及软组织钙化、高同型半胱氨酸血症、营养不良、肠道菌群失调等作为非传统因素共同导致了 CKD 患者 CVD 并发症。一方面，由于患者多伴随有水钠潴留、肾素血管紧张素增加或者某些舒张血管的因子分泌不足而导致高血压的发生，患者并发高血压后又往往进一步引起左心室肥厚和动脉硬化等；另一方面，血液透析后贫血使心脏呈现高搏出量的状态，进一步加重了左心室肥厚及左心房负荷。另外，终末期肾脏病（ESRD）患者的缺氧、心肌损伤、尿毒症毒素累积、电解质紊乱、贫血及尿毒症毒素蓄积等易并发尿毒症性心肌病变及各种心律失常。

与普通患者相比，血液透析患者心力衰竭的临床表现多不典型，且预后较差，早期诊断和治疗对于这类患者尤为重要，如 ESRD 患者在血液透析过程中频发低血压，提示低容量或心室舒张功能不全。对于心力衰竭合并高血压的患者，强化降压可以有效减少 CKD 患者心力衰竭的发作。CKD 患者的容量超负荷可加重透析患者高血压并导致心力衰竭的发生和加重，血液透析患者可通过增加超滤或者透析频次控制容量和干体重。肾素 - 血管紧张素系统（renin-angiotensin system，RAS）抑制剂可有效降低 CKD 患者的心力衰竭及其他心脑血管并发症，同时延缓肾脏病的进展。β 受体阻滞剂治疗 CKD（eGFR<45 mL/min）合并心力衰竭有

效，美托洛尔较安慰剂对照组降低了 59% 的相对风险，且较 eGFR>60 mL/min 的患者获益更大。卡维地洛及比索洛尔也能对肾功能不全（血清肌酐 >300 μmol/L）的心力衰竭患者带来持续获益。洋地黄类药物在慢性肾脏病患者人群中应用受限，透析患者容易合并的高钾血症进一步提高了洋地黄中毒的风险。且维持性透析患者多数为无尿状态，利尿剂的应用受限，对于残尿量较多的早期透析患者和腹膜透析患者，利尿剂的使用有助于控制容量负荷，减少心力衰竭发作。

除了传统的心力衰竭治疗药物，近些年的一些心力衰竭治疗的新型药物如钠葡萄糖协同转运蛋白 2 抑制剂（sodium-glucose cotransporter-2 inhibitor，SGLT2i）、醛固酮受体拮抗剂（mineralocorticoid receptor antagonist，MRA）、血管紧张素受体/脑啡肽酶抑制剂（angiotensin receptor-neprilysin inhibitor，ARNI）等已经在大型临床研究和临床实践中展露优势。糖尿病合并 CKD 的患者如血糖控制不佳或胰岛素抵抗会加重心力衰竭，SGLT2i 已被证明可用于治疗有进展风险的 CKD 患者，可降低肾小球滤过率（eGFR）的持续下降、进展至 ESRD、心血管死亡或因心力衰竭住院的相关风险。达格列净现已在我国获批用于治疗 2 型糖尿病和射血分数降低型心力衰竭（HFrEF）的成人患者。

有证据显示，血管紧张素受体/脑啡肽酶抑制剂沙库巴曲缬沙坦有良好的心脏保护作用，且对患者延缓 GFR 下降具有较好的保护作用。对比传统的心力衰竭治疗药物——血管紧张素受体转换酶抑制剂（普利类药物）和血管紧张素 II 受体阻滞剂（沙坦类药物），沙库巴曲缬沙坦（诺欣妥）能显著降低左心室质量指数，有利于逆转心肌重构，且不依赖于沙库巴曲本身的降压作用，从而降低射血分数降低的心力衰竭患者死亡率和住院率。国内外多个指南均对沙库巴曲缬沙坦（诺欣妥）在射血分数降低的心力衰竭患者中的应用进行了明确的推荐。

MRA 已被临床医生熟知，第一个广泛应用于临床的 MRA 螺内酯已获批上市 60 余年，对心脏有保护作用，但由于螺内酯基于黄体酮结构研发

而来，容易产生性激素相关不良反应，另外由于其发生高钾血症的风险，在 CKD 患者使用受限。最新研究进展显示，以二氢吡啶为基本结构的 ns-MRA 被成功研发，其中包括非奈利酮，非奈利酮对 MR 的拮抗作用更强，选择性更高，无性激素相关不良反应的发生，因此在治疗 CKD 中具有独特优势。目前，非奈利酮已成功完成 FIDELIO-DKD 及 FIGARO-DKD 两项大型全球 III 期 RCT 研究，两项研究共纳入 13 000 余例患者，构成迄今为止在 T2D 合并 CKD 人群中最大的 III 期研究项目。FIDELIO-DKD 与 FIGARO-DKD 研究分别以肾脏复合终点及心血管复合终点为主要研究终点，两项研究证实非奈利酮对 T2D 合并 CKD 患者有切实的心肾保护作用。

三、合并骨质疏松

CKD 合并 PEW 患者骨质疏松发病率高，骨质疏松又是 CKD 患者死亡的独立危险因素，临床早期发现 CKD 患者的骨质疏松，并及时预测骨折风险并采取规范的防治措施、监测疗效，对于达到提高骨强度、降低骨折风险、提高 CKD 患者生活质量有重要意义。

骨质疏松的治疗关键在于早期发现并诊断，把握合适的治疗时机。骨质疏松的治疗手段主要包括基础治疗和药物治疗。基础治疗是骨质疏松治疗的基础，也是控制骨质疏松症状、延缓病情发展、提高患者生活质量的关键。基础治疗主要包括均衡膳食、合理运动、避免嗜烟、酗酒等生活方式上的改变，也应当注意慎用影响骨代谢药物、防止跌倒，以免发生严重的后果。药物治疗主要分为骨吸收抑制剂、骨形成促进剂和其他机制类药物。然而，因为 CKD 患者肾脏功能受损，大部分药物都是经过肾脏代谢，所以大多抗骨质疏松药物的安全性在 CKD 患者身上还没被证实。对于 CKD 患者而言，当骨质疏松治疗的必要性大于对其肾功能的保护的益处时，可根据病情进行个体化治疗。目前对于 CKD 患者骨质疏松治疗重点在对于钙磷代谢紊乱的治疗，如纠正低钙血症、高磷血症、PTH 异常、

$1,25(OH)_2D_3$ 的降低，从而达到维持骨骼健康、预防全身软组织和心血管系统钙化发生的目的。

对于 CKD 伴有骨质疏松的患者，骨密度的检测对骨折风险的评估有一定的价值，且 QCT 的检测比 DXA 更具有优势。FRAX 也可用于预测 MHD 患者骨折风险，其精确性需进一步研究。除此之外，TBS、磁共振、micro-CT 等新技术的诊断作用也值得进一步探讨。

CKD 合并骨质疏松的药物治疗如下。

1. **双膦酸盐**　双膦酸盐是临床治疗骨质疏松的最广泛的药物，该类药物 60% 经肾脏排出，因此肾功能异常患者应慎用。口服双膦酸盐存在明显的食管和胃肠道刺激，因此服药后需要多行走，保持体位直立 30～60 分钟，避免躺下。如患者不能耐受口服双膦酸盐，可考虑使用静脉注射剂，但需要注意水化。对于 CKD 1～2 期患者，如果出现骨质疏松和（或）高骨折风险，建议按照普通人群治疗方案使用双膦酸盐；对于 CKD 3 期患者，如果 iPTH 水平在正常范围且出现骨质疏松和（或）高骨折风险，建议按照普通人群的治疗方案使用双膦酸盐；对于 CKD 3 期患者，如果出现 CKD-MBD 的生化检查异常及低 BMD 和（或）脆性骨折，则建议根据生化指标改变的幅度和可逆性，以及 CKD 的进展情况使用双膦酸盐，同时考虑进行骨活检；对于 CKD 4～5D 期患者，如果出现了 CKD-MBD 特异性的生化指标异常、低 BMD 和（或）脆性骨折，则建议在使用双膦酸盐前进行骨活检。

2. **活性维生素 D 及其类似物**　活性维生素 D 及其类似物作用于肠道，具有增加机体对钙磷吸收的作用，因而不仅是控制 SHPT 的药物，也是治疗骨质疏松的基础药物。对于伴发骨质疏松的 CKD 患者，对于 CKD 1～2 期患者，合并骨质疏松和（或）高骨折风险，参照普通人群的治疗方案，在补充钙剂的基础上，补充活性维生素 D 及其类似物；对于 CKD 3～5 期且未接受透析合并低 BMD 和（或）高骨折风险的患者，如果 iPTH 水平在正常范围，可以补充活性维生素 D 及其类似物；对于 CKD 3～5 期且未接受透析合并低 BMD 和（或）高骨折风险的患者，如果 iPTH 进行性升高并且在

纠正了可调节因素后仍持续高于正常值上限，建议使用活性维生素 D 及其类似物进行治疗。

3. 降钙素　降钙素是一种钙调节激素，能抑制破骨细胞的生物活性和数量，减少骨量丢失并增加骨量。关于 CKD 合并骨质疏松患者使用降钙素治疗国内外都缺乏大规模循证医学证据，降钙素并不作为治疗 CKD 合并骨质疏松的一线用药，仅对高转化型骨质疏松、老年骨质疏松、绝经后骨质疏松、皮质类固醇药物引起的骨质疏松造成骨折、肿瘤转移等引起的骨痛，建议在补充钙剂和维生素 D 的同时使用降钙素。此外，对于 CKD 患者伴有严重的高钙血症，建议使用降钙素。使用降钙素也应当随访监测患者的钙磷水平。

4. 地舒单抗　地舒单抗是一种抗 RANKL 的完全人源化单克隆 IgG2 抗体，RANKL 是对破骨细胞的形成、功能和存活至关重要的细胞因子。地舒单抗通过结合 RANKL，可阻止 RANKL 与核因子-κB 受体活化因子（receptor activator of nuclear factor-κB，RANK）在破骨细胞和破骨细胞前体上相互作用，并可逆地抑制破骨细胞介导的骨吸收，从而增加骨密度。地舒单抗不通过肾脏排泄，也不会保留在体内，所以对肾功能损害患者安全有效。除此之外，地舒单抗还有改善血管钙化的作用。

5. 特立帕肽　特立帕肽是当前促骨形成的代表性药物。有研究指出，特立帕肽能增加 CKD 患者的骨密度，且对肾功能没有明显影响。但对于 CKD 4～5 期患者，特立帕肽应用的安全性尚缺乏大型循证证据。

四、合并感染

CKD 合并 PEW 患者易并发各种感染，呼吸系统感染、血流感染、尿路感染是最常见的感染部位。各种感染促使肾功能进一步恶化，直接影响患者的生存质量，并且是仅次于心血管疾病的第二位 CKD 患者常见的死亡原因。CKD 患者发生感染的危险因素包括 CKD 患者疾病本身因素、糖皮质激素及免疫抑制剂的治疗、肾脏替代治疗相关操作等多种因素。在诊疗过程中，特异性微生物学的明确尤为重要，需要结合患者所在区域的流行病学和个人经历，积极留取标本寻找病原学证据。

呼吸系统感染是 CKD 患者最常见的感染形式和直接死因。糖皮质激素治疗过程并发感染的风险与其治疗剂量和疗程有关，免疫抑制治疗的 2～4 个月是重症肺炎的高危时期。但是使用激素的患者可能不会显现出典型的感染症状和体征，需要临床仔细甄别。CKD 患者肺部感染病原多样，临床表现各异，最常见的肺部细菌感染包括肺炎链球菌、葡萄球菌等，明确诊断后可选用敏感的抗生素治疗。肺部真菌感染常见念珠菌、曲霉菌，此外，奴卡菌、隐球菌病、毛霉病、放线菌、组织胞浆菌、球孢子菌、副球孢子菌及马尔尼菲青霉菌等。病毒性肺炎也是常见的呼吸道病原体，流感病毒、麻疹病毒、水痘病毒、呼吸道合胞病毒、巨细胞病毒（CMV）、新型冠状病毒肺炎（COVID-19）等在 CKD 或肾移植患者都可由于免疫力降低而更易发生。

CMV 肺炎是免疫缺陷患者如肾移植术后、大剂量长期糖皮质激素治疗、免疫抑制剂治疗患者最常见和最严重的机会性感染之一。CMV 在普通人群的感染率很高，但患者常无明显症状，表现为隐性感染。一旦机体免疫力降低，病毒被激活可导致重症肺炎，早期诊断或经验性治疗可显著降低病死率。PCP 是由卡氏肺孢子菌在肺部引起的一种严重的致命性肺炎。感染常表现为肺间质病变，病情发展快，容易导致严重呼吸衰竭，临床上早期诊断较困难，且病死率较高。近年非 HIV 感染者 PCP 发病率逐步上升，非移植接受免疫抑制治疗 5%～12% 会发生肺孢子菌病，治疗可选用磺胺甲恶唑 / 甲氧嘧啶（SMZTMP）、喷他脒、克林霉素、伯氨喹、阿托伐醌、三甲曲沙等。对于长期接受中至高剂量激素的患者，结核也不容忽视，CKD 患者活动性结核病的治疗，一方面抗结核药物药代动力学受肾功能状况和透析清除的影响，另一方面随着 GFR 下降、药物蓄积的不良反应增加，治疗方案（药物种类、药物剂量、给药间隔、疗程等）可遵照 NICE 和 WHO 指南，并根据肾功能调整抗结核药物的剂量。

血流感染大多发生于存在慢性基础疾病的患者，严重者出现为低血压、休克、多脏器功能障碍甚至死亡。医院内血流感染最常见的病原依次为大肠埃希菌、凝固酶阴性葡萄球菌、金黄色葡萄球、肺炎克雷伯菌、铜绿假单胞菌及鲍曼不动杆菌。对于血液透析患者导管相关的血流感染分析则发现，第一位致病菌为金黄色葡萄球菌。CKD 患者腹腔留置导管、血液透析导管、中心静脉导管、动静脉内瘘、人造血管内瘘、肾移植手术过程中留置引流管等均增加了血流感染的风险。尿路感染也是 CKD 患者的主要感染类型之一，尿路感染临床表现为尿频、尿急、尿痛等尿路刺激症状，而透析患者多为无尿或少尿，感染时缺乏特异性症状，可能导致诊断延误，需要临床仔细鉴别。

CKD 合并 PEW 患者存在多种机制导致的免疫功能受损，因而各种感染发病率高且成为住院和死亡的主要病因之一。CKD 合并感染诊治成功的关键在于早期病原学诊断及尽早开始的经验性的病原学治疗。

五、合并 CKD-MBD

慢性肾脏病-矿物质和骨异常（CKD-MBD）作为 CKD 合并 PEW 常见的并发症之一，严重影响着 CKD 患者的预后和透析患者的预后。CKD-MBD 是由慢性肾脏病导致的矿物质及骨代谢异常综合征，临床上出现以下一项或多项表现：① 钙、磷、PTH 或维生素 D 代谢异常；② 骨转化、矿化、骨量、骨线性生长或骨强度异常；③ 血管或其他软组织钙化。由于 CKD-MBD 可以发生于 CKD 的不同阶段，其表现也各不相同，因此 CKD-MBD 的定义并不局限于上述，其诊断也应根据实际情况加以判断。

CKD-MBD 的发病机制十分复杂，涉及肾脏、甲状旁腺、血管、骨、肠道等器官的病理生理改变和分子机制，许多机制尚未完全明了。在 CKD-MBD 发病机制中，核心是高磷血症的发生，血磷升高可以：① 导致血清中矿物质代谢失衡，进而降低了机体调节矿物质处于溶解状态的能力，使矿物质沉积的阈值降低，同时增高钙磷乘积，形成不溶性磷酸钙，易于在心血管和软组织内沉积；② 干扰 PTH 和 $1,25(OH)_2D_3$ 代谢，导致肾性骨营养不良；③ 抑制肾脏 1α-羟化酶的活性，降低血 $1,25(OH)_2D_3$ 水平，诱发低钙血症，刺激甲状旁腺细胞增生，促进甲状旁腺功能亢进。其次，血清 25(OH)D 的水平进行性降低、肾脏和肾外吸收 25(OH)D 障碍决定了肾脏和肾外骨化三醇合成减少，导致活性骨化三醇水平降低，影响 VDR 的自分泌/旁分泌作用，逐步导致钙磷调节失衡，矿物质代谢紊乱，CKD-MBD 的发生。另外，FGF-23/Klotho 通过抑制高磷血症的发生发展，拮抗 PTH 作用，抑制骨质生成和骨外钙沉积来纠正机体矿物质代谢紊乱，但是其中尚有许多机制尚未明确，有待进一步研究。

积极预防和治疗 CKD-MBD 的措施主要包括：降低高血磷，维持正常血钙；控制继发性甲状旁腺功能亢进；预防和治疗血管钙化。KDIGO 指南建议，如果 CKD 患者血 iPTH 水平超过目标值后首先应评估是否存在高磷血症、低钙血症及维生素 D 缺乏，优先考虑控制血磷和血钙失衡。因此，临床上应先控制高磷血症及维持血钙水平达标，如果 iPTH 仍然没有达到目标值，则可以采用活性维生素 D 及其类似物以及拟钙剂等药物治疗；iPTH 严重升高且不能通过上述措施控制者，需要采用甲状旁腺切除术治疗。

高磷血症可以加速心血管钙化，也是 SHPT 发生、发展的重要因素，则高磷血症的治疗至关重要，慢性肾脏病（CKD）高磷血症的管理强调"3D"治疗模式，即饮食、药物和透析的个体化综合治疗。CKD 3~5 期非透析患者及血磷超过正常范围或 CKD 5D 期患者，血磷超过目标值，建议首先限制饮食磷摄入（800~1 000 mg/d）。含钙的磷结合剂虽然已广泛使用多年，但是此类药物如碳酸钙、醋酸钙等可促进血管钙化、心瓣膜钙化等不良事件发生，增加死亡率。因此，当患者存在反复出现高钙血症、血管钙化、低动力型骨病及低 PTH 血症时，不推荐使用含钙的磷结合剂。目前常用的非含钙磷结合剂目前包括司维拉姆和碳酸镧，新型磷结合剂司维拉姆是一种阳离子聚合物，盐酸/碳酸司维拉姆的降磷效果不仅与含钙的磷结合剂相同，且有降低血脂、减少炎症、降低尿酸、减少氧化应激及改善骨病等作用且不易导致高钙血症。含铁的磷结合剂可以促进消化道排磷、降低血磷而不增加血清钙和钙磷乘积，同时可以纠正缺铁性贫血，近年来被证实可有效控制 CKD 患者的血磷水平。近来有研究发现烟胺和烟酰胺能抑制动物小肠上的 NPT，从而降低血清磷水平，因此烟酸和烟酰胺可能成为治疗伴有高脂血症的终末期肾脏病患者高磷血症的理想药物。坦帕诺是一种钠氢交换蛋白 3（sodium/hydrogen exchanger isoform 3，NHE3）的抑制剂，坦帕诺抑制磷吸收的作用机制为通过抑制 NHE3，一过性增加肠道内衬细胞中的细胞内氢离子浓度，导致紧密连接蛋白构象变化，从而降低对细胞旁磷转运的通透性；而该效应对其他离子或营养素的吸收无明显影响，它为治疗高磷血症提供了一种新的选择。

活性维生素 D 及其类似物 / 拟钙剂可以有效降低 PTH 水平，控制 SHPT，如果 iPTH 在目标范围内快速增加或者降低，应开始或调整活性维生素 D/拟钙剂治疗剂量，以避免 iPTH 超出目标范围。另外，使用活性维生素 D 及其类似物或拟钙剂必须定期检测血磷与血钙浓度，以免出现药物引起的钙磷代谢紊乱。

甲状旁腺切除术是指切除全部或部分甲状旁腺，减少甲状旁腺激素的合成及释放，以达到控制甲状旁腺亢进的作用，多用于难治性甲状旁腺亢进症。甲状旁腺切除手术方式主要有三种：甲状旁腺全切除 + 自体移植术（PTX+AT）、甲状旁腺次全切除术（sPTX）和甲状旁腺全切除术（tPTX）。

血管钙化的危险因素种类繁多，大致可分为传统危险因素和 CKD 相关危险因素。传统危险因素是临床上常见的可能导致血管钙化的原因，可见于正常人，也可见于 CKD 患者，包括吸烟、高龄、高血压、糖尿病、高脂血症等。CKD 相关危险因素是仅见于 CKD 患者的可能导致血管钙化的原因，多与 CKD-MBD 导致的机体矿物质代谢紊乱有关。这些因素是引发并加剧血管钙化的重要因子，也是预防血管钙化的重要靶点。近年来，临床研究陆续发现与 CKD-MBD 患者血管钙化的发生发展相关的其他因素，包括 PEW、药物使用、微炎性反应状态等，在临床上患者治疗方案制订时应予以关注。

CKD-MBD 是一种代谢紊乱性综合征，涉及骨、肾等全身各个脏器，治疗也必须针对全身代谢紊乱情况和各个脏器的病变情况。降低高血磷，维持正常血钙是 CKD-MBD 治疗的核心，血磷、血钙的正常是患者长期生存的保障；控制继发性甲状旁腺功能亢进是治疗的关键，有利于控制 PTH 过高引发的全身各器官并发症；预防和治疗血管钙化是改善患者预后的重要条件，同时也可以提高患者的生活质量。总的来说，CKD-MBD 具有很大的个体差异性和多变性，因此需要制订符合每个患者的个体化方案是最佳的治疗方式。

（张敏敏）

参 考 文 献

［1］ 中国医师协会肾脏内科医师分会肾性贫血指南工作组 . 中国肾性贫血诊疗的临床实践指南 [J]. 中华医学杂志，2021，101（20）：1463−1502.

［2］ Hoshino J, Muenz D, Zee J, et al. Associations of hemoglobin levels with health-related quality of life, physical activity, and clinical outcomes in persons with stage 3−5 nondialysis CKD[J]. J Ren Nutr, 2020, 30(5): 404−414.

［3］ Heerspink H J L, Strfansson B V, Chertow G M, et al. Rationale and protocol of the Dapagliflozin And Prevention of Adverse outcomes in Chronic Kidney Disease (DAPA-CKD) randomized controlled trial[J]. Nephrol Dial Transplant, 2020, 35(2): 274−282.

［4］ Hiddo J L, Heerspink H J L, Stefansson B V, et al. Dapagliflozin in patients with chronic kidney disease[J]. N Engl J Med, 2020, 383: 1436−1446.

［5］ Pitt B, Filippatos G, Agarwal R, et al. Cardiovascular events with finerenone in kidney disease and type 2 diabetes[J]. N Engl J Med, 2021, 385(24)2252−2263.

［6］ Kidney disease: Improving Global Outcomes(KDIGO) CKD-MBD Update Work Group. KDIGO 2017 Clinical Practice Guideline Update for the Diagnosis, Evaluation, Prevention, and Treatment of Chronic Kidney Disease-Mineral and Bone Disorder (CKD-MBD)[J]. Kidney Int Suppl, 2017, 7(1): 1−59.

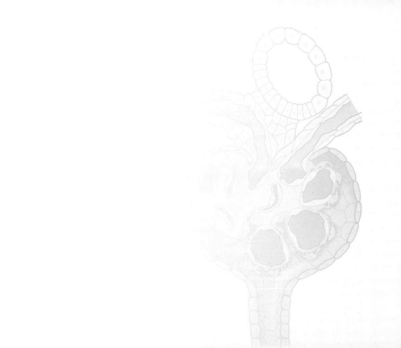

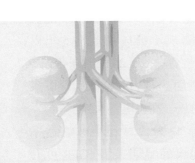

第七章

其他常见特殊肾脏疾病与蛋白质能量消耗

第一节　糖尿病肾病与蛋白质能量消耗

一、糖尿病肾病

（一）糖尿病肾病概述及流行病学

糖尿病肾病（diabetic nephropathy，DN）是糖尿病常见并发症之一。2007 年，美国肾脏病患者预后质量倡议（Kidney Disease Outcome Quality Initiative，KDOQI）指南建议定义为糖尿病肾脏疾病（diabetic kidney disease，DKD），这一临床诊断目前正逐步被临床接受，其中 DKD 包括糖尿病所致的肾脏疾病和糖尿病合并肾小球疾病。本章着重介绍 DN，特指糖尿病所造成的以肾脏损害（包括小球及小管损伤）为主的疾病。

随着肥胖人群的增加、饮食结构及生活方式的改变，全球糖尿病发病率及患病率剧增，根据国际糖尿病联合会估计，2019 年全球 20 ～ 79 岁的成年人中有 4.63 亿人患有糖尿病，预计至 2045 年该类人群将达到 7 亿，2017 年我国 18 岁以上的人群中糖尿病患病率为 12.8%。在患有糖尿病的患者中，其中 1 型糖尿病患者约 30% 发展至 DN，2 型糖尿病患者约 40% 发展至 DN。同时，在欧洲、美国等西方国家或地区，DN 已经成为终末期肾脏病（end stage renal disease，ESRD）的主要病因；在美国 DN 已经成为 ESRD 首位病因，在每年新增需要透析或肾移植患者中约占 46%；在我国各地报道的发病机制各不相同，占所有 ESRD 患者的 25% ～ 60%。因此，DN 不仅危害居民健康也严重造成社会经济负担。

（二）糖尿病肾病临床表现

糖尿病肾病发病机制复杂，临床特征早期为肾小球囊内高压、高灌注、高滤过，进而出现持续性蛋白尿，疾病晚期表现为进行性肾损害进展为 ESRD。既往 Mogensen 分期将 1 型糖尿病中的 DN 分为 5 期，来自中华医学会 2021 年糖尿病肾脏疾病临床诊疗中国指南中推荐，酌情采用 Mogensen1 型糖尿病肾病分期法对 2 型糖尿病肾病进行临床分期。

1. 肾脏表现　糖尿病肾病主要临床表现为蛋白尿。早期阶段为微量蛋白尿（24 小时尿蛋白 30 ～ 300 mg/24 h），常出现于糖尿病起病 5 年以上；晚期阶段表现为显性蛋白尿（24 小时尿蛋白 > 300 mg/24 h），有些患者可表现为"糖尿病肾脏疾病三联征"，即大量蛋白尿、高血压、水肿。

患者第二个主要表现为估算肾小球滤过率（eGFR）持续下降，在疾病早期患者 eGFR 可升高或正常；当患者出现显性蛋白尿后，此时患者 eGFR 开始出现持续下降，最终发展为 ESRD。

糖尿病肾病其他表现比如急性肾损伤，尤其在 CKD 3 期以后，如果患者使用造影剂、反复心力衰竭、感染时，容易在慢性肾功能不全基础上出现急性肾损伤而加速进入 ESRD。

2. 肾外表现　对于 2 型糖尿病肾病的患者，常出现于糖尿病起病 5 年以上，此时患者常同时合并糖尿病导致的其他大血管和微血管并发症，如视网膜病变、冠心病、脑血管病变、周围动脉闭塞等。

糖尿病视网膜病变（diabetic retinopathy，DR）发生在所有的 1 型糖尿病肾病患者和超过 50% 的 2 型糖尿病肾病患者，常表现为微血管扩张、微动脉瘤渗漏及增殖性病变。美国糖尿病学会（American Diabetes Association，ADA）指出，DR 是 DN 患者诊断的重要依据之一。糖尿病持续时间与 DR 患病率和严重程度密切相关，且增殖性 DR 患病率随着尿白蛋白排出量的增加而增加。而我国研究则表明 DR 可作为 2 型糖尿病肾病诊断的重要依据，但并非诊断的必备条件，因为部分患者早期可不伴有视网膜病变。

血管病变包括大动脉病变（动脉粥样硬化、外周动脉闭塞、冠心病）及其他微血管病变的风险。糖尿病患者心血管事件（心肌梗死、猝死、冠心病）、脑血管意外（缺血性发作、脑梗死）等的事件风险发生率明显增加。

（三）糖尿病肾病临床诊断标准

来自中国糖尿病肾病指南指出，符合 ADA 2020 年制定的糖尿病诊断标准，有明确的 DM 病史，同时与尿蛋白、肾功能变化存在因果关系，并排除其他原发性、继发性肾小球疾病与系统性疾病，符合以下任一条诊断标准，可诊断糖尿病肾脏疾病。

（1）随机尿白蛋白 / 肌酐（urinary albumin to creatinine ratio，UACR）≥ 30 mg/g 或尿白蛋白排泄率（urinary albumin excretion rate，UAER）≥ 30 mg/24 h，且在 3～6 个月内重复检查 UACR 或 UAER，3 次中有 2 次达到或超过临界值；排除感染等其他干扰因素。

（2）eGFR<60 mL/(min·1.73 m^2) 3 个月以上。

（3）肾活检符合糖尿病病理改变。

糖尿病导致的肾脏疾病主要病理特征包括肾小球病变、肾小管 / 间质病变及血管病变。肾小球病变包括肾小球基底膜弥漫性增厚、肾小球系膜扩张、Kimmelstiel-Wilson（K-W）结节形成、足细胞足突融合及肾小球硬化，并可见渗出性病变（如肾小囊滴和纤维素帽），以及肾小管萎缩和间质纤维化、不同程度炎症细胞浸润、肾小动脉玻璃样变等。肾小管病变可见肾小管基底膜增厚、间质成分增多、近端肾小管萎缩闭塞、从肾小球脱离。血管病变包括出入球动脉玻璃样变，小动脉内皮下过碘酸－雪夫（periodic acid-Schiff，PAS）染色阳性物质沉积。肾小球病变为糖尿病肾病病理特征性病变。

研究报道显示，糖尿病合并蛋白尿患者仅 6.5%～37.0% 为糖尿病肾病，36.0%～82.9% 为非糖尿病肾脏疾病，还有部分患者为糖尿病肾病合并非糖尿病肾脏疾病。由于糖尿病肾病及非糖尿病肾病的治疗及预后存在差异，若患者出现以下情况时，则需要考虑为糖尿病合并其他肾脏疾病，需完

善肾穿刺活检术明确诊断，从而指导临床治疗。

（1）糖尿病病史小于 5 年。

（2）短时间内出现蛋白尿急剧增多，或短时间出现肾病综合征。

（3）尿检提示"活动性"肾小球源性血尿。

（4）不明原因的 eGFR 快速下降或 ACEI/ARB 治疗后 3 个月内 eGFR 下降超过 30%。

（5）大量蛋白尿但无视网膜病变。

（6）顽固性高血压。

（7）具有系统性疾病的临床表现或实验室检查。

二、糖尿病肾病与 PEW

几乎所有的研究都指出，合并 ESRD 的糖尿病患者中蛋白能量消耗（protein energy wasting，PEW）发病率远高于正常人群；部分研究提出糖尿病可以加速 CKD 患者 PEW 发生。同时，非胰岛素依赖的糖尿病患者存在更高的脂肪率，糖尿病可以用来预测 CKD 患者低肌肉组织指数的发生率。以下将从糖尿病肾病与 PEW 病因、诊断及治疗进展进行详细阐述。

（一）病因发病机制

糖尿病肾病患者糖类摄入不足、胰岛素抵抗、肾脏病导致的代谢性酸中毒是导致这类患者出现 PEW 的主要原因。

1. 营养素摄入不足　PEW 最常见的原因为蛋白质和能量的摄入不足，糖尿病患者本身胃肠道疾病发生率高，当合并 CKD 时，不合理的饮食结构加速这类患者出现营养素摄入不足。

糖尿病肾病患者胃肠道病变导致吸收障碍是营养摄入不足的首要原因。胃肠道病变，如自主神经失调、胃肠激素紊乱、胃肠道组织形态学变化及肠道微生态变化均可能导致营养摄入不足。糖尿病胃肠道病变的可能机制包括高糖对于自主神经的影响，胃泌素、胃动素、胆囊收缩素分泌紊乱；肠道菌群失调导致胃肠道黏膜屏障破坏而导致的胃肠道炎性改变，上述机制共同诱导糖尿病胃肠道病变。

糖尿病胃肠道病变累及食道、胃、肠道全胃肠道，临床表现多种多样。① 食管反流的酸性物质未及时或彻底清除，长此以往会诱发食管功能障碍。② 胃部疾病通常表现为胃轻瘫或消化性溃疡。胃排空迟缓、胃动力障碍、胃蠕动节律紊乱是诱发胃轻瘫的主要因素；激素分泌紊乱、药物及高糖作用导致糖尿病患者常常合并消化性溃疡。③ 腹泻和便秘是糖尿病造成肠道功能障碍的两大表现，其中腹泻者多是因血糖水平控制不良；便秘者因大肠内毒素未能及时清除。④ 如果糖尿病患者出现反复黑便，癌性病变不能排除。

糖尿病肾病营养素摄入不足的第二个原因为摄入的蛋白质无法充分吸收。糖尿病环境下，胃液分泌不足及小肠上皮细胞黏膜屏障障碍导致蛋白质不能在胃部充分水解同时氨基酸在小肠上皮细胞吸收减少；肠道菌群紊乱对未被消化的蛋白质代谢增加更进一步抑制水解后的必需氨基酸。糖尿病肾病患者本身多存在胃肠道动力减弱易发生蛋白质摄入减少，合并糖尿病胃肠道病变由于蛋白质吸收抑制分解增加，更易促进 PEW 发生。

2. 胰岛素抵抗　胰岛素是一种合成代谢蛋白质、脂肪和糖原的激素，胰岛素缺乏或胰岛素抵抗也可能促进 PEW。胰岛素具有促进组织蛋白质合成，抑制蛋白质分解的作用，其中包括对于骨骼肌蛋白的作用。它可在蛋白质合成的各个环节上发挥作用：促进氨基酸通过膜的转运进入细胞；加快细胞核的复制和转录过程；增加 DNA 和 RNA 的生成；作用于核糖体加速 mRNA 翻译过程促进蛋白质合成。

胰岛素主要通过细胞表面的胰岛素受体（insulin receptor，IR）传递信号。胰岛素受体是一种跨膜糖蛋白由两个 α 亚基和两个 β 亚单位构成的四聚体。α 亚基完全裸露在细胞外是受体结合胰岛素的主要部位。β 亚单位的 C 端伸向细胞膜内侧为蛋白激酶结构域，此区含有酪氨酸蛋白激酶活性并有多个酪氨酸残基。胰岛素敏感的组织细胞质内存在胰岛素受体底物（insulin receptor substrate，IRS），IRS-1 主要在骨骼肌中表达。因此，骨骼肌含量与质量直接决定骨骼肌细胞上面的胰岛素受体的质量

与数量。胰岛素减少或胰岛素抵抗时，胰岛素结合 IR 受体酪氨酸残基磷酸化导致 β 亚单位活化减少，抑制 IRS-1 磷酸化；下调磷脂酰肌醇-3 激酶（phosphatidylinositol-3-kinase，PI3K）信号途径，抑制葡萄糖摄取。

胰岛素抵抗是引起 2 型糖尿病的重要发病机制，胰岛素抵抗是指胰岛素作用的靶器官，主要是肝脏、肌肉和脂肪组织对胰岛素作用的敏感性下降和（或）反应性下降，而导致生物功能障碍。胰岛素受体敏感性下降，使其通路受损抑制靶组织（肝脏、肌肉和脂肪组织）葡萄糖摄取、代谢或储存。研究发现，CKD 会加速糖尿病胰岛素抵抗，且 CKD 患者中肝脏葡萄糖摄取正常，但骨骼肌葡萄糖摄取有缺陷。

此外，骨骼肌质量及数量低会直接造成胰岛素受体质量与数量低，导致血糖也就无法顺利进入骨骼肌细胞内部用来合成糖原能量，继而造成血糖摄取下降，血液血糖升高，骨骼肌又由于得不到足量的血糖来供能而衰减，骨骼肌的衰减导致骨骼肌上胰岛素的受体减少和（或）不灵敏而加剧了胰岛素抵抗，如此造成恶性循环。

3. 微炎症及氧化应激等　微炎症状态是指患者没有全身或局部急性的临床感染征象，但存在低水平持续的炎症状态，表现为全身循环中炎症标志蛋白及炎性细胞因子轻度持续增高，具有持续及相对隐匿性的特点，其实质是免疫性炎症持续存在。研究指出，微炎症和营养不良相互并存互为因果，并且微炎症状态为 PEW 进展的重要机制之一，可能的机制为微炎症通过细胞因子引起肌肉蛋白质代谢增加，炎症通路激活促进肌肉蛋白分解及增加静息能量消耗，导致机体消瘦和低蛋白血症。

近年来，越来越多的研究提出微炎症参与 DN 的发病过程，高血糖、胰岛素抵抗、非酶糖基化、氧化应激、血液流变学异常等因素损伤肾脏固有细胞并引起单核细胞（巨噬）细胞的浸润和活化，损伤肾脏细胞及浸润活化炎症细胞释放白细胞介素-1（interleukin-1，IL-1）、白细胞介素-6（interleukin-1，IL-6）、转化生长因子-β$_1$（transforming growth factor，

TGF-$β_1$）、肿瘤坏死因子（TNF-α）、纤溶酶原激活物抑制物（plasminogen activator inhibitor，PAI）等炎症因子水平；同时肾脏固有细胞（足细胞、系膜细胞、小管上皮细胞）炎症相关通路激活，如核因子 κB（NF-κB）、丝裂原活化蛋白激酶（mitogen-activated protein kinase，MAPK）等通路激活，释放的炎症因子及前炎症因子又进一步加重局部及全身的微炎症状态。此外，高糖环境下氧自由基增多，促进炎症因子超敏 C 反应蛋白和炎症因子的释放，激活线粒体和还原型烟酰胺腺嘌呤二核苷酸磷酸氧化酶，扩大氧自由基的产生，形成恶性循环，加重患者体内炎症水平及氧化应激水平。

（二）2 型糖尿病肾病患者 PEW 诊断标准

2 型糖尿病肾病患者 PEW 的诊断标准需要同时符合 DN 与 PEW 的诊断标准。蛋白质能量消耗诊断标准根据国际肾脏病与代谢学会（International Society of Nephrology and Metabolism，ISRNM）专家提出诊断标准，如前所述。其中值得注意的是，诊断重点中列出除一般常用营养不良相关指标外（白蛋白、体重指数），特别包括显示骨骼肌消耗情况（肌肉丢失量），后者则是反映肌肉合成分解代谢异常的情况。

早期发现糖尿病肾病患者 PEW，并准确判断其严重程度，对临床治疗和预后判断非常重要。通过病史询问，DN 患者近期体重及饮食状况，同时定期对于 DN 患者的血清营养标志物及肌肉相关标志物等各项指标进行随访，早期识别 DN 患者 PEW 情况，从而及时制订治疗方案。近些年，众多研究集中于对骨骼肌量下降的准确评价方法探索，如肌肉量评价方法［人体测量学、双能 X 线法（double energy X-ray method，DEXA）及生物电阻抗法等］，通过对于肌肉量的方法更早识别 PEW。

（三）治疗进展

DN 患者 PEW 的治疗包括原发病治疗、营养治疗、运动治疗及新型药物治疗。治疗的目的是增加机体蛋白质合成或减少蛋白质降解，增加能量摄入，改善 DN 患者临床预后。

1. 生活管理　改变生活方式在 DN 及其并发症的预防和治疗中均起到重要作用，其中包括合理的饮食、适当的运动及生活方式改变（戒烟、减重）。饮食将在营养摄入部分着重介绍，本部分着重介绍运动及生活方式改变。

（1）运动：DN 患者生理功能障碍、心肺功能下降和肌肉萎缩等问题随着肾功能下降而日渐突出。长期、规律、适度的运动可减轻体重、控制血糖和血压、改善脂质代谢、提高生活质量，有助于提供 DN 患者生活质量。根据糖尿病肾脏疾病临床诊疗中国指南指出 DN 患者运动前应进行运动康复评估。

2019 年《我国成人 CKD 患者运动康复的专家共识》指出，糖尿病肾病患者如有下列情况应禁止运动训练：① 严重血压异常：血压过高（如血压 >180/110 mmHg）或过低（<90/60 mmHg）；② 心肺疾病：心律失常、不稳定型心绞痛、瓣膜狭窄、严重的心力衰竭、肥厚性心肌病、主动脉夹层及未控制的肺动脉高压（肺动脉平均压 >55 mmHg）等；③ 深静脉血栓的症状：如小腿异常水肿、发红和疼痛；④ 其他：急性全身炎症性疾病、严重水肿及骨关节病等不能配合运动的情况。

可参加的运动类型包括有氧运动、抗阻运动及灵活性训练，如步行、慢跑、骑自行车、游泳、太极拳、广场舞。每次运动的目标时间为 30～60 分钟，可根据患者的个体状况进行调整。运动强度方面，建议 DKD 患者进行中等强度的有氧运动和抗阻运动，但如果 DN 患者如出现以下情况应及时停止运动并就医诊治：① 严重的胸闷、气短、交谈困难；② 头痛、头晕、黑蒙、周身无力；③ 严重心律失常；④ 胸、臂、颈或下颌等部位烧灼痛、酸痛、缩窄感；⑤ 运动相关的肌肉痉挛、酸痛、关节疼痛、尿色加深等。

（2）戒烟及减重：吸烟是 DN 患者肾功能进展的危险因素及心血管疾病发生的危险因素，减少吸烟或戒烟是 DN 患者预防或控制 DN 进展的重要措施。但对于 DN-CKD G 4～5 期患者，减重是否有益尚有争议。

2. 营养支持　限制蛋白质摄入是 CKD 患者的一个重要治疗手段，旨在帮助机体维持相对良好的营养状态，同时减少过多废物在患者体内积聚，并尽可能缓解尿毒症相关症状。值得注意的是，目前关于蛋白质摄入量与优劣的问题，临床研究结果不一，有研究表明，低蛋白质饮食可以延缓肾功能进展，但是不合适的营养摄入会加重 PEW 发生。

因此，对于 DN PEW 的营养改善应包括预防和监测。合理选择日常营养治疗方案依然是首选干预策略。蛋白质摄入在 DN 患者饮食管理中具有重大意义。摄入的蛋白质应以从家禽、鱼、大豆及植物蛋白质等获得的生物学效价高的优质蛋白质为主。2020 年《糖尿病肾脏病诊治专家共识》及欧洲最新指南指出，对于 CKD 1～2 期患者，推荐蛋白质摄入量为 0.8～0.9 g/(kg·d)。对于 G3～4 期患者，在给予优质低蛋白质饮食［0.6 g/(kg·d)］的基础上加用复方 α-酮酸。对于已经明确存在 PEW 的 DN 患者额外口服营养补剂能为患者提供更多的热量和蛋白质，可以获得额外 29.4～42.0 kJ/(kg·d) 热量和 0.3～0.4 g/(kg·d) 蛋白质，进而为营养达标提供有力帮助。

脂肪是除糖类、蛋白质之外的能量供给来源，可产生人体所必需的脂肪酸。2017 年国家卫生健康委员会发布的《CKD 患者膳食指导》提出，CKD 患者每日脂肪供能比为 25%～35%，并建议调整脂肪构成比例，减少饱和脂肪酸和反式脂肪酸，适当提高 ω-3 多不饱和脂肪酸和单不饱和脂肪酸的摄入量。

3. 并发症治疗　CKD 患者常合并酸碱电解质代谢紊乱、肾性贫血、矿物质骨代谢异常，上述并发症的发生会加重患者体内微炎症状态、氧化应激及胰岛素抵抗。积极控制原发病及其并发症是治疗的基础。研究发现肾素-血管紧张素-醛固酮抑制剂（renin-angiotensin-aldosterone system inhibitor，RAASi）及他汀类药物可以一定程度改善 CKD 微炎症状态，有助于减少 PEW。

代谢性酸中毒为 CKD 患者最常见的并发症。代谢性酸中毒可增加支链氨基酸酮酸脱氢酶活性，促进支链氨基酸分解，还可激活促进蛋白质降解各种酶系统，特别是泛素蛋白质降解小体途径，可进一步促使蛋白质分解增加。改善 CKD 患者酸碱平衡紊乱可降低肌肉组织泛素 mRNA 表达，抑制泛素-蛋白酶体系统（ubiquitin-proteasome system，UPS）活化减少蛋白质分解。可选择口服或静脉应用碳酸氢钠纠正代谢性酸中毒，将 CKD 患者血清碳酸氢根水平控制在 24～26 mmol/L。

4. 新型药物治疗　针对 DN PEW 的新型药物治疗与非 DN PEW 药物一致。

（1）激素：雄激素如睾酮等调节机体肌蛋白合成过程，在维持机体骨骼肌总量中起到重要作用。CKD 合并肌少症患者的睾酮水平显著低于非肌少症组。补充睾酮可以减少肌抑素表达，减少肌肉分解及增加肌肉量。另外，近年来有新型选择性雄激素激动剂将进一步减少系统不良反应。人生长激素可以促进胰岛素样生长因子 1（IGF-1）分泌，增加肌肉合成。应用重组人生长激素可以增加血液透析患者瘦体重和生活质量。维生素 D 补充能一定程度改善 CKD 及透析患者的肌力及步行速度。上述药物在 DN PEW 患者指征与非 DN 的 CKD PEW 患者一致，药物本身不另外影响患者血糖水平。

（2）生物制剂：肌抑素是一种肌肉细胞分泌的细胞因子，负性调节骨骼肌生长。动物实验及临床研究均提示，使用肌抑素抗体可以显著改善 CKD 骨骼肌量，显著减少蛋白降解，改善肌肉卫星细胞功能。UPS 活化在 PEW 中起到重要的致病作用。硼替佐米是哺乳动物细胞中 26S 蛋白酶体糜蛋白酶样活性的可逆抑制剂，临床应用于多发性骨髓瘤的治疗。针对生物制剂在 PEW 中的使用还需要更多的 RCT 等临床研究支持。

（四）糖尿病肾病 PEW 防治原则

PEW 在糖尿病肾病患者中常见，罹患 PEW 显著影响 DN 患者的生存质量，显著增加死亡风险。对于特殊人群 PEW 的防治，首先需要进行疾病早期风险因素筛查。根据 PEW 诊断标准，从生化指标、体重指数变化、肌肉量丢失及饮食四个方面进行综合评估。临床上，如果 DN 患者出现前白蛋白下降、食欲减退、肌肉量丢失等临床症状之一，可以给予患者通过营养治疗、生活方式改善等进行早期干预，早期识别及干预是延缓 DN 相关 PEW 的重要措施。新型 DN 相关 PEW 药物值得期待，但仍然需要大量的临床研究证据支持。

（张颖莹）

参 考 文 献

［1］ Siew E D, Ikizler T A. Insulin resistance and protein energy metabolism in patients with advanced chronic kidney disease[J]. Semin Dial, 2010, 23(4): 378−382.

［2］ Nazanin N, Joel D K. Effect of diabetes mellitus on protein-energy wasting and protein wasting in end-stage renal disease[J]. Semin Dial, 2010, 23(2): 178−184.

［3］ Ikizler T A, Cano N J, et al. Prevention and treatment of protein energy wasting in chronic kidney disease patients: a consensus statement by the International Society of Renal Nutrition and Metabolism[J]. Kidney Int, 2013, 84(6): 1096−1107.

［4］ 程东升，汪年松. 糖尿病肾病患者蛋白质−能量消耗诊治进展 [J]. 中国实用内科杂志, 2019, 39（11）, 941−944.

［5］ 中华医学会肾脏病学分会专家组. 糖尿病肾脏疾病临床诊疗中国指南 [J]. 中华肾脏病杂志, 2021, 37（3）: 255−298.

第二节 急性肾损伤与蛋白质能量消耗

一、急性肾损伤概述、流行病学及临床诊断标准

急性肾损伤（AKI）是各种原因引起的肾脏功能在短时间内的突然减退而导致的临床综合征。AKI 是住院患者的重要并发症，发病率占 10%～15%，在 ICU 人群中其发病率甚至可超过 50%。尽管 AKI 病因复杂，但传统上常根据解剖学进行分类，即肾前性、肾性和肾后性。随着越来越多的研究证据支持，考虑到病理生理机制及治疗方案不同，目前更倾向于使用更为具体的临床综合征加以描述，如心肾综合征、肝肾综合征、肾毒性 AKI、脓毒症性 AKI 等。

（一）流行病学

全球 AKI 相关的死亡负担已远远超过了乳腺癌、心力衰竭、糖尿病，在过去的 50 年里，死亡率一直居高不下。一般来说，AKI 的发病率多报道为社区获得性或医院获得的 AKI。在发达国家，AKI 主要是医院获得性的，而社区获得性 AKI 在低收入人群中更为常见。总的来说，在发达国家，AKI 患者往往年龄较大，有多种并发症，并且在病情需要时多可获得重症监护与透析支持。手术后、诊断性干预等医源性因素是发达国家 AKI 的主要原因。然而，在低收入地区，存在许多社区获得的原因，如脓毒症、血容量不足、毒素（动物咬伤、药物）和妊娠。此类患者往往具有相对年轻、不易获得足够的医疗资源等特点。AKI 是常见危重病症，涉及临床各科，有数据显示，重症监护病房发病率为 30%～60%，危重 AKI 患者死亡率可高达 30%～80%，约 50% 重症患者遗留永久性肾功能减退，部分需终生透析，防治形势十分严峻。

在发达国家，AKI 的发生在重症监护室最为普遍，它主要发生在多器官功能衰竭的老年患者身上，死亡率很高。在这种情况下，与 AKI 相关的费用非常高，而且预防也很困难。在过去的几十年里，ICU 中 AKI 的发生率在人口老龄化的地区、国家有所增加。在中低收入国家，AKI 主要作为单一疾病的并发症发生，死亡率为 21%；然而，KDIGO-3 期患者的综合死亡率上升到 42%，需要肾脏替代治疗的患者的死亡率上升到 46%。在中低收入国家，大约 77% 的 AKI 是社区获得的，脱水是最常见的原因；而在发达国家，社区获得的 AKI 占 50%，低血压和休克是主要原因。在全球范围内，AKI 患者的平均年龄为 60 岁，但随着社会经济地位的下降，患者的平均年龄可下降到 50 岁。60% 的 AKI 患者是男性，这可能与女性获得医疗保健的机会有限有关，或者与男性 AKI 的性别相关风险有关。关于 AKI 与种族差异的报道相对较少。在亚洲，印度和马来西亚的心脏手术后 AKI 的风险比中国高。在美国，黑种人妇女与妊娠有关的 AKI 风险大大高于白种人妇女。AKI 发病率存在种族差异，可能涉及多种因素。

AKI 的危险因素包括环境、社会生态和（或）文化因素，以及与护理过程、急性暴露和患者本身有关的因素。环境因素包括不完善的饮用水和废水系统，对传染病的防控不足，以及卫生保健系统资源欠缺。与患者有关的因素可以是可改变的，如血容量不足、低血压、贫血、缺氧和使用肾毒性药物；也可是不可改变的，如慢性肾脏、心脏、肝脏或胃肠道疾病、糖尿病和严重感染和脓毒症；更少见的原因包括对肌红蛋白尿、血红蛋白尿和泌尿系统结石的遗传倾向等。AKI 的其他重要风险因素包括严重疾病、急性感染、脓毒症、疟疾、严重创伤、低血容量、老年、预先存在的 CKD、急性器官衰竭、重大手术（包括心脏手术）。在重症监护

室接触肾毒性药物和机会性感染，恶性肿瘤化疗，肾移植后移植物功能延迟，自身免疫性疾病与急进性肾损伤，胆固醇晶体栓塞和尿路梗阻。在发达国家，尽管严重的 AKI 更经常发生在与医院相关的风险因素中，如重大手术、出血、脓毒症性休克或患有多种疾病的老年患者相关的药物毒性。相比之下，在中低收入国家，社区获得性 AKI 影响的是相对年轻的、既往无基础疾病的人群，其原因是脓毒症、产科并发症或动物毒液致病的概率相对较高。在这些环境中，如果 HIV 感染、汉坦病毒感染、疟疾或登革热疾病的发病率高，也可能引起 AKI 的发生。此外，COVID-19 在全球所有地区都是 AKI 的一个危险因素。

（二）定义的演变与诊断标准

AKI 既往被称为急性肾衰竭。在 20 世纪上半叶，人们对急性肾衰竭的诊断是基于突然的少尿和迅速出现的氮质血症。患者通常死于肾功能严重受损导致的肺水肿、心律失常、消化道出血等。急性肾衰竭的主要原因是脱水、失血性休克、肾小球肾炎和急性中毒。随着使用外源性或内源性标志物（如肌酐）测量肾小球滤过率，使得急性肾衰竭的诊断变得更加容易和准确。急性肾衰竭后期的尸检结果常常显示肾小管细胞的坏死，于是提出了急性肾小管坏死的概念，并逐渐成为急性肾衰竭的同义词。然而，在一些情况下，如脓毒症和休克，尽管肾脏功能严重失调，但几乎没有肾小管坏死。因此，急性肾小管坏死这一术语虽然仍然常用，但在许多情况下可能会产生误导。急性肾衰竭一词也存在着类似的问题。大量的证据表明，即使是轻微的肾功能改变也会导致危重患者的发病率和死亡率升高，因此，衰竭一词似乎并不恰当。2002 年，急性透析质量倡议（Acute Dialysis Quality Initiative，ADQI）工作组对这一临床综合征进行了全新的定义，即急性肾损伤。新的定义基于血清肌酐和尿量，严重程度按照 RIFLE 分为五级（risk，injury，failure，loss，end-stage kidney disease）。在接下来的十年里，各种研究报道了超过 100 万名患者的 AKI 发生率和结果。随着时间的推移，RIFLE 标准

得到了进一步完善与改良，并最终被纳入改善全球肾脏预后组织（Kidney Disease：Improving Global Outcomes，KDIGO）指南。

按照最新国际 AKI 临床实践指南，符合以下情况之一者即可临床诊断 AKI：① 48 小时内血清肌酐升高 ≥ 0.3 mg/dL；② 确认或推测 7 天内血清肌酐较基础值升高 ≥ 50%；③ 尿量减少 [<0.5 mL/ (kg·h)，持续 ≥ 6 小时]（表 7-1）。

表 7-1 急性肾损伤的分期标准

分期	血清肌酐标准	尿量标准
1 期	绝对值升高 ≥ 0.3 mg/dL 或较基础值相对升高 ≥ 50%，但 <1 倍	<0.5 mL/(kg·h)（ ≥ 6 小时，但 <12 小时）
2 期	相对升高≥1 倍，但 <2 倍	<0.5 mL/(kg·h)（ ≥ 12 小时，但 <24 小时）
3 期	升高至 ≥ 4.0 mg/dL 或相对升高 ≥ 2 倍 或开始时肾脏替代治疗 或 <18 岁患者 eGFR<35 mL/ (min·1.73 m^2)	<0.3 mL/(kg·h)（ ≥ 24 小时） 或无尿 ≥ 12 小时

二、AKI 临床表现

肾脏疾病通常是一种沉默无声的疾病。除了尿路梗阻，一般不会引起疼痛或任何特定的体征或症状。因此，AKI 患者可能以两种方式出现。首先，患者可能会出现急性疾病，如脓毒症；或暴露在已知的与 AKI 相关的条件下，如大型手术。因此在理想的情况下，应关注此类患者过去 3 个月内的肾功能评估情况，并且可以通过密切监测血清肌酐或尿量来评估肾功能的变化。其次，患者可能出现持续时间不明的肾功能异常，需要鉴别这种情况是 AKI 还是 CKD，或者两者同时存在。基线肾功能往往需要通过各种临床信息来综合推断，包括病史、肾脏大小、是否有蛋白尿，以及既往血清肌酐的情况。此外，入院后血清肌酐的下降可能表明入院前已经发生 AKI，值得重视。

AKI 的临床表现差异较大，这与疾病的病因和

所处病程有关。临床表现主要包括原发病、AKI 所导致的代谢紊乱及并发症三个方面。急性肾小管坏死（acute tubular necrosis，ATN）是肾性 AKI 最常见的类型，以下以 ATN 为例，介绍 AKI 的临床表现。

（一）起始期

此期患者常遭受一些已知或未知的病因打击，如肾脏缺血、肾毒性物质等，但尚未发生明显的肾实质损伤。此时肾脏血流灌注减低，使 GFR 下降，流经肾小管的原尿减少、流速减慢，导致肾小管对水、钠、尿素氮的重吸收相对增加，从而引发血尿素氮升高、尿量减少及尿比重增高。由于损伤较轻，血清肌酐可能未发生变化或仅有轻微升高。患者常常没有明显的临床症状，临床不易被发现。起始期多为数小时至数天，因病因的不同而存在差异。在此阶段，如能及时采取有效措施，往往可以逆转 AKI 发生。但随着肾小管上皮损伤加重，GFR 逐渐下降，进入进展期。

（二）进展和维持期

此期一般持续 7～14 天，但也可仅持续数天或长达数月。此阶段肾实质损伤已经出现，GFR 进行性下降并维持在低水平。多数患者可出现进行性尿量减少伴氮质血症，血清肌酐水平升高，逐渐出现水、电解质、酸碱平衡紊乱及多种并发症。

典型的 ATN 在此期可以出现少尿，甚至无尿。但也有部分患者并无少尿，在进行性氮质血症阶段每日尿量持续在 500 mL 以上，称为非少尿型 AKI。

AKI 的全身表现包括消化系统症状，如恶心、食欲减退、呕吐、腹胀、腹泻等，严重情况下可发生消化道出血；呼吸系统表现主要是容量过多导致的急性肺水肿和感染的表现；循环系统多由于尿量减少和水钠潴留，出现高血压、心力衰竭、肺水肿的表现，因毒素滞留、电解质紊乱、贫血和酸中毒引起的心律失常及心肌病变；神经系统受累可出现意识障碍、躁动、抽搐、嗜睡、昏迷等尿毒症脑病的表现；血液系统受累可出现出血倾向和贫血的表现。随着 AKI 的进展，甚至可以合并重症感染、多

脏器功能衰竭。

由于患者在此阶段 GFR 明显降低，血清肌酐及尿素氮水平明显升高，两者每日升高的速度取决于机体蛋白质的分解状态。伴有广泛组织创伤、烧伤、严重感染的重症 ATN 患者多存在高分解状态。组织分解代谢极度旺盛，分解产物的产生速度远远超过了残余肾功能的清除速度。此外，热量供给不足、肌肉坏死、出血、感染、高热、糖皮质激素的应用等亦可促进蛋白质高分解。患者可出现明显的水、电解质、酸碱平衡紊乱，特别是高钾血症、严重的代谢性酸中毒、多脏器功能衰竭等。

水、电解质和酸碱平衡紊乱主要表现为水过多、代谢性酸中毒、高钾血症、低钠血症、低钙和高磷血症等。水过多见于水分控制不严格、摄入量或补液量过多，出水量估计不准确的患者。在少尿期因尿液排钾减少，若同时存在高分解状态，可使细胞内钾大量释放，酸中毒又进一步使细胞内钾转移至细胞外，可发生严重高钾血症。高钾血症可无特征性临床表现，严重者可出现房室传导阻滞、窦性静止、室内传导阻滞，甚至心室颤动。AKI 时，由于肾小管泌酸和重吸收碳酸氢根能力下降，酸性代谢产物排出减少，致使阴离子间隙增高，血浆碳酸氢根浓度下降，在高分解状态时降低更多、更快。

（三）恢复期

此阶段肾小管细胞再生、修复，GFR 逐渐恢复正常或接近正常范围。患者出现进行性尿量增多，继而出现多尿，再逐渐恢复正常。进行性尿量增多是肾功能开始恢复的标志。患者血清肌酐开始逐渐下降，但其下降时间点比尿量增多滞后数天。由于多尿期的早期肾脏仍不能充分排出血中氮质代谢产物、钾和磷，故此时仍可发生高钾血症。持续多尿则可发生低钾血症、失水和低钠血症。

根据病因、病情严重程度、多尿期持续时间、并发症和年龄等因素，AKI 患者在恢复时间方面可有较大差异。与 GFR 相比，肾小管上皮细胞功能（溶质和水的重吸收功能）的恢复相对延迟，常需数月。部分患者最终遗留不同程度的肾脏结构和功能损害。

三、AKI 与 PEW

AKI 的重症患者往往合并体内营养及代谢状况的明显改变，出现能量与营养储备丧失，在短期内可迅速出现 PEW。有临床研究显示，在 ICU 患者中，AKI 合并 PEW 的发生率可高达 40%。当营养状况受损时，AKI 患者的住院时间、并发症（脓毒症、出血、心律失常、呼吸衰竭等）发生率会明显增加。并且 PEW 是加剧急性肾功能损害、增加 ICU 患者病死率的重要危险因素。

（一）AKI 患者能量与营养代谢的变化

AKI 患者营养代谢的变化包括原发病导致的代谢变化及肾功能损伤导致的代谢变化两部分。有研究显示，重症 AKI 患者的静息能量消耗（resting energy expenditure，REE）与其他非 AKI 重症患者相比并无明显的不同，能量与营养物质的代谢变化多由肾脏损伤与功能改变导致。

1. **糖类代谢**　AKI 患者存在胰岛素、胰高血糖素清除能力下降，出现胰岛素抵抗与内源性葡萄糖增加。高血糖与高胰岛素程度与 AKI 严重程度密切相关。

2. **脂肪代谢**　重症 AKI 患者体内三酰甘油、极低密度脂蛋白、低密度脂蛋白升高，胆固醇、高密度脂蛋白降低，导致脂肪清除下降，出现高甘油三酯血症。

3. **蛋白质代谢**　高分解代谢是急重症患者蛋白质的代谢特点，AKI 患者表现得更为突出且持续时间更长。蛋白质代谢产生的氨基酸主要用于肝脏合成急性时相蛋白及参与糖异生。AKI 时胰岛素抵抗与代谢性酸中毒均可促进蛋白质分解，氨基酸通过细胞膜转运受损。

4. **电解质与微量元素代谢**　肾小球滤过率的下降导致钾、镁、磷的肾脏清除减少，从而使其血清浓度升高。此外，存在低钙血症，从而影响其多方面的生理功能。维生素与微量元素在代谢、免疫及抗氧化等方面具有重要作用，AKI 患者硒、锌、维生素 C 与维生素 E 明显缺乏，从而增加氧化应激。

（二）AKI 患者发生 PEW 的机制

除上述 AKI 营养代谢变化外，还存在以下因素：

1. **消耗增加**　危重患者多存在高代谢应激状态，三大代谢物质分解代谢异常，增加了营养消耗。例如，机体胰高血糖素、糖皮质激素、儿茶酚胺等高分解代谢的激素增加，炎症因子水平升高，对胰岛素、生长激素及胰岛素样生长因子等敏感性下降，进一步导致蛋白质分解增加，从而造成骨骼肌消耗。

2. **消化道吸收减少**　AKI 患者若出现血浆胶体渗透压下降，胃肠黏膜水肿明显，从而影响营养物质吸收。此外，胃肠蠕动减弱、肠管肿胀，容易导致恶心、呕吐、腹胀等消化道症状，影响摄入。

3. **严格容量管理**　危重肾脏病患者血流动力学稳定性差，血管阻力异常，存在水钠潴留。因此患者需进行严格的容量管理，一定程度地影响了摄入。

4. **饮食限制**　部分 AKI 患者存在慢性肾脏病基础，对蛋白质、钙、磷等营养素的摄入有严格的要求。AKI 会加重慢性肾脏病病情，故在院期间从饮食上控制好原发疾病十分重要。

5. **环境心理因素**　患者缺乏对疾病的认识，易产生焦虑不安等不良情绪，导致食欲减退。有创操作、心电监护等也易导致患者出现紧张综合征、ICU 综合征等问题。

6. CRRT 对能量与营养平衡的影响

（1）热量丢失与能量消耗：首先，CRRT 期间会产生热量的丢失，丢失量主要受 CRRT 温度设定及血流速度影响。其次，CRRT 存在一定程度的生物不相容性，产生炎症反应，从而增加能量消耗。此外，CRRT 置换液中的枸橼酸盐、乳酸盐在体内代谢时可进入三羧酸循环，参与能量代谢。

（2）对营养素代谢的影响：CRRT 可导致中小分子营养素，如葡萄糖、氨基酸、某些维生素与微量元素的丢失增加。葡萄糖的丢失量主要受置换液葡萄糖浓度、置换量与血糖水平的影响。有研究显示，CRRT（滤膜孔径为 20 000～40 000）蛋白质丢失量平均为 1.2～7.5 g/d。但白蛋白由于分子量较大，不能通过传统滤膜，多以短肽和氨基酸的形式丢失。氨基酸分子量小（145），在 CRRT 滤出液中含量可高达 0.25 g/L，丢失总量与每日置换量相关。三酰甘油在血液中主要以脂蛋白形式或与白蛋白结合的形式存在，因此三酰甘油丢失量可以忽略不计，故体内脂肪与外源性补充的脂肪受 CRRT 影响较小。多数维生素与微量元素分子量小，可经滤膜丢失，如维生素 C 丢失量高达 600 μmol/d，叶酸丢失量约为 600 nmol/d，维生素 B1 的丢失量增加 1.5 倍，此外，硒、铬、铜、锌、锰、钙等在 CRRT 期间均有丢失。

（三）AKI 患者 PEW 的诊断

国际肾脏营养与代谢学会（ISRNM）专家组建议，在诊断 AKI 患者 PEW 时应确认四个主要的既定类别：生化标准；低体重、总体脂肪减少或体重减轻；肌肉质量下降；低蛋白质或能量摄入（表 7-2）。专家组同时也建议诊断时可考虑其他的营养和炎症指标，这些可被视为诊断 PEW 的潜在线索（表 7-3）。

表 7-2 AKI 患者 PEW 临床诊断的可使用标准

生化指标
血清白蛋白 <3.8 g/100 mL 血清前白蛋白 <30 mg/100 mL（仅适用于维持性透析患者；其余 CKD 2～5 期患者根据 GFR 水平调整） 血清总胆固醇 <100 mg/100 mL

体重
BMI<23 kg/m² 非预期体重下降：3 个月内下降 >5%，或 6 个月内下降 >10% 体脂百分比 <10%

肌肉量
肌肉量丢失：3 个月内下降 >5%，或 6 个月内下降 >10% 上臂肌围下降：> 参照人群上臂围中位数 10%

饮食
蛋白质摄入不足：透析患者 DPI<0.8 g/(kg·d) 至少 2 个月，CKD 2～5 期患者 DPI<0.6 g/(kg·d) 至少 2 个月 能量摄入不足：DEI<25 kJ/(kg·d) 至少 2 个月

表 7-3 有助于 AKI 患者 PEW 临床诊断的潜在指标

食欲、食物摄入量、能量消耗
食欲评估问卷 基于人口学的饮食评估：食物频率问卷 用间接或直接量热法测量能量消耗

体重与身体成分
基于体重的测量：体重-身高 体内总氮 体内总钾 基于能量束的方法：双能 X 线吸收测量法、近红外线测量法、生物电阻抗测量法和矢量生物电阻抗分析法 水下称重和空气置换称重 肌动蛋白 14 000 片段 微阵列 肌纤维大小 肌纤维类型的相对比例 肌肉碱性可溶性蛋白 肌肉质量 CT 和（或）MRI

实验室指标
血清生化指标：转铁蛋白、尿素、三酰甘油、碳酸氢盐 激素：瘦素、胃泌素、生长激素 炎症指标：C 反应蛋白、白细胞介素-6、肿瘤坏死因子-α、白细胞介素-1、血清淀粉样蛋白 A 周血细胞计数：淋巴细胞计数或百分比

营养评分系统
主观综合性营养评估（SGA） 其他评分工具

四、AKI PEW 防治原则

（一）治疗目标

AKI 患者的营养支持的目标是：① 确保提供最佳的能量、蛋白质和微量营养素；② 保持瘦体重（lean body mass，LBM）；③ 维持营养状况；④ 避免进一步的代谢紊乱；⑤ 促进伤口愈合；⑥ 支持免疫功能；⑦ 减少死亡率；⑧ 减轻炎症状态；⑨ 改善氧自由基清除系统和内皮功能。

需要强调的是，由于 ICU 中的 AKI 通常是一种高代谢状态，通过增加瘦体重达到正氮平衡可能不是一个现实的目标。事实上，危重患者的蛋白质分解是多因素的，在大多数情况下，它不能简单地通过营养支持来抵消。

（二）AKI 患者营养供给

在 AKI 患者中，通过间接量热法测量的能量消耗很少超过 Harris-Ben-Edict 方程计算的基础能量消耗（BEE）的 1.3 倍［非蛋白质 20～25 kcal/(kg·d)］。事实上，营养需求似乎更取决于基础疾病的严重程度、原有的营养状况和急／慢性并发症，而不是 AKI 本身的存在。

接受 CRRT 治疗的 AKI 患者的蛋白质分解代谢率为 1.4～1.8 g/(kg·d)。因此，至少在理论上每天需要摄入至少 0.25 g 氮（作为必需和非必需氨基酸），以达到较少的负氮或接近正氮平衡。此外，还应额外摄入 0.2 g/(kg·d)，以补偿治疗过程中的氨基酸丢失，特别是在使用高通量滤器和（或）高效 RRT 模式时。在一些 AKI 患者中，即使能量摄入是最佳的，也不能简单地通过增加蛋白质或氨基酸摄入量超过 0.25～0.3 g 氮 /(kg·d) 来克服高分解率。目前仍然缺乏关于 AKI 重症患者中高蛋白质摄入量饮食的有力证据。

关于 AKI 患者的最佳热氮比仍不十分明确，通常推荐危重患者的热氮比为（100～120 kcal）：1 g N。事实上，当蛋白质摄入量超过 1.5 g/(kg·d) 时，增加能量供给超过非蛋白质 30 kcal/(kg·d)，并不能改善氮平衡；相反，在临床上可以观察到更严重的

代谢并发症，表现为高甘油三酯血症、高血糖症和高容量。

对于相对非高代谢性 AKI 患者来说，如果不需要 CRRT，并且有可能在几天内恢复肾功能（如药物毒性、造影剂肾病等），可以在短时间内给予较低的蛋白质摄入量［最多 0.8 g/(kg·d)］，但前提是至少给予 30 kcal/(kg·d) 热量。在所有其他情况下，特别是当可能需要 CRRT 时，不应减少蛋白质的摄入。

脂肪摄入量应占非蛋白质总能量供应的 30%～35%。在肠外营养的情况下，可以通过给予患者 0.8～1.2 g/(kg·d) 的 10%～30% 的脂质乳剂。为了避免高胰岛素血症，脂质乳剂应在 18～24 小时内输注，当胰高血糖素超过 400 mg/dL 时停止补充。

在 AKI 中，微量元素（具有调节免疫和抗氧化功能的基本微量元素）的水平可能低于正常水平。这可能是由于许多共存的因素，如急性期反应、营养摄入、CRRT 清除等。因此，AKI 患者有微量元素消耗的风险。一般来说，每天补充标准剂量的肠外多微量元素，可获得足够的微量元素，以克服 CRRT 的损失量。然而，目前没有数据显示标准剂量的多微量元素补充是否能给 CRRT 患者提供最佳剂量的微量元素。

（马　帅）

参 考 文 献

［1］王海燕.肾脏病学 [M]. 3 版.北京：人民卫生出版社，2008.

［2］林果为，王吉耀，葛均波.实用内科学 [M]. 15 版.北京：人民卫生出版社，2017.

［3］Fiaccadori E, Sabatino A, Barazzoni R, et al. ESPEN guideline on clinical nutrition in hospitalized patients with acute or chronic kidney disease[J]. Clin Nutr, 2021, 40(4): 1644−1668.

［4］Fouque D, Kalantar-Zadeh K, Kopple J, et al. A proposed nomenclature and diagnostic criteria for protein-energy wasting in acute and chronic kidney disease[J]. Kidney Int, 2008, 73(4): 391−398.

［5］Fiaccadori E, Maggiore U, Cabassi A, et al. Nutritional evaluation and management of AKI patients[J]. J Ren Nutr, 2013, 23(3): 255−258.

［6］MacLaughlin H L, Friedman A N, Ikizler T A. Nutrition in kidney disease: core curriculum 2022[J]. Am J Kidney Dis, 2022, 79(3): 437−449.

第三节　透析与蛋白质能量消耗

透析人群中通常会存在蛋白质营养和代谢的紊乱。2009 年，国际肾脏营养与代谢学会推荐使用蛋白质能量消耗（PEW）综合征来描述透析患者身体蛋白质量和能量储备丢失。PEW 综合征在透析人群中发生率高，包括 2 个部分：蛋白质消耗（躯体、内脏及血清）和能量消耗（以脂肪贮备减少为主）。

透析人群中 PEW 的发病机制较为复杂，包括饮食摄入的减少、炎症状态、高分解代谢状态、代谢性酸中毒等。

一、饮食摄入的减少

情绪异常和精神状态会直接影响饮食的摄入，临床数据显示35%～50%的终末期肾脏病患者存在厌食。另外，血液透析患者透析不充分时，会出现食欲减退和味觉改变，也会影响饮食摄入，因此提高透析充分性可以改善患者的营养状态，减少蛋白质分解。一项研究显示，3 个月期间透析剂量 Kt/V 从 0.82 增至 1.32 时，蛋白质分解代谢率（PCR）从每日 0.81 g/kg 增至 1.02 g/kg，这表明蛋白质摄入增加和营养更佳。然而，超过推荐的透析剂量并不影响蛋白摄入，Frequent Hemodialysis Network 数据显示，与常规每周透析 3 次相比，更高的透析频率并未增加蛋白摄入。对于腹膜透析患者而言，腹腔中的透析液的存留、胃排空减慢、腹膜透析液高糖引起的食欲减退可能都会加重患者饮食摄入的减少。

二、炎症状态

透析人群体内的炎症状态和 PEW 密切相关，炎症会增加能量消耗，并且促炎因子和氧化应激都可能参与 PEW 的发病。

三、高分解代谢

透析人群中普遍存在高分解代谢。一项研究检测了 CKD 患者的静息能量消耗（resting energy expenditure，REE），其中包括15 例晚期 CKD 患者、15 例长期维持性血液透析患者和 10 例腹膜透析患者，研究结果发现 CKD 透析及非透析患者的 REE 比正常及肥胖人群预期值高出 10%～20%，并且与未透析的 CKD 患者相比，血液透析和腹膜透析患者的 REE 更高。

四、代谢性酸中毒

透析人群都有不同程度的代谢性酸中毒。血液透析和腹膜透析患者的临床研究均表明代谢性酸中毒可能促发蛋白质水解，而纠正代谢性酸中毒能够减少蛋白质水解，可能对患者有益。一项随机对照试验纳入了 200 例新开始持续不卧床腹膜透析（continuous ambulatory peritoneal dialysis，CAPD）患者，比较了高乳酸盐（40 mmol/L）或低乳酸盐（35 mmol/L）碱性透析液治疗对患者营养代谢的影响。治疗一年时，高乳酸盐透析组患者体重增长 6.1 ± 0.7 kg 明显高于低乳酸盐透析组 3.7 ± 0.6 kg，并且在本研究中还观察到高乳酸盐透析组患者的上臂围增长更大。

五、透析相关因素

在血液透析治疗过程中，某些复用操作也会增加透析液蛋白质流失。据报道，漂白剂处理过的聚砜膜透析器被重新利用时，一次血液透析就会流失高达 20 g 蛋白质。而在腹膜透析治疗中，蛋白质经腹膜透析液丢失而进入透析液也可能会导致或加重营养不良，腹膜透析液蛋白质丢失率常高达 8 g/d，腹膜高转运患者中通常最高。当腹膜透析患者发生腹膜炎时，会有更多的蛋白质丢失进入透析液。

透析人群中 PEW 综合征的评估主要包括膳食评估、体格检查和实验室检查。通过每月询问患者的饮食状态评估膳食的情况，需要注意有无消化道症状和体重变化。体格检查包括评估有无水肿、容量评估、计算 BMI 并关注 BMI 的变化、测量皮褶厚度或上臂中点臂围等。实验室检查主要检查客观指标，需要定期评估血清白蛋白和透析前后的尿素氮水平，并通过尿素氮（BUN）来计算 PNA。血清白蛋白水平被广泛用于评估 CKD 透析人群的营养状态，其通常与膳食蛋白质摄入的改变相关，并且是有力的结局预测指标之一。然而，非营养因素（如炎症、急慢性感染等）也会直接影响血清白蛋白的水平，给临床评估带来了难度。BUN 和 PNA 也是临床评估营养不良的常用指标，营养不良患者的 BUN 常会逐渐下降，临床研究也观察到透析前 BUN 水平较低的患者死亡率更高。同样，BUN 除了受到蛋白质摄入量影响，还与残肾功能、透析充分性相关，临床评估时也需要综合考虑患者的多种因素。PNA 是通过连续两次血液透析之间的透析后和透析前 BUN 浓度来计算的。如果患者并不处于显著的负氮或正氮平衡（既非分解代谢，也非合成代谢状态），且残余肾功能不强，那么连续两次血液透析之间的 BUN 升高速率可反映膳食氮摄入量。

对于透析人群中 PEW 综合征的治疗需要全面评估后综合整体决定治疗策略。透析人群 PEW 综合征的治疗总体与非透析 CKD 患者相似，主要循证医学证据关注透析充分性和额外的营养补充剂。首先，评估并优化透析处方。如果患者未达到最低目标 Kt/V，需要调整透析处方以增加透析充分性。如果患者已达到最低目标 Kt/V，通常不会增加透析剂量，因为循证证据显示维持高于公认标准的 Kt/V 并不能改善患者的营养指标。其次，营养补充剂可被用于透析合并 PEW 患者。目前市面上可以购买到专门为 ESRD 患者配制的营养补充剂，其特点是低钾和富含营养素，可以提供足够的热量和蛋白质，并最大限度降低高钾血症和液体过剩的风险。目前口服营养补充剂和血液透析患者临床预后的研究尚不足。目前一项随机临床研究探讨了透析患者补充蛋白质对死亡率的影响，该研究发现透析中肠外营养与口服蛋白质补充剂相比，两组患者的 PNA 随着体重及血清白蛋白增加而增加，但两组的死亡率无统计学差异。在其他血液透析患者观察性的研究中，研究发现口服营养补充剂可以改善血液透析患者的生存情况，患者平均随访 14 个月期间，蛋白质补充剂组的死亡率降低了 29%（HR 0.71，95% CI 0.58～0.86）。此外，还有一些其他的治疗手段治疗 PEW 综合征，抗阻训练或使用人生长激素，可以针对性干预降低脂肪量但保留或增加肌肉量防止透析患者发生 PEW 综合征。

综上所述，透析人群是 PEW 综合征的高发人群，患者通常合并多种合并症，尿毒症并发症和不充分透析都可能会加重 PEW 综合征，需要综合评估决定治疗方案。对于透析人群 PEW 综合征的治疗，强化营养和提高透析充分性是最主要的手段，一些新型的治疗方案还需要更多临床研究去进一步验证。

（陈孜瑾）

参 考 文 献

［1］ Fouque D, Kalantar-Zadeh K, Kopple J, et al. A proposed nomenclature and diagnostic criteria for protein-energy wasting in acute and chronic kidney disease[J]. Kidney Int, 2008, 73: 391.

［2］ Beddhu S, Kaysen G A, Yan G, et al. Association of serum albumin and atherosclerosis in chronic hemodialysis patients[J]. Am J Kidney Dis, 2002, 40: 721.

［3］ Kalantar-Zadeh K, Kilpatrick R D, Kuwae N, et al. Revisiting mortality predictability of serum albumin in the dialysis population: time dependency, longitudinal changes and population-attributable fraction[J]. Nephrol Dial Transplant, 2005, 20: 1880.

[4] Cano N J, Fouque D, Roth H, et al. Intradialytic parenteral nutrition does not improve survival in malnourished hemodialysis patients: a 2-year multicenter, prospective, randomized study[J]. J Am Soc Nephrol, 2007, 18: 2583.

[5] Castaneda C, Gordon P L, Parker R C, et al. Resistance training to reduce the malnutrition-inflammation complex syndrome of chronic kidney disease[J]. Am J Kidney Dis, 2004, 43: 607.

[6] Feldt-Rasmussen B, Lange M, Sulowicz W, et al. Growth hormone treatment during hemodialysis in a randomized trial improves nutrition, quality of life, and cardiovascular risk[J]. J Am Soc Nephrol, 2007, 18: 2161.

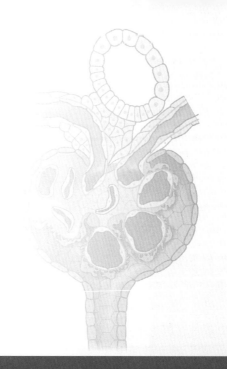

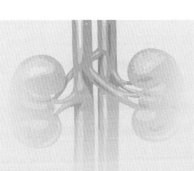

第八章

儿童慢性肾脏病蛋白质能量消耗

第一节 儿童慢性肾脏病概况

慢性肾脏病（CKD）是指肾脏损伤（肾脏结构或功能异常）≥3个月，有或无肾小球滤过率（GFR）下降。终末期肾脏病（ESKD）属于CKD 5期，是由多种肾脏疾病引起的慢性持久性肾功能减退，是危及儿童生命的重要疾病之一。儿童CKD可发生于任何年龄，在北美儿科肾脏移植合作研究（NAPRTCS）登记系统中，共纳入7 000多名CKD儿童，研究显示初诊CKD时年龄<12个月占15%，12～23个月占5.2%，2～6岁占15.7%，6～13岁占32.1%，13～18岁占28.3%，18～21岁占3.7%，男性儿童的发病率高于女性。

一、流行病学

目前全球范围内儿童慢性肾脏病的发病率为14.9/100万～118.8/100万，终末期肾脏病（ESKD）为4.9/100万～38.7/100万。不同种族不同国家报道也有差异，来自拉丁美洲不同国家的CKD流行病学研究显示，发病率差异很大，新发病例为2.8/100万～15.8/100万。来自欧洲不同国家的发病率报道较为接近，其中CKD 3～5期发病率为11/100万～12/100万，CKD 4～5期发病率为8/100万。而在卫生资源最有限的撒哈拉以南非洲，多项单中心研究显示当地CKD发病率非常低，1/100万～3/100万。北美儿科肾脏移植合作研究（NAPRTCS）和澳大利亚和新西兰透析及移植（ANZDATA）两大登记系统数据表明，少数族裔人群的CKD风险升高。在北美洲，黑种人儿童的CKD发病率为白种人的2～3倍。在澳大利亚和新西兰，14岁以上的本土人群中ESKD的发病率显著高于非本土人群。但由于我国人口基数大，各地医疗水平分布不均，在CKD诊治上存有地区差异，现尚缺乏我国CKD儿童的患病率资料。

二、临床表现

儿童CKD的临床表现取决于基础疾病和肾脏损害的严重程度，基础疾病主要分为肾小球疾病和非肾小球疾病。如果患儿存在肾外表现或发育异常等，常提示存在与肾脏相关的遗传性疾病，如遗传性肾炎（Alport综合征）、眼脑肾综合征（Lowe综合征）等。

肾小球疾病引起的儿童CKD较非肾小球疾病通常会出现更早、更明显的临床症状和体征。临床可出现血尿、蛋白尿、水肿、高血压等。继发性肾小球疾病还可出现与原发病相关的全身性症状和表现，如狼疮性肾炎、ANCA相关性血管炎等，可出现发热、皮疹、关节痛、肺出血等临床表现。

非肾小球性疾病引起的CKD通常累及肾小管和肾间质，主要包括先天性肾脏和尿路畸形（congenital anomalies of the kidney and urinary tract, CAKUT）、肾脏囊性病变等。其中先天性肾脏和尿路畸形（CAKUT）在儿童CKD病因中最为常见，约占60%。但是这类CKD患儿在疾病早期症状较为隐匿，大多数患儿因为泌尿道感染或其他原因行影像学检查发现。部分患儿早期可表现为多尿、生长发育不良或反复的泌尿系统感染等。

此外，儿童CKD的临床表现与慢性肾功能不全的严重程度密切相关。随着慢性肾脏病的进展，除肾内症状外，患儿可逐渐出现贫血、生长发育不良、代谢性酸中毒、高血压、骨和矿物质异常等相关症状。ESKD期临床表现更为严重，可出现严重的电解质紊乱和代谢性酸中毒等，危及生命。

三、病理类型

如果临床考虑肾小球疾病所致的CKD或是病因不明的CKD患儿通常需要进行肾活检。儿童

CKD 可表现为各种病理类型，如局灶节段性肾小球硬化、新月体性肾小球肾炎、膜性肾病、膜增生性肾小球肾炎、增生硬化性肾小球肾炎和硬化性肾小球肾炎、肾小管疾病和肾间质疾病等。

（一）局灶节段性肾小球硬化（FSGS）

局灶节段性肾小球硬化是 CKD 儿童常见的病理损伤类型之一，病因多种多样，如原发性肾病综合征激素耐药患儿，病理可表现 FSGS；各种继发性肾小球疾病如 IgA 肾病、紫癜性肾炎、狼疮性肾炎等，病理也可表现为 FSGS，继发性 FSGS 是多种肾小球疾病的一个发展阶段；遗传性疾病如 *WT1*、*NPHS1*、*NPHS2* 等多种基因突变，病理也可表现为 FSGS。FSGS 主要表现为光镜下局灶分布的节段性硬化的肾小球，可伴数量不等的球性硬化的肾小球。此外，可见节段毛细血管腔闭塞、球囊粘连，肾小管菱灶性萎缩，肾间质灶性淋巴和单核细胞浸润，小动脉管壁增厚。根据肾小球组织学病理改变类型，

2004 年哥伦比亚分型将原发性 FSGS 分为 5 型：① 顶端型：病变位于肾小球的尿极，该部位出现节段性硬化，受累节段可疝入近段肾小管，此外可见足细胞肿胀肥大，形成泡沫样细胞。② 细胞型：受累小球以内皮细胞和系膜细胞增生、足细胞或壁层上皮细胞增生肥大及空泡变性为特点，甚至形成假新月体。病变毛细血管内可见巨噬细胞、中性粒细胞浸润，常伴核固缩、核碎裂。③ 门周型：病变部位位于肾小球血管极附近，常有玻璃样变性，肾小球肥大、球囊粘连。④ 塌陷型：至少一个肾小球呈节段性或球性塌陷，伴有足细胞增生和肥大，胞浆呈泡沫状，多层的足细胞局部增生围绕在皱缩的毛细血管袢周围，形成假新月体。⑤ 非特异型：病变肾小球特点不能归入上述任何一型。肾小球系膜细胞可有增生，但一般无足细胞增生。继发性 FSGS 除以上光镜特点外，还伴有其他多种与原发病相关的病理表现，如毛细血管袢纤维素样坏死、新月体等。免疫病理学和电镜检查无特异性（图 8-1）。

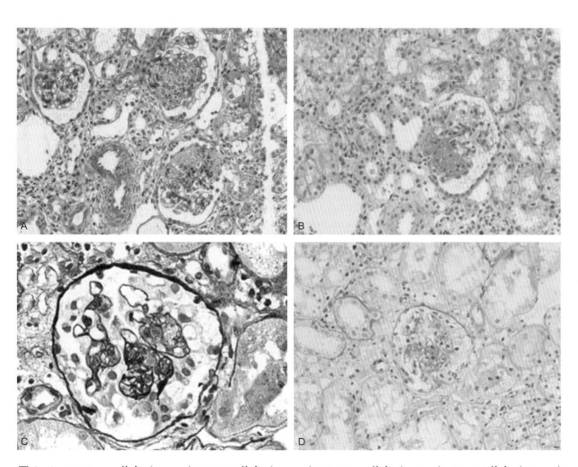

图 8-1　A. Masson 染色（×200）；B. PAS 染色（×200）；C. PASM 染色（×200）；D. PAS 染色（×200）

（二）新月体性肾小球肾炎

光镜下表现为超过 50% 的肾小球有新月体形成，病变肾小球毛细血管袢严重破坏，可见节段性纤维素样坏死，后期也可见基底膜断裂。细胞性新月体、细胞纤维性新月体、纤维性新月体可混合存在。肾小管、肾间质和肾血管均可受累。依据免疫病理和电镜检查，新月体性肾小球肾炎可分为抗 GBM 抗体型，免疫复合物介导型和寡免疫复合物介导型。多种原发性和继发性肾小球肾炎均可进展至新月体性肾小球肾炎，如狼疮性肾炎、IgA 肾病等。在寡免疫复合物介导的新月体性肾小球肾炎中，ANCA 相关性血管炎是最常见的病因（图 8-2）。

（三）膜性肾病

原发性肾脏病如激素耐药型肾病综合征患儿可表现为膜性肾病，此外，继发性肾脏病如狼疮性肾炎、乙型肝炎病毒相关性肾炎等也可表现为膜性肾病。光镜下主要表现为肾小球基底膜弥漫性增厚，可见典型的钉突及空泡形成，甚至可见到假双轨样病变。免疫病理学检查见 IgG 和补体 C3 沿肾小球毛细血管壁呈细颗粒状强阳性沉积，这是膜性肾病典型的病理表现。电镜下的表现和光镜相对应，可见肾小球基底膜弥漫性增厚，上皮下电子致密物沉积（图 8-3）。

（四）膜增生性肾小球肾炎

光镜下可见弥漫性肾小球体积增大、细胞数增多，毛细血管袢呈分叶状。可见系膜细胞和基质中至重度增生，沿内皮细胞下向毛细血管壁广泛插入，导致毛细血管壁弥漫增厚，管腔狭窄或闭塞，PASM 染色下可见基底膜呈"双轨"状。

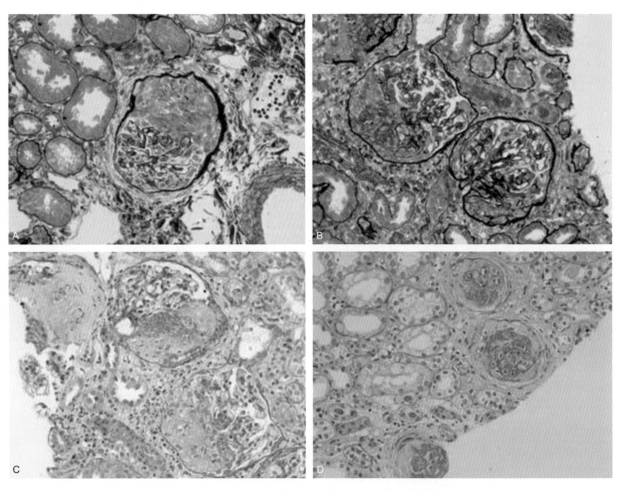

图 8-2　A、B. PASM 染色（×200）；C、D. PAS 染色（×200）

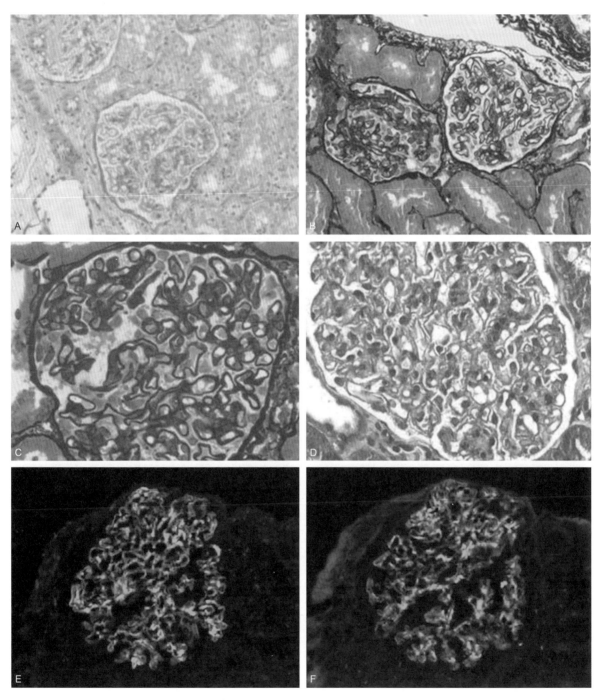

图 8-3　A. PAS 染色（×200）；B. PASM 染色（×200）；C. PASM 染色（×400）；D. Masson 染色（×400）；E. IgG（免疫荧光染色，×200）；F. C3（免疫荧光染色，×200）

此外，可见节段硬化、毛细血管袢坏死等病变。肾小管、肾间质和肾血管均可受累。典型的免疫病理检查表现为 IgG 和补体 C3 在肾小球系膜区和毛细血管壁呈颗粒样或团块状强阳性沉积，可似花瓣状。电镜显示肾小球系膜细胞和基质增生、并向内皮下间隙长入，系膜区可见颗粒或团块状

电子致密物沉积，基底膜不规则增厚（图 8-4）。

（五）增生硬化性肾小球肾炎和硬化性肾小球肾炎

如 50% 以上的肾小球呈球性硬化，其余肾小球表现为增生和节段性硬化，称为增生硬化性

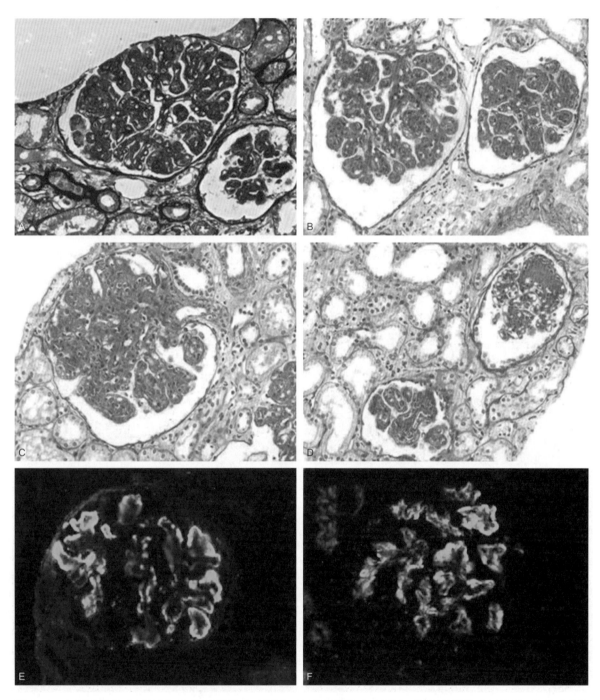

图 8-4　A. PAS 染色（×200）；B. PAS 染色（×200）；C. PAS 染色（×200）；D. PAS 染色（×200）；E. IgG（免疫荧光染色，×200）；F. C3（免疫荧光染色，×200）

肾小球肾炎；如 75% 以上的肾小球呈球性硬化，称为硬化性肾小球肾炎，是儿童 CKD 进展的终末阶段。光镜下除肾小球病变严重外，可伴严重的肾小管间质和血管病变，如肾小管萎缩，间质纤维化，入球小动脉管壁增厚、玻璃样变性等（图 8-5）。

（六）肾小管疾病和肾间质疾病

由于肾小管和肾间质的结构密切，两者的病变常互为因果，时常难以从形态学上进行鉴别，因此也可统称为肾小管间质病变。肾小管主要的病变类型可表现为肾小管变性、坏死、萎缩、管型等。肾间质病变包括水肿、炎症细胞浸润、纤维化等（图 8-6）。

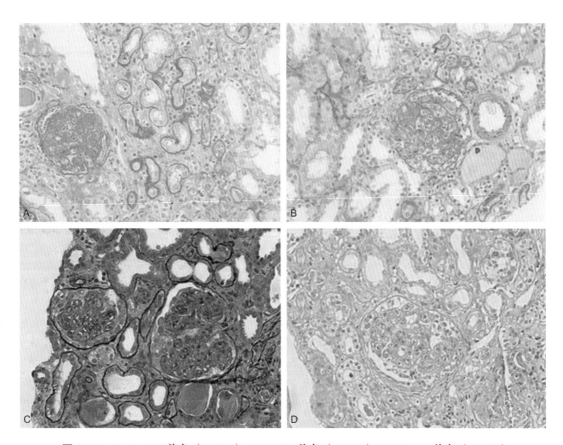

图 8-5　A、B. PAS 染色（×200）；C. PASM 染色（×200）；D. Masson 染色（×200）

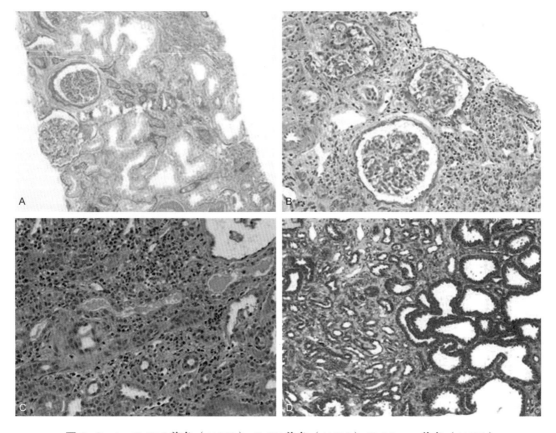

图 8-6　A、B. PAS 染色（×200）；C. HE 染色（×200）；D. Masson 染色（×200）

虽然儿童 CKD 病理类型多种多样，但随着 CKD 的慢性进展，病理上会出现两个共有特点，一是肾小球硬化，二是肾小管萎缩和间质纤维化。此外，血管病变也是 CKD 慢性进展中的重要病理改变。对于 ESKD 患儿，病理通常为弥漫性肾小球硬化和肾间质纤维化，可能无法识别其病因。

（朱春华）

参 考 文 献

[1] Harambat J, van Stralen K J, Kim J J, et al. Epidemiology of chronic kidney disease in children[J]. Pediatr Nephrol, 2012, 27(3): 363−373.

[2] KDIGO 2012 Clinical Practice Guideline for the Evaluation and Management of Chronic Kidney Disease[J]. Kidney Int Suppl, 2013, 3: 136.

[3] Rodenbach K E, Schneider M F, Furth S L, et al. Hyperuricemia and Progression of CKD in Children and Adolescents: The Chronic Kidney Disease in Children (CKiD) Cohort Study[J]. Am J Kidney Dis, 2015, 66: 984.

[4] Yap H K, Teo S, Ng K H. Pediatric nephrology on-the-go[M]. Fourth Edition. Singapore: World Scientific, 2021: 47−55.

[5] 石鑫淼，刘贝妮，钟旭辉，等 . 儿童慢性肾脏病流行病学研究进展 [J]. 中华儿科杂志，2019，57（9）：721−724.

[6] 邹万忠，王海燕 . 肾活检病理学 [M]. 3 版 . 北京：北京大学医学出版社，2014.

第二节 病理生理机制及特点

随着肾脏疾病的进展，肾功能的恶化和炎症状态会导致营养和代谢的改变。蛋白质－能量消耗（PEW）综合征用来描述身体蛋白质和能量储存的损失。CKD PEW 的发生会严重影响慢性肾脏病（CKD）患者的生存质量，也是 CKD 患者死亡的独立危险因素。CKD 中 PEW 的常见危险因素包括营养不良、全身性炎症反应、内分泌紊乱、液体超载和代谢性酸中毒。慢性肾脏病儿童 PEW 的其他全身性并发症包括心血管疾病、感染、抑郁症、住院时间延长、死亡率升高及生长迟缓的风险增加。CKD 患者的死亡率是普通人群的 $100 \sim 200$ 倍。CKD PEW 的病理生理较复杂，现阶段研究表明，PEW 在 CKD 患者中的发生与患者能量失衡有关，同时患者的炎症状态、骨骼肌消耗、肌肉再生受损、残肾功能、透析充分性、肠道微生物群失衡、孕产史等因素也影响儿童 PEW 的发生。

一、能量失衡

CKD 患者的摄入减少是由多种因素共同引起的，包括味觉改变、胃食管反流、胃排空延迟、细胞因子水平升高及激素调节异常。CKD 患者存在的多种内分泌激素合成、分泌异常及生物活性降低均可以影响蛋白质和能量代谢，从而导致 PEW 的发生。目前研究发现，生长激素释放肽基因产物在 PEW 的发生中扮演重要角色，并表现出多重的生物学作用。生长激素释放肽通过选择性剪切和翻译后修饰，生成包括 acyl-ghrelin 和 des-acyl-ghrelin 等在内的多种肽类激素，参与机体能量平衡、糖和脂肪代谢、免疫和炎症等多种功能。acyl-ghrelin 与机体能量状态密切相关，是启动摄食的信号。acyl-ghrelin 通过激活下丘脑弓状核的 CHS-R1a 增加促进摄食的 AgRP 和 NPY 的

表达，降低抑制摄食的阿片促黑激素皮质素原的表达；促进脂肪和肝脏中脂质的摄取和合成，抑制脂肪分解；同时还通过上调棕色脂肪解偶联蛋白，促进能量的摄入，减少能量的消耗。在 CKD 患者中，血浆 acyl-ghrelin 水平下降明显，可导致患者食欲减退、营养物质摄入减少、脂肪分解增加及胰岛素抵抗的产生。des-acyl-ghrelin 具有抑制能量摄入、促进能量消耗的作用，并且能快速调节肝脏、脂肪和骨骼肌中糖脂代谢相关基因的表达，抑制脂质合成，促进脂肪的氧化分解。des-acyl-ghrelin 在 CKD 患者中往往具有较高的血浆浓度。CKD 患者激素的异常调节，通过食欲控制系统，减少营养物质的摄入，改变机体营养物质的代谢水平，导致 PEW 的发生。

能量消耗增加是 CKD 中的一个重要特征。成人腹膜透析的静息能量消耗（REE）升高。CKD 中 REE 的增加可能是由于线粒体解偶联蛋白（UCP）活性的增加。UCP 是一个线粒体阴离子转运体家族，调节 ATP 的合成和活性氧的产生。UCP-1 和 UCP-3 是人类中能量消耗的关键调节因子。研究发现，与配对喂养的对照组小鼠相比，尿毒症小鼠有更高的基础代谢率和棕色脂肪组织 UCP-1、UCP-3 蛋白含量升高。

二、炎症状态与骨骼肌消耗

炎症是促进 CKD 患者并发 PEW 的重要原因，不但导致患者肌肉萎缩，同时还导致肝脏合成功能受到抑制，血清清蛋白、前清蛋白、转铁蛋白合成减少。在成人 CKD 患者中，研究发现营养不良、微炎症状态及心血管并发症具有高度的相关性。TNF-α、IL-6、IL-1、IFN-γ 等炎性因子激活可诱导蛋白质水解和肌肉蛋白分解增加。

（一）PEW 状态下瘦素 / 黑素皮质素信号通路

瘦素是一种厌食性激素，主要由脂肪组织分泌，通过黑素皮质激素信号通路调节能量稳态。瘦素从肾小管的循环中降解。CKD 患者血清瘦素水平升高，肾及肾小球滤过功能下降。目前研究证明，瘦素 / 黑素皮质素信号通路是 CKD 相关恶病质的重要机制。瘦素受体缺失和 4 型黑素皮质激素受体敲除的转基因小鼠减弱了 CKD 相关恶病质的异常代谢效应。因此，抑制瘦素 / 黑素皮质激素信号通路可能是治疗 CKD PEW 的一种新的治疗方法。血清瘦素水平升高与患者 PEW 的高患病率相关。营养不良患者血清瘦素水平高于无营养不良患者。

（二）PEW 状态下的促炎细胞因子

血清炎症细胞因子水平的升高与 CKD 患者的不良临床预后相关。肾功能丧失、尿毒症和透析治疗本身是这一人群炎症的重要原因。此外，炎症细胞因子的基因多态性与 CKD 患者有关。TNF-α 基因的多态性易导致 ESRD 患者的营养不良和炎症。研究表明，IL-1α、IL-6 和 TNF-α 可促进 PEW 的发展。促炎细胞因子的升高会刺激肌肉的分解代谢。在 CKD 的动物模型中，IL-1、IL-6 和 TNF-α 会刺激 CKD 的动物模型中的炎症反应。血清 IL-6 水平升高与肌肉分解代谢增加相关，而 IL-6 受体拮抗剂可减弱 CKD 相关的肌肉消耗。

PI3K/Akt 信号转导途径介导肌肉代谢。异常的 PI3K/Akt 通路与肌肉萎缩有关。骨骼肌特异性 Akt1 转基因小鼠促进骨骼肌生长。Akt1 转基因小鼠可减轻单侧输尿管梗阻诱导的 CKD 小鼠的肾纤维化、细胞凋亡和炎症反应。肌肉质量的维持与良好的临床结果相关，而肌肉萎缩与 CKD 患者的肾功能恶化相关。

促炎细胞因子通过中枢神经系统发出信号诱导厌食。研究表明，神经性厌食的血清 TNF-α、IL-1β、IL-6 和肿瘤坏死因子 Ⅱ 型受体水平升高。一项动物研究表明，给予外源性 TNF-α 和 IL-1β 后，可观察到动物厌食现象。细胞因子调节能量消耗，输注 IL-1 增加了大鼠的静息能量消耗。

强有力的证据支持 IL-1α、IL-6 和 TNF-α 在 PEW 的发展中的直接病理作用。肌肉萎缩是 CKD 的一个主要特征，促炎细胞因子的升高会刺激肌肉的分解代谢。在 CKD 的动物模型中，IL-1、IL-6 和 TNF-α 会刺激 CKD 动物模型中的炎症反应。血清 IL-6 水平升高与肌肉分解代谢增加相关，而 IL-6 受体拮抗剂可减弱 CKD 相关的肌肉消耗。

（三）PEW 状态下 NF-κB 通路

细胞内 NF-κB 系统的激活与 CKD 中的 PEW 相关。细胞因子通过激活 NF-κB 来诱导肌肉萎缩，而阻断 NF-κB 信号通路则可以减轻肌肉萎缩。ATP 依赖的泛素蛋白酶体系统激活及骨骼肌中 caspase-3 活性增加，肌肉蛋白分解出 1 个相对分子质量为 14 000 的肌动蛋白片段，是 CKD 患者肌肉蛋白分解的特征性标志。泛素 - 蛋白酶体系统（UPS）促进了肌肉蛋白的降解，而 NF-κB 的激活刺激了 UPS 的几种组分的蛋白水平的表达。NF-κB 的激活增加了一些 NF-κB 调控分子的表达，特别是促炎细胞因子。这种正反馈回路导致了 NF-κB 的过度刺激和随后的肌肉萎缩。

三、肌肉再生受损

骨骼肌再生是由一组专门的肌肉干细胞（也称为卫星细胞）介导的，这些细胞位于肌纤维基底层之下。卫星细胞在损伤或生长信号后可以迅速重新进入细胞周期。活化的卫星细胞通过几个不同的阶段促进肌肉的生长和再生，包括成肌细胞的自我更新或增殖，分化为肌细胞，以及以肌管或肌原纤维的形式融合。既往的研究发现，受损肌肉释放的各种细胞外信号，有助于卫星细胞从静止到增殖状态的激活，这些信号包括 IGF-1、一氧化氮（NO）和鞘氨醇-1-磷酸（S1P）。

除了异常的蛋白质代谢，新的证据表明，CKD 中的肌肉循环消耗可能是由于肌肉再生能力受损，这与功能失调的卫星细胞有关，机制包括炎症、胰岛素抵抗、肌生成抑制素改变和 IGF-1 信号传导。

在 CKD 小鼠模型中分离出的卫星细胞表现为 MyoD 和肌原蛋白表达降低，这与 CKD 中 IGF-1 信号通路受损相关。此外，研究发现再生肌肉中 TGF-β_1 表达和胶原沉积增加，表明 CKD 中 IGF-1 信号通路受损导致卫星细胞功能障碍和肌肉纤维化。肌生成抑制素是另一种调节肌肉再生的调节因子，通过丝裂原激活蛋白激酶（MAPK）和 SMAD2/SMAD3 通路下调肌肉生成基因的表达。既往研究表明，肌生成抑制素可抑制成肌细胞增殖和分化，阻断卫星细胞的激活和自我更新。因此，CKD 中肌生成抑制素信号通路的上调会对肌肉蛋白代谢和卫星细胞功能产生负面影响，从而导致肌肉萎缩。

四、残肾功能与透析充分性

CKD 患者残肾功能及透析患者的透析充分性也是影响 PEW 发生的重要因素。残肾功能越低的患者，其营养摄入越低。研究发现，CKD 透析患者透析充分性评价尿素氮清除率与其标准蛋白质分解率（nomalized protein catabolic rate，nPCR）密切相关，而具有残肾功能的患者其 nPCR 也远高于无残肾功能患者。透析频率和方式也对 CKD 患者的营养状态产生影响。研究发现，每日进行血液透析滤过，对 CKD 患儿的生长发育和膳食蛋白质摄入量（dietary protein intake，DPI）具有积极作用。而 PEW 往往发生在无残肾功能、无充分及规律透析的患者。

五、肠道微生物群失衡

肠-肌轴的概念已经被提出来描述肠道微生物衍生代谢物对肌肉代谢的影响。肠道生态失调和肌肉萎缩之间的因果关系是由饮食氨基酸的生物利用度降低、慢性系统性炎症、胰岛素抵抗、线粒体功能障碍和宿主基因表达的调节来介导的。在 CKD 患者中，与健康对照组相比，肠道微生物群丰度和组成存在显著差异，由此发现肠道微生物群存在显著差异。多项研究表明，尿毒症毒素的积累会影响到共生细菌的生长，从而导致肠道微生物群的不平衡。尿毒症生态失调可能通过肠道-肌肉的串扰引起 CKD 中的肌肉萎缩。尿毒症生态失调可通过促进肠道通透性诱发微炎症，进而增加血清尿毒症溶质水平和细菌发酵产物水平，最终由胰岛素抵抗和线粒体功能障碍导致骨骼肌蛋白质消耗增加。

六、其　他

对于儿童 CKD 患者而言，孕产史也是影响 PEW 发生的因素。儿童 CKD 患者出生时为低出生体重儿或小于胎龄儿是发生 PEW 的危险因素。此外，患者的发病年龄、透析龄、精神心理因素、糖皮质激素应用、蛋白尿、其他系统并发症等也是影响 PEW 发生的危险因素。

（周　萍　朱　琳）

参 考 文 献

[1] Watson E L, Baker L A, Wilkinson T J, et al. Inflammation and physical dysfunction: responses to moderate intensity exercise in chronic kidney disease[J]. Nephrol Dial Transplant, 2022, 37(5): 860-868.

[2] Mak R H, Cheung W W, Zhan J Y, et al. Cachexia and protein-energy wasting in children with chronic kidney disease[J]. Pediatr Nephrol, 2012, 27(2): 173-181.

[3] Tu J, Cheung W W, Mak R H. Inflammation and nutrition in children with chronic kidney disease[J]. World J Nephrol, 2016, 5(3): 274-282.

[4] Deger S M, Hewlett J R, Gamboa J, et al. Insulin resistance is a significant determinant of sarcopenia in advanced kidney disease[J]. Am J Physiol Endocrinol Metab, 2018, 315(6): E1108-E1120.

[5] Ikizler T A, Cano N J, Franch H, et al. Prevention and treatment of protein energy wasting in chronic kidney disease patients: a consensus statement by the International Society of Renal Nutrition and Metabolism[J]. Kidney Int, 2013, 84(6): 1096-1107.

第三节　预防和治疗

儿童慢性肾脏病（CKD）蛋白质-能量消耗（PEW）是多种因素作用的结果，包括蛋白质及能量代谢障碍、激素水平异常、感染、并发症的出现及尿毒症毒素蓄积等。PEW 导致 CKD 患儿生活质量下降，住院率及病死率增加，因此对 PEW 的早期诊断、干预意义重大。定期评估营养状况和提供充足的营养是 CKD 儿童全面管理的关键组成部分。对 CKD 患儿的营养监控应该达到下列目标：维持良好的营养状态（通过摄入恰当的营养物质获得正常身高及体质量）；避免尿毒症毒素蓄积及代谢异常；减少成人期慢性并发症的发生及降低病死率。

一、PEW 的预防及评估

（一）营养评估

营养不良是慢性肾脏疾病患儿生长不良的主要原因之一。营养不良还与尿毒症症状的恶化有关，并可导致蛋白质-能量消耗和死亡率的增加。定期评估 CKD 患儿的营养状况，可有效减少 CKD 的严重并发症的发生。营养评估的主要目标人群为 CKD 2～5 期患儿、需要透析 CKD 患儿、肾移植患儿。营养评估应结合考虑以下营养状况和生长参数：膳食摄入量、身高或体重的百分位数或标准差评分、身高或体重生长速度的百分位数或标准差评分、BMI 的百分位数或标准差评分、头围的百分位数或标准差评分（仅 <3 岁）。

（二）膳食蛋白质及能量摄入

PEW 病因较复杂，其中蛋白质能量摄入不足是 PEW 发生的重要原因。患儿可因体内尿毒症毒素的蓄积、透析不充分、炎症、酸中毒或心血管疾病等因素出现畏食，而畏食又是导致患儿蛋白质能量摄入不足的主要因素。此外，胃肠道功能紊乱、抑郁、社会经济状况不佳等亦可导致患儿蛋白质能量摄入不足。透析过程中的氨基酸、肽类物质、维生素及微量元素、葡萄糖和血液的丢失均可导致额外蛋白质的损失，从而增加 PEW 发生的风险。当 CKD 患儿摄入量不能满足其能量需求，且患儿未达到预期的体重增加和（或）年龄增长率时，应考虑补充营养支持。2009 年，美国国家肾脏基金会-肾病预后质量倡议（K/DOQI）《慢性肾脏病儿科营养临床实践指南》建议，CKD 3 期患儿维持膳食蛋白质摄入量（DPI）为 100%～140% 的膳食营养素参考摄入量（DRI）；CKD 4～5 期患儿维持 DPI 为 100%～120% 的 DRI。CKD 5 期透析患儿维持 DPI 为 100% 的 DRI，还应加上透析中丢失的蛋白质及氨基酸。此外，CKD 2～5 期患儿，应供给同年龄组健康儿童所需的能量，并根据患儿平日的体力活动及 BMI 进行个体化调整。

（三）透析相关因素与营养评估

一直以来，对于 CKD 维持性透析患者而言，透析充分性是预防及治疗 PEW 的重要因素。无论是血液透析还是腹膜透析，目前的研究并未显示患者营养状态与透析剂量之间存在显著相关性，增加透析剂量并未明显改善患者的营养状态。此外，透析膜的特性可能对维持性透析患者的营养状态产生影响。高通量透析器对中分子物质，如 β_2 微球蛋白的清除要优于低通量透析器，但 2 种透析器对营养指标的影响并无统计学差异。有研究指出，每日透析可改善患者的食欲，增加每日蛋白质及能量摄入，增加患者血清清蛋白、标准蛋白质分解率及胆固醇等。营养状态指标在每周 3 次透析和每周 6 次透析患者并无差别。此外，血液透析滤过也是清除患者体内尿毒症毒素的有效方法，但对于营养指标的影响尚缺乏研究报道。2009 年，K/DOQI《慢性肾脏病儿科营养临床实践指南》建议，维持性血液透析患儿应每日增加饮食蛋白质 0.1 g/kg，腹膜透析患儿应根据年龄每日增加饮食蛋白质 0.15 ～ 0.35 mg/kg，同时测量腹膜透析液中蛋白质的含量，根据实际丢失量进行个体化补充。

（四）炎症状态评估

慢性炎症状态可加速 CKD 患儿出现 PEW 及心血管等并发症，并加快疾病进展。对 CKD 并发 PEW 的患者进行抗炎治疗有助于改善蛋白质分解，防止肌肉萎缩。目前炎症状态的预防及治疗措施十分有限。首先应消除患者的炎症病因，如留置中心静脉导管。每日短时透析相比传统透析可改善患者的炎症状态，降低患者体内炎性因子白细胞介素 -6 水平。透析治疗可刺激患者的免疫系统，同时还应注意炎性反应对透析膜及体液的影响。所以透析处方的制定对患者炎症状态有重要影响。患者容量管理对改善体内炎症状态有很大帮助。容量超负荷可导致患者免疫系统活化、刺激炎症因子的产生及内毒素转移。另外，患者肠道内菌群失调可能促进了终末期肾脏病患者体内炎症状态的发生。

二、PEW 的治疗

随着我国儿童 CKD 的诊治日益受到重视，对蛋白质能量消耗并发症的研究不断深入，合理的诊断及预防、治疗措施不但可以降低患儿的死亡及住院风险，同时也能提高和改善患儿的生活质量。目前常采用多种治疗方法相结合的方式以获得更好的治疗效果，提高患者的生存质量。除了采用合适的防治方法，患者还需具备良好的饮食依从性及对医嘱的绝对执行性。

（一）营养治疗

2009 年 K/DOQI《慢性肾脏病儿科营养临床实践指南》指出，供给 CKD 患儿同年龄组健康儿童所需蛋白质能量，若正常饮食不能获得正常蛋白质能量需求、不能达到预期身高和（或）体质量增长速率的患儿，应该给予额外营养支持；常规营养支持不能达到蛋白质能量要求的患儿，可予以肠内营养治疗；如仍然不能满足，应该考虑肠外营养治疗，正在进行维持性血液透析的营养不良患儿，肠内营养不能满足营养需求时，可予以透析中肠外营养，如果透析中肠外营养仍不能满足需要，可应用每日或部分肠外营养；接受肠内及肠外营养补充治疗的患儿应注意糖类及不饱和脂肪酸所提供的热卡之间的平衡。所以当预防措施不能减少 CKD 患者的蛋白质及能量消耗时，应该进行营养补充治疗。通过口服的方式进行营养治疗是营养支持的首选途径，对于维持性血液透析的患者，额外营养补充 2 ～ 3 次 / 天，最好在正餐后 1 小时或透析期间进行。口服额外营养补充 7 ～ 10 kcal/(kg·d) 的能量及 0.3 ～ 0.4 g/kg 蛋白质，从而使患者到达 20 kcal/(kg·d) 能量和 0.4 ～ 0.8 g/(kg·d) 蛋白质的推荐摄入目标。目前研究表明，长期额外口服补充营养对改善 CKD 患者蛋白质能量消耗状态是明显有效的。额外口服补充营养包括透析过程中规律饮食、口服氨基酸等。额外口服补充营养时间为 3 个月 ～ 1 年，可改善患者的血清清蛋白、前清蛋白、转铁蛋白水平，最早可在治疗开始 1 个月后观察到治疗效果，同时能改善患者的体能及生活质量。如果患者无法经口进食，可以考虑胃管鼻饲、空肠造瘘等方法进行肠内营养。胃管鼻饲常用于严重畏食、吞咽困难、继发于神经系统或头颈外科疾病及围手术期的患者。对于有高血糖和（或）低血糖风险的患儿，需要考虑摄入更高水平的膳食蛋白质来控制血糖。应注意的是，当患者出现急性并发症或需要住院治疗时，蛋白质及能量摄入量应做适当的调整。

（二）纠正代谢性酸中毒

代谢性酸中毒是 CKD 患者的常见并发症，可导致白细胞增多、体温过低、呼吸紊乱及多系统器官功能衰竭等。代谢性酸中毒通过增加肌肉蛋白质分解、抑制胰岛素 / 胰岛素样生长因子 1 信号传导通路及泛素蛋白酶系统促进 PEW 的发生。代谢性酸中毒还能刺激氨基酸的氧化反应导致维持性血液透析患者蛋白质的需要量增加。因此，及时纠正酸中毒对于 CKD 患者的预后极其重要。目前国际肾脏营养与代谢学会（International Society of Renal Nutrition and Metabolism，ISRNM）建议维持性血液透析患者维持血清碳酸氢根水平为 22～24 mmol/L 可以预防 PEW 的发生。另外，在饮食中增加补充碱性食物如水果、蔬菜等，可以降低酸负荷并控制代谢性酸中毒。

（三）改善炎症状态

目前常用于改善微炎症状态的药物主要有他汀类药物、血管紧张素转换酶抑制剂 / 血管紧张素 II 受体拮抗剂类药物、胆钙化醇、别嘌醇、非甾体抗炎药等。有研究报道，他汀类药物、血管紧张素转换酶抑制剂 / 血管紧张素 II 受体拮抗剂类药物可降低 CKD 患者的 C 反应蛋白水平；胆钙化醇可降低循环中的 IL-6 水平；阿司匹林肠溶片对于降低 C 反应蛋白、IL-8、肿瘤坏死因子 -α 水平效果显著。另有研究表明，依那西普可改善患者血清清蛋白及前清蛋白水平，并且不会导致患者血清 CRP 及 IL-6 的显著变化。应用 IL-1 受体的拮抗剂治疗维持性透析患者的慢性炎症，可显著降低患者血清 CRP 及 IL-6 水平，同时患者清蛋白、前白蛋白及干体重也出现增加，提示抗细胞因子治疗可能是 CKD 患者 PEW 治疗的重要手段之一，但其远期疗效及安全性尚有待于大样本、多中心的临床试验加以证实。

（四）生长激素治疗

身高落后是 CKD 患儿 PEW 的突出表现之一，尤其是肾发育异常的 CKD 患儿，身高落后更为严重，往往与发病年龄、肾小管功能异常程度相关，多伴有钠及其他重要物质丢失。CKD 患儿骨矿化及代谢异常可导致身高落后，治疗的关键在于通过饮食及药物控制磷的水平、监测钙的摄入和维生素 D 治疗。生长激素刺激线性生长，增加肌肉质量，改善骨密度。皮质类固醇可影响生长，如果病情稳定，应该考虑减量或停用。患儿出现生长激素抵抗亦是身高落后的重要原因之一。CKD 患者对生长激素的不敏感被认为是由于通过 JAK2/STAT5 通路的生长激素信号通路受损，胰岛素样生长因子 1（IGF-1）的转录减少。患儿应用重组人生长激素可促进身高增长并克服生长激素抵抗，使用重组人生长激素可以降低患儿体内 CRP 及同型半胱氨酸水平，增加体内高密度脂蛋白及转铁蛋白水平，有效促进生长发育，达到正常身高，无明显不良反应，早期应用效果更好，但是否可以降低患儿的再次住院率及病死率尚需要进一步研究证实。

（五）运动疗法

运动疗法对 CKD 患者具有改善心肺耐力，调节血压、血糖、血脂，减轻机体炎性状态，改善营养和心理健康状态等作用。CKD 患者会发生运动能力和躯体活动障碍，进行性阻力训练可以诱导骨骼肌肥大，增加肌肉力量，促进肌肉蛋白合成，提高 CKD 患者的生活质量。针对 CKD 患者开展的运动康复疗法主要有三类：单纯有氧运动、抗阻训练及有氧运动联合抗阻训练。有氧运动的形式有步行、快走、慢跑、骑自行车、太极拳、瑜伽、广场舞和八段锦等。抗阻训练的形式有举哑铃、沙袋、握力器、仰卧起坐、深蹲等。研究表明，CKD 患者进行单纯有氧运动或有氧运动联合抗阻训练，可改善肌力和心肺耐力等，且有氧运动联合抗阻训练相比于单纯有氧运动具有更佳改善效果。医生及康复治疗师需根据患者病情及其身体状况制订个性化的运动康复方案，并需随着患者具体情况的发展变化不断做出调整。

（六）其他治疗

甲地孕酮、赛庚啶、生长激素释放肽等食欲刺激剂均可刺激食欲，增加蛋白质及能量的吸收，增加体质量。但其中有些药物具有一定的不良反应，如甲地孕酮可能导致性功能减退和增高血栓风险。目前大多数药物尚未开展大规模的临床试验，儿科应用尚缺乏相关研究资料，因此应谨慎使用。

（朱 琳 周 萍）

参考文献

［1］ Shaw V, Polderman N, Renken-Terhaerdt J, et al. Energy and protein requirements for children with CKD stages 2－5 and on dialysis-clinical practice recommendations from the Pediatric Renal Nutrition Taskforce[J]. Pediatr Nephrol, 2020, 35(3): 519－531.

［2］ KDOQI Clinical Practice Guideline for Nutrition in Children with CKD: 2008 update. Executive summary[J]. Am J Kidney Dis, 2009, 53(3 Suppl 2): S11－104.

［3］ McAlister L, Pugh P, Greenbaum L, et al. The dietary management of calcium and phosphate in children with CKD stages 2－5 and on dialysis-clinical practice recommendation from the Pediatric Renal Nutrition Taskforce[J]. Pediatr Nephrol, 2020, 35(3): 501－518.

［4］ Ikizler T A, Burrowes J D, Byham-Gray L D, et al. KDOQI Clinical Practice Guideline for Nutrition in CKD: 2020 Update[J]. Am J Kidney Dis, 2020, 76(3 Suppl 1): S1-S107.

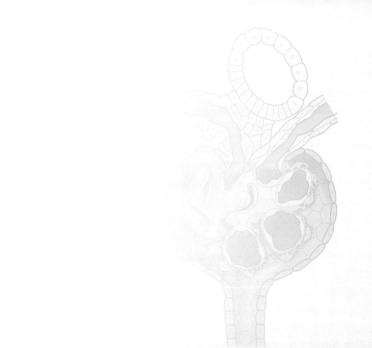

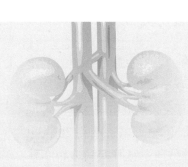

第九章

肾脏康复与慢性肾脏病蛋白质能量消耗

第一节 肾脏康复概况

一、肾脏康复概念

慢性肾脏病（CKD）是指由多种原因导致的、病程大于 3 个月的肾脏损伤（血、尿成分或影像学检查异常）或肾功能下降［肾小球滤过率 GFR<60 mL/(min·1.73 m^2)］。流行病学调查显示，CKD 正逐渐成为世界范围内的公共卫生问题。2023 年，我国第六次慢性病及危险因素全国性调查显示中国成人慢性肾脏病患病率为 8.2%，估计全国成人慢性肾脏病患者为 8 200 万，病因构成主要为肾小球肾炎、糖尿病肾病、囊性肾病及高血压，其中糖尿病、高血压、血脂异常、吸烟、缺乏运动及肥胖是肾脏疾病的重要危险因素。慢性肾脏病患者中的 1%～2% 会进入终末期肾衰竭，需要依赖肾脏替代治疗维持生命，血液透析占 80% 左右。慢性肾脏病发病特点有"三高""三低"：发病率高、伴发的心血管病患病率高、病死率高；全社会对慢性肾病的知晓率低、防治率低、伴发心血管病的知晓率低。随着我国人群饮食结构和生活习惯的改变，高血压、糖尿病、高脂血症、痛风等慢性病人群暴发式增多，而继发于此类慢性病所并发的慢性肾脏病也不断增多，同时由于慢性肾脏病的特殊性，对于患者生活方式及饮食管理更加严格，需要更多具有专业知识及丰富经验的医护来完成随访管理，这些都导致慢性肾脏病防治工作面临的严峻挑战。

1994 年，国际康复协会的生命选择康复咨询委员会（Life Options Rehabilitation Advisory Council，LORAC）对肾脏康复进行了正式系统的定义。肾脏康复是一项旨在帮助慢性肾脏病患者改善其身体、精神和情感健康的综合计划，其以减轻肾脏病和透析患者的身体和精神负担，调整状态，改善生命预后及心理、社会和职业状态为目的，对于肾脏病患者进行包括运动疗法、药物疗法、饮食疗法、教育与精神心理调整在内的长期综合性治疗。肾脏康复对老年或虚弱的 CKD 患者尤其有益，以帮助他们保持独立性，改善他们的整体健康。

二、肾脏康复历史与发展

肾脏康复作为一种专门针对肾脏疾病患者的治疗和康复方案，目前已经逐渐得到全世界的重视和发展，但全球各个地区肾脏康复的发展阶段也有不同。

美国肾脏康复的发展历史可以追溯到 20 世纪 50 年代和 60 年代，这时出现了肾脏疾病透析和移植技术。伴随透析技术的出现，终末期肾脏病患者的存活率得到了显著提高。然而，透析治疗仍然存在着高血压、贫血、骨质疏松等很多问题。为了帮助患者更好地应对这些问题，肾脏康复开始成为一个重要的领域，其包括营养、运动和心理支持等方面，旨在提高患者的生活质量和透析治疗的效果。在 20 世纪 70 年代和 80 年代，肾脏康复的概念得到了进一步发展，并开始得到更广泛的关注。1988 年，美国肾脏数据系统（United States Renal Data System，USRDS）建立，其每年的年度数据分析报告扩展了我们对 CKD 患者临床状况的了解。1996 年，观察性透析结局实践模式研究（dialysis outcomes practice patterns study，DOPPS）开始从世界各地的透析中心收集临床、人口统计学、健康相关生活质量和其他数据。美国老年医疗保险和医疗补助服务中心从 2000 年开始对终末期肾脏病患者的临床表现测量项目并收集数据，以评估及改善透析质量。USRDS 于 2008 年发布了全面透析研究（comprehensive dialysis study，CDS）收集了身体活动水平、健康相关生活质量、工作/残疾等数据。从 90 年代开始，肾脏康复已经成为肾脏病治疗的重要组成部分，美国国家肾脏基金会（National

Kidney Foundation，NKF）成立了肾脏康复专业委员会，并发布了一系列肾脏康复指南，旨在帮助医生和护士为患者提供更好的康复护理。

日本是亚洲地区最早开始推广肾脏康复的国家之一。20世纪50年代，日本开始关注肾脏疾病的诊治和管理，当时肾脏病的治疗方法还只局限于肾脏移植或透析治疗。为了提高透析治疗的效果，日本发展出了不同类型的透析方法，同时还开展了大规模的肾病筛查活动，以便及早发现和治疗肾脏病。20世纪60年代，日本开始研究和实践肾脏康复，一些肾移植和透析患者在治疗结束后仍然存在许多身体和心理问题，为了帮助这些患者恢复到正常的生活状态，日本开始推广肾脏康复包括体育锻炼、心理支持、职业培训和社交活动等。20世纪70年代，日本的肾脏康复发展进入了成熟期，同时期成立了许多肾脏康复中心，专门为肾移植和透析患者提供全方位的康复服务。这些中心通常配备有专业的医生、护士、营养师、康复师和社工等，提供个性化的康复方案，以帮助患者恢复到正常的生活状态。到了20世纪80年代和90年代，日本的肾脏康复发展进入了高峰期，不仅肾脏康复服务继续完善，还开始将肾脏康复纳入医保范围，此外还开展了一系列的研究项目以探索肾脏康复的最佳实践。现在，日本的肾脏康复服务已经非常成熟和完善，得到了广泛的认可和赞誉。许多其他国家也开始学习日本的经验，以提高自己的肾脏康复水平。

在欧洲，肾脏康复的概念最早起源于20世纪70年代。随着肾脏透析和移植技术的逐步普及，欧洲各国开始建立肾脏康复中心和提供康复服务。2006年，欧洲肾脏病学会成立了肾脏康复工作组，以促进肾脏康复的发展和推广。

在澳大利亚和新西兰，肾脏康复的发展始于20世纪80年代。这两个国家的肾脏康复方案主要包括心理支持、营养和运动方面的服务。同时，他们也鼓励患者积极参与康复方案，增强自我管理和控制疾病的能力。

在我国，20世纪50年代已有使用血液透析进行治疗的案例，70年代左右国外的血液透析设备开始进入中国，直到80年代和90年代，我国血液净化事业得以迅速发展，血液透析设备不断完善。随着我国经济的发展，自21世纪以来，我国血液净化事业发展更为迅速，2010年在中华医学会肾脏病学分会的牵头下，国家卫生部组织肾脏病专家建立了基于互联网平台的全国血液净化病例信息登记系统（Chinese national renal data system，CNRDS，http：//www.cnrds.net），并于2010年5月正式在全国范围推广开展透析登记工作，卫生部也先后颁布了《医疗机构血液透析室管理规范》和《血液净化标准操作规程》等一系列血液透析相关的标准和规范。2012年伴随社会医疗保障机制的逐步建立和完善，尿毒症被纳入大病保障作为切实保障和改善民生的任务，由此我国血液净化迎来了一个新的发展阶段。截至2021年年底，我国血液透析患者接近75万，腹膜透析患者为12.6万，全国透析中心数量达到6 302家。虽然我国CKD及透析患者数量急剧增加，但是对于肾脏病人群的整体康复关注并不足。国内肾脏康复的发展借鉴了日本地区的一些经验，早期不少学者从与脏器康复相关的心脏康复、呼吸康复、心理精神康复入手研究CKD患者的康复策略，2017年由中国医师协会首先创建中国医师协会康复医师分会肾康复专委会，此后浙江、四川、上海、江苏各个地区也接连建立肾脏康复学会，2019年中国康复医学会也成立了中国康复医学会肾脏病康复专业委员会。目前国内肾脏康复专业已有了一定的发展，未来肾脏康复作为脏器康复及肾脏疾病综合治疗的一个方面内容将会极大丰富。

现在，肾脏康复已经成为一个多学科的领域，涉及营养、运动、支持、精神健康和职业康复等方面。越来越多的医疗机构和医院开始从肾脏康复的多学科综合层面研究影响CKD患者生活质量与长期预后的各种因素，以期从多方面提供有效的肾脏康复服务，帮助患者更好地管理肾脏疾病和透析治疗。

三、肾脏康复目标

通过多学科的各种康复干预手段提高肾脏疾病患者的生活质量和改善长期预后，并帮助他们更好地管理疾病和透析治疗，是目前肾脏康复的重要目标内容。具体来说，肾脏康复的目标包括以下几个方面。

1. 减轻症状和提高生活质量 肾脏康复的一个主要目标是减轻疾病症状，如疲乏、恶心、呕吐、贫血等，并提高患者的生活质量。通过药物治疗的基础上采用营养管理、运动训练、社交支持、精神健康和职业康复等措施，可以减轻症状，提高生活质量。

2. 延缓疾病进展 肾脏康复的另一个目标是延缓疾病的进展，减少肾功能的损害。虽然目前尚无足够的直接证据证实肾脏康复可以直接延缓肾脏疾病进展，但已有证据表明通过营养管理、控制血压、控制血糖等措施，可以减缓疾病进展的速度。

3. 改善透析治疗效果 对于需要透析治疗的患者，肾脏康复的目标还包括改善透析治疗效果，提高透析患者的身体功能及自理能力。通过体育锻炼、营养管理和控制液体摄入等措施，可以提高透析治疗效果，减少透析治疗的并发症，改善透析患者长期预后。

4. 提高患者自我管理能力 肾脏康复改变了既往医疗旧模式，其目标之一是提高患者的自我管理能力。通过教育患者如何控制饮食、控制液体摄入、控制血压和血糖等方面的知识，可以帮助患者更好地管理自己的疾病。

5. 社会及家庭回归 肾脏康复的最终目标是通过延缓疾病、减轻症状、提高身体功能，最终回归社会和家庭，恢复正常人的社会及家庭角色和功能，所有康复策略均应以此作为最终目标，实现个人的社会和家庭价值。

综上所述，肾脏康复的目标是提高肾脏疾病患者的生活质量和康复效果，帮助他们更好地管理疾病和透析治疗，减轻症状，延缓疾病进展，改善透析治疗效果，提高患者自我管理能力，回归社会及家庭。

四、肾脏康复意义

肾脏康复最早的目的是通过透析等手段恢复肾脏疾病患者的正常生活，但随后人们发现这种仅靠透析治疗的方法并不能达到这个目的，随之而来的并发症、家庭、社会、心理等因素持续影响患者生活状况，伴随肾脏康复概念的逐渐丰富，其意义也包括以下几个方面。

1. 提高患者生活质量 肾脏疾病及其漫长的治疗过程会给患者带来身体和心理上的巨大负担，影响生活质量。肾脏康复通过采取多种手段，如营养管理、体育锻炼、心理支持等，改善患者身体和心理状态，提高生活质量。

2. 延缓疾病进展 肾脏康复不仅可以减轻症状，还可以通过控制血压、血糖、液体摄入等措施，延缓肾脏疾病的进展。这对于提高患者的预后和生存率具有重要意义。

3. 减少透析治疗的并发症 透析治疗是一种重要的肾脏康复手段。通过肾脏康复，提高身体功能，患者可以更好地适应透析治疗，减少并发症，恢复身体状况。

4. 提高医疗资源利用效率 肾脏康复可以帮助患者更好地控制疾病，减少疾病复发和恶化，从而减轻医疗负担，提高医疗资源利用效率。

5. 降低医疗成本 通过肾脏康复，患者可以更好地管理疾病，减少并发症和住院次数，降低医疗成本，减轻家庭和社会负担，进而积极回归社会和家庭功能。

综上所述，肾脏康复的意义在于提高患者生活质量，延缓疾病进展，减少透析治疗的并发症，提高医疗资源利用效率，降低医疗成本。

五、肾脏康复的内容
（以"5E"康复内容为核心）

20世纪80年代到90年代不少国家发表了关于透析患者数据分析的报告将透析患者的康复效果称为"惨淡"和"失败"，这是因为虽然透析有效延长了患者生存时间，但他们在日常生活中所表现出来的功能情况仍然很差。因此，肾脏康复的定义也非正式地演变为包括与健康有关的生活质量，透析患者理想的康复过程是医疗、教育、咨询、饮食和运动方案的协调方案，旨在最大限度地发挥职业潜力、恢复功能状态和提高生活质量。1994年，LORAC组织正式定义了肾脏康复，并将肾脏康复具体实施过程中的各项内容进行了总结并提炼出5项内容（5E），包括鼓励（Encourage）、教育（Education）、运动（Exercise）、就业（Employment）和评估（Evaluation）。

（一）鼓励

CKD患者及多数透析和移植患者都经历了长期的治疗过程，病情的反复及疾病的进展使患者的康复信心持续遭受挫折，如何让患者适应与疾病相伴随的过程，如何鼓励患者接受现实的疾病状况，从而减少恐惧并提供有效的应对措施，可以从以下几方面开展肾脏康复的鼓励策略。

1. **鼓励患者积极参与康复计划**　在肾脏康复过程中，患者需要积极配合医生的治疗方案，如按时服药、定期复查等。同时，患者也应该参加康复训练、学习肾脏知识等，从而更好地掌握疾病管理技能，提高肾脏康复的效果。

2. **鼓励患者保持乐观心态**　肾脏疾病对患者的身心健康都会带来不小的影响，但是积极的态度可以帮助患者更好地应对疾病，应对疾病对躯体功能带来的影响。因此，医生应该引导患者树立信心，保持积极乐观的心态，从而更好地面对疾病。

3. **鼓励患者积极参加社交活动**　肾脏疾病容易让患者感到孤独、焦虑、紧张等负面情绪，因此医生应该鼓励患者积极参加社交活动，保持良好的人际关系，避免过度焦虑、紧张、抑郁等负面情绪的影响。

4. **鼓励患者保持健康的生活方式**　患者应该戒烟限酒、保持良好的饮食习惯，避免过度摄入钠盐和脂肪等有害物质，同时进行适当的体育锻炼，以增强身体的免疫力和抵抗力。

5. **鼓励患者与医生、家人和社会各界建立紧密联系**　肾脏康复需要医生、家人和社会各界的共同努力，患者应该积极与他们沟通交流，共同推动肾脏康复工作的开展。同时，医生应该为患者提供必要的支持和帮助，帮助患者更好地进行康复治疗。

（二）教育

CKD的低知晓率阻碍了患者的及时就诊、随访监测、治疗选择及自我管理。通过肾脏康复的教育策略提供给患者和家属关于肾脏疾病的知识（包括疾病的原因、症状、治疗、饮食等），以及如何进行适当的自我管理，此外，医疗保健团队也会向患者提供有关药物治疗、可能需要避免的活动和食物等方面的信息。肾脏康复的教育内容可以涉及以下几个方面，医生应根据患者的具体情况进行详细指导。

1. **肾脏疾病知识**　患者需要了解自己的肾脏病情、病因、症状、并发症等方面的知识，以便更好地控制病情，避免并发症的出现。医生可以向患者介绍相关的知识，也可以提供相关的图书、网站等资料。

2. **饮食营养**　患者需要了解如何合理饮食，包括控制钠、蛋白质、磷等营养物质的摄入量，以保持体内平衡。此外，患者还需要掌握如何选择适合自己的食物，以及如何做好饮食记录等。

3. **运动锻炼**　适当的运动可以帮助患者减轻症状、增强身体免疫力，并促进身体的康复。医生需要指导患者选择适合自己的运动方式，并告诉他们如何正确地进行运动。

4. **心理疏导**　肾脏疾病对患者的心理健康会产生一定的影响。因此，医生需要帮助患者控制焦虑、抑郁等负面情绪，鼓励他们积极面对疾病，提高自我抗压和自我管理能力。

5. **药物治疗**　患者需要了解自己所用药物的名称、用法、用量、不良反应等方面的知识，以确保正确使用药物，避免药物滥用或误用的情况发生。

（三）运动锻炼

多项研究已经证实：随着肾脏功能的下降，患者活动能力随之下降，尤其透析患者身体活动能力明显下降，继而影响到患者的日常生活活动和生活质量。国内外的学者通过在CKD患者中实施适度的有氧和抗阻等运动，可以帮助患者改善心肺功能、增加肌肉力量和耐力，从而减轻疲乏和提高生活质量。肾脏康复的运动锻炼旨在通过适当的身体活动,帮助患者提高身体能力和自信心。根据患者的病情和康复阶段,运动可以包括日常活动、康复运动、个人训练计划和团体锻炼等。肾脏康复的运动锻炼指的是在规范指导下的有规律的适当运动锻炼,运动方案应该根据患者的具体情况进行个性化调整,包括以下几个方面。

1. **评估身体状况** 在开始运动训练前,需要对肾脏疾病患者的身体状况进行评估,包括身体活动能力、运动习惯、营养状况等,以确定最适合患者的运动方案。

2. **有氧运动** 指可以增强心肺功能的运动,提高身体代谢水平,改善身体健康,包括步行、慢跑、游泳、骑车等。

3. **抗阻运动** 指通过重量训练、自重训练等方式来增强肌肉力量和耐力,帮助患者增强身体的抵抗力和运动能力,如举重、俯卧撑、仰卧起坐、深蹲等。

4. **灵活性训练** 可以帮助患者增强身体的柔韧性和平衡能力。柔韧性训练可以增加身体柔韧性,改善身体姿态,预防运动损伤,包括瑜伽、普拉提、伸展等。平衡训练可以提高身体平衡性,预防跌倒等运动损伤,如单脚站立、平板支撑等。

5. **运动安全** 在进行肾脏康复的运动训练时,需要注意运动安全,避免运动过度、受伤等问题。患者应该根据自己的身体状况和健康目标,在经验丰富的医疗人员指导下选择适合的运动方式和强度,并在运动前进行适当的热身和拉伸,避免肌肉拉伤、骨折等运动损伤,应注意控制运动强度和时间,避免剧烈运动和过度疲劳。

总的来说,肾脏康复 5E 内容中的运动训练是针对肾脏疾病患者的身体状况和健康目标进行个性化的运动方案制订,旨在帮助患者增强身体健康、提高生活质量。

(四)就业

对 CKD 患者就业影响的原因来源于工作雇主及自身担忧两方面,前者担心患者能否承担正常工作及工作安全问题,后者则是患者对于自身身体状况是否可以应对工作强度的担心。

肾脏康复的就业内容旨在关注肾脏疾病患者在就业方面的问题和挑战,帮助患者重新参与社会,恢复日常生活的能力和自信心,包括就业支持、职业培训和社会参与机会的提供,以帮助患者融入社会并重建社交网络,其具体内容包括以下几个方面。

1. **职业建议和指导** 提供相关的职业建议和指导,例如,根据患者的身体条件和能力,推荐适合的工作类型和职位,或者在工作场所提供合适的调整和设备。

2. **职业技能培训** 提供必要的职业技能培训,如培训软件应用技能、写作技能、沟通技能等,帮助患者提高就业能力。

3. **工作环境调整** 为患者提供必要的工作场所调整和设备,如调整工作时间、提供座椅、加装扶手等,以保证患者在工作中的舒适和安全。

4. **支持和鼓励** 提供必要的心理和社会支持,鼓励患者积极面对挑战和困难,增强其信心和自我价值感,以更好地适应工作环境。

5. **法律和权益保护** 提供必要的法律和权益保护,如就业歧视的预防和处理、合法权益的维护等,确保患者在工作中得到合法的权益和保护。

(五)评估

肾脏康复涉及从疾病、躯体功能、营养、心理等各个方面,目前大多以各学科各自的评估方法为主,尚无一致统一的肾脏康复评估工具,因此肾脏康复方案的制订需要首先对患者进行综合评估,以制订个性化的康复计划,肾脏康复的评估内容包括以下几个方面。

1. **疾病评估** 这是肾脏康复的重要一环,旨在对患者的病情进行全面的评估,包括慢性肾脏疾病的病程、病情稳定性、合并症及并发症等方面的评估。评估结果将有助于医疗团队制订个性化的肾脏康复方案。

2. **身体功能评估** 该评估旨在了解患者的身体状况和生理功能,包括体重指数、体力活动水平、心肺功能、肌肉力量、柔韧性、平衡和协调等方面。评估结果将有助于医疗团队制订合理的运动锻炼方案。

3. 营养评估　该评估旨在了解患者的营养状况，包括摄入量、消化和吸收能力、代谢等方面。评估结果将有助于医疗团队制订个性化的膳食方案。

4. 心理社会评估　该评估旨在了解患者的心理健康和社会功能，包括情绪状态、社交功能、自尊心和生活质量等方面。评估结果将有助于医疗团队制订相应的心理干预措施，提高患者的心理健康水平。

5. 教育评估　该评估旨在了解患者对肾脏康复方案的理解程度和学习效果，以及患者对自身疾病的认识和管理能力。评估结果将有助于医疗团队及时调整肾脏康复方案，提高患者的自我管理能力。

（张　昆）

参 考 文 献

［1］ Wang L M, Xu X, Zhang M, et al. Prevalence of Chronic Kidney Disease in China Results From the Sixth China Chronic Disease and Risk Factor Surveillance[J]. JAMA Intern Med, 2023, 183(4): 298-310.

［2］ 马迎春. 慢性肾脏病患者的功能障碍及康复策略 [M]. 北京：科学出版社，2018：26-37.

［3］ 上月正博. 肾脏康复 [M]. 江钟立，译. 北京：人民军医出版社，2017：9-26.

［4］ Rennie D. Renal rehabilitation—where are the data?[J]. N Engl J Med, 1981, 304(6): 351-352.

［5］ Alt P S, Schatell D. Renal rehabilitation in 2009—the future looks bright[J]. Nephrol News Issues, 2009, 23(3): 24-26, 29.

第二节　慢性肾脏病蛋白质能量消耗患者主要功能障碍

慢性肾脏病的患者肾脏功能受损，会导致体内氮代谢紊乱，造成蛋白质分解的增加，同时蛋白质合成减少，蛋白质能量消耗的增加会引起患者身体的肌肉和脂肪组织分解，导致机体质量下降，同时肾脏疾病还会并发贫血、水电解质紊乱、矿物质骨代谢异常、脏器功能衰竭等情况，这些都是导致慢性肾脏病患者身体功能恶化和不良预后的主要因素，身体功能的障碍随之还会影响到患者的日常活动功能、心理、精神、就业、社会及家庭等相关问题。

因此，在 CKD PEW 患者的治疗过程中，综合评估多方面状况、制订个性化的肾脏康复干预方案，以及加强监测和管理，以维持良好的营养状态和身体功能，对于改善患者的生存率和生活质量具有重要意义。

一、CKD PEW 患者功能障碍

（一）CKD PEW 患者日常生活能力

日常生活活动能力（activities of daily living, ADL）指的是人类生活中必需的日常活动，如穿衣、进食、洗澡、如厕、移动、如何控制大小便等基本生活技能。这些活动可以分为两类：基本日常生活活动和工具性日常生活活动。基本日常生活活动指的是人类最基本的自理生活技能，这些技能通常在婴幼儿期就开始学习，包括进食、梳洗、穿衣、如厕和移动。对于一些失能、受伤或老年人，这些基本的日常生活活动可能会变得更加困难，需要进行康复治疗和训练来恢复或改善这些能力。工具性日常生活活动指的是相对更高级的日常生活活动能力，如购物、烹饪、清洁、使用电话和药物管理等，这些活动的完成通常需要更高水平的认知能力和功能能力，因此对于一些失能、受伤或老年人，这些

日常生活活动可能会更加困难，需要进行更为复杂的康复治疗和训练来恢复或改善这些能力。

CKD PEW 是由 CKD 患者营养不足或代谢紊乱引起的体重下降和肌肉质量减少，同时还常伴发其他并发症，这些均对日常生活活动能力产生负面影响，导致患者生活质量下降。已有的研究显示，CKD PEW 患者在日常生活活动能力方面存在着较大的功能障碍，具有功能障碍患者估计可高达66.7%，相对于没有 CKD PEW 的患者和健康人群，CKD PEW 患者的日常生活活动能力显著下降，尤其是在步行、站立、爬楼梯等方面存在明显的身体功能障碍。同时，CKD PEW 患者在运动耐力、运动能力、肌力等方面也表现出明显的下降。CKD PEW 患者的肌肉质量和功能较正常人群明显下降，尤其下肢肌力与步速、身体功能和日常生活能力密切相关，这导致了患者日常生活自理能力的下降，有研究显示 CKD PEW 患者的肌肉质量减少是日常生活能力下降的独立预测因素。研究还发现，与肌肉质量减少相关的握力、步速和体力活动水平都与患者的日常生活活动能力和生活自理能力相关。这些功能障碍可能是由肌肉质量减少、代谢紊乱及慢性炎症状态等因素引起的，而且这些功能障碍会进一步影响患者的日常生活活动能力和生活质量。CKD PEW 患者在执行日常生活活动（如洗澡、穿衣、站立、行走等）时需要更多的时间和精力，CKD PEW 患者的每日步数比非 CKD PEW 患者低近 1 000 步，CKD PEW 患者还表现出更高的失能风险，如需要帮助洗澡、穿衣、进食等日常生活活动，这表明患者的生活能力受到了极大的影响，此外，CKD PEW 患者的日常生活活动能力障碍的加重与慢性肾脏病的严重程度和病程也有关。为了解决 CKD PEW 对患者日常生活活动能力和功能的影响，医生通常会制订针对性的治疗方案，包括膳食

调整、运动训练、营养支持和透析等。

综上所述，CKD PEW 患者在日常生活活动能力方面存在着明显的功能障碍，包括身体功能障碍和心理问题。这些障碍可能会影响患者的生活质量，并增加其死亡风险。因此，CKD PEW 的治疗不仅要关注患者疾病和并发症的问题，还要重视其日常生活活动能力方面的改善。

（二）活动能力

慢性病及老年人群的活动能力均有不同程度下降，尤其在 CKD 及透析人群中活动能力伴随疾病进展显著下降，甚至仅为正常对照人群的 30%～50%。CKD PEW 患者在步行速度、运动量和肌力等方面表现出明显的下降，这些功能障碍可能与肌肉质量减少和代谢紊乱等因素有关，从而导致其身体功能和活动能力受到限制。一项研究对 102 名 CKD PEW 患者进行了调查，发现他们的运动能力明显降低。其中，52.9% 的患者不能快走，68.6% 的患者不能慢跑，84.3% 的患者不能爬楼梯，67.6% 的患者不能搬运重物，75.5% 的患者不能持续步行约 1 km。这些表现均提示 CKD PEW 患者的活动能力受到明显的影响，并进一步导致他们在日常生活中无法独立完成许多日常活动。

CKD PEW 患者活动能力下降包括：① 运动耐受力下降：由于慢性肾脏病导致肌肉量减少、蛋白质代谢异常，同时存在心肺等相关并发症，患者对氧的摄取、运输及使用存在一定障碍，从而导致心肺运动耐力下降，通常应用峰值摄氧量来描述心肺耐力，但对于该人群通常较难采集到该数据，因此会通过观察无氧代谢阈值来估测峰值摄氧量，标准测定采用心肺运动试验，但由于设备昂贵、操作烦琐，临床也会采用其他方式进行评估，包括 6 分钟步行试验、起立 - 行走计时测试、简易机体功能评估等。② 肌力下降：慢性肾脏病患者由于蛋白质及能量代谢异常和营养不良等原因，肌肉量减少，肌力下降，也会影响患者的日常生活活动和生活质量。CKD 患者肌力的下降有可能早于肌肉量的减少，有研究显示，肌力减少对于 CKD 患者不良预后的预测作用要高于肌肉量的减少。肌力的评估可

大体上分为上肢和下肢肌力，上肢通常用握力来评估，下肢则会通过站立试验、伸膝力量、等速肌力仪等方法测定。关于上肢及下肢对于活动也具有不同的作用影响，而已有研究显示下肢肌力的减退要更早更明显于上肢肌力。③ 疲乏及体力不足：慢性肾脏病患者会由多种因素导致的身体代谢和功能异常，长期疾病又会导致心理精神的问题，这些都容易出现疲乏、精神萎靡等情况，严重时会影响活动能力及日常活动。对于透析患者而言，透析治疗带来的生理和精神的压力都会导致患者感觉身体劳累、体力不足等情况，从而影响了活动能力，容易出现行动缓慢、活动量减少等情况。此外，CKD PEW 患者的运动能力和活动水平还可能受到其他因素的影响，如肾性贫血、矿物质骨代谢异常、透析脱水等。CKD PEW 患者中贫血的发生率很高，贫血会导致氧供输送不足，从而影响患者的运动能力和活动水平。CKD PEW 患者在进行运动时的肌肉疲劳程度也更高，这可能与他们的肌肉代谢和能量利用障碍有关，使得他们在进行体力活动时更容易感到疲乏和无力。这些因素都可能导致 CKD PEW 患者在进行体力活动时出现功能障碍。

CKD 1～5 期患者普遍存在活动量减少的问题，且与预后有密切关系。有研究显示，步行速度可预测血液透析患者的 1 年全因死亡率，步速每下降 0.1 m/s，死亡风险就增加 26%，起立平衡试验速度每增加 1 秒，死亡风险则增加 8%。步速和起立平衡试验对 3 年死亡率的预测比肾功能或常用的血清生物标志物更准确。在一项生活方式与生存分析中发现，经调整其他影响因素后，具有久坐生活习惯透析患者 1 年死亡率的风险是无久坐生活习惯透析患者的 1.6 倍。

运动训练是改善 CKD 患者活动能力的重要环节。研究发现，运动训练改善 CKD 1～5 期患者有氧运动能力 56%，提高步行能力 36%。可不同程度地改善 CKD 1～5 期患者的运动耐力和肌肉强度，促进蛋白质合成，防止分解，改善 CKD PEW，增加肌肉容量，促进萎缩肌肉恢复，预防肌肉萎缩。运动训练还能改善肾脏功能。有研究显示，接受运动训练的未透析 CKD 患者肾小球滤过率（GFR）

较对照组升高约 2.62 mL/(min·1.73 m²)，收缩压和舒张压则分别降低 5.61 mmHg 和 2.87 mmHg。运动训练还可以提高透析效率，在血液透析患者中，透析间期进行中等强度的运动训练，可增加肌肉间血液循环，加快组织细胞内的溶质转运速度，充分排出毒素，提高透析效率，提高透析充分性可使终末期肾脏病患者增加炎症因子的清除，恢复食欲，改善营养状况，使患者进入良性循环。

因此，CKD PEW 患者的活动能力和功能受到了多种因素的影响，包括肌肉质量减少、营养不良、炎症反应和代谢紊乱，通常会推荐适当的营养支持和运动康复方案，以帮助他们恢复活动能力。同时，适当的营养摄入和定期的运动也有助于减缓PEW 的进展和预防其并发症。

（三）生活质量

生活质量指的是一个人生活的各个方面的感受和满意度，包括身体健康、情感状态、社交关系、家庭生活、工作和学习等多个方面。在康复医学中，生活质量是一个非常重要的指标，因为它能够反映出患者康复的效果和康复的价值。帮助 CKD 患者恢复或改善生活质量，使其能够更好地适应生活、社交和职业方面的需求，是肾脏康复治疗的一个主要目标。生活质量的提高可以通过多种方式实现，例如药物治疗、康复训练、营养改善、心理支持等多种手段，这些手段需要结合具体的病情和患者的需求进行个性化定制，以获得更好的康复效果。

由于 CKD PEW 患者普遍存在包括饮食限制、慢性炎症、代谢紊乱、肌肉和蛋白质代谢等多种障碍，因此其身体状况和生活方式受到影响，经常面临生活质量下降的问题。首先，饮食限制是 CKD PEW 患者面临的一个主要问题。由于肾脏功能下降，患者需要控制饮食，限制高蛋白质、高钠、高钾、高磷等食物的摄入，这会导致患者的饮食选择和饮食习惯受限，影响他们的口感和食欲，降低了他们的生活质量。其次，慢性炎症也是 CKD PEW 患者生活质量下降的原因之一。在 CKD 患者中，慢性炎症常常存在，并会导致蛋白质代谢异常、肌肉萎缩等问题，影响患者的身体功能和体力活动能

力，其肌肉强度和耐力都比正常人群低，这也使得患者难以完成日常生活中的基本任务，如行走、上下楼梯等。最后，代谢紊乱也是 CKD PEW 患者生活质量下降的一个因素。由于肾脏功能下降，CKD PEW 患者的代谢水平也受到了影响，例如，肾脏功能下降会导致血液中尿素氮和肌酐等代谢产物的积累，这些物质在一定程度上会影响患者的代谢水平，使患者感到疲倦、无力和食欲不振，而进入终末期肾脏病后肾脏替代治疗也会一定程度上改变患者生活方式及习惯，从而降低生活质量。

CKD PEW 对患者的日常生活活动能力和功能产生了显著的影响，从而可能会出现体力下降、乏力、运动耐力降低、活动功能障碍等问题，这些问题会显著降低患者的生活质量和生活自理能力，并可能会影响患者的工作能力、社交活动和心理健康。CKD PEW 患者的肌肉质量减少和运动能力下降，也增加了患者跌倒、骨折和其他部位损伤的风险。CKD PEW 患者的生活质量下降还与慢性疼痛、睡眠障碍、抑郁等精神问题也有关系。有研究显示，CKD PEW 患者的慢性疼痛和抑郁症状明显高于普通 CKD 患者和正常人群，这些问题也会进一步降低他们的生活质量。此外，CKD PEW 患者还面临着许多其他方面的挑战，如经济困难、家庭和社交支持缺乏等，这些问题也会影响他们的生活质量。

综上所述，CKD PEW 患者的生活质量下降是一个复杂的问题与多种因素有关，目前已有研究显示营养干预和适量的运动是改善生活质量的有效方法。此外，社会和家庭支持也对 CKD PEW 患者的生活质量具有重要的影响，应该得到重视和关注。未来应更多关注患者的生活质量问题，帮助患者从身体、心理、社交等多个方面恢复或改善生活质量，实现更加健康、快乐和有意义的生活。

（四）虚弱综合征

近年来，随着人口老龄化和慢性疾病的增加，以及对日常生活活动能力和生活质量的关注，虚弱综合征已经成为医疗卫生及康复医学领域的热点问题。虚弱综合征指的是一种常见于老年及慢性病人

群、功能衰退和易感性增加的状态，其主要特征为肌肉无力、疲乏、体重减轻、功能下降、易失衡、易摔倒等表现。虚弱综合征通常被认为是一种多因素性疾病，其发生与慢性疾病、缺乏运动、营养不良、药物使用、认知障碍、抑郁和社会脱离等因素有关。虚弱综合征的诊断标准目前尚无一致性的定义。目前常用的虚弱综合征诊断工具包括 Fried 的五项体征、Rockwood 的体征缺陷累积模型、Gobbens 的综合评估工具等。

CKD PEW 患者的虚弱综合征通常是由多种因素引起的。首先，慢性肾脏疾病本身会导致一系列的代谢紊乱和功能异常，如蛋白质代谢紊乱、维生素 D 缺乏、电解质紊乱等，这些问题可能直接或间接地导致虚弱综合征。其次，CKD PEW 患者常常伴随其他慢性病，如糖尿病、高血压、心血管疾病等，这些疾病也会对患者的身体功能造成影响，加重虚弱综合征。此外，缺乏足够的营养摄入、缺乏体育锻炼、缺乏社交支持等也可能是虚弱综合征的因素。

许多研究表明，虚弱综合征在 CKD PEW 患者中普遍存在，并与不良预后相关。既往研究表明，虚弱综合征在老年人群的发生率在 10%～50%，而在 67.7% 的 CKD PEW 患者中出现了虚弱综合征的症状，其中包括乏力、运动能力下降、体重减轻、肌肉消耗等。虚弱综合征与肾脏疾病严重程度、炎症反应、营养状态等因素有关。一项研究表明，虚弱综合征在 CKD PEW 患者中的发生率与慢性肾脏疾病的病程相关，且发病率伴随肾功能下降而增加。另一项研究表明，血清白蛋白水平是衡量虚弱综合征严重程度的重要指标，血清白蛋白水平越低，虚弱综合征越明显。虚弱综合征的存在还会增加发生意外摔倒、住院、失能、死亡等不良事件的风险。

虚弱综合征的治疗和预防也是 CKD PEW 患者管理的关键。针对虚弱综合征的治疗和预防包括营养支持、药物治疗、身体锻炼、心理干预等方面。营养干预是治疗和预防虚弱综合征的重要手段之一。一项研究表明，补充蛋白质和能量对于改善 CKD PEW 患者的肌肉质量、运动能力和体重有显著的效果。此外，钙和维生素 D 的补充也可以改善患者的骨骼健康和虚弱综合征。除了营养和药物干预，运动锻炼也是预防和治疗虚弱综合征的重要措施，在 CKD PEW 患者中进行适度的有氧运动可以改善运动能力、身体组成和生活质量。

总之，虚弱综合征作为一种常见的功能衰退和易感性增加的状态，在肾脏康复中具有重要的研究和临床应用价值。加强对虚弱综合征的认识，根据患者的具体情况采用不同的干预手段进行个体化预防和治疗方案的制订，并不断深化虚弱综合征的相关研究，将有助于提高 CKD 患者的生活质量和预后，促进社会健康和发展。

二、CKD PEW 患者心理与精神障碍

（一）抑郁

抑郁是指一种情绪障碍，患者表现为心境低落、焦虑、无助、自我贬低、注意力难以集中和体力不佳等症状，这种情况常常会对患者的身体康复和日常生活造成负面影响。

除了身体功能障碍，CKD PEW 患者可能面临各种心理问题，其中抑郁就是常见的症状之一。抑郁症状会对患者的生活质量产生负面影响，并进一步加重患者的身体状况。CKD PEW 患者中有相当比例的人存在抑郁和焦虑症状，这些心理问题会影响患者的日常生活和生活质量。透析患者焦虑和抑郁症与生活质量下降密切相关，其中透析人群的抑郁症发病率在 22.8%～39.3%，而高达 35%～50% 的 CKD PEW 患者出现抑郁症状。抑郁症也会导致透析患者并发症及远期死亡率上升。

CKD PEW 患者的身体状况通常比正常人群更差，经常需要长期接受药物治疗和肾透析等治疗方法，这些过程往往带来身体不适、疼痛和疲劳等问题，导致患者情绪低落，出现抑郁症状。已有研究表明：抑郁症状与 CKD PEW 患者的肌肉功能和生活质量显著相关，由于身体上的不适和饮食限制等因素，CKD PEW 患者常常感到疲倦、无力、食欲不振等，这些身体症状会对其情绪产生影响，使其易感抑郁。最后，CKD PEW 患者往往需要进行长

期血液透析等治疗，这种治疗也会对其心理产生影响，给他们带来额外的负担和压力，使其感到沮丧和无助。

除了身体疾病带来的负面情绪，CKD PEW 患者还面临着经济负担、社交隔离等问题，这些也是导致抑郁症状发生的因素之一。有研究表明，CKD 患者中经济问题与抑郁症状之间存在显著的相关性，说明经济负担对心理健康的影响是不容忽视的。

对于 CKD PEW 患者的心理抑郁问题，相关的干预措施也已经有所探讨。研究表明，心理干预对改善 CKD 患者的抑郁症状和生活质量有着显著的作用，运动训练也可以显著改善 CKD 患者的心理健康状况、减轻抑郁症状的发生，还有包括认知行为疗法、音乐疗法等均可以显著减轻 CKD PEW 患者的抑郁症状。除了这些干预措施，提高 CKD PEW 患者的自我管理能力也是缓解抑郁症状的重要手段。例如，提供适当的教育和培训，让患者更好地了解和管理自己的疾病，可以提高其自我效能感和控制感，减轻其焦虑和抑郁情绪。此外，提高家庭和社会支持也可以帮助患者更好地应对疾病和抑郁症状。

总之，CKD PEW 患者的抑郁症状是其面临的一大心理问题，这些症状不仅会对患者的心理产生影响，也会进一步加重患者的身体状况。抑郁的早期诊断和治疗非常重要，为了帮助 CKD PEW 患者缓解抑郁症状，需要综合运用多种干预措施，提高患者的自我管理能力和社会支持，以改善其生活质量和心理健康状况。

（二）焦虑

焦虑是指患者在疾病或损伤治疗过程中出现的一种情绪反应，通常表现为对未来的不安和担忧、对治疗进程的疑虑、对自身康复能力的怀疑和负面思维等。焦虑状态可能会影响患者的疾病康复进程，因为焦虑会导致身体紧张、心理压力增加，从而干扰疾病治疗和康复的效果。患者还可能会因为担心长期治疗、疾病无法完全恢复或者治疗方式对于生活的影响而产生负面情绪，这些情绪可能会干扰认知、行为和情感状态，使得患者感到更加沮丧

和无助。

同样，慢性肾脏病所引起的身体症状和生活方式的改变，以及面临的治疗过程和不确定性，也都可能导致 CKD PEW 患者的焦虑症状。有研究显示，终末期肾脏病患者焦虑的发病率在 12%～52%，且明显高于普通人群。其原因可能为：首先 CKD PEW 患者因为常常面临着复杂和严重的身体症状，如乏力、食欲减退、恶心、呕吐、体重下降等，这些症状不仅会严重影响患者的生活质量，还会加重其焦虑情绪。研究表明，CKD PEW 患者的营养不良和身体症状严重程度与焦虑症状呈正相关关系，即症状越严重，患者的焦虑症状越明显。其次，CKD PEW 患者需要接受复杂的治疗过程，如肾透析、药物治疗、营养支持等，这些治疗过程和不确定性会增加患者的焦虑情绪。研究表明，CKD PEW 患者的治疗过程和不确定性与焦虑症状呈正相关关系，即治疗过程越复杂，患者的焦虑症状越明显。再次，CKD PEW 患者还需要面临一系列生活方式的改变，如限制饮食、增加运动量、减少不良习惯等，这些改变也会增加患者的焦虑情绪。研究表明，CKD PEW 患者的生活方式改变与焦虑症状呈正相关关系，即生活方式改变越大，患者的焦虑症状越明显。

为了缓解 CKD PEW 患者的焦虑症状，需要采取多种干预措施。首先，针对患者的身体症状和营养不良，应该制订个性化的营养支持计划和症状管理方案，以缓解患者的症状和焦虑情绪。其次，应该提供合适的心理支持和心理治疗，帮助患者应对治疗过程和不确定性，以及生活方式改变带来的心理负担。心理治疗可以帮助患者学习有效的应对策略，如认知重构和放松练习，以减轻焦虑情绪的影响。研究表明，心理干预对于缓解 CKD PEW 患者的焦虑症状具有一定的效果。再次，药物治疗可以通过使用抗抑郁和抗焦虑药物来帮助患者缓解焦虑情绪。此外，CKD PEW 患者的家庭和社会支持也非常重要。家庭成员和朋友的支持可以减轻患者的焦虑情绪，并帮助患者更好地应对疾病和治疗过程。社会支持可以提供患者更广泛的支持和资源，以促进其身心健康的全面恢复。研究表明，家庭和

社会支持对于缓解 CKD PEW 患者的焦虑症状也具有一定的效果。

总之，CKD PEW 患者的身体症状和治疗过程，以及生活方式改变，都可能导致其出现焦虑症状。为了缓解患者的焦虑情绪，需要综合采取多种干预措施，并且对于焦虑情况需要认真对待，及早采取适当的治疗方法来减轻其对患者康复的影响，帮助 CKD PEW 患者更好地应对疾病和治疗过程，提高其身心健康的质量。

（三）认知障碍

认知障碍是指由脑部损伤、疾病或其他原因导致的思维和记忆能力受到影响，表现为注意力、思维、记忆、语言和行为等方面的障碍。认知障碍可能会影响患者的自我照顾、自我管理和社交能力，从而对患者的疾病康复进程产生负面影响，使得患者在日常生活中遇到更多的困难。CKD PEW 患者会在病程的不同阶段出现不同程度的认知障碍，CKD PEW 患者的认知障碍主要表现为注意力、记忆力和执行功能方面的下降，尤其是在终末期 CKD 患者中更加普遍。这些问题可能会导致患者在日常生活中的功能受损，并降低其生活质量。研究显示：在透析治疗的 CKD PEW 患者中，约有50% 的患者存在认知障碍的问题，其中以执行功能（如计划、决策和注意力等）受损为主。CKD PEW 患者在数字记忆、注意力、抑制控制等认知功能方面表现较差，且这些认知功能与患者的营养状态和体力活动水平密切相关。

CKD PEW 患者的认知障碍会对其生活质量和治疗效果产生不良影响。认知障碍可能导致患者在日常生活中出现记忆力减退、思维迟缓和注意力不集中等问题，从而影响其生活自理能力和社交能力，而执行功能下降则可能导致患者难以应对生活中的各种挑战，如制订营养计划、管理症状等，从而影响其生活质量。此外，认知障碍还可能使患者在治疗过程中出现难以理解和遵守医嘱的情况，从而影响治疗效果和预后。

CKD PEW 患者的认知障碍可能由多种因素引起。首先，慢性肾脏疾病本身会导致大脑的代谢和功能异常，进而影响认知功能。其次，蛋白质摄入不足可能导致脑组织中氨基酸和神经递质的代谢，影响大脑的正常功能。再次，CKD PEW 患者常常伴有慢性贫血和心血管疾病等病症，这些并发症也可能对大脑功能造成损害。最后，CKD PEW 患者往往还需要接受长期的肾透析治疗，透析治疗中血压及毒素水平变化对脑部供血的影响及透析耗材引起的微炎症和营养不良等情况，会对其认知功能产生一定的负面影响。此外，CKD PEW 患者常常需要应对疾病带来的身体不适和心理负担，这些因素也可能对其认知功能造成一定的影响。

针对 CKD PEW 患者认知障碍的问题，相关的干预措施也有所探究。研究表明，提高 CKD PEW 患者的营养水平可能有助于改善其认知功能。而针对 CKD PEW 患者的认知障碍，相关的康复训练也可以起到一定的作用。另外，心理干预也可以帮助 CKD PEW 患者改善认知障碍，通过认知行为疗法对 CKD PEW 患者进行心理干预，可以有效地减轻其认知障碍的程度，并提高其生活质量。除此之外，认知康复训练也可以通过针对患者的具体认知缺陷，采用各种认知技术和策略进行训练和调整，以促进患者的认知功能恢复。这些技术和策略包括注意力练习、记忆技巧、问题解决策略、时间管理和创造力训练等。对于患有认知障碍的患者，还需要提供更多的支持和帮助，如生活辅助、社交支持和情感支持等，以帮助他们更好地适应生活和康复训练。

总之，CKD PEW 患者在认知方面存在一定的障碍，这对其日常生活和治疗效果都有一定的影响。针对这个问题，通过营养干预、认知康复训练和心理干预等措施都可以帮助患者改善认知功能，提高生活质量。

（四）睡眠障碍

睡眠障碍是指由疾病、损伤或其他原因导致的睡眠质量和数量受到影响的情况。睡眠障碍可能会对患者的疾病康复进程产生负面影响，因为睡眠是身体修复和康复的重要过程，睡眠不足或质量差可能会导致身体疲劳、精神状态不佳等问题，从而影响患者的生活质量。睡眠障碍是 CKD PEW 患面临的一个重要问题。近年来，越来越多的研究表明，CKD PEW 患者在睡眠方面存在一定的障碍，包括失眠、过度嗜睡、睡眠呼吸暂停、不安腿综合征（restless legs syndrome，RLS）和周期性肢动（periodic limb movement，PLM）障碍，其表现为入睡困难、睡眠质量差、睡眠节律紊乱及白天嗜睡等。在接受肾透析治疗的 CKD PEW 患者中，约有75% 的患者存在睡眠障碍的问题，其中以多次夜间醒来为主。

为了探究 CKD PEW 患者睡眠障碍的问题，许多研究都开展了相关的探索，其原因可能与多种因素有关，包括代谢因素（包括尿毒症、贫血、高钙血症、骨痛和瘙痒），焦虑和抑郁，昼夜节律紊乱，应用防止睡眠的药物，以及睡眠卫生习惯不好（包括透析睡觉）。CKD 患者在睡眠障碍的同时往往容易出现过度嗜睡，其原因可能是伴有睡眠中断的慢性躯体疾病、中枢神经系统药物和（或）睡眠障碍。CKD 患者常见的睡眠障碍还包括睡眠呼吸暂停，睡眠呼吸暂停的发病机制包括中枢通气控制不稳定和上气道阻塞，已有研究证实终末期肾病患者因对高碳酸血症的通气敏感性增强及容量负荷促使睡眠时发生上气道阻塞而易出现睡眠呼吸暂停。CKD 患者中 RLS 和 PLM 的发病机制可能与贫血、铁缺乏、血清钙水平升高及周围和中枢神经系统异常有关。此外，中枢神经系统多巴胺和阿片类物质活性的改变可能促进该病的发生。

针对 CKD PEW 患者睡眠障碍的问题，常用的治疗方法包括药物治疗和非药物治疗。药物治疗包括使用安眠药、抗抑郁药和抗焦虑药等药物来帮助患者改善睡眠质量。非药物治疗包括行为治疗和睡眠卫生教育等。行为治疗包括睡眠限制疗法、认知行为疗法和冥想等技术，以帮助患者建立健康的睡眠习惯。睡眠卫生教育包括教育患者关于健康的睡眠习惯和环境，如保持规律的睡眠时间、避免刺激性物质、保持良好的睡眠环境等。有研究表明，行为治疗（如睡眠卫生教育和睡眠压力管理）可以改善 CKD PEW 患者的睡眠质量，而药物治疗（如催眠药和镇静剂）则可以缓解其睡眠障碍。除了上述治疗方法，还可以采取其他措施来帮助患者应对睡眠障碍。例如，对于患有睡眠障碍的患者，提供更多的支持和帮助，比如心理支持和生活辅助，以帮助他们更好地适应生活和康复训练。

总体来说，CKD PEW 患者面临着多种身体和心理方面的问题，睡眠障碍是其中一个重要的问题。原发病及并发症、营养不良、肾脏替代治疗模式、身体功能障碍和心理负担等因素都可能对 CKD PEW 患者的睡眠质量产生影响。针对这个问题，我们需要关注并积极寻找相关的干预措施，有效改善 CKD PEW 患者的睡眠质量，提高其生活质量和健康水平。

三、CKD PEW 患者脏器功能障碍

（一）心血管系统

CKD 已经成为我国重要的公共卫生问题，伴随肾功能的下降，CKD 患者生理机能及生活质量均有不同程度的下降，尤其在终末期肾脏病患者中最明显。虽然已有很多药物及不断更新的透析方案用来减少维持性血液透析患者并发症和提高透析质量，但透析患者死亡率仍显著高于正常人群，心血管疾病是终末期肾脏病患者死亡的重要预测因素，约45% 的死亡病例由其所致。其中大约有 10% 源于冠心病。尚未依赖透析的不同程度慢性肾功能不全患者，发生心血管疾病（包括冠心病）所致并发症和死亡的风险也显著增加。

然而，透析患者不同类型心脏病的相对患病率和一般人群有所不同。例如，心律失常机制或心搏骤停是其最重要的心源性死因，约占 2/3。而且，与没有肾脏疾病的患者相比，透析患者中心肌梗死所致的死亡率和 CVD 的发生率有所增加。2018 年美国肾脏病数据库系统（USRDS）的年度报告中，血液透析和腹膜透析患者冠心病的患病率分别为 42% 和 34%，两者急性心肌梗死患病率分别为 14% 和 12%。血液透析患者的校正死亡率为 166/1 000 患者年，腹膜透析患者为 154/1 000 患者年，心源性死亡占比为 37%，其中 11% 归因于急性心肌梗死和冠心病，78% 归因于心律失常和心搏骤停，其中合并与不合并冠

心病患者的 2 年死亡率分别为 34% 和 18%。

CKD PEW 患者心血管风险明显增加，常常伴随心脏功能障碍及心脏疾病，这些疾病是 CKD PEW 患者死亡的主要原因之一。CKD PEW 患者常常伴随着心血管疾病的高危因素，如高血压、高血脂、糖尿病等，这些疾病均是心血管疾病的主要危险因素。另外，肾脏原发病、营养状况、炎症状态、肾性贫血、钙磷代谢异常、日常活动减少、吸烟等也是影响心血管疾病的危险因素。在 CKD PEW 患者中，心力衰竭的发病率比普通人群高出 3 倍。在 CKD PEW 患者中左心室肥厚与心脏疾病的发生密切相关。同时，心律失常也是 CKD PEW 患者心血管疾病的常见表现之一。

由于 CKD 患者心血管事件风险较高且透析的危险因素等同于冠心病，CKD PEW 患者应积极干预心血管危险因素。对无须透析的 CKD 患者应用他汀类药物治疗可以明显减少心血管事件发生，但对于低密度脂蛋白未升高或仅轻中度升高的透析患者不需开始他汀类治疗，如正接受他汀治疗的透析患者可继续，但低密度脂蛋白非常高的透析患者可以开始他汀类药物治疗。建议 CKD 及透析患者根据风险情况使用阿司匹林；可使用 β 受体阻滞剂、血管紧张素转化酶抑制剂和血管紧张素受体阻滞剂作为 CKD 或透析患者的二级预防；推荐戒烟，并根据耐受情况逐渐增加体力活动可保护心血管和增加肌肉量，对 CKD 及透析患者可能有益。运动训练能降低慢性肾脏病患者心血管事件，降低死亡率。在 DOPPS 研究中发现，有规律性运动习惯的透析患者心血管事件发生率及死亡率风险降低，生存预后明显好转。

因此，对于 CKD PEW 患者，及时评估和干预心血管风险及高危因素，提早做到二级预防，选择合适的时机介入治疗非常重要。这将有助于减轻心脏负担，改善心脏代谢和收缩力，并降低心血管事件和死亡率的风险。

（二）呼吸系统

呼吸系统疾病主要是以呼吸系统感染、慢性阻塞性肺疾病（包括慢性支气管炎、肺气肿等）为代表的一类疾病。慢性肾脏病患者合并呼吸系统疾病的发病率较高，这是因为慢性肾脏病会导致患者免疫功能下降、水钠代谢紊乱、酸碱平衡失调等，从而增加了患者感染呼吸系统疾病的风险。CKD PEW 患者由于营养状况不佳，更容易导致感染各种感染病。根据一些研究显示，慢性肾脏病患者合并呼吸系统疾病的发病率在 10%～30%，高于一般人群的发病率。而针对 CKD PEW 患者合并呼吸系统感染发生率为 38.5%，明显高于一般慢性肾脏病患者的合并感染发生率。其中，肺炎是最常见的呼吸系统疾病，占所有合并呼吸系统疾病的 60% 以上，其次是慢性阻塞性肺疾病、哮喘等。研究还表明，CKD PEW 患者合并呼吸系统疾病的死亡率也较高，CKD PEW 患者合并肺炎的死亡率为 24.6%，而一般肾功能正常的患者合并肺炎的死亡率仅为 7.7%。值得注意的是，慢性肾脏病患者合并呼吸系统疾病的发病率还与患者的年龄、肾功能、合并症等因素有关。随着年龄的增长，患者的免疫力下降，合并呼吸系统疾病的风险会进一步增加。此外，肾功能越差，患者感染呼吸系统疾病的风险也会相应增加。因此，对于慢性肾脏病患者，预防和治疗呼吸系统疾病尤为重要。

慢性肾脏病患者合并呼吸系统疾病的背景可以有多种可能的因素，包括以下几个方面：① 免疫功能低下：慢性肾脏病患者因肾功能减退，易导致免疫功能低下，从而容易感染细菌、病毒等病原体，增加呼吸系统感染的风险；② 水钠代谢失调：慢性肾脏病患者肾功能减退，容易出现水钠代谢紊乱，导致体内水分潴留和肺水肿等呼吸系统疾病的发生；③ 酸碱平衡失调：慢性肾脏病患者肾脏排泄酸性代谢产物的功能受损，容易出现酸中毒，增加呼吸系统疾病的风险；④ 药物治疗不当：慢性肾脏病患者常常需要使用多种药物治疗，如激素、免疫抑制剂等，这些药物会影响免疫系统和呼吸系统的功能，增加呼吸系统疾病的发生率；⑤ 吸烟和环境污染等不良生活习惯：慢性肾脏病患者往往有较多的不良生活习惯，如吸烟、饮酒、饮食不健康等，这些习惯会增加呼吸系统疾病的发生率。同时，由于 CKD PEW 患者营养状态不佳和肌肉消耗，也会一定程度上减弱呼吸肌的功能，其呼吸系统容易受到病原菌侵入及分泌物排出受到影响。

针对 CKD PEW 患者的呼吸系统功能障碍，除原发病及并发症的一些治疗外，肺康复治疗也逐渐作为一种重要的干预手段被提出，其目的是改善呼吸困难及运动耐力，提高健康相关的日常生活质量。肺康复包括运动疗法、作业治疗、理疗、氧气治疗、营养药物治疗，以及社会和精神支持，其中运动疗法是整体肺康复治疗方案的基础，治疗师会根据患者不同身体状况通过呼吸训练、日常生活活动能力训练、全身耐力和肌力训练三部分内容来进行康复治疗。运动疗法可以在不影响患者身体功能的情况改善患者症状和运动耐力。

总之，慢性肾脏病患者存在着多种因素导致呼吸系统疾病的风险，需要特别关注呼吸系统的健康状况，综合考虑患者的身体状况和生活习惯等因素来进行评估和治疗。对于 CKD PEW 患者，需要重视其营养状况和免疫功能的维护，加强呼吸系统感染的预防和治疗，并配合肺康复的治疗策略，以降低合并呼吸系统疾病的发病率和死亡率。

（三）脑血管系统

脑卒中是由大脑血管发生破裂或阻塞而引起的一种疾病，常见的症状包括头痛、眩晕、肢体麻木等。脑卒中的风险因素包括高血压、高血脂、糖尿病等。慢性肾脏病患者发生脑卒中的风险较一般人群更高，这可能是因为慢性肾脏病患者经常伴随高血压、糖尿病等脑卒中的危险因素。此外，慢性肾脏病患者还存在肾性贫血、毒素代谢紊乱、电解质紊乱等情况，这些因素都可能导致脑血管疾病的发生和加重。接受血液透析的慢性肾脏病患者还可能会出现血压波动、血容量减少、脑供血不足等情况，从而增加患者发生脑卒中的风险。因此，对于慢性肾脏病患者来说，定期检查血压、血糖、血脂等指标，控制脑卒中的危险因素非常重要。对于 CKD PEW 患者而言，营养不良状态可能导致免疫功能下降、血栓形成等并发症，增加脑卒中的风险，CKD PEW 患者存在的慢性炎症和氧化应激状态也可能与脑卒中发生相关。

CKD PEW 患者脑血管疾病是一种较为常见的并发症，一旦出现可以严重影响患者的生活质量和健康状况。对于 CKD PEW 患者，改善营养状况非常重要，通过调整饮食结构、增加蛋白质和热量的摄入、使用营养支持等手段，可以改善营养状态，定期监测血液生化指标，以及控制血压、血糖等脑卒中的危险因素，最终减少并发症的发生。除此以外，还可以采取以下措施进行干预：① 快速、准确地评估脑卒中患者的病情，包括评估脑卒中的类型、病情严重程度等，并制订合适的治疗方案。② 有效控制血压、血糖和血脂水平，预防和治疗脑卒中的危险因素。③ 给予抗血小板治疗或抗凝治疗，预防或治疗血栓形成。④ 积极治疗并发症，如肺部感染、肌肉萎缩等。⑤ 进行康复训练，包括物理治疗、言语治疗、认知训练等，促进患者的康复。

慢性肾脏病患者脑血管疾病的康复目的主要是防止废用综合征、恢复肢体功能、尝试对于不能恢复功能的肢体进行代偿训练。对于康复流程分为急性期、恢复期和维持期。不同康复时期的内容和侧重有所区别，早期积极的功能康复对于脑血管疾病患者的长期预后至关重要。另外，也要关注对于脑血管疾病和再次发病的预防，做好患者的教育工作，提高自我管理能力，增加家庭和社会支持，以帮助患者更好地回归社会和家庭角色。

总之，CKD PEW 患者脑血管疾病的发生与多种因素相关，针对这些因素的干预措施可能有助于缓解疾病发生发展的风险。对于 CKD PEW 患者合并脑血管疾病，需要综合考虑多种因素，制订个体化的治疗和康复方案，全面管理患者的健康问题，促进患者的康复。

（四）消化系统

慢性肾脏病患者常常面临消化系统障碍。这主要是由于肾脏功能受损，导致代谢产物、水、电解质和药物等物质在体内积聚，从而影响肠道功能。消化系统功能障碍会导致患者食欲不振、消化不良、恶心、呕吐、腹泻、便秘等不适症状，从而影响其营养吸收和代谢，进而加重肾功能损害和疾病进展。这些症状在 CKD PEW 患者可能更为常见，从而导致营养不良及肌肉消耗的并发症发生，严重影响患者的日常生活质量。研究表明，CKD PEW 患者中有 60%～70% 的人存在食欲不振和恶心等消化系统症状。其中，代谢性酸中毒是一个重要的原因。当肾功能受损时，酸性物质在体内会累积，导致代谢性酸中毒，进而导致消化系统症状。此外，肾脏功能受损还会导致血中钙、磷和维生素 D 的异常，进一步影响肠道对营养物质的吸收和代谢。

CKD PEW 患者消化系统功能障碍的原因较为复杂，可能涉及以下多个方面的原因，包括：① 食欲不振：CKD PEW 患者常伴有食欲不振的症状，可能与肾功能损害、疾病进展、炎症反应、代谢紊乱等因素有关，另外，CKD 患者也会常常感到口干、味觉减退等症状。② 恶心、呕吐：CKD PEW 患者常出现恶心、呕吐的症状，可能与尿毒症、高钾血症、代谢性酸中毒等因素有关，高血磷和高血钾等代谢异常也可导致恶心呕吐。③ 腹泻、便秘：CKD PEW 患者会出现腹泻、便秘等症状，可能与肠道菌群失调、药物治疗、代谢紊乱等因素有关。CKD 患者常缺乏运动导致肠道蠕动减慢，同时也可能因低钾、低钙等原因引起便秘。④ 消化不良：CKD PEW 患者的胃肠道功能可能出现问题，如胃肠道痉挛、胃酸分泌减少等，导致消化不良、胃胀等症状。

针对 CKD PEW 患者消化系统功能障碍的干预措施包括：① 调整饮食：合理饮食是防止消化系统功能障碍的关键。建议患者遵循肾脏病饮食原则，控制蛋白质和钠的摄入，避免过度摄入高脂肪、高糖和高盐的食物。此外，饮食中应该包含足够的纤维素和水分，以帮助消化和防止便秘。对于 CKD PEW 患者，应该进行适当的营养支持，包括口服或静脉营养补充、膳食营养调整等措施，以维持其良好的营养状况。② 控制药物使用：一些药物可能会影响消化系统功能。CKD PEW 患者常常需要药物治疗如降压药、铁剂、磷结合剂、复方 α-酮酸等，建议向医生咨询是否需要进行调整或更换药物，并且在应用药物时，需要考虑到其对消化系统的影响。③ 适当合理运动：适度的运动可以帮助改善肠道蠕动，促进消化系统正常运作，从而影响到

食物在胃肠道不同部位的停留时间及促进排便。患者应该遵循医生的建议，选择适合自己身体状况的运动方式。④ 控制焦虑和压力：焦虑和压力可能会影响消化系统的正常运作。患者可以尝试放松技巧，如深呼吸、瑜伽等，以减轻压力和焦虑。

近年来研究发现，肠道菌群在维持身体健康方面起到非常重要的作用。慢性肾脏病及透析患者的肠道菌群与正常人群存在明显差别，消化系统功能的障碍可能是引起肠道菌群变化的重要原因，肠道菌群功能的改变可能导致微炎症、氧化应激的发生，以及心血管疾病相关毒素的产生，通过调节消化系统功能改善肠道菌群功能可能成为未来慢性肾脏病患者控制并发症的一个有力手段。

总之，CKD PEW 患者中消化系统功能障碍的发生率较高。这些患者需要密切监测和管理营养状况，及时就医接受专业治疗，采取必要的干预措施，以维持正常的消化系统功能，以预防和治疗消化系统障碍。

四、CKD PEW 患者就业障碍

CKD PEW 患者的就业和工作状况是与其健康和生活质量密切相关的一个方面。由于 CKD PEW 患者需要接受长期的治疗和管理，他们在就业和职业方面面临许多挑战和障碍，这也是由疾病本身和与之相关的医学、心理和社会因素造成的。研究表明，CKD PEW 患者的就业和工作状况普遍较差，约有 47.7% 的患者处于失业状态，仅有 35.3% 的患者处于工作状态，其余的患者则因疾病而退休或不能工作。此外，研究表明失业患者的生活质量明显低于工作患者。

CKD PEW 患者的就业和工作能力受到多方面的影响。CKD PEW 患者的身体状况和治疗需求会影响其工作表现和工作能力，受疾病影响患者可能会感到疲倦、无精打采、注意力不集中等症状，这些都会对工作表现造成影响。CKD PEW 患者可能需要接受长期的治疗和管理，这也可能会影响他们的就业和工作能力。一些 CKD 患者因为血液透析需要经常前往医院接受治疗，这也会影响他们的工

作时间和工作灵活性。CKD PEW 患者可能会受到社会和工作环境的影响，如缺乏支持和适当的工作安排，从而导致其就业和工作能力下降。这些因素导致了许多 CKD PEW 患者的职业受到限制，难以找到合适的工作。

为了改善 CKD PEW 患者的就业和工作状况，一些学者提出了相应的干预措施。有研究发现，采用工作场所健康促进计划可以显著提高 CKD PEW 患者的生活质量和就业能力。该计划包括营养教育、心理支持、体育锻炼等多个方面，通过综合干预可以改善患者的疲乏症状、提高生活质量和就业能力。另外，还有研究提出了其他的干预措施，如采用认知行为疗法和心理干预等方法，可以帮助 CKD PEW 患者应对焦虑、抑郁等心理问题，提高其情绪调节能力和自我管理能力，从而提高其就业和工作能力。此外，就业机会和就业环境是影响 CKD 患者就业的主要因素。例如，许多工作需要从事长时间的站立、行走或重体力活动，这些对于肾功能受损的患者来说可能很困难。此外，就业机会在不同地区和社会阶层之间存在显著差异，CKD 患者在某些社会群体中可能面临更大的就业难题。通过评估 CKD 患者的工作能力和限制，为他们提供个性化的职业培训和咨询、制订灵活的工作时间安排、提供较低的医疗保险费用等措施可以有助于提高 CKD 患者的就业机会和就业稳定性。

总之，CKD PEW 患者的失业和就业方面的背景情况是复杂的，涉及多个方面的因素，而且需要我们重视和关注。在职业方面，CKD PEW 患者可能需要面临许多挑战和限制，采取一些干预措施和提供支持和帮助可以帮助他们克服职业障碍，改善他们的职业前景，提高他们的生活质量和自我价值感。

五、CKD PEW 患者社会与家庭问题

CKD PEW 是慢性肾脏病的并发症之一，不仅对患者的健康状况造成了不利影响，同时也对其社会和家庭生活产生了重大的负面影响。患有 CKD 的人群更容易出现社会和家庭问题，包括失业、财务困难、家庭压力等。此外，与慢性肾脏病无关的因素，如低教育水平、年龄、婚姻状态和居住环境等，也会影响患者的社会脱离程度，增加家庭压力。

在社会方面，CKD PEW 患者面临着诸多挑战。首先，患者可能因为疾病的影响而无法工作，导致收入减少或失业。由于经济困境，患者可能无法支付医疗费用和生活费用，进一步加重了其疾病的负担。其次，CKD PEW 患者在社交活动和职业生涯方面也受到限制。由于疾病的影响，患者可能无法参加社交活动，这也可能导致社会孤立。此外，患者可能会失去自己的工作或在职业生涯中遇到困难，这也会对他们的心理健康造成负面影响。

在家庭方面，CKD PEW 患者同样面临着不小的挑战。首先，患者需要不断地接受治疗和医疗监护，这可能会对家庭财务状况造成压力。其次，患者需要遵守严格的饮食和生活习惯规律，以维持其身体健康，这也会对家庭生活带来不便。此外，患者的疾病可能会对其家庭成员造成心理压力，因为他们需要承受看到患者病痛的痛苦和无助的感觉。

CKD PEW 患者社会脱离和家庭压力的问题与其生活质量密切相关。有研究发现，超过一半的患者（54.3%）认为自己给家庭带来了财务负担，使得许多家庭不得不安排更多支出来支付医疗费用。此外，调查还发现，家庭成员需要花费大量时间来照顾患者，影响了他们的职业和社交生活。因此，CKD 患者的疾病对其家庭成员也产生了严重的心理和生理负担。另外，CKD PEW 患者的家庭成员经常会感到沮丧、疲劳和焦虑。有研究访谈显示，家庭成员感到很难面对患者病情的不断恶化，以及照顾患者所需的时间和精力。他们经常感到孤独和无助，并需要承担照顾患者的责任，家庭成员还需要应对患者情绪上的波动。

CKD PEW 患者的社会脱离和家庭压力是一个严重的问题，需要得到重视。在积极的医疗治疗以外，CKD PEW 患者还需要在社会层面上获得更多的社会支持和福利，包括提供经济援助、社会保障、医疗保险等，以减轻患者和其家庭应对的经济

和社会压力。此外，还可以提供心理健康咨询和支持，改善患者和家庭成员的心理健康状况，帮助患者和家庭成员应对情感和心理压力。

综上所述，CKD PEW 患者的社会脱离和家庭压力需要得到全面的关注和解决。只有通过全面的医疗、社会和心理支持，才能帮助患者和其家庭应对这种疾病带来的负担和挑战，并提高他们的生活质量。此外，还需要更多的研究来深入了解 CKD PEW 患者和其家庭成员的需求和挑战，以制订更有效的支持策略和治疗方案，以改善 CKD PEW 患者及其家庭成员的生活质量。

（张　昆）

参 考 文 献

［1］ 马迎春. 慢性肾脏病患者的功能障碍及康复策略 [M]. 北京：科学出版社，2018：7-25.

［2］ 上月正博. 肾脏康复 [M]. 江钟立，译. 北京：人民军医出版社，2017：319-360.

［3］ Bishop N C, Burton J O, Graham-Brown M P M, et al. Exercise and chronic kidney disease: potential mechanisms underlying the physiological benefits[J]. Nat Rev Nephrol, 2023, 19(4): 244-256.

［4］ Lorenz E C, Kennedy C C, Rule A D, et al. Frailty in CKD and transplantation[J]. Kidney Int Rep, 2021, 6(9): 2270-2280.

［5］ Metzger M, Abdel-Rahman E M, Boykin H, et al. A narrative review of management strategies for common symptoms in advanced CKD[J]. Kidney Int Rep, 2021, 6(4): 894-904.

［6］ K/DOQI Workgroup. K/DOQI clinical practice guidelines for cardiovascular disease in dialysis patients[J]. Am J Kidney Dis, 2005, 45(4 Suppl 3): S1-153.

第三节　慢性肾脏病蛋白质能量消耗患者运动功能障碍的评估

有研究发现，CKD 患者普遍缺乏运动，体能不足限制了日常生活活动能力，进一步导致患者体质虚弱、容易摔倒和住院率增加等，运动缺乏与不良的临床结局之间存在强相关性。近年来，越来越多的研究发现，运动在保护患者的心肺功能、减轻患者肌肉萎缩及改善患者生活质量等方面具有重大作用。因此，运动疗法作为肾脏康复的一种主要干预手段在 CKD 的治疗上越来越受重视。而如何科学地制订运动训练计划依赖于系统完善的运动功能的评估。

CKD PEW 患者的运动能力评估包括生理功能评估：心肺耐力、肌肉的力量、肌肉的耐力、肌肉的柔韧性；运动功能评估：6 分钟步行试验、计时起走试验、串联站立测试、6 m 步行测试等。

一、生理功能评估

（一）心肺耐力评估

CKD PEW 患者出现心血管事件的风险较正常人明显升高，特别在进行中、高强度运动前，应评估患者对递增强度运动的耐受能力，为制订个体化运动处方提供依据，降低不良事件的风险。心肺耐力是指循环系统和呼吸系统在持续体力活动期间供氧的能力。

1. 评价心肺耐力的常见指标

（1）最大摄氧量（maximal oxygen consumption，VO_{2max}）：指人体在运动时所能摄取的最大氧量，可以在不同体重人群之间进行有效的比较。在逐级递增心肺耐力运动测试中，当负荷量增加而 VO_2 不再增加的状态下，此时的摄氧量为最大摄氧量，是运动引发的心排血量增加和氧利用能达到最大限度的状态，可以反映 CKD PEW 个体的真实生理功能水平。根据 VO_{2max} 水平，可以将运动分为低、中、高强度，低强度指运动时消耗的摄氧量小于 VO_{2max} 的 50%，中强度达到 VO_{2max} 的 50%～70%，高强度运动需要大于 VO_{2max} 的 70%。由于 VO_{2max} 的测定过程中伴随着一定危险性。因此对于一些存在心血管疾病和肺部疾病的患者可以使用峰值摄氧量（peak VO_2）。峰值摄氧量是指在进行运动负荷试验时，能够完成最大运动负荷时的氧摄取量，而不必达到摄氧平台期。

（2）代谢当量（metabolic equivalent，MET）：是能量代谢的一种表示方式，通常将健康成年人坐位安静状态下消耗 $3.5\ mL\ O_2/(kg \cdot min)$ 等于 1MET。MET 是一种有效、便捷、标准的描述多种体力活动强度的方法。低强度体力活动 <3MET，中等强度体力活动为 3～6MET，高强度以上体力活动 ≥ 6MET（图 9-1）。

（3）无氧阈（anaerobic threshold，AT）：表示从有氧代谢切换到无氧代谢时的活动水平。无氧代谢是在有氧代谢下能量的供给不充分时开始的，为供给必要的能量，存储的糖原被氧化，生成副产物乳酸。通常 AT 值为乳酸在血中开始堆积的状态，代表乳酸的阈值。一般为避免发生心血管意外，心血管患者的运动训练可以控制在 AT 水平以下。AT 的高低可以反映受试者的运动耐力，通常 AT 值越高，运动耐力越佳。

2. 心肺耐力测试的方式

（1）心肺运动试验（cardiopulmonary exercise testing，CPET）：起源于 20 世纪 50 年代，可记录患者从静息到运动至极限状态再逐渐恢复的数据（包括心率、血压、心电图和肺功能等，由此测定最大耗氧量、峰值耗氧量、无氧阈、做功负荷等指标，观察心肌缺血、心律失常或其他运动相关的异常，从而全面评估心肺功能。这是一种无创且

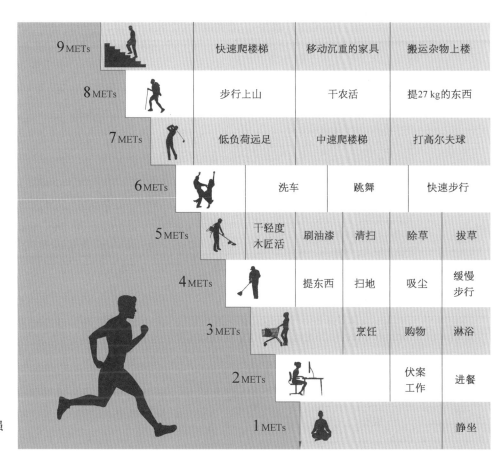

图 9-1 常见活动的运动强度表

有效的评估人体功能状态的方法，可以综合评估心血管、呼吸、血液、代谢及神经肌肉系统的整体功能。运动试验可用于诊断、判断预后和指导治疗等。一般最常见的方式为负荷跑台测试和负荷功率自行车测试。

1）负荷跑台测试：是在一定时间内在平板跑步机上通过设定倾斜角度和速度来增加负荷量。运动中，配备心电和血压检测及分析呼气的气体来评价运动耐量，可以检测心肌缺血和运动诱导的心率失常。由于 CPET 通常比较昂贵，很多医疗机构并没有这种专业设备，而且在测试过程中还需要检测心率、血压、心电图等指标，限制了这种测试方式在临床中的普及应用。

2）负荷功率车测试：通过蹬固定的自行车，根据阻力 × 距离 × 转数来确定运动负荷的强度，可以直接测定出做功率，与跑台一样，心电图和血压计在运动中可以检测心肌缺血和运动诱导的心律失常，并通过呼气气体分析来评价运动耐量。对于肥胖、合并骨关节病或外周血管疾病的患者来说相对更易完成，由于上半身的活动范围较小，更便于监测心率、血压和心电图。但由于是在固定的功率车上骑车对于很多人来说可能并不适应（表 9-1）。

（2）运动负荷试验的禁忌证

1）绝对禁忌证：① 内科诊断的不稳定型心绞痛；② 两天内的急性心肌梗死；③ 严重的主动脉瓣狭窄；④ 主观感受或造成血流动力学异常的心律失常；⑤ 急性主动脉夹层；⑥ 急性肺栓塞或肺梗死；⑦ 控制不良的心力衰竭；⑧ 急性心肌炎或心内膜炎等。

2）相对禁忌证：① 中等程度的瓣膜病；② 左主干狭窄；③ 严重的房室传导阻滞；④ 严重的高血压；⑤ 心动过速或心动过缓；⑥ 肥厚型心肌病或其他流出道狭窄；⑦ 不能充分承受运动负荷的精神或身体障碍；⑧ 电解质异常等。

（3）CKD PEW 患者运动负荷试验注意事项

1）由于 CKD PEW 患者常服用钙离子拮抗剂、β 受体阻滞剂等药物，因此 CKD 患者的心率变化不一定能准确反映运动强度，需要结合自觉疲劳程

表 9-1　负荷跑台与功率自行车测试的比较

	跑　　台	自　行　车
负荷量调整	通过调节速度和倾斜角度，控制负荷量	通过调节踏板的阻力，控制负荷量
优点	日常只要能步行，就能检查 由于是全身性运动，可以评价最大负荷量 到达心肺系统阈值的最大运动量的可能性高	不受体重影响 相对跑台，负荷量可以精细地定量调节 上半身比较固定，心电图、呼气气体分析，血压等干扰少 装置小，轻量可动，价格便宜 噪声和振动少
缺点	由于体重和扶手的原因，可能会影响峰值摄氧量 身体活动度大会影响心电监护、呼气气体分析的准确性 疲劳时，能够自行减速 装置比较大，价格高，噪声大	需要习惯自行车方式 运动由于只限下肢，所以峰值摄氧量较小 运动的阈值可由下肢疲劳限定（达不到心肺系数的阈值）

表 9-2　自觉疲劳程度量表

评分	主观运动感觉	对应参考心率
6	安静，不费力	静息心率
7	极其轻松	70
8		
9	很轻松	90
10	轻松	
11		110
12	有点吃力	
13		130
14		
15	吃力	150
16		
17	非常吃力	170
18		
19	极其吃力	195
20	精疲力竭	最大心率

度量表（rating of perceived exertion，RPE）评分监测运动强度（表 9-2）。建议 CKD 1～3a 期患者运动中达到 RPE 12～16 分，CKD 3b～5 期患者达到 11～13 分。

2）血液透析患者，建议在不进行血液透析的日子实施，没有动静脉瘘测定上肢的血压。最大心率应达到根据年龄预测的最大心率的 75%。

3）长期携带型腹膜透析患者，腹腔在没有腹膜透析液的状态下实施运动负荷试验。

4）肾移植后的患者，可进行标准的运动负荷试验。

（4）台阶测试：通过测量在固定频率和（或）固定高度上下台阶时的心率或运动后恢复期心率来评定心肺耐力。台阶实验测试时间较短，所需设备极为简单，成本较低，可以同一时间管理大量测试人群。但是对于那些平衡性不佳或躯体活动能力较差的患者，较为困难。此外，不能配合节拍及下肢过度疲劳也会影响测试结果。

（5）其他：而对于运动功能差、不能完成负荷测试的老年和（或）CKD 5 期的患者，可采用相对轻体能要求的身体机能测试，包括 6 分钟步行试验（6 min walking test，6MWT）、计时起走（time up and go，TUG）试验、简易生理功能测试（short physical performance battery，SPPB）等。

（二）肌肉力量的评估

CKD 患者尿毒素的蓄积、炎症、营养不足和代谢亢进等因素容易导致患者肌肉萎缩等多种并发症。特别是胰岛素抵抗、肾素和血管紧张素系统亢进、代谢性酸中毒及由炎症引起的肌细胞泛素化引起肌蛋白的破坏，导致肌少症的产生。因此，对 CKD PEW 患者的肌肉力量评估可以判断患者的肌肉力量是否处于正常范围，是否已经进展到肌少症的程度，根据肌肉情况实施相应干预。

1. 肌肉力量测定　肌肉力量指肌肉最大用力的能力，一般用牛顿（N）、千克（kg）或磅（lb）表示，可以分为静态力量和动态力量。静态力量可以通过多种设备进行测量，包括拉力计和握力计，被广泛用于临床工作及研究中。

（1）静态力量：临床中由于握力测试操作简单、快速、无创且相对便宜，因此常用来测试上肢肌肉群的肌肉力量。握力测试是个体在抓握物体时产生的力量。还可以以握力体重指数的形式体现，握力指数＝健手握力（kg）/体重（kg）×100%。正常握力指数应大于50。临床上可以利用最大握力值（maximal voluntary contract，MVC）判断患者力量下降的程度，有研究表明，最大握力值为9 kg是满足日常生活活动的最低值。

测量握力的方法和仪器：美国手部治疗师协会（American Society of Hand Therapists）描述了使用Jamar液压手部测力计评估握力的具体程序。该仪器是文献中引用最广泛的测力计，被普遍认为是评价其他测力计的标准。另外，最近的几项专家研究使用Smedley弹簧型手部测力计也有很好的精确度，与Jamar相当，在大多数日本人群研究中，使用Smedley测力计测量握力。不同的握力方案及握力计会影响测量的精确度和可重复性。

一般测力计测量优势手的最大握力，若测试血液透析患者则需测试其非造瘘侧手。使用Jamar液压手测力计的患者测量姿势为直立坐在椅子上，背部支撑，肩关节内收，肘关节屈曲90°，前臂处于中立位，腕关节背屈0～30°。使用Smedley手部测力计的患者测量姿势为直立站立，肩关节处于中立位，手臂在一侧，肘关节完全伸展。一般测量前由经过培训的检查者解释并演示方案，患者进行练习试验。调整手柄以适应手部尺寸，每只手的示指在近端和中间指间关节之间屈曲90°。此后，指导患者使用最大努力挤压手柄3～5秒开始试验，并给予口头鼓励，暂停60秒恢复后重复测量，推荐测量3次，取最大值。

握力同时也是肌少症诊断中的重要指标之一。握力大小在不同国家人群、不同协会的肌少症诊断中略有差异：肌少症亚洲工作组（男性<26.0 kg，女性<18.0 kg）、欧洲老年人肌少症工作组（男性<30.0 kg，女性<20.0 kg）和美国国立卫生研究院基金会（男性<26.0 kg，女性<16.0 kg）。

（2）动态力量：一般使用1次最大重复次数（one-repetition manmurn，1-RM）作为评价标准，即在要求姿势下能够完成全关节活动的最大阻力值。测试要求是重复动作要保持速度和关节活动度一致，阻力逐渐增大，直至患者不能完成重复动作，记为1-RM。但对于CKD患者1RM可能会引起疲劳性骨折，因此被视为禁忌证，所以运动的肌力测定建议使用等于或高于3RM（如10～12RM）负荷。

同时可以使用更精确的仪器设备进行测量：如使用等速测力仪使角速度位于60°/s～180°/s范围对肌肉力量进行测定；另外，双能X线吸收法（DXA）是目前被广泛使用测量ASM的金标准，一般以SMI（skeletal muscle mass index）：四肢肌量的总和（appendicular skeletal muscle mass）除以身高的平方（kg/m²），作为评价的指标。国外的数据报告中显示，健康成年人（18～40岁）SMI的平均值开始标准偏差2倍以上（2SD），或者男性不足7.26 kg/m²，女性不足5.45 kg/m²，即可诊断为肌少症。其可被用于临床和科研，其优点是准确性高，但DXA设备昂贵，不可移动，非便携，不能在社区中广泛使用。此外，生物电阻抗分析（BIA）根据全身的导电性测出脂肪肌肉、骨骼、水分等人体成分，其设备便宜、携带方便，适用于社区和医院广泛筛查和诊断肌少症。目前最新的AWGS2和EWGSOP2均建议应用BIA测量ASM用来评估肌肉量，由于品牌和参考人群不同，不同的BIA设备所评估的肌量有差别，推荐使用多点接触式电极、多频率、可获得人体节段数据的测量仪器，而非家庭使用的小型BIA设备。

2. 肌肉质量测定　肌肉质量指每单位肌肉所能产生的最大量。作为一个新的概念，肌肉质量目前尚无公认的评估标准，大多数研究以肌肉结构和组成的微观和宏观变化来评价肌肉质量，如肌肉中脂肪浸润的程度、肌细胞中水分的含量等。研究显示，肌肉中的脂肪含量增加不仅会恶化肌肉的代谢能力，且会导致肌肉纤维化，造成肌肉力量和功能下降。因此，肌肉脂肪浸润不单纯是一项评价肌肉质量的独立标准，更是引起单位重量肌肉力量下降的重要原因。磁共振成像（MRI）和计算机体层成像（CT）技术可通过测定肌肉中的脂浸润程度来评估肌肉质量；磁共振波谱（MRS）则进一步通过测定肌肉代谢和组成来评价肌肉质量；目前这些方法大多仅用作科研。另外，肌肉超声不仅可以直接测量肌肉结构，包括肌肉厚度、横截面积、肌纤维长度、羽状肌的肌翼夹角，而且可以通过测量灰度值来评价肌肉脂肪浸润的程度，是一种更方便、快捷的肌肉质量评估方法，便于社区开展，有着更好的临床应用前景。

3. 肌肉耐力测定 肌肉耐力通过完成一定次数标准动作的时间或者在一定时间内完成要求动作的次数来进行评估，如仰卧起坐测试通过完成一定数量的仰卧起坐动作所花费的时间来评价腹部肌群的耐力。又比如 3 分钟台阶（YMCA）测试，受试者以 30 次 / 分的频率推举固定重量的杠铃（男性 36.3 kg，女性 15.9 kg），根据完成的次数记分，其具有高度实用性。

4. 肌肉柔韧性测定 柔韧性是指人体关节活动的幅度及关节韧带、肌腱、肌肉、皮肤和其他组织的弹性和伸展能力。目前没有一个简单柔韧性测试来评价全身柔韧性，实验室通常用关节活动度来量化柔韧性，用度数来表示，常用的仪器包括多种量角器、倾角器计及测量尺等。如坐位体前屈测试可反映腰部、髋关节及下肢的柔韧性，但是躯干长度的不同可能影响坐位体前屈的测试结果。

（三）运动能力测试

运动能力通常指完成日常任务所能达到的功能水平，是运动综合能力的体现。如运动功能能够满足独立自主地生活、达到职业需求，回归社会。运动能力测试对于确保运动康复训练的安全进行非常重要。通常可以采取下列方式进行测试。

1. 6 分钟步行试验（6MWT） 是一项评估心肺功能状态的运动检查。主要是测量患者在 6 分钟之内能够行走的最大运动距离。已广泛应用于评价患者的运动耐量、医疗干预效果及疾病预后等，操作简单、经济、安全，具有良好的实用性和有效性。2002 年，美国胸科协会（American Thoracic Society，ATS）发表了有关 6MWT 的科学声明，使 6MWT 在临床中的应用有了统一的规范。据测试结果可以通过多元方程推算 VO_{2max}。6MWT 可用于

学龄前儿童（2～5 岁）、儿童（6～12 岁）、成人（18～64 岁）、老年人（65 岁以上），有很广的诊断范围。这项测试最初是为了帮助评估有心肺问题的患者。渐渐地，它被引入许多其他情况中，评估个人的功能能力，并提供有关身体活动中所有系统有价值的信息，包括肺和心血管系统、血液循环、神经肌肉单位、身体新陈代谢和外周循环等。

（1）场地及所需设备

1）场地：最好在室内进行，选择一条长度 30 m 且少有人经过的平直走廊，可每隔 3 m 做一个标记。起点应用色彩鲜艳的胶带在地板上标出。两端的折返点可用圆锥体（如橙色圆锥体）标记。研究表明，在较短的走廊中，因为转弯次数增多，步行速度慢，步行距离可能会缩短。

2）工具及设备：① 6MWT 记录单；② 计时器（或秒表）；③ 计数器；④ 供患者休息的椅子；⑤ 血压计；⑥ Borg 自觉疲劳评分量表（0～10 级或 6～20 级）；⑦ 工作记录单；⑧ 可穿戴式心电、血压、血氧饱和度（视情况选用）；⑨ 抢救设备：抢救车（含抢救药物，如硝酸甘油、阿司匹林、肾上腺素等）、除颤仪、供氧设备等。

（2）方法和流程

1）行走前：① 试验前患者在椅子上休息期间（要求至少 10 分钟），再次确认是否存在禁忌证，确认患者衣服和鞋子适于试验，测量脉搏、血压、指氧饱和度。② 要求患者站立在起点并用 Borg 量表评价患者基线呼吸困难和疲劳情况。③ 调好计时器和计数器。

2）行走中：① 医生全程站在出发线处，在患者从出发线开始走时记下计时器。② 过程中要用标准用语言鼓励患者，比如：第 1 分钟过后，用平缓的语调告诉患者："您做得很好，还有 5 分钟"，不要自己发挥。③ 观察患者，计数圈数；允许患者在试验进行时停下休息，继续计时。④ 6 分钟到了要说："停！"，并在患者停止的地方做标记。

3）行走后：① 记录患者的心率、血压、指氧饱和度、Borg 呼吸困难和疲劳水平，如果患者需要可以拿椅子给患者休息。② 如果患者在 6 分钟之前停下并拒绝再继续行走，或由于安全问题（不能耐

受的胸痛、呼吸困难等）需要终止时，在工作表上记下步行距离、停止时间和过早停止的原因。

治疗前后对比或重复试验，应在每日大致相同的时间进行。

（3）结果和解释：步行距离 <150 m：运动耐量重度减退。多为心力衰竭、心肌梗死急性期患者，只能从事一般家务，运动康复必须在医生指导下进行；步行距离 150～425 m：运动耐量中度减退。此类患者情况稍好，多为稳定型心绞痛或出院后心肌梗死患者，可自行选择步行等运动；步行距离 426～550 m：运动耐量轻度减退，与正常人差不多，可健步走、慢跑。

（4）6MWT 的禁忌证

1）绝对禁忌证：包括 1 月内有不稳定性心绞痛或心肌梗死、心力衰竭恶化、急性深静脉血栓形成、肺栓塞、心肌炎或心内膜炎。

2）相对禁忌证：包括静息状态心率超过 120 次 / 分，收缩压超过 180 mmHg，舒张压超过 100 mmHg，不受控制的动脉高血压。具有上述任何情况的患者都应该告知申请或指导检查的医生，以便于他们临床评价和决定是否进行该检查。6 个月内的心电图结果也应该在检查前进行回顾。稳定的劳力性心绞痛不是 6MWT 的绝对禁忌证，但患者应在使用治疗心绞痛药物后进行试验，并且应备好急救用硝酸酯类药。

（5）6MWT 的局限性：6 分钟步行试验是一项亚极量测试，并不能直接测试峰值摄氧量，也不能用于诊断呼吸困难或者运动受限的原因。它所提供的信息虽然不能替代心肺运动试验的测试数据，但可以作为心肺运动试验的一项重要的补充，用于临床评估心肺耐力和康复治疗。且本实验会受动机、情绪、环境、并发症等多因素交织的影响。

2. **计时起立 - 行走测试**（time up and go test, TUG）　是一种快速定量评定功能性步行能力的方法，该评定方法简单，容易掌握，应用方便，是最常用的躯体综合能力评估工具，主要用于老年人身体虚弱程度、日常生活活动能力、运动能力、预测跌倒风险等综合能力的评估。

（1）方法和流程：① 准备码表、座椅，在座椅前 3 m 处做标记。② 受试者穿戴平时用的鞋具，可以使用自己日常使用的任何辅助设备。③ 当发出"开始"的指令后，受试者从靠背椅上站起。站稳后，按照平时走路的步态，向前走 3 m，过标记处后转身，然后走回到椅子前，再转身坐下，靠到椅背上。④ 记录受试者离开座椅到再次坐下所用的时间。

正式测试前，允许患者练习 1～2 次，以确保患者理解整个测试过程。

（2）结果和解释：<10 秒可自由活动；<20 秒大部分可独立活动；20～29 秒活动不稳定；>30 秒存在活动障碍；>10 秒提示有高跌倒风险。

3. **简易机体功能评估（SPPB）**　是一项综合性的躯体功能测试工具，可以客观测量平衡性、下肢力量和功能性能力（图 9-2）。它是由美国国家老龄化研究所（NIA）开发的。包含 3 个部分：三姿测试，即双足并拢站立、双足前后半串联站立和双足前后串联站立，每个姿势测试 10 秒；步速测试；5 次起坐试验。单项测试分值为 4 分，总分为 12 分，得分越高，身体功能水平越高，残疾程度越低。

场地及所需设备：选择平坦、光线充足的地板或走廊，足够容纳 4 m 的步行通道。在起点和终点线前后至少空 0.5 m。如果测试区域较小，可以使用 3 m 的通道。所需设备包括标准高度的无扶手椅子、秒表、胶带、4 m 长的绳索或链条、卷尺、SPPB 得分表格。

（1）站立平衡。一开始如有需要可以帮助患者站起来。患者应能够在没有拐杖或助行器的帮助下独立站立。要求保持三种难度越来越大的站立姿势，每一种保持 10 秒。姿势包括并排站立（双脚平行并触碰站立）、半串联站立（双脚平行，一只脚的脚跟内侧触碰另一只脚的大脚趾外侧）和串联站立（一只脚直接在另一只脚的前面站立，前脚后跟触碰到另一只脚的脚趾尖），按此顺序执行。

1）平行站立。语言指令：试着双脚并拢，并排站立，大约 10 秒。可以使用手臂、弯曲膝盖，或移动身体来保持平衡，但尽量不要移动脚。保持这个姿势，直到叫你停止。当患者的双脚并拢时，问："准备好了吗？"得到肯定回答后开始计时。10 秒后停止动作，当患者无法保持位置或抓住你的手

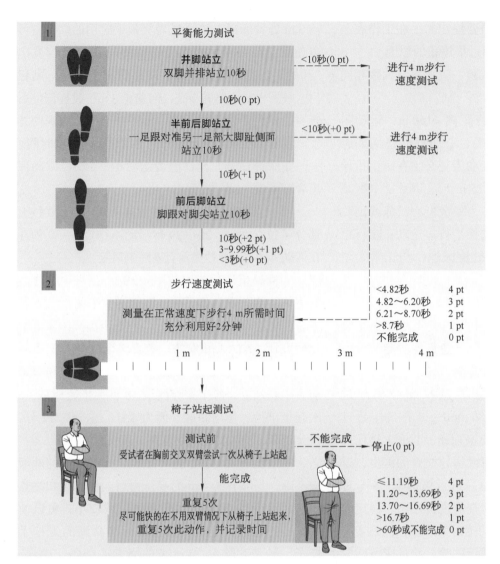

图 9-2 简易机体功能评估示图（SPPB）

臂时说"停止"并计时。

2）半串联站立。语言指令：试着站立，一只脚的脚后跟的内侧触碰到另一只脚的大脚趾约 10 秒。你可以依照自己的舒适度决定把哪只脚放在前面。可以使用手臂、弯曲膝盖，或移动身体来保持平衡，但尽量不要移动脚。保持该姿势，直到叫你"停止"。站在患者旁边，帮助完成该站姿，并为其手臂提供足够的支持，以防止失去平衡。询问："准备好了吗？"得到肯定回答后开始计时。10秒后停止动作，当患者无法保持位置或抓住你的手臂时停止并计时。如无法完成，则跳过串联站立测试，进行步态速度测试。

3）串联站立。语言指令：试着站立，一只脚的脚跟在另一只脚的正前方并触碰后脚脚趾约 10秒。你可以依照自己的舒适度决定把哪只脚放在前面。可以使用手臂、弯曲膝盖，或移动身体来保持平衡，但尽量不要移动脚。保持该姿势，直到叫你"停止"。站在患者旁边，帮助完成该站姿，并为其手臂提供足够的支持，以防止失去平衡。询问："准备好了吗？"得到肯定回答后开始计时。10 秒后停止动作，当患者无法保持位置或抓住你的手臂时停止并计时。

（2）步行测试。语音指令："请按照平时的速度走到路线的另一端，如果有需要可以使用拐杖或其他助行工具。"开始行走时，启动秒表。走在患者的侧后方（其视野外），便于保护又不影响测试。当患者的一只脚完全越过终点线时停止计时。重复第二次，记录两次试验的最佳成绩。

（3）5次坐立测试。患者坐在靠背椅上，尽可能快地连续起立坐下5次，起立站直后方可坐下并始终保持双臂在胸前交叉，避免借助手臂支撑完成起立，过程用秒表计时并记录时间（表9-3）。

表9-3　评分方式

动作完成	得　分
• 并脚站立：双脚并排站立10秒	<10秒=0分 / 能够完成+1分
• 半串联站立：一足跟对准另一足部大脚趾侧面站立10秒钟	<10秒=0分 / 能够完成+1分
• 串联站立：脚跟对脚尖站立10秒	能够完成+2分 / 能够坚持3～9.99秒+1分 / <3秒+0分
• 步行速度测试：正常速度下步行4m所需时间	<4.82秒+4分 /4.82～6.20秒+3分 /6.21～8.70秒+2分 />8.7秒+1分 / 不能完成+0分
• 尽可能快地在不用双臂的情况下从椅子上站起来，重复五次此动作，并记录时间	≤11.19秒+4分 11.20～13.69秒+3分 13.70～16.69秒+2分 >16.7+1分 >60秒或不能完成0分

注：结果和解释：通常情况下，结果≥10分（满分12分）表示平衡性、下肢力量、活动能力和身体功能水平较高。得分越低，说明活动能力、力量和身体功能越弱，以及更高的发病率和全因死亡率，表明有必要采取更有针对性的干预措施。AWGS 2019建议将SPPB评分9分作为低体能的临界值。SPPB：0～6分表示生理功能差；7～9分表示生理功能中等；10～12分表示生理功能较好。

4. **步速测试**　测量时患者以常规步行速度通过一定的测试区域，中途不加速不减速，并至少测量2次，计算其平均数值。这是最为简单、快速、安全的躯体功能评估方法，可预测与肌少症相关的不良预后。目前国际上常用的短距离步速测量距离有4m、4.57m和6m，哪种距离为最佳测量距离目前尚无定论。由于短距离步速的测量影响因素较多，一般推荐使用6m步速。

AWGS 2019建议使用通常的步态速度来定义体能下降，将步速<1.0m/s作为步速缓慢的临界值。有一些研究报道了步态速度的性别差异，但AWGS 2019不推荐性别特异性临界值。

二、日常生活活动能力评估

日常生活活动（ADL）能力指普通个体在日常生活中，为了照料自己的衣、食、住、行，保持个人卫生整洁和进行独立的社区活动所必需的一系列基本活动。但仅仅这些活动不足以维持社会生活，家务管理、乘车购物、打电话等与周边环境及社会生活相关联的活动被称为工具性ADL，两者合在一起称为扩展的ADL。

CKD最终发展至ESRD，需要透析替代疗法或肾移植治疗，通常伴随着其ADL功能下降。引起CKD患者ADL评分下降的原因包括贫血、骨质疏松、心血管因素、炎症、机体虚弱无力等。随着医学模式的转变，人们不仅关注躯体疾病，更注重提高整体CKD患者的生活质量。2001年，美国240名临床肾病专家调查显示，生活质量已成为决定ESRD患者诊疗的第二判断依据，仅次于病情。

1. **ADL的评估目的**　① 确定患者的ADL的独立程度；② 确定ADL需要何种帮助及帮助的程度；③ 为制订康复目标和治疗方案提供依据；④ 为制订环境改造方案提供依据；⑤ 评估康复治疗的疗效。

2. **评估方法**　基本的ADL，由饮食、穿衣、洗漱、如厕、洗澡等日常基本项目和起居、换乘、步行等移动性项目构成。一般具有代表性的评价方法有Barthel指数（Barthe index，BI）、Katz指数（Katz index of ADL）修订的Kenny自理评定（Kenny self-care evaluation）。此外，FULES Profile在基本的ADL的基础上，加入身体状况、感觉和情绪智力项目。功能独立性评定（functional pendence measure，FIM）则是加入了交流和社会认知两个项目法。而工具性日常生活活动（instrument activity of daily living，IADL）常用的评定量表包括功能活动问卷（the functional activities questionnaire，FAQ）和快速残疾评定量表（rapid disability rating scale，RDRS）。

本节中，介绍临床较为常用的BI、FIM和FAQ。

（1）Barthel指数：由进食、床椅转移、修饰、如厕、洗澡、平地步行、上下楼梯、穿衣、大便、小便 10 个项目构成。按照自立和需要帮助的程度对应分数 0 分、5 分、10 分、15 分，项目不同分数各异。该量表优点为用时短，操作简单，使用广泛，可用于预测治疗效果、住院时间和预后。其缺点为 BI 量表最高分值可以存在于许多残疾患者中，对于轻度障碍患者的评估缺乏灵敏度（表 9-4）。

表 9-4　Barthel 指数量表

ADL 项目	自理	稍依赖	较大依赖	完全依赖
进食	10	5	0	0
洗澡	5	0	0	0
修饰	5	0	0	0
穿衣	10	5	0	0
控制大便	10	5	0	0
控制小便	10	5	0	0
上厕所	10	5	0	0
床椅转移	15	10	5	0
行走	15	10	5	0
上下楼梯	10	5	0	0

注：结果和解释：总分为 100 分，得分越高，独立性越好，功能依赖性越小。100 分：提示患者不需要照顾，日常生活能自理；>60 分，提示轻度 ADL 功能缺陷，日常生活基本自理；40～60 分：提示轻度中度 ADL 功能缺陷，日常生活需要一定的帮助；20～40 分：提示重度 ADL 功能缺陷，日常生活明显需要依赖他人；0～20 分：提示 ADL 极严重功能缺陷，日常生活完全依赖他人。

（2）FIM：除了基本的 ADL，还添加了言语、认知和社会功能，从而可以较为客观地评估患者是否可以适应回归社会。评估内容包括自我护理 6 项、括约肌控制 2 项、转移 3 项、行走 2 项及交流 2 项、社会认知 3 项，共计 18 项构成，其评价分成 7 个级别。FIM 主要是失能评定，评定患者实际残疾程度，在实际生活中能够完成哪些任务。优点是评估全面，敏感度高，可以用于各类功能残疾的横向比较及把握 ADL 能力的细节变化。缺点是评定困难、所需时间较长等。

功能水平和评分标准：① 7 分：完全独立：该活动能在合理的时间内，规范地、完全地完成，无须修改活动，无须辅助设备或用具。② 6 分：有

条件的独立：在完成该活动中，需要辅助设备或用具；或需要较长的时间；或存在安全方面的顾虑。③ 5 分：监护或准备：需要有人在旁边监护、提示或规劝，或帮助准备必需的用品，或帮忙佩戴矫形器具。但两人间没有身体的接触。④ 4 分：少量帮助：需要他人接触身体帮助下的活动。但在完成活动中，自己能起 75% 的作用。⑤ 3 分：中等量帮助：需要他人接触身体的提供更多帮助下的活动。在完成活动中，自己仅能起 50%～75% 的作用。⑥ 2 分：大量帮助：需要他人接触身体提供大量帮助，才能完成活动。在完成活动中，自己仅能起 25%～50% 的作用。⑦ 1 分：完全依赖：几乎需在他人接触身体提供完全帮助下，才能完成活动。自己能起的作用，仅在 25% 以下（表 9-5）。

表 9-5　FIM 量表

	项　　目		评估日期		
运动功能	自理能力	1 进食			
		2 梳洗			
		3 洗澡			
		4 上身穿脱			
		5 下身穿脱			
		6 如厕			
	括约肌控制	7 排尿			
		8 排便			
	转移	9 床、椅、轮椅间			
		10 厕所			
		11 浴盆，淋浴			
	行走	12 步行／轮椅			
		13 上下楼梯			
	运动功能评分				
认知功能	交流	14 理解			
		15 表达			
	社会认知	16 社会交往			
		17 问题处理			

续　表

项　目			评估日期		
认知功能	社会认知	18	记忆		
	认知功能评分				
FIM 总分					
评估人					

注：结果和解释：FIM 的最高分为 126 分，其中运动功能评分 91 分，认知功能评分 35 分，最低分 18 分。结果可分为 3 个等级：独立（108～126 分），有条件依赖（54～107 分），完全依赖（18～53 分），也可分为以下 7 级：126 分＝完全独立，108～125 分＝基本独立，90～107 分＝有条件的独立或轻度依赖，72～89 分轻度依赖，54～71 分中度依赖，36～53 分＝重度依赖，19～35 分＝极重度依赖，18 分＝完全依赖。

（3）FAQ：评估是否可以作为一个社会人参与社会生活，偏重于评估社会适应能力，对于评判能否在社会上独立生活至关重要。FAQ 操作简便，具有良好的敏感性、特异性和有效性（表 9-6）。

三、生活质量评估

生活质量是指以社会经济、文化背景和价值取向为基础，人们对自己身体状态、心理功能、社会能力及个人综合状况的感觉体验，主观判断自己对生活状态的认可程度，反映个人期望与实际的生活状况之间的差距。慢性肾脏病由于水肿、低蛋白血症、高脂血症，并且容易并发感染、血栓、肾衰竭、心力衰竭等一系列并发症而导致患者的生活方式、

表 9-6　FAQ 量表

项　目	正常或从未做过，但能做（0 分）	困难但可单独完成或从未做（1 分）	需要帮助（2 分）	完全依赖他人（3 分）
每月平衡收支的能力，算账的能力				
工作能力				
能否到商店买衣服、杂货和家庭用品				
有无爱好，会不会下棋和打扑克				
会不会做简单的事，如点炉子、泡茶等				
会不会准备饭菜				
能否了解最近发生的事件（时事）				
能否参加讨论和了解电视、书或杂志的内容				
能否记住约会时间、家庭节目和吃药				
能否拜访邻居，自己乘公共汽车				
总分				

注：结果和解释：评分分数越高障碍越重，≤5 分为正常，≥5 分表示该患者在家庭和社区中不可能独立。但 FAQ≥5 分，并不等于痴呆，仅说明社会功能有问题，尚须临床进一步确定这类损害是原有的还是新近发生的；是因智力减退还是另有原因，如年龄、视力缺陷、情绪抑制和运动功能障碍等。

社会角色等发生重大变化，严重影响患者的生活质量。常用的生活质量评估量表为健康调查简表（the MOS item short from health survey，SF-36）（表 9-7）。

SF-36 是在 1988 年 Stewartse 研制的医疗结局研究量表（medical outcomes study-short from，MOS SF）基础上，由美国波士顿健康研究发展而来。SF-36 是一种广泛使用的健康调查问卷，可以衡量患者的健康状况。量表包括 36 个问题，8 个维度：生理功能（PF）、生理职能（RP）、躯体疼痛（BP）、总体健康（GH）、生命活力（VT）、社会功能（SF）、情感职能（RE）、心理健康（MH）。SF-36 评分量表是一种客观的测量健康状况的量表，可以判断健康状况的优劣，应用范围广泛，SF-36 评分量表是评估健康状况和评估治疗方案效力的有效工具。

表 9-7 SF-36 评分量表

1. 总体来讲，您的健康状况是：
　① 非常好　　　　② 很好　　　　③ 好　　　　④ 一般　　　　⑤ 差
2. 跟 1 年以前比您觉得自己的健康状况是：
　① 比 1 年前好多了　② 比 1 年前好一些　③ 跟 1 年前差不多　④ 比 1 年前差一些　⑤ 比 1 年前差多了
　（权重或得分依次为 1、2、3、4、5 分）
　健康和日常活动
3. 以下这些问题都和日常活动有关。请您想一想，您的健康状况是否限制了这些活动？如果有限制，程度如何？
　（1）重体力活动。如跑步举重、参加剧烈运动等：
　　① 限制很大　　　　② 有些限制　　　　③ 毫无限制
　（2）适度的活动。如移动一张桌子、扫地、打太极拳、做简单体操等：
　　① 限制很大　　　　② 有些限制　　　　③ 毫无限制
　（3）手提日用品。如买菜、购物等：
　　① 限制很大　　　　② 有些限制　　　　③ 毫无限制
　（4）上几层楼梯：
　　① 限制很大　　　　② 有些限制　　　　③ 毫无限制
　（5）上一层楼梯：
　　① 限制很大　　　　② 有些限制　　　　③ 毫无限制
　（6）弯腰、屈膝、下蹲：
　　① 限制很大　　　　② 有些限制　　　　③ 毫无限制
　（7）步行 1 500 m 以上的路程：
　　① 限制很大　　　　② 有些限制　　　　③ 毫无限制
　（8）步行 1 000 m 的路程：
　　① 限制很大　　　　② 有些限制　　　　③ 毫无限制
　（9）步行 100 m 的路程：
　　① 限制很大　　　　② 有些限制　　　　③ 毫无限制
　（10）自己洗澡、穿衣：
　　① 限制很大　　　　② 有些限制　　　　③ 毫无限制
4. 在过去 4 个星期里，您的工作和日常活动有无因为身体健康的原因而出现以下这些问题？
　（1）减少了工作或其他活动时间：
　　① 是　　　② 不是
　　（权重或得分依次为 1、2 分；下同）
　（2）本来想要做的事情只能完成一部分：
　　① 是　　　② 不是
　（3）想要干的工作或活动种类受到限制：
　　① 是　　　② 不是
　（4）完成工作或其他活动困难增多（比如需要额外的努力）：
　　① 是　　　② 不是
5. 在过去 4 个星期里，您的工作和日常活动有无因为情绪的原因（如压抑或忧虑）而出现以下这些问题？
　（1）减少了工作或活动时间：
　　① 是　　　② 不是
　　（权重或得分依次为 1、2 分；下同）

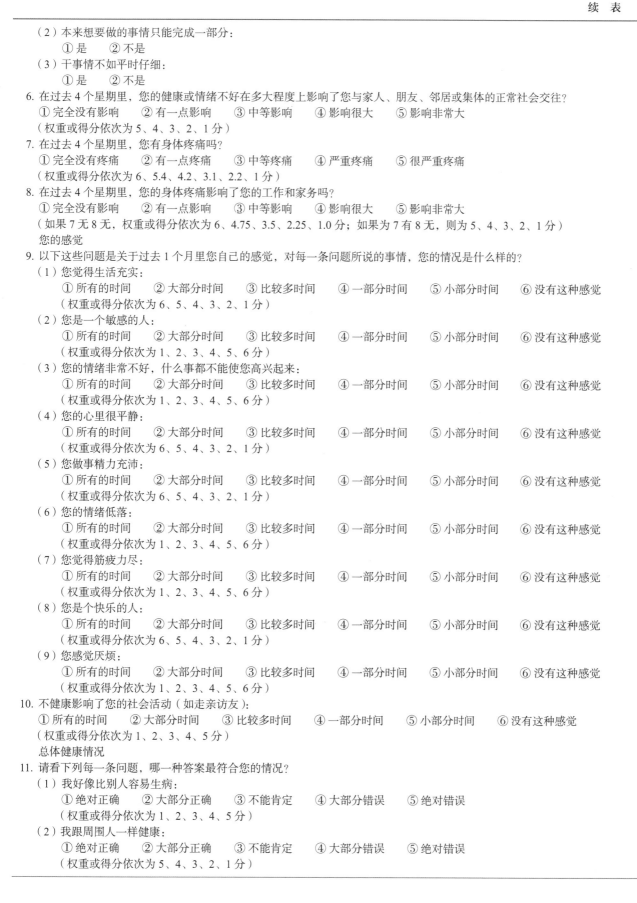

（2）本来想要做的事情只能完成一部分：

　　① 是　　② 不是

（3）干事情不如平时仔细：

　　① 是　　② 不是

6. 在过去 4 个星期里，您的健康或情绪不好在多大程度上影响了您与家人、朋友、邻居或集体的正常社会交往？

　　① 完全没有影响　　② 有一点影响　　③ 中等影响　　④ 影响很大　　⑤ 影响非常大

　　（权重或得分依次为 5、4、3、2、1 分）

7. 在过去 4 个星期里，您有身体疼痛吗？

　　① 完全没有疼痛　　② 有一点疼痛　　③ 中等疼痛　　④ 严重疼痛　　⑤ 很严重疼痛

　　（权重或得分依次为 6、5.4、4.2、3.1、2.2、1 分）

8. 在过去 4 个星期里，您的身体疼痛影响了您的工作和家务吗？

　　① 完全没有影响　　② 有一点影响　　③ 中等影响　　④ 影响很大　　⑤ 影响非常大

　　（如果 7 无 8 无，权重或得分依次为 6、4.75、3.5、2.25、1.0 分；如果为 7 有 8 无，则为 5、4、3、2、1 分）

您的感觉

9. 以下这些问题是关于过去 1 个月里您自己的感觉，对每一条问题所说的事情，您的情况是什么样的？

（1）您觉得生活充实：

　　① 所有的时间　　② 大部分时间　　③ 比较多时间　　④ 一部分时间　　⑤ 小部分时间　　⑥ 没有这种感觉

　　（权重或得分依次为 6、5、4、3、2、1 分）

（2）您是一个敏感的人：

　　① 所有的时间　　② 大部分时间　　③ 比较多时间　　④ 一部分时间　　⑤ 小部分时间　　⑥ 没有这种感觉

　　（权重或得分依次为 1、2、3、4、5、6 分）

（3）您的情绪非常不好，什么事都不能使您高兴起来：

　　① 所有的时间　　② 大部分时间　　③ 比较多时间　　④ 一部分时间　　⑤ 小部分时间　　⑥ 没有这种感觉

　　（权重或得分依次为 1、2、3、4、5、6 分）

（4）您的心里很平静：

　　① 所有的时间　　② 大部分时间　　③ 比较多时间　　④ 一部分时间　　⑤ 小部分时间　　⑥ 没有这种感觉

　　（权重或得分依次为 6、5、4、3、2、1 分）

（5）您做事精力充沛：

　　① 所有的时间　　② 大部分时间　　③ 比较多时间　　④ 一部分时间　　⑤ 小部分时间　　⑥ 没有这种感觉

　　（权重或得分依次为 6、5、4、3、2、1 分）

（6）您的情绪低落：

　　① 所有的时间　　② 大部分时间　　③ 比较多时间　　④ 一部分时间　　⑤ 小部分时间　　⑥ 没有这种感觉

　　（权重或得分依次为 1、2、3、4、5、6 分）

（7）您觉得筋疲力尽：

　　① 所有的时间　　② 大部分时间　　③ 比较多时间　　④ 一部分时间　　⑤ 小部分时间　　⑥ 没有这种感觉

　　（权重或得分依次为 1、2、3、4、5、6 分）

（8）您是个快乐的人：

　　① 所有的时间　　② 大部分时间　　③ 比较多时间　　④ 一部分时间　　⑤ 小部分时间　　⑥ 没有这种感觉

　　（权重或得分依次为 6、5、4、3、2、1 分）

（9）您感觉厌烦：

　　① 所有的时间　　② 大部分时间　　③ 比较多时间　　④ 一部分时间　　⑤ 小部分时间　　⑥ 没有这种感觉

　　（权重或得分依次为 1、2、3、4、5、6 分）

10. 不健康影响了您的社会活动（如走亲访友）：

① 所有的时间　　② 大部分时间　　③ 比较多时间　　④ 一部分时间　　⑤ 小部分时间　　⑥ 没有这种感觉

（权重或得分依次为 1、2、3、4、5 分）

总体健康情况

11. 请看下列每一条问题，哪一种答案最符合您的情况？

（1）我好像比别人容易生病：

　　① 绝对正确　　② 大部分正确　　③ 不能肯定　　④ 大部分错误　　⑤ 绝对错误

　　（权重或得分依次为 1、2、3、4、5 分）

（2）我跟周围人一样健康：

　　① 绝对正确　　② 大部分正确　　③ 不能肯定　　④ 大部分错误　　⑤ 绝对错误

　　（权重或得分依次为 5、4、3、2、1 分）

续　表

（3）我认为我的健康状况在变坏：
　　①绝对正确　　②大部分正确　　③不能肯定　　④大部分错误　　⑤绝对错误
　　（权重或得分依次为1、2、3、4、5分）
（4）我的健康状况非常好：
　　①绝对正确　　②大部分正确　　③不能肯定　　④大部分错误　　⑤绝对错误
　　（权重或得分依次为5、4、3、2、1分）

注：结果和解释：SF-36评分为0～100分，分数越高，所代表的功能损害越轻，生活质量越好。>50分为正常水平，<50分表示患者的健康状况处于较差水平。<39分表明患者患有某种健康问题。39～50分可能存在重度病理学或行为问题。

以上所提及的量表及方法为主要涉及CKD PEW患者运动相关的评估内容，此外还可以根据患者情况进行心理功能，包括抑郁、焦虑、认知等方面的评估、虚弱症、针对患者本身存在的功能障碍进行的评估，如吞咽障碍、言语障碍、偏瘫分期等的评估。

（吴超伦）

参 考 文 献

［1］Roshanmvan B, Robinson-Cohen C, Patel K V , et al. Association between physical performance and all-cause mortality in CKD[J]. J Am Soc Nepllrol, 2013, 24(5): 822-830.

［2］中国医师协会康复医师分会肾康复专业委员会. 我国成人慢性肾脏病患者运动康复的专家共识 [J]. 中华肾脏病杂志，2019，35(7): 7537-7543.

［3］中国康复医学会肾脏病康复专业委员会. 慢性肾脏病患者功能评估及康复服务规范 [J]. 中华全科医学，2021，19（12）：1983-1988.

［4］郭琪. 慢性肾脏病的运动疗法 [J]. 现代实用医学，2017，29（12）：1547-1549.

［5］Go A S, Chenow G M, Fan D, et al. Chronic kidney disease and the risks of death, cardiovascular events, and hospitalization[J]. N Engl J Med, 2004, 351(13): 1296-1305.

第四节　慢性肾脏病蛋白质能量消耗患者功能障碍的运动康复治疗

一、运动康复的概念及作用

运动康复是 CKD 患者康复治疗的主要实施方式。运动康复通过科学性、有针对性、个体化的运动训练，最大限度地帮助 CKD 患者保存残余的生理功能，提高心肺耐力，预防和治疗肌肉萎缩，最终达到帮助 CKD 患者回归家庭和社会的目的。2005 年美国国家肾脏基金会–肾病预后质量倡议（K/DOQI）指南强调运动应作为成年透析患者治疗的重要组成部分。英国慢性病合作中心有关成年人 CKD 早期识别及处理的一级护理和二级护理指南也鼓励 CKD 患者参与运动。

CKD 患者从运动康复中获益的证据越来越多，包括改善 CKD 患者心血管功能，降低心血管疾病的风险、增强肌力及肌肉体积、调节血脂、调整心理状态、改善机体炎症和氧化应激水平、延缓 CKD 进展等，具体表现如下。

（一）运动对心血管系统的影响

心血管疾病是 CKD 患者的一个常见死因，运动可以通过增强交感肾上腺功能来降低心血管死亡的风险。Momeni 提出有氧运动对左心室的结构和功能改变存在有利的影响。主要表现为射血分数、每搏输出量和心脏输出量的增加。超声心动图可见左心室舒张末期内径增加，左心室舒张末期容积减少及左心室后壁和室间隔厚度增加。任松等对 284 篇 CKD 相关文献进行荟萃分析后指出运动可提高患者左心室射血分数 0.7%，降低 CKD 患者血压水平（收缩压 5.74 mmHg，舒张压 2.9 mmHg），降低安静时的心率 3.07 次 / 分。血管内皮氧化应激反应是高血压发生发展和患者血管内皮损伤过程中的重要机制，运动锻炼增加了内皮源性一氧化氮合酶活性和一氧化氮生物利用度，从而改善患者的血管内皮功能。吴征对 108 例慢性心力衰竭患者心功能、运动耐量和生活质量进行研究分析，结果表明心力衰竭患者行有规律的运动，可改善外周循环功能，提高患者的运动耐量和能力，从而减轻心力衰竭患者的呼吸困难和疲劳等症状，且可加速冠脉侧支循环，提高心脏泵血功能。

（二）对血糖、血脂的影响

有研究显示，步行、慢走等中等强度的运动可以显著降低 2 型糖尿病前期患者的发病风险。糖是肌细胞的主要能源物质，运动能够增加肌肉血流量，扩大肌细胞与胰岛素及血糖的接触面，促进肌肉细胞摄取和利用血糖。运动还可以增强肌细胞的胰岛素受体功能，提高其与胰岛素的结合能力，使组织能够在胰岛素浓度较低时保持较正常的血糖代谢。

CKD 常出现三酰甘油升高和高密度脂蛋白降低，血脂异常是 CKD 产生心血管疾病的主要原因和独立危险因素。有氧运动可以改善内皮功能，增加内皮细胞介导的血管舒张，同时能降低交感神经活性，减轻外周血管阻力和改善血管的重构，从而显著降低 SBP 和 DBP。运动对血脂的改善主要与运动能增加脂蛋白酶的活性和机体能量消耗，加速血脂代谢有关，从而更显著降低 CKD 患者血脂水平。

（三）运动对骨骼系统的影响

大量研究表明，从长远来看，负重或加强锻炼可增加骨密度，降低意外摔倒的风险，进一步降低骨折的风险。当肾功能正常的个体开始有氧运动时，骨形成标志物包括骨钙素和骨 ALP 的血清浓度增加，运动能够促进钙 / 磷代谢正平衡，增加了骨骼质量，主要是由于运动后 $1,25(OH)_2D_3$ 的增加和肠道钙离子吸收效率的增加。有氧运动后硬化蛋白和 TRAP-5b 与身体功能呈负相关，这提示可能是因为久坐的时间越少，身体状况越好，骨重吸收标志物血清浓度就越低。

（四）运动对肌肉系统的影响

研究证实，运动可改善 CKD 患者的肌肉质量，并逐渐成为其治疗基础。长期耐力运动可增加 CKD 患者的肌纤维大小，增强肌力和心肺功能。Headley 等指出常规的抗阻力锻炼可以提高肌肉力量，锻炼耐力，减缓 CKD 患者的肌肉萎缩。

（五）运动对心理状态的影响

CKD PEW 患者也普遍存在焦虑、抑郁及生活质量的下降。有氧运动能有效改善 CKD 患者焦虑、抑郁状态，改善患者食欲、增加蛋白质及热量的摄入。陈燕等采用症状自评量表对 1 600 例 CKD 患者进行体育锻炼及心理健康状态调查，结果表明经常进行体育锻炼的患者心理健康因子评分明显高于不参加体育锻炼者，说明适当的运动锻炼有利于 CKD 患者的心理健康。

（六）运动对炎症、氧化应激水平的影响

有研究发现不仅在健康个体，而且在多种慢性疾病（如慢性阻塞性肺疾病、高血压、肝硬化等）患者中，有氧康复运动训练均能够降低机体炎症状态。在腹膜透析患者的研究中也同样发现运动能够改善 CKD 微炎症反应。蛋白尿是与 CKD 进展关系最为密切的因素。运动可以减少蛋白尿，机制主要是运动能显著降低 CKD 患者 IL-6 和超敏 C 反应蛋白，以及减轻氧化应激水平。

有实验证明维持血液透析（MHD）患者在透析中进行运动训练 12 周后，氧化应激终产物大量降低，氧化应激能力得以改善，生理功能、总体健康、躯体疼痛、躯体功能的得分得到提高。段永昌等研究了运动干预改善 CKD 的试验，发现运动训练可以改善热休克应激蛋白 70（HSp70）、增加超氧化物歧化酶、减少硫代巴比妥酸反应物（TBARS）、保护左旋硝基精氨酸甲酯（L-NAME）

诱导的肾脏损伤，对于延缓 CKD 的进展具有极其重要的意义。

（七）运动对肾功能的影响

一项样本量为 20 例的随机对照试验比较每周 3 次抗阻结合有氧运动训练对 CKD 患者肾功能的影响，12 个月内运动组 eGFR 的平均变化率显著降低。一项为期 3.7 年的纵向队列研究显示，每周生理活动水平超过 150 分钟的 CKD 患者，eGFR 下降速度较生理活动低的患者低。每周增加 60 分钟的活动量，eGFR 下降速度降低 0.5%。一项包含 6 363 名 CKD 患者（平均年龄 70 岁）的研究，CKD 患者规律步行可以降低肾脏替代治疗的风险。

二、运动康复的实施原则和流程

（一）运动康复的原则

从低强度开始，循序渐进，持之以恒。由于高强度的急性运动会导致肾血流量和肾小球滤过率下降，增加风险，因此，CKD 患者康复治疗一般推荐低中度强度的训练，而对于年轻、心功能状态良好、经常运动的 CKD 个体，可以尝试高强度运动。许多生理功能差的患者开始时无法耐受较高强度的训练，需要循序渐进，逐渐增加运动强度和时间，同时在这个过程中也更容易坚持及获得成就感。另外有文献显示，运动康复出现基本的功能改善至少需要 1～2 个月，明显的改善要在维持运动训练 6 个月至 1 年以后。且如果运动训练中止，机体功能于数周内可很快降至最初水平，因而需要进行长期持续的训练。

（二）运动康复实施流程

1. **康复前评估** 治疗团队进行系统性评估，包括临床情况、生理功能及活动量评估等。

2. **制订运动处方** 根据评估结果，结合患者自身的康复目标，为患者选择合适的运动处方（FITT-VP）。

3. **再次评估** 每 4～6 个月再进行系统性评估

以调整运动处方。

4. 维持康复训练治疗 一般需要3～6个月的时间CKD患者的运动能力能够得到改善，但如果停止运动训练，机体生理功能在数周内就可以还原至运动前的状态，因此建议CKD患者尽可能持之以恒地进行运动康复训练。

三、运动康复处方的制订

CKD患者的运动康复处方，需要根据CKD患者的运动能力评估情况给出建议。建议内容包括运动频率（frequency）、强度（intensity）、时间（time）、类型（type），以及总量（volume）和进阶（progression），即FITT-VP。由于目前CKD不同分期的患者功能障碍异质性很大，目前并没有根据CKD不同分期或治疗方案推荐的标准化的运动处方。

1. 运动频率（F） CKD所有分期患者建议每周至少需要进行3～5次运动训练。

2. 运动强度（I） 运动强度一般可采用主观和客观两类方法。

（1）主观测量方法：如Borg评分量表。Borg评分量表根据患者运动时自我感受的疲劳程度分级（rating of perceived exertion，RPE），RPE通常被认为是心率的辅助物，可作为客观强度参数设置的补充。一般RPE 9～11分为低强度，12～13分为中等强度，14～17分为高强度。

（2）客观测量方法：主要有最大心率（maximun heart rate，HRmax）、心率储备（heart rate reserve，HRR）、峰值摄氧量（peak oxygenup-take，VO_2peak）、耗氧量储备（VO_2reserve）、乳酸阈值（lactate threshold，LT）、有氧阈值（aerobic threshold，AeT）、最大乳酸稳态（maximal lactate steady state，MLSS）、最大负荷重量（One Repetition Maximum，1RM）等，均以百分比形式评估。此外，绝对耗氧量/代谢当量（MET）也广泛用于临床研究。

美国运动医学会对运动强度的分级标准：低强度定义为37%～45%VO_2peak，57%～63%HRmax，30%～39%HRR或VO_2reserve，2.0～2.9MET；中等强度定义为46%～63%VO_2peak，64%～76%HRmax，40%～59%HRR或VO_2reserve，3.0～5.9MET；高强度定义为64%～90%VO_2peak，77%～95%HRmax，60%～89%HRR或VO_2reserve，6.0～8.7MET。抗阻运动强度用1RM测量，低、中、高等强度抗阻运动值分别为30%～49%1RM、50%～69%1RM、70%～84%1RM。它将不同指标测量的运动强度统一标准化，可以对不同研究中的运动强度描述进行归一处理。

3. 不同强度运动对CKD患者肾功能的影响

（1）低强度：一项随机对照研究纳入了100名CKD血液透析患者，经过12周的透析低强度有氧康复运动干预，结果运动组显示脂代谢指标、透析效果、下肢运动功能、透析相关疲乏感均显著较治疗前改善，且干预后运动干预组ANP、TC、LDL-C及BUN水平均明显低于对照组，URR、Kt/V及MWT明显高于对照组，FS-14评分（躯体疲劳评分、脑力疲劳评分、疲劳总分）明显较对照组低。但另一项随机对照研究纳入了11名CKD 2～4期患者，均合并肥胖及糖尿病，经过24周有氧运动训练（低到中等强度，以低强度为主），运动组与对照组相比，VO_2max、GFR、血脂、体重均无明显变化。对CKD患者肾功能的影响无论研究对象是动物模型还是CKD患者，有关低强度运动训练的研究较少。目前无法确定低强度运动训练能否改善CKD患者的肾功能。但低强度有氧运动的优点是安全性高，利于长期坚持，对场地、设备等要求相对较低。

（2）中等强度：中等强度运动训练对CKD患者的安全性也已得到广泛认可，但对肾功能相关指标的影响结论不一。有研究报道，70例CKD患者随机分为对照组和运动组，运动组以50%峰值摄氧量踏功率自行车，每次30分钟，每周3次，12周训练后，运动组的VO_2peak，AT及AT占VO_2peak百分比均有显著改善，但是Bergamaschi等采用5/6肾切除大鼠模型，经60天中等强度运动，运动组与对照组相比，尿蛋白排泄量及肾小球硬化指数均无明显变化。有研究表明，中等强度（RPE 12～13）运动训练12周，可使AnT、高密度脂蛋白胆固醇和 eGFR 增高，三酰甘油降低，且 eGFR 的变化与 AnT 和 HDL-C 呈正相关，与三酰甘油的变化负相关。

（3）高强度：高强度运动时肾上腺髓质分泌儿茶酚胺，交感神经兴奋性增强导致肾血管收缩，骨骼肌毛细血管广泛扩张，引起全身血液重新分配，肾血流量下降。研究表明，肾脏灌注不足所致的肾小管缺氧是加速肾小管间质受损及 CKD 进展因素之一。另有报道称，高强度运动会导致蛋白尿和尿沉积物增加、肌酸激酶增多。另外，高强度运动的肌肉关节损伤及严重心律失常、猝死等运动风险都更高而 CKD 患者由于甲状腺旁腺功能亢进等，本身就有更高的骨关节及肌肉等损伤风险。目前也有相反病例报道，Kanazawa 等采用 5/6 肾切除大鼠模型，经过 12 周高强度跑台运动训练，尿蛋白排泄率、血清肌酐和尿素氮水平均较对照组明显降低。Fuiano 等入选 10 名成年肾病患者，经过短时间（≤ 25 分钟）的高强度运动（布鲁斯平板运动试验），结果显示运动后短期内患者的尿蛋白量增加，但持续时间小于 2 小时，GFR 及 24 小时尿蛋白定量与基线相比均无明显变化。鉴于目前无大样本随机对照研究支持高强度运动对肾功能无不良影响，仍建议 CKD 患者应避免高强度运动。

4. 运动时间（T） 目标时间为每次运动 20～60 分钟，可根据 CKD PEW 患者的个体状况分次进行，累计达到目标。

5. 运动类型（T） CKD PEW 患者的运动模式一般包括有氧运动、抗阻运动及柔韧性训练。

（1）有氧运动：有氧运动训练是指人体在氧气充分供应的情况下进行的身体训练，主要包括步行、慢跑、上下楼梯、游泳、骑功率自行车等。有氧运动能改善 CKD 患者的生理功能、心肺耐力及生存质量。Painter 等将身体活动能力和健康相关生存质量作为衡量训练效果标准，286 例患者在透析期间进行了持续 8 周自行车运动之后，又进行了 8 周家庭运动训练干预。结果发现，CKD 患者的身体活动能力和健康相关生存质量随运动康复训练的进展不断改善，而未运动干预的人群上述两项结果都有所下降。Moore 等研究测试了 CKD 患者进行

有氧运动训练，每周 3 次，每次 ≥ 30 分钟，并持续 8 周到 12 个月，VO$_2$peak 约提高 17%。运动中需要保持呼吸频率深度有所增加，可以进行对话交流，轻微出汗，感觉到用力，但不引起疼痛，主观疲劳感觉评分（BORG 评分）正式运动阶段维持在 12～16 分，超过 19 分需要减缓运动。运动结束 3～5 分钟后测量心率和血压。

（2）抗阻运动：常见的抗阻运动项目包括拉伸拉力器或者弹力带、抬举哑铃、仰卧起坐、俯卧撑等。CKD PEW 患者抗阻运动应该包括全身主要大肌群（胸部、肩部、腰部、背部、臀部、上肢、下肢）进行 2～3 次 / 周的训练，每次训练 8～10 个肌群，每个肌群训练 10～15 次为一组，每次训练达到 2～4 组，同一肌群的训练至少间隔 48 小时，低至中等负荷（10%～20% 1RM 起始，逐渐递增运动次数，当肌肉适应到能够轻松地重复训练 12～15 次时，则应加大运动负荷）。抗阻训练运动强度以局部肌肉反应为准，而并非观察心率等指标。在增强肌肉力量时，宜进行大负荷、少重复次数训练；而在增强肌肉耐力时，宜进行中等负荷、多重复次数训练。CKD 患者训练中应注意不要引起明显疼痛；运动前后需做充分的准备活动及整理放松活动；要保持正确身体姿势，必要时给予保护和帮助；由于肌肉等长收缩会引起血压升高且闭气用力时心血管负荷增加，伴有该系统疾病的患者应慎做抗阻训练。Emma L 等报道，一个 38 人参与的随机对照渐进性抗阻训练，每次以 70%1RM 伸膝，每次 10～12 次，做 3 组，为期 8 周，最终运动组在肌肉横切面、肌肉体积、伸膝力量及运动能力方面都优于对照组。

（3）柔韧性训练：也称作拉伸训练，可以提高关节 ROM 或柔韧性，CKD PEW 患者每周进行至少 2～3 次的柔韧性训练，强度以拉伸至拉紧或肌肉轻微紧张为宜，推荐大多数患者静力拉伸 10～30 秒，每次 10～20 分钟。

（4）神经肌肉训练：包括平衡、协调、步态、灵活性和本体感觉等技能的训练，与抗阻、柔韧性训练相结合，如瑜伽、太极等，可以保持身体功能，降低跌倒风险，每周 2～3 次，每次练习

20～30 分钟。

6. 运动总量（V）　运动总量是由运动的频率、强度和时间共同决定的。运动量的单位通常用代谢当量（METs）、METs-min 和 kcal/min 来表示。

METs-min 是将人体从事各种体力活动的总和进行标准的量化，计算方法是一项或多项体力活动的 METs 乘以每项活动的时间，通常用每周或每天 METs-min 作为衡量运动量的指标。多数成年 CKD PEW 患者有氧运动推荐总量 ≥ 500～1 000 METs-min/ 周，或至少每周 150 分钟（或每周消耗能量达到 1 000 kcal）的中等强度运动，或每天 5 400～7 900 步，对于生理功能差的患者，低强度运动能通过改善 ADL 水平，带来少量的健康获益。

7. 运动进阶（P）　训练计划的进阶速度取决于 CKD PEW 患者的个体健康状况、运动反应和设定目标。开始阶段应强调低起始剂量、循序渐进。在运动计划开始 4～6 周中，每 1～2 周将每次运动时间延长 5～10 分钟。当患者规律运动至少 1 个月后，在接下来的 4～8 个月（老年 CKD PEW 患者和生理功能比较差的个体应适当延长时间），逐渐增加直至达到目标。

四、安全和禁忌

1. CKD PEW 患者制订运动处方时的注意事项

（1）CKD 患者运动处方的制订应根据患者生理功能测定及日常活动能力状况制订个体化处方。根据不同的功能水平设定不同的目标给予相应的指导。

（2）透析患者病情较复杂、临床合并症多，建议从低强度运动训练开始，逐渐达到中等强度的运动水平。由于药物、液体负荷等因素对心率的影响，不推荐根据最大心率 [（220 - 年龄）× （60% ～75%）] 来评估运动强度。Borg 主观疲劳感觉评分表（RPE）11～13 分是目前公认适合透析患者运动时的强度。

（3）临床状况稳定的 MHD 患者可以进行居家运动训练，或由专业人员监督下的运动训练包括在医院的健身房和透析中运动。而对于透析中血流动力学不稳定的患者可以选择透析间期运动，通过改善心肺功能，增加其透析时血流动力学的稳定性。

（4）对于 PD 患者，建议根据腹膜透析液存腹量的不同，选择适合的运动训练方式；不建议 PD 患者选择游泳，因为即使严格的防水保护也有可能增加腹膜透析导管相关感染甚至是腹膜炎的风险。

（5）对于肾移植后的患者，通过标准化的运动负荷试验确定运动量，进一步制订安全的运动处方，一般以步行、功率自行车为主要运动方式。运动康复通常在肾移植术后第 8 天开始。在移植后 3 个月内，免疫抑制药的使用数量较多，需注意肾功能不全伴免疫功能低下引起的感染症状，因而不建议高强度运动，直至渡过急性排斥期且肾上腺皮质激素的服药减量时才可进行。移植后 3～6 个月期间，推荐患者进行 30 min/d 的低 - 中度强度的运动训练。单杠、柔道、足球等会对腹部造成剧烈压迫的运动不宜采用。

2. CKD 患者运动的禁忌证

（1）血压异常：严重的高血压（如血压超过 180/110 mmHg），或低血压（<90/60 mmHg）。

（2）心肺疾病：严重的心力衰竭、心律失常，不稳定型心绞痛，重度心包积液、瓣膜狭窄，肥厚性心肌病，主动脉夹层等，未控制的肺动脉高压（肺动脉平均压 >55 mmHg）。

（3）急性临床事件：急性全身炎症性疾病。

（4）深静脉血栓的症状，如小腿不正常的水肿、发红和疼痛时要暂缓或停止运动。

（5）严重水肿、骨关节病等不能配合运动等。

3. CKD 患者运动康复训练停止指征　① 胸、臂、颈或下颌等部位烧灼痛、酸痛、缩窄感；② 严重的胸闷、气短，交谈困难；③ 头痛、头晕、黑蒙、周身无力；④ 严重心律失常；⑤ 运动相关的肌肉痉挛、关节疼痛等。

五、运动康复模式

CKD PEW 患者康复治疗的模式包括在医院或者专门机构的门诊随访康复训练、住院期间的康复训练及患者居家自行进行训练。

1. 医院门诊、病房运动模式 一般在医院或专门机构，CKD PEW 患者可以在门诊进行咨询、随访、训练，同时也可以在住院期间接受运动康复训练。目前许多医疗机构，在血液透析中心也已经融入了康复训练的治疗内容。由专科医生、护士、康复治疗师、营养师等人员组成治疗团队为患者提供康复建议。对于老年 CKD PEW 患者，或因急性感染、心力衰竭等原因住院的患者，需要早期关注、定期评估患者功能障碍状况，由康复治疗专家给予床旁早期康复干预。多伦多的一项为期 3 年的住院患者透析康复一体化服务计划的研究提示住院 MHD 患者中实行透析康复一体化治疗是可行的。该研究中建立了包括康复治疗小组。筛选急性期出现生理功能下降的 MHD 患者，评估患者并定下康复方案和康复目标，为配合康复治疗，血液透析改为一周 6 次，每次 2 小时（早晨或傍晚），增强营养，提高依从性。康复小组每周开会一次，探讨患者康复存在的主要障碍，调整康复和透析方案，定期进行健康宣教。结果显示，透析康复一体化治疗的平均住院天数为 48.5 天，近 70% 的患者出院后可回归家庭。

2. 居家运动模式 对于体能状态好、合并症少的 CKD PEW 患者，可以在院外自行居家训练。此类患者的康复运动处方宜简单、安全、可长期坚持。申海艳等入组了 63 例 MHD 患者，运动组 31 例，对照组 32 例，运动组参与每周 3 次、持续 6 个月的居家有氧运动，并进行个体化的健康宣教，定期随访，结果显示运动组的疲劳量表评分、抑郁量表评分、睡眠质量指数评分、静息心率、坐立试验时间与干预前相比均明显改善。为了保证院外运动康复训练的安全性，开具运动处方前需要对 CKD PEW 患者及其家属进行运动训练的相关教育，主要包括评估运动强度及运动安全注意事项，明确家属在运动康复中的支持、监督和指导作用。正确指导 CKD PEW 患者评估运动强度，建议使用 RPE 评分评估运动强度。告知运动过程中需要呼吸频率和深度有所增加，可以进行对话交流，轻微出汗，感觉稍累，但又没有达到精疲力竭的状态（RPE 评分 12～16 分）。同时告知 CKD 患者运动康复安全注意事项，鼓励患者循序渐进地增加日常生活活动（包括步行、骑车、家务、园艺等）的时间和强度。可以通过记运动日记或者计步器等一些简单的工具去监督患者的执行情况。

六、运动康复实施中的困难

影响 CKD 患者进行运动康复的原因复杂且多样化，主要包括医护人员因素、透析中心问题及患者自身因素等。

1. 医护人员因素 我国肾脏康复处于起步发展阶段，医护人员对于运动康复的认知仍有不足。有研究发现，肾脏病医护人员即使意识到规律运动的重要性，但只有不到半数的医生会推荐患者运动，不到 1/4 的医生会给患者开书面的运动处方。Delgado 和 Johansen 的调查显示约 40% 的肾病专科医生仍然对运动的风险感到担忧，超过 50% 的肾科专家认为，透析患者即使接受了运动咨询，也不会主动参与运动。Morishita 等的一项横断面调查研究显示，CKD 基层医护人员的康复专业知识不足，对 CKD 患者的运动推荐水平有限，同时 CKD 基层医护人员自身的运动习惯也影响了 CKD 患者的运动咨询。因此，树立肾脏科医护人员的运动康复意识，了解 CKD 患者运动康复的相关知识，积极把运动康复纳入 CKD 患者的综合管理尤为重要。

2. 透析中心问题 首先，康复服务设施是满足 CKD 患者康复需求的基本条件，目前国内各康复机构缺乏充足、功能健全的康复设施，难以建立由医院—社区—家庭康复的一体化康复链。其次，由于随着我国人口老龄化的进展，CKD 功能残疾患者的迅速增长，对于康复治疗的需求增加，而目前国内康复专业人才的培养未能满足康复治疗的需求，导致康复相关人才较为缺乏。同时国内外目前缺乏统一的 CKD 的康复治疗标准也导致了运动康复的实施困难。当前国内外对于 CKD 不同分期患者康复治疗介入的时间、康复需要针对的内容（包括 CKD 患者伴随的视力、听力、肢体、言语及认知功能障碍等）、针对的人群（包括可自理的患者、部分需要工具辅助及完全依赖性患者）及服务内容

（包括医疗方面、康复训练、辅助设施、环境改善及护理方面等）均缺乏统一的标准。因此，配备基本的康复设备、储备适量的康复人才，以及研究摸索出一般标准化的治疗流程是必要的。

3. 患者自身因素　首先，在心理方面，CKD患者对疾病的认知不足，可能担心运动会加重病情，加速疾病发展，缺乏对运动安全性的认知。其次，在生理方面，CKD患者由于蛋白质能量消耗、持续性炎症、代谢性酸中毒，以及贫血、心功能不全等并发症容易出现体力活动受损、身体功能下降，其在运动时容易产生疲劳和虚弱感，增加运动难度。同时缺乏锻炼的必要条件：时间不足、没有充裕的活动空间、运动设施及运动康复人员或家属陪伴不足也限制了运动的实施。因此，可以实施患者教育，宣传运动康复的益处，激励患者进行运动康复。再次，通过调整药物及透析方案，纠正贫血、心功能不全等并发症，帮助CKD患者创造运动康复的条件。同时与患者商讨选择相对固定的运动时间、适宜的场地及获得家人朋友的支持，有需要的话进行适当的运动陪伴都可以帮助运动康复的实施。

（吴超伦）

参 考 文 献

[1] Marchon C, de Marco Omelas E, da Silva viegas K A, et al. Effects of moderate exercise on the biochemical, physiological, morphological and functional parameters of the aorta in the presence of estrogen depriVation and dyslipidemiA. an experimental model[J]. Cell Physiol Biochem, 2015, 35(1): 397-405.

[2] Clark S L, Denburg M R, Furth S L. Physical activity and screen time in adolescents in the chronic kidney disease in children(CKiD) cohort[J]. Pediatr Nephrol, 2016, 31(5): 801-808.

[3] Headley S, Germain M, Mailloux P, et al. Resistance training improves strength and functional measures in patients with end-stage renal disease[J]. Am J Kidney Dis, 2002, 40(2): 355-364.

[4] Kim J C, Kalantar-Zedeh K, Kpple J D. Frailty and protein-energy wasting in elderly Patients with end stage kidney disease[J]. J AM Sol Nephrol , 2013, 24(3): 337-351.

[5] Painter P, Carlson L, Carey S, et al. Physical function and health-related quality-of-life changes with exercise training in hemodialysis patients[J]. Am J Kidney Dis, 2000, 35(3): 482-492.

[6] Watson E L, Greening N J, Viana J L, et al. Progressive resistance exercise training in CKD: a feasibility study[J]. Am J Kidney Dis, 2015, 66(2): 249-257.

第五节　血液透析及腹膜透析患者功能障碍的运动康复策略

一、血液透析及腹膜透析治疗及其功能障碍概述

慢性肾脏病（CKD）具有患病率高、知晓率低、预后差和医疗费用高等特点，是除心脑血管疾病、糖尿病和恶性肿瘤等疾病之外，又一严重危害人类健康的疾病。近年来，CKD 的患病率有明显上升趋势，2017 年全球 CKD 患病率约为 9.1%，患病人数高达 6.98 亿，死亡人数约 120 万，CKD 已成为全球性公共卫生问题。CKD 向终末阶段逐渐进展即为终末期肾脏病（ESRD），目前全球范围内 ESRD 患者数量持续增长，文献报道我国有 10.8% 为 CKD 患者，其中向 ESRD 进展者约为 1%。肾移植、腹膜透析（peritoneal dialysis，PD）及血液透析（hemodialysis，HD）为 ESRD 主要替代疗法，尽管肾移植最为理想，但受限于患者自身经济水平与肾源不足等因素而无法推广，透析治疗为目前主要选择。PD 与 HD 各有优缺点，例如，与 PD 相比，HD 更加充分，但不适用于伴随出血性疾病、严重血管病变或心脏疾病者；因此，选择何种透析方式仍是一个有争议的问题。透析技术的不断发展与成熟能够使 ESRD 患者的生存期逐渐延长，但透析治疗仍会引起诸多并发症，导致透析患者仍有较高的病死率。

（一）HD 与 PD

HD 是通过血管通路将患者血液引出体外，通过透析膜（一种半透膜）将血液和透析液这两部分液体分开并进行跨膜物质交换，清除体内代谢废物，纠正电解质和酸碱失衡，同时清除体内过剩的液体，最终患者机体内环境接近正常，达到治疗目的。HD 的优点在于它能够高效且快速地清除血液中的不良成分，净化血液；进而快速缓解临床症状，减轻脏器损伤，降低不良事件的发生概率。然而，HD 需要由专业的医务人员进行，这就要求患者必须到医院进行 HD，在长期的 HD 治疗周期中，患者不能自由安排血液透析时间，需配合血液透析室时间安排。

PD 是利用人体自身的腹膜作为透析膜的方式，在患者的腹部植入用于腹膜透析的管道，将透析液通过腹膜透析管道灌入患者腹膜腔内，使腹部透析液利用腹膜与身体里的液体进行交换，将患者身体中未排出的水分超滤出，并将身体中的毒素进行排除。在治疗过程中，必须不断地进行腹膜透析液的更新，保证腹膜透析液能够补充患者身体内所需要的物质，维持患者身体健康。PD 的最大优势之一是它的便利性，因其操作简单，无须特殊设备，不需穿刺；且与 HD 相比，透析时间灵活，自由程度高，无须每周数次往返于医院，可实现居家透析，生活自主性高，费用相对较低。此外，由于它在连续清除毒素、水分的过程中体内变化平稳，因此能更大程度地保护残余的肾功能，利于肾移植。然而，PD 需每日进行，患者或护理人员在操作时应遵守处方，防止感染性并发症。同时，潜在的代谢并发症及腹膜的结构变化会随着时间的推移而发生，这可能会影响到 PD 的有效性。

（二）透析患者的功能障碍

1. 日常生活活动能力下降　日常生活活动（ADL）能力是指人们为独立生活而每天必须反复进行的、最基本的、具有共同性的身体动作群，即进行衣、食、住、行、个人卫生、交往等的基本动作和技巧。ADL 包括基础性日常生活活动（BADL）和工具性日常生活活动（IADL）。HD 患者需长期治疗，故其常伴有躯体化不适等症状，导致生活不

能自理，上下肢肌力下降，严重影响患者 ADL 能力。相关研究指出，64% 的患者存在一项或多项 ADL 功能依赖；HD 患者 ADL 能力越低，病死率越高，直接对患者生存质量造成不利影响。

2. 运动能力下降　虽然透析能有效延长患者的生存期，但透析患者运动能力比健康人群普遍下降；运动能力下降会导致各方面并发症，包括疲乏、水电解质及酸碱平衡失调、骨骼肌萎缩、心肺功能衰竭等，最终导致病死率的升高。相关文献显示，HD 患者运动衰退发生率高达 45%～80%，在诸多方面严重影响患者的生存质量。同样有研究显示，居家 PD 患者通常会改变原有作息规律，减少活动量；绝大多数 PD 患者处于久坐的状态，活动量要低于同龄的非透析患者。透析患者运动能力下降，除与疾病本身因素有关外，可能还与长时间卧床 HD，以及腹膜透析液腹腔留置所引起的腹胀或者 HD 超滤后乏力等有关；但引起运动能力下降的原因及如何改善运动能力仍在探索中。

3. 认知功能障碍　认知功能障碍是指由各种原因造成的感觉、知觉、记忆、语言等功能损害，包含从轻度认知功能障碍到阿尔茨海默病的病理过程；因其病程长、难逆转、暂无有效治疗方案，经常导致患者日常生活自理能力减退，并伴有各种神经精神症状和障碍，给患者家庭和社会带来极大负担。据调查显示，认知功能障碍是 ESRD 患者发生死亡事件的独立危险因素，在 ESRD 患者中发生率达 28.9%～67.6%，并且随着肾脏功能的减退，ESRD 患者发生认知功能障碍的风险逐渐增高。Murray 等对 374 名 HD 患者进行认知功能评估，结果显示仅有 13% 的患者认知功能正常，50% 的患者有轻至中度的认知损害。同样地，Kalirao 等的研究显示，在 51 名 PD 患者中，认知功能正常的患者仅占 25.5%。

4. 焦虑和抑郁　有研究表明，合并多系统损伤的慢性疾病本身就可能导致情绪问题的出现。再加之医疗费用高昂，肾脏替代治疗因其治疗的特殊性，或多或少地影响患者参与社会劳动、回归家庭生活。因此，常常导致患者产生焦虑、抑郁等一系列心理问题。焦虑是 ESRD 患者中常见但经常被忽视的精神症状。各种常见的医疗主诉可能是焦虑症的表现，包括心悸、震颤、消化不良、麻木、呼吸急促、出汗和恐惧等。抑郁的特点为：情绪低落、思维缓慢、语言动作减少和迟缓。焦虑与抑郁情绪作为临床常见的不良情绪状态，在透析患者中比较常见，它们经常相伴出现，并相互影响，呈现一种非常高的共病现象。国外多项研究表明，HD 患者抑郁发病率为 37%～42%，焦虑发病率为 38%～53%；我国研究表明，HD 患者抑郁患病率为 32%～57%，焦虑患病率为 15%～96%。透析患者的焦虑、抑郁状态与患者的不良预后紧密相关，因此关注患者心理障碍刻不容缓。

5. 睡眠障碍　睡眠障碍是 ESRD 患者普遍存在的现象，尤其是 HD 患者，发生率高达 80%，主要表现为不易入睡、睡眠时间短、多梦、易醒、早醒、习惯性失眠、不宁腿综合征、睡眠呼吸暂停综合征、周期性肢体运动障碍等，直接影响患者的生活质量，甚至影响患者生存率。有研究表明，ESRD 患者睡眠障碍的发生率远高于正常人群，当患者病情进入肾脏替代阶段时，这种现象更为明显，其发生率高达 41%～57%。引起透析患者睡眠障碍的原因是多方面的，除了心理因素、环境因素，还与透析相关并发症（如肾性贫血、肾性骨病、皮肤瘙痒及不宁腿综合征等）以及影响睡眠的中大分子毒素及炎症因子在体内的蓄积密切相关。因此，临床上应重视患者睡眠问题，普及睡眠障碍相关知识，寻找有利于改善睡眠障碍的科学方法及睡眠质量的干预措施。

尽管透析治疗挽救了不少 ESRD 患者的生命，但他们依旧需要面对许多生理和心理上的问题，广泛存在着不同程度的功能障碍，生活质量也受到了影响。尽管单纯的药物治疗在改善 ESRD 方面显示出了不错的成效，但药物带来的不良反应无法避免。相比之下，坚持康复治疗对患者来说不失为一种能够降低 ESRD 负担的主流方法，且康复治疗的重要性被越来越多的医务工作者所认可。因此，迫切需要建立可行的、具有成本效益的策略来预防或延缓 ESRD 的发展。

二、运动康复对血液透析及
腹膜透析患者的影响

调查显示，体力活动不足所引起的生活质量下降、疾病进展等，已是影响全球疾病病死率的第四大危险因素。由于多种合并症的存在，透析患者表现为久坐的生活方式，研究显示，近30%的CKD患者体力活动处于低水平。且CKD患者的体力活动形式较为单一，多数只有步行这一种活动形式，少数除静坐外没有任何形式的体力活动。透析患者因久坐生活方式继发躯体功能受限和运动能力下降，增加了该群体的发病率和死亡率。而有氧运动和抗阻运动等运动康复可通过提高透析效率、增加肌力和肌肉容积、提高心肺功能、降低心血管疾病危险因素、改善营养水平、改善心理功能和睡眠障碍，最终改善CKD患者预后，提升生活质量，促进CKD患者更好地回归家庭和社会。

（一）提高透析效率

透析充分性是CKD患者高死亡率的独立预测因素。研究发现CKD患者进行12周（每次40～70分钟，每周3次）的功率自行车，其透析充分性得到充分改善。持续12周进行每周3次高强度或中等强度的渐进式抗阻运动，也可以改善透析充分性。此外，研究显示，进行6个月有氧运动联合抗阻运动后，干预组的单室尿素清除率（spKt/V）相对对照组显著升高。运动康复训练可以通过提高磷酸盐去除率，降低血清浓度、减少反弹和增加清除率，从而提高透析充分性。一方面，透析内运动通过增加流向低灌注组织（特别是含有肌酐、尿素、尿酸等溶质较多的肌肉组织）的血流量增加了尿毒症溶质清除，通过血液循环的加速和运动的挤压，加快了各种代谢产物的转运、进入血液循环后向透析液转移并排出体外，提升了透析效率；另一方面，运动还可促使组织细胞内溶质提前进入血液循环，缩小各室间溶质的浓度梯度差，纠正各室间溶质分布不均的情况，从而减少透析后溶质反弹，利于提高透析效率。

与生理学假设和模拟数字模型相反，关于透析内运动改善Kt/V和增强小分子尿毒症毒素清除的有效性的研究相互矛盾，因此仍需进一步的工作来确定。目前没有足够的数据来确定透析内运动对中分子和蛋白质结合的尿毒症毒素清除的影响。然而，在透析过程中有监督的轻度至中度有氧循环似乎有利于增加磷酸盐的去除，对于未能达到临床磷酸盐目标的患者，这可能是一种有效的辅助疗法。此外，透析内锻炼有望改善钾平衡和去除。

（二）增加肌力和肌肉容积

运动康复可对PD和HD患者的身体组成、肌肉质量和力量及功能能力方面产生有利的变化。HD患者的特点是肌肉蛋白水解率高，蛋白质合成受损。运动康复可以通过维持HD患者线粒体的mtDNA拷贝数、恢复线粒体功能、生物合成，以及减少肌肉蛋白的降解、减轻机体炎症状态、改善胰岛素抵抗和性激素水平等多方面来增加HD患者肌肉力量和肌肉容积，促进骨骼肌功能恢复。透析中抗阻运动可增加HD患者膝关节伸肌力量；进行中、高负荷的抗阻运动[60%～80%单次重复最大阻力（one-repetition maximum，1-RM）]可提高HD患者的肌肉容积。Koufaki等发现，经过3个月的有氧自行车训练后，HD和PD患者的峰值运动耐力和运动能力都有所改善。Lo等也报告了12周有氧运动后PD患者峰值摄氧量（peak oxygen uptake，VO₂peak）和QoL结局的增加。然而相对于HD患者的研究，关于PD患者久坐不动的生活方式、运动耐受性降低或运动训练对表现能力和肌肉功能的影响的研究很少。未来研究应多增加关于运动对于PD患者影响的相关证据。

（三）提高心肺功能

HD患者透析中不论是有氧运动、抗阻运动或有氧联合抗阻运动，每周3～5次以上的中、高强度运动康复训练，均可以改善HD患者的VO₂peak；运动持续超过6个月对VO₂peak改善效果最佳。心肺运动试验指导下的运动康复可以改善MHD患者炎症及免疫功能，减轻患者疲劳程度，提高运动耐力和心脏功能，且患者耐受性良好。

（四）降低心血管疾病危险因素

透析患者常伴有心血管问题，如高血压、冠心病、充血性心力衰竭和心律失常。对 HD 患者的研究表明，运动训练可以预防心血管疾病，改善动脉顺应性、心脏自主控制和左心室收缩功能，以及改善心血管危险因素。其潜在机制可能为运动训练可以减少氧化应激，减低炎症生物标志物的浓度，如 C 反应蛋白、细胞因子 IL-1β、IL-6 和肿瘤坏死因子-α，这些已被证明是动脉粥样硬化发展的重要因素。此外，HD 患者定期进行中等强度的体育锻炼可以减轻体重，这对血脂分布有利，还可以增加高密度脂蛋白胆固醇（high density lipoprotein-C，HDL-C），降低三酰甘油水平，改善血糖控制，使血压正常化。HD 患者经过 10 个月的锻炼后，心率变异性（heart rate variability，HRV）时域和频域指标也有类似的改善，这表明心脏交感神经活动减弱，迷走神经活动增加。

目前尚缺乏针对 HD 患者心血管事件硬终点的研究，但已有的证据显示运动康复能够改善 HD 患者部分心血管疾病危险因素。部分研究发现，透析中进行有氧联合抗阻运动训练可明显降低 HD 患者收缩压和舒张压。荟萃分析显示，小于 3 个月的有氧运动及联合运动可降低 MHD 患者三酰甘油水平，但对总胆固醇、低密度脂蛋白和高密度脂蛋白的影响不明显。血管僵硬度是 MHD 患者心血管健康的重要标志物，也是 MHD 患者预后的独立危险因素。有氧、抗阻及联合运动均可以改善 MHD 患者的评估血管僵硬度的重要指标即脉搏波速度。

（五）改善营养水平

定期锻炼可能有助于蛋白质合成和代谢，从而抵消瘦体重的逐渐减少。Dong 等发现，当阻力运动与透析内营养补充相结合时，体重和肌肉力量有所改善；当分别考虑运动训练或营养补充时，没有发现对瘦体重的影响。

（六）改善心理功能、睡眠障碍和认知

有氧运动和联合运动可改善 MHD 患者的心理健康评分。认识行为疗法结合运动训练可以改善患者的焦虑症状。研究显示，透析中运动康复可以显著改善 MHD 患者的抑郁状态。有氧运动可降低 MHD 患者抑郁发生率，而每周进行 1 次或更多次运动训练，可提高 MHD 患者睡眠质量。研究发现，尿毒症患者行 MHD 期间配合康复运动干预，能明显改善睡眠质量，生命质量会更高。在一项仅限于 65 岁以上患者的研究中，干预组 MHD 患者认知功能也有所改善，而对照组认知功能显著下降。

（七）改善预后和提升健康相关生活质量

透析患者不同程度的功能残疾在很大程度上会影响到患者的预后。观察性研究提示即使是低强度运动也能降低 MHD 患者的死亡风险。一项横断面研究发现，与参与低强度体力活动的 HD 患者相比，参与中等强度体力活动 HD 患者的总体改善预后和提升健康相关生活质量（health-related quality of life，HRQoL）更高，这一发现支持实施有效的体育活动干预措施。Salhab 等通过 SF-36 和其他参数（如透析效率、炎症状态、死亡率和住院率）研究了透析内有氧运动对 HRQoL 的影响。荟萃分析的结果显示，SF-36 的 QoL 身体成分得分和心理成分得分有显著的正向影响，但对血清磷或 Kt/V 无显著影响。这项荟萃分析的局限性为研究数量有限、锻炼计划的异质性及几个结局数据有限。在 EXerCise 介绍中调查了透析外运动训练，即增强透析患者的表现试验。这项随机、对照、多中心试验旨在评估家庭中低强度体育锻炼方案的效果，且这些方案适合每个患者的基线表现能力。运动组的 6 分钟步行试验和自我报告的 HRQoL 显著改善，但对照组没有改善。目前仍缺乏高质量的临床随机对照试验研究去验证运动康复训练与 MHD 患者临床硬终点的关系。

三、血液透析、腹膜透析患者的运动康复模式

透析患者每周都会进行 3 次透析，每次透析持续 4 个小时，并且会贯穿患者一生或到接受肾脏

移植。显然，透析患者仅在透析上就花费了大把时间。因此，针对透析患者的运动应省时、高效，其运动方式有：透析中运动、非透析日康复中心运动、家庭康复运动、门诊病房康复运动等。

（一）透析中的运动

透析中运动是透析运动中最方便可行的运动，大部分的透析患者都选择此种运动方式。首先，在透析过程中，患者几乎没有其他的事可做，医护人员在此时帮助患者进行运动，可以减少患者在透析过程中的枯燥且能够节省患者额外的时间，从而增加患者的依从性和减少患者负担；其次，透析患者在医护人员和仪器的监视下进行运动，方便医护人员及时根据患者状态调整运动处方，若患者在此过程中有任何不适及并发症也能及时察觉和被处理；再次，运动会增加毒素和磷的清除，通过增加肌肉的血流量，使组织内的代谢产物更好的进入血液，清除效率提高，同时可以有效预防腿部肌肉抽搐的发生。目前，有大量关于透析中运动的研究表明，透析中运动可有效减轻疲劳严重程度，改善睡眠质量，增强运动耐量，提高生活质量，甚至心理状态。此外，透析中运动可以提高透析效果，缓解炎症，改善营养和骨矿物质密度。但是，有专家提出，透析中运动可能会加剧血流动力学不稳定性，以及治疗期间常见的其他问题，如透析中高血压、低血压、痉挛和疲劳；并且由于透析是一个分解代谢过程，理论上存在着与透析中运动可能加剧肌肉蛋白质分解的风险。

在透析过程中可以进行有氧运动、抗阻运动及联合运动。透析中运动应在透析前两小时进行，因为在透析过程中超滤液量增多，体重重新分布导致患者有效血容量减少，而伴随心排血量下降，可能会增加患者低血压风险。对腹膜透析而言，因在某些类型的腹膜透析中会出现胸部不适，腹膜透析患者应该在腹腔排空透析液的情况下进行运动，从而降低膈压、减少呼吸困难的发生。

1. 有氧运动　卧位自行车是透析中心最常见的有氧运动，该运动模式可行性强、时间效率高、可监督并且提高患者血氧含量、身体功能、透析效率

（Kt/V）和生活质量。卧位自行车包括模拟脚蹬自行车和使用固定式脚踏车进行的有氧运动。前者是指患者下肢抬高进行双脚模拟自行车式空蹬，是一种无成本、可广泛使用的方法。适用于医疗条件、经济状况一般且无透析并发症和不良反应的上肢内瘘患者，该方法对于患者肌力和耐力要求较高。后者采用可固定在透析椅或透析治疗床上的卧式脚踏车，即器具固定于床尾，脚踏器托起双脚，患者进行主动或被动的蹬自行车运动，其强度通常通过调节飞轮阻力或每分钟转数来控制。适用于医疗条件较好，无严重透析并发症的上肢内瘘患者，该方法对于患者自身健康状况要求不高，单位时间内可以自主进行主动、被动运动模式的切换。

瑜伽是指在透析过程中患者通过深呼吸、放松技巧和冥想来努力聚焦心灵，使身体参与中低强度的活动。研究发现，瑜伽可以改善患者情绪、生活质量、心血管风险因素和身体功能。在透析过程中，患者可进行正念减压瑜伽、爱笑瑜伽和伸展瑜伽。正念减压瑜伽是引导患者进行正念呼吸，将身体作为一个整体去感知。此种方法可以改善患者的睡眠质量。爱笑瑜伽包括暖身运动、爱笑瑜伽练习和冥想三个部分，即先放松身体肌肉，用舞动全身、哈气吐气"呵-呵-哈哈哈"方式暖身；再进行各笑式，每练习一个笑式前后进行3次拍掌、1个深呼吸；最后闭上双眼进行冥想。此种瑜伽可以改善患者的情绪。伸展瑜伽是在患者适宜运动范围内与呼吸协调的慢动作：踝屈曲/伸展、膝关节屈曲/伸展、髋关节屈曲/伸展、髋外展/内收和手臂屈曲/伸展。肾脏瑜伽可以改善患者血供。

2. 抗阻运动　在许多研究中，抗阻训练也被用作主要的运动模式。无氧运动通过改变人体外来负荷来增加肌肉体积和增强神经肌肉的调控能力，恢复肌肉和挂接的力量从而提高机体平衡力。常用的上肢运动方式：① 举哑铃训练；② 弹力带训练（弹力带放在两掌骨处，三重弯曲肩部、肘部和腕部，是一个双上肢的伸展运动）适用于下肢穿刺透析的患者。下肢运动方式：① 进行性脚踝负重，即前腿肌伸展、抬高对抗阻力带，持续10秒/次，渐进增加阻力；② 阻力带训练，即阻力带放在掌骨水

平，三重弯曲大腿、膝盖和脚踝，是一个双大腿和膝盖的延伸运动；③ 膝盖伸展运动，即膝盖从 90° 伸展到 0°，在 0° 的等长收缩时保持 5 秒；④ 髋关节屈曲，即单方面进行髋关节屈曲，膝关节处于功能位；⑤ 踝泵运动，包括跖屈、背屈脚踝；⑥ 递增式的仰卧抬腿等。适用于上肢透析穿刺患者，患者下肢活动正常，可以做对抗阻力的运动。抗阻力运动以坐位和卧位为主，在不影响透析治疗的情况下，上、下肢体可同时进行，也可交替实施。

3. 联合运动　透析期联合运动是将 2 种运动结合起来，即患者在透析期间交替进行有氧、抗阻力运动；也可以下肢进行有氧、健侧上肢同时进行举哑铃等抗阻力运动。联合运动组训练内容包括：固定脚踏车上进行 20 分钟的有氧训练，继而在无血管通路的肢体上进行 10 分钟的腿筋肌肉和股四头肌肌群的阻力训练。阻力运动组的干预内容包括：使用弹性带进行阻力训练，肘屈肌、肩屈肌、膝屈肌、髋屈肌、膝盖延长的髋关节屈肌、髋关节外伸肌和腿筋的肌群。联合运动结合了有氧运动和无氧运动的优点，对患者心肺功能和肌肉功能的改善效果更好。联合运动适用于无严重透析并发症和不良反应的青壮年，对于短期内回归社会、参加工作有积极作用。

（二）非透析日康复中心运动

非透析日康复中心运动对血液透析、腹膜透析患者来说也是一个不错的选择。非透析日进行康复运动患者的适应性更高，效果更好。康复中心拥有专业的医护人员、康复器械、成熟的康复流程和体系，能根据患者情况进行运动评估，给患者提供最适合的运动类型、运动强度、运动频率和时间，在运动过程中也能及时根据患者状态给予调整，从而可以提高运动安全性及康复疗效。此外，康复中心还可以提供生理功能评估、运动能力评估、康复咨询、物理治疗、作业治疗、文体康复等多种服务。透析患者在这里可以接受治疗师的单独训练，也可以参加开设的各类运动康复课程。大部分的康复中心既接收门诊患者，又接收住院患者，国外的一些康复中心特别设有透析单元，以满足患者运动康复治疗的特殊需求。

（三）家庭康复运动

对于肾脏透析的患者而言，目前大多数的运动是在透析中进行的，但是由于时间和人员的限制，不利于大规模的推广应用。家庭运动康复作为一种便宜、便捷的训练手段，能很好地与透析中运动接轨，极大程度上提高透析患者的活动水平。尽管大多数透析患者在日常生活中会有一定的运动量或锻炼（如散步、买菜等），但是这些活动的运动量都远远低于指南推荐的水平，而且不同的透析患者，根据其并发症数量不同、透析时长不同及地理位置的不同，其运动量的大小也有很大的差异。一般来说，基于家庭的步行计划通常需要根据患者的能力进行个性化定制，每日运动的总时间在 15～45 分钟，从低强度开始，在干预期间渐渐提高运动的时间和强度，上肢的运动可以使用较低的负荷进行，以避免患者对造瘘处的心理负担；下肢的训练可以借助一些工具：如阻力带或重量机等，训练量和强度可以取决于患者的能力，从 1～5 组 / 次开始，从低到中等负荷过渡；除此之外，中国传统武术也被证明对透析患者有利，太极拳是一种缓慢而温和的运动，适合患有慢性病的人和严重不耐受运动的人。已有大量研究，发现太极拳可以明显改善透析患者的疼痛、压力和焦虑水平，并提高生活质量，但是由于评估的工具、受试者的数量、研究的时间、干预的方式不同，太极拳的有效性还需要进行更深入的研究。同样，瑜伽、八段锦也可以产生类似的效果，这些中国传统训练方法具有安全度高、可群体参与、老年人接受度好等优点，可以在未来居家康复和社区康复中广泛推广。虽然家庭康复运动可以提高透析患者的活动能力、生活质量，甚至改善情绪和认知功能，但是目前家庭康复运动的依从性较差，根据老年人慢性病推荐活动量指南，建议透析患者每周进行 150～300 分钟的中等强度耐力运动，外加 2 天的阻力训练，且每周再附带 1 次的额外训练（如平衡训练）；但目前大多数透析患者的每周训练量只有 60～135 分钟，且运动的形式相对单一，主要的原因是患者对于安全性的考虑。目前有监护的家庭康复运动已经被提出，并证明有临床意义，对透析患者进行为期 12 周，在护士监护下的运动训练，相比于没有监护的对照组而言，正常步态速度平均增加了 12.01 cm/s（合计 0.12 m/s），以前研究认为步速增加达到 0.1 m/s 时改善具有实质性意义。步态速度被认为是第六种生命体征，它能够预测未来的不良事件，如跌倒、虚弱、住院率和死亡率，家庭康复训练与护士管理人员的支持干预相结合，可以有效地提高了患者对家庭康复训练的依从性，提高患者训练质量。

值得注意的是，家庭康复训练建议在护士或专业人员的监护下，按照患者的个人能力、地理位置等因素进行个性化定制，长期坚持，以达到提高生活质量的目的。

（四）门诊病房康复运动

对于一部分活动不方便、身边缺少监护者的透析患者而言，前往门诊进行康复训练也是一个很好的选择，但现在血液透析门诊的运动方案实施率较低，患者依从性较差。为了解决这些问题，最近的一些研究开始提高运动依从性，并为证明运动在血液透析中的临床益处提供更有力的证据。随着 5G 技术和人工智能的进步，一些新颖的技术也可以用于帮助患者运动，如虚拟现实技术（virtual reality，VR）、神经肌肉电刺激（electrical stimulation）、血液限流技术（blood flow restriction training，BFR）等，这是其他模式下无法实现的。虚拟现实目前被认为可以运用于透析患者的康复训练，多数研究中发现透析患者在经过虚拟现实运动训练后，身体活动水平显著改善，疲劳减轻，并且无不良事件，且透析患者的依从性和参与度也更高。同时，其他的运动康复设备也可以针对性地运用于透析患者；Suzuki 等证明了使用电刺激腿部肌肉来改善肌肉力量和身体功能，这可能是运动训练的辅助手段，特别是对于高度失能的患者；血液限流技术是一种在力量训练过程中对训练部位施加压力，限制血液的一种训练手段，该方法可以增加运动强度，提升锻炼效果，目前有关 BFR 在透析患者中的有效性与安全性正在被验证，是否可以适用于所有透析患者，还需要进一步验证研究。

四、血液透析及腹膜透析患者的运动处方内容

运动处方是指医生根据个人的健康和身体功能状况，运动项目的特点进行研究，开出适合个人的运动项目、运动强度、运动时间和频率的带诊断性的处方。运动处方制订时应充分考虑运动的安全性、运动后的效果，患者身体功能的维持和提高，应有相应的实施程序和注意事项。根据美国运动医学会（American College of Sports Medicine，ACSM）的指南建议，运动处方制订的基本原则为 FITT-VP 原则，即一份运动处方应该基本包括运动频率（frequency，F）、运动强度（intensity，I）、运动类型（type，T）、运动时间（time，T）四个方面。此外，还可涉及运动总量（volume，V）及运动进度（progression，P）等。运动处方的制订还需确保患者在安全的前提下获得良好的运动效果。

（一）运动前评估

在进行运动处方的制订之前，需对患者进行运动前的评估。MHD 患者的运动测试应安排在非透析日，注意避免在内瘘侧肢体测量血压；PD 患者则应在运动测试开始前将腹腔中的透析液排空或者存腹少量腹膜透析液。运动前评估的目的主要是测定患者的运动能力，方便治疗师根据患者的运动能力指定相对个性化的运动处方。一般来说，运动前评估包括以下 3 个部分：疾病状态评估、运动能力试验及危险因素评估。

1. 疾病状态评估　医生通过询问等方式对患者的疾病状态进行全面评估，包括体格检查、目前服用药物情况、患者透析原发病及并发症、既往重大疾病史、家族史等。其中，应重点关注患者心血管系统及呼吸系统的疾病，避免运动中发生不良并发症。

2. 运动能力试验　在一份运动处方中，制订适宜的运动强度是患者的运动处方疗效的关键。在 2013 年，欧洲预防心脏病协会（European Association of Preventive Cardiology，EAPC）、联合美国心血管

肺康复协会（American Association of Cardiovascular and Pulmonary Rehabilitation）和加拿大心脏康复协会（Canadian Association of Cardiac Rehabilitation）发表联合声明，认为运动处方中运动强度是心脏康复中的关键问题，直接关系到运动能力的提高量和运动过程中不良事件的风险，强调应在运动处方制订前通过一系列运动测试对患者的功能状况进行评估。

（1）运动负荷试验（graded exercise test，GXT）：临床指南推荐将 GXT 作为测定患者运动能力的最佳方式。通过 GXT 可测得患者的最大摄氧量 VO_{2max}、最大心率 HR_{max} 等运动处方制订中重要的参考依据，其中 VO_{2max} 是评估心脏、肺脏、肌肉代谢系统在运动中综合能力的金标准。患者应在医护人员监督下进行运动测试，监测患者的血压、脉氧、心电图、Borg 主观疲劳感觉评分及临床症状，保证运动测试过程中的安全性，除外运动训练中心血管事件高风险的患者（如运动诱发不稳定型心绞痛等）。临床上 MHD 患者的运动测试应安排在非透析日，注意避免在内瘘侧肢体测量血压；PD 患者则应在运动测试开始前将腹腔中的透析液排空或者存腹少量腹膜透析液。然而，约有 50% 的患者由于运动功能差，不能完成 GXT，因此临床上常使用其他简易运动能力测试代替 GXT 来评价 CKD 患者的功能状态。

（2）6 分钟步行试验（6MWT）：6MWT 具有临床上简单易操作、对于设备和场地要求简单、患者耐受性好、可操作性强等优势，已经作为心肺耐力的一个评定指标在临床中被广泛应用。但是，6MWT 也有一定局限性，包括结果易受患者个人情况影响（年龄、性别、身高、体重等），不能直接精准测量峰值耗氧量等。此外，Sun 等发现 6MWT 测试距离并不能反映接受维持性血液透析患者的摄

氧量，并且在我国最新发布的《6 分钟步行试验临床规范应用中国专家共识》中，将"肾衰竭"列为 6WMT 的绝对禁忌证。故在临床上针对 MHD 及 PD 患者的运动负荷测试应当谨慎选用此方法。具体操作可参照表 9-8。

（3）计时起立-行走试验（TUGT）：TUGT 是一种快速定量评定功能性步行能力的方法，可用于评估下肢肌肉功能和下肢肌力。还可用于反映测试人的身体虚脱程度、日常生活活动能力、运动能力、预测跌倒风险等综合能力。由于该评定方法简单、应用方便，越来越多地受到临床专业人士的关注并应用于临床。具体操作可参照表 9-8。

3. 危险因素评估　运动会造成心血管等系统的负担加重，对于 MHD 及 PD 这类心血管高危人群，应全面针对危险因素进行评估。内容包括血压情况（静态血压和动态血压），血糖情况，血脂情况，是否超重和肥胖，是否有动脉粥样硬化，是否有吸烟、饮酒等不良生活习惯等。

（二）运动类型

1. 有氧运动　有氧运动又称耐力运动，是指人体在氧气供应充分的情况下进行中等强度的大肌群、节律性、周期性运动，通过反复进行的以有氧代谢为主的运动，来增强自身耐力，提高心肺功能及运动耐受量。有氧运动尤其是居家有氧运动能与患者的日常活动紧密结合，大多数情况下无须借助专门的运动器材和器械设备，没有专门的场地要求，具有运动量易控制、关节刺激性小、简单易操作的特点。常见的有氧运动训练，包括步行、慢跑、骑自行车、游泳、爬山等。

2. 抗阻运动　抗阻运动又称力量运动，是指在肌肉收缩过程中克服外周阻力的主动运动。常用

表 9-8　简易运动能力测试方法

测试方式	测试步骤	指标
6MWT	受试者在平直硬地面（已标记距离）6 分钟内能够行走的最大距离。允许按照其自己的节奏，如果需要也可以休息	6 分钟内步行的距离。评估有氧运动能力或体能状况，用来和最大摄氧量测试结合。通过 Borg 评分评估劳累程度
TUGT	受试者坐在专用椅子上，按照要求站起并向前行走 3 m，然后转身绕过特定障碍物后走回去再坐下	从受试者开始从椅子上站起开始计时，当其回到椅子坐下后结束计时

的抗阻运动有杠铃、哑铃、弹力带等项目。血液透析患者的肌肉数量和力量、肌肉吸氧量和功能能力之间存在正相关关系。渐进式阻力运动训练将显著增加 HD 患者的肌肉体积、力量和身体功能。抗阻运动 MHD 患者普遍存在肌肉力量下降、肌肉容积丢失的问题，其中 13.7%～42.2% 的患者并发肌少症，严重影响患者的运动水平和生活质量。MHD 患者通常采用器械进行躯体大肌群的抗阻训练，强度多为训练目标肌群单次重复最大力量的 70%，每个动作 10～15 次为 1 组，每次训练每个动作至少完成 1 组，每周训练 2～3 次。有学者对 MHD 患者在非透析日或透析过程中进行为期 8～12 周、2～3 次/周的下肢抗阻运动干预后，患者下肢肌肉力量和肌肉容积、步行能力都获得显著提高，同时患者血压、肌肉代谢指标也明显改善。针对 MHD 患者主要是血液透析时骑专制的卧式脚踏车、对抗弹力带、拉力器、手抓握力圈等形式的运动，能显著提高肌肉力量，改善躯体功能。其中透析中骑脚踏车是目前应用较为广泛的方式，既能充分利用透析的时间，减少患者额外负担，增加患者的运动依从性，还能提高透析过程中的透析效能。

3. 有氧运动联合抗阻运动　MHD 在病程迁延中往往同时存在心肺耐力下降、肌肉力量降低、肌肉质量变差等问题，因此有氧运动联合抗阻运动可能是更佳的选择。一项荟萃分析指出：单纯有氧运动对提高 MHD 患者运动能力的作用有限，建议采用有氧运动联合抗阻运动对 MHD 患者进行干预。大量研究指出：通过抗阻运动联合有氧运动可以显著改善 MHD 患者肌肉质量和运动水平，从而减少骨折和运动损伤的风险，提高患者的生活质量。此外，还有学者对 MHD 患者进行有氧运动联合抗阻运动干预的研究结果显示：患者通过在非透析日或透析过程中进行有氧运动联合抗阻运动后，其睡眠障碍得分和疲乏程度得分显著降低，睡眠质量明显改善。联合运动是联合有氧运动和耐力运动，分阶段进行以上 2 种运动，在操作上是以上 2 种运动的结合，如透析中的卧位体操训练，即透析开始 1～2 小时进行卧位体操，包括非血管通路侧上肢及双下肢的屈曲、伸展、抬起、落下运动、握力训练

及上下肢负重（1～2 kg 沙袋）肌力训练，每组运动 20 分钟，每次 1～2 组，每周 3 次。该方法有效结合了有氧运动和耐力运动且简便易行，可以改善 MHD 患者的营养状况，提高肌力及心肺耐力。

4. 间歇性训练　间歇性训练通常包括反复进行相对剧烈的运动，并穿插短时间的恢复。间歇训练的特点是短时间爆发激烈的活动，引发 ≥ 90% 的 VO_{2max}，> 最大力量的 75% 或超最大努力。美国运动医学会和心脏学会发布的运动指南提出一种比较灵活、运动效果往往更好的运动形式—间歇性运动。如每天进行 30 分钟左右的中等强度有氧运动，可以采取 3×10 分钟的方式，即把单次长时间运动（a single bout of duration exercise）分为多个回合短时间运动（multiple bouts of short duration exercise），在相邻的运动回合之间就形成了恢复期（recovery period），在此期间休息或低强度运动，这种间歇性运动比较灵活，而且运动效果往往更佳。不少研究将间歇性运动与持续性运动进行了比较，有研究发现，相比持续性运动而言，间歇性运动可更好地提高冠心病患者的心血管健康程度。间歇性运动具有较好锻炼效果的可能机制是机体稳态的反复打破，使相关生理功能在更高水平上对运动产生适应，因此间歇性运动的心血管效果往往会优于持续性运动。

5. 灵活性运动　灵活性柔韧性运动是一种缓慢、柔软、有节奏的运动，可以增加肌肉柔韧性，预防肌肉和关节损伤。

（1）瑜伽：瑜伽是指在透析过程中，患者通过深呼吸，放松技巧和冥想来努力聚焦心灵，使身体参与中低强度的活动。瑜伽具有动作轻柔舒缓、简单易学，不受个体年龄、体能、环境限制的特点。在 MHD 患者中，瑜伽可能对生活质量、身体表现，以及与 ESRD 相关的多种合并症产生积极影响。在接受 MHD 的 ESRD 患者中进行透析瑜伽干预与教育干预是安全且可行的。

（2）太极拳：太极拳是一种冥想武术，在中国已经练习了几个世纪，在西方也越来越受欢迎。它由一系列温和的动作组成，可以加强和放松身心。太极拳有不同的学派，但都具有正念、结构对齐和

灵活性等关键特征。Chang 等的研究证实，接受 12 周太极运动干预的中国台湾血液透析患者肾脏疾病生活质量和身体功能得到改善。

（3）八段锦：八段锦是中国传统气功运动疗法之一，导引动作简洁易行、柔和缓慢、动静结合，强度为轻度至中度，被认为是促进健康的有效方法。八段锦相比于太极拳、瑜伽等其他项目，所需的运动场所小，不需要其他辅助锻炼设备，丰富生动，成本低，容易坚持，更易被 MHD 患者接受。国内外研究均表明八段锦运动能有效提高 MHD 患者的睡眠质量，改善患者的负性情绪状态。

（三）运动强度

运动强度是评价运动量的重要指标。常用的运动强度分级指标有心率、主观感觉程度（ratings of perceived exertion，RPE）等。根据心率监测运动强度的方法：低强度相当于最大心率的 40%～60%，中等强度相当于最大心率的 61%～75%，高强度相当于最大心率 76%～90%，极高强度相当于最大心率的 90% 以上。Borg 提出 RPE 量表评估运动强度：根据 RPE 量表，评分 <12 分为低强度，12～14 分为中等强度，>14 分为高强度。目前 RPE 量表是美国运动医学会（American College of Sports Medicine，ACSM）认可并推荐人们使用的评价运动强度和对运动强度进行实时监控的一种简易且有效的方法。综上所述，在透析患者中应用运动疗法时可参照以上运动强度分级监测方法。

（四）运动频率及持续时间

针对 MHD 患者可进行 3～5 次 / 周，每次 30 分钟以上的有氧运动训练，每周增加训练时间 5 分钟或 5% 的强度。研究证实，有氧运动能够改善 ESRD 患者的最大摄氧量、生理功能、提高生活质量评分并能降低其死亡率。

MHD 患者通常采用器械进行躯体大肌群的抗阻训练，强度多为训练目标肌群单次重复最大力量的 70%，每个动作 10～15 次为 1 组，每次训练每个动作至少完成 1 组，每周训练 2～3 次。需要注意的是，为了避免低血压、肌肉痉挛、低血

糖等并发症的发生，在透析中，运动应当首选 HD 治疗后的 30 分钟～2 小时进行。因为透析治疗第 3 个小时后，液体将从微脉管系统向小间隙移动，患者更容易出现心输出量、每搏输出量的减少，尤其是平均动脉压的减少更普遍常见。此时进行运动锻炼不仅不会减轻患者的精神焦虑、抑郁等状态，还会因为运动锻炼加速相对血容量的减少，从而发生容量性低血压，影响患者透析治疗的有效进行。也应避免在透析后立刻进行运动。在刚刚透析后的 1～2 小时内患者可能会感到疲劳或不适。透析脱水后，MHD 患者心血管系统会通过血管代偿性收缩来维持血压。运动会引起血管舒张，从而导致低血压的出现。

五、血液透析及腹膜透析患者的运动注意事项

透析患者进行运动是十分有必要的。但是要在运动中注意，保证运动的科学性和有效性。

（一）当出现以下情况时，不适宜进行运动康复，即运动康复禁忌证

（1）血液透析病程低于 3 个月。

（2）患者合并有任何无法控制的临床症状，病情不稳定的患者：① 近 2 周内发生过心肌梗死或未确诊的胸痛；② 不稳定性缺血；③ 未明确的心力衰竭；④ 未控制的心律失常；⑤ 严重且有症状的主动脉瓣狭窄；⑥ 肥厚型心肌病或近期心肌炎所致的心肌病；⑦ 严重肺动脉高压；⑧ 其他可能因运动而加重的情况（例如，静息收缩压 >200 mmHg 或舒张压 >100 mmHg）；⑨ 未控制的糖尿病、高血压、低血压等。

（3）深静脉血栓的症状，如小腿不正常的水肿、发红和疼痛时要暂缓或停止运动。

（4）严重水肿、骨关节病等不能配合运动等。

（5）活动性肝病、严重脑血管疾病或外周血管疾病及在 HD 前持续的高钾血症等。

（6）患者在参与运动方面有任何感知到的身体或心理障碍。

（二）运动开始前出现以下情况此次运动不应进行

超过血压参考范围，如 >200/110 mmHg 或 <110/50 mmHg；心率 <60 次 / 分；动脉血氧饱和度 <88%。透析中干体质量增加 >5%；血管通路难以建立；任何可能妨碍此次运动的症状。运动过程中使用连续心电监护仪监测患者生命体征，包括血压、心率、脉搏、血氧饱和度等，观察患者的病情变化。

（三）出现以下情况须立即停止运动

（1）胸、臂、颈或下颌等部位烧灼痛、酸痛、缩窄感。

（2）严重的胸闷、气短，交谈困难。

（3）头痛、头晕、黑蒙、周身无力。

（4）严重心律失常，低血压或高血压发作、超过最大心率（最大心率 =220－年龄）的 80%。

（5）运动相关的肌肉痉挛、关节疼痛等。

（6）低血糖。

运动过程中，医护人员做好管理和记录：① 运动前后监测患者的血压、心率、主观疲劳感觉评分，运动前后询问患者有无喘憋、胸痛、严重关节痛等不适症状，如果有糖尿病，运动前后应监测记录血糖。② 在运动期间，监测体征并要求患者报告疼痛、过度疲劳、意识改变、过热、发绀、焦虑、严重呼吸困难、胸痛、头晕的症状。③ 如果患有高血压，在运动期间定期检查血压，如果血压超过 220/105 mmHg，降低运动强度或停止运动直到血压降低。④ 运动后，监测血压和心率，直到大致获得静息值，观察患者至少 20 分钟，并注意在剩余时间内可能出现低血压。

从整体上来讲，MHD 患者运动训练时必须特别注意避免损害血管通路。在运动时，对中心静脉置管和动静脉瘘进行适当保护，可以降低运动损伤的风险；对于卧床的 MHD 患者，可以在物理治疗师的协助下利用其残余肢体运动功能进行运动，或是使用合适的康复器械进行运动训练，也可以在坐位时进行上肢肌力及柔韧性的训练。MHD 患者运动时出现任何不适症状应立即停止运动，及时就医。从保证运动安全的角度考虑，应至少每 6 个月重新对 MHD 患者进行运动能力及风险评估。运动量应循序渐进调整持续时间、频率和（或）强度，直到达到预期的运动目标。一旦患者熟悉了透析期间的运动，应鼓励他们在非透析期间完成额外的运动。

（韩佩佩）

参 考 文 献

[1] Chu N M, Mcadams-Demarco M A. Exercise and cognitive function in patients with end-stage kidney disease[J]. Seminars in dialysis, 2019, 32(4): 283－290.

[2] Scherer J S, Combs S A, Brennan F. Sleep disorders, restless legs syndrome, and uremic pruritus: diagnosis and treatment of common symptoms in dialysis patients[J]. Am J Kidney Dis, 2017, 69(1): 117－128.

[3] Wilkinson T J, Mcadams-Demarco M, Bennett P N, et al. Advances in exercise therapy in predialysis chronic kidney disease, hemodialysis, peritoneal dialysis, and kidney transplantation[J]. Curr Opin Nephrol Hypertens, 2020, 29(5): 471－479.

[4] Pella E, Boutou A, Boulmpou A, et al. Cardiopulmonary exercise testing in patients with end-stage kidney disease: principles, methodology and clinical applications of the optimal tool for exercise tolerance evaluation[J]. Nephrol Dial Transplant, 2022, 37(12): 2335－2350.

[5] Kirkman D L, Mullins P, Junglee N A, et al. Anabolic exercise in haemodialysis patients: a randomised controlled pilot study[J]. J Cachexia Sarcopenia Muscle, 2014, 5(3): 199－207.

[6] Gomes Neto M, De Lacerda F F R, Lopes A A, et al. Intradialytic exercise training modalities on physical functioning and health-related quality of life in patients undergoing maintenance hemodialysis: systematic review and meta-analysis[J]. Clin Rehabil, 2018, 32(9): 1189－1202.

[7] Chang J H, Koo M, Wu S W, et al. Effects of a 12-week program of Tai Chi exercise on the kidney disease quality of life and physical functioning of patients with end-stage renal disease on hemodialysis[J]. Complement Ther Med, 2017, 30: 79－83.

[8] Lambert K, Lightfoot C J, Jegatheesan D K, et al. Physical activity and exercise recommendations for people receiving dialysis: a scoping review[J]. PloS one, 2022, 17(4): e0267290.